MIRACLES QUOTIDIENS

HISTOIRES REELLES DE GUERISONS PAR HYPNOSE

Tout est déjà en vous

Remerciements

Merci à Olivier Chevalier
pour sa relecture et sa correction du manuscrit

Note des auteurs

Ce livre utilise le masculin
comme convention grammaticale usuelle.
Toutefois, lorsqu'il est fait appel à vous, « lecteur »,
nous pensons bien sûr aux femmes autant qu'aux hommes.

AVERTISSEMENT : *le contenu de ce livre repose sur le savoir et l'expérience de l'auteur. Il est conçu dans un but éducatif. Avant de pratiquer l'une des techniques de ce livre, consultez un professionnel de la santé ou de la psychologie, pour avis. La pratique des techniques de ce livre est sous la responsabilité du lecteur. L'auteur et l'éditeur du présent ouvrage ne préconisent pas, ni n'approuvent un auto-traitement par des personnes profanes en la matière, et l'auteur et l'éditeur ne sont en aucun cas responsables de tout dommage physique ou psychologique pouvant se produire suite à la pratique des instructions contenues dans ce livre. Les personnes non-informées et non-qualifiées intéressées par les traitements exposés dans ce livre doivent consulter un praticien professionnel qualifié.*

ISBN 978-2-916149-07-3

Olivier Lockert
et Patricia d'Angeli

MIRACLES QUOTIDIENS

Histoires réelles de guérisons par HYPNOSE

IFHE EDITIONS

A propos des auteurs

Olivier Lockert est engagé depuis plus de vingt ans dans les domaines de la Santé, la préservation et l'amélioration de la Qualité de la Vie et l'Évolution Humaine au sens le plus large.

Autodidacte, initiateur du courant de l'Hypnose Humaniste, enseignant en Hypnose Ericksonienne et en PNL, fondateur de l'Institut Français d'Hypnose Ericksonienne, Olivier Lockert est particulièrement apprécié pour son expérience, l'humanisme, la simplicité et la profondeur qu'il apporte à ses interventions.

Olivier Lockert est l'auteur de nombreux ouvrages sur l'Hypnose, accessibles à tous, dont l'ouvrage de référence « Hypnose » et le roman philosophique « Core Gem », vendus dans plus de 40 pays.

~oOo~

Patricia d'Angeli est psychothérapeute, spécialisée dans le travail sur les relations à soi, aux autres, et l'harmonie de couple.
Praticienne expérimentée et intuitive de l'Hypnose Humaniste, formée à la psychologie jungienne (symbolisme, rêves), Patricia d'Angeli apporte son aide dans les passages importants de la vie : mariage, naissance d'un enfant, divorce, deuil, changement d'activité professionnelle, difficulté d'évolution personnelle, sociale ou spirituelle, en lien souvent avec les loyautés parentales ou familiales.

Patricia d'Angeli est co-fondatrice de l'Institut Français d'Hypnose Ericksonienne, où elle anime des ateliers de travail sur la relation à soi et aux autres, sur le couple, etc.

Olivier Lockert et Patricia d'Angeli vivent ensemble depuis vingt ans. Ils ont deux adorables garçons.

Aux rencontres que l'on fait
aux détours du Chemin,
qui ne sont jamais des hasards

AU MENU

INTRODUCTION

"*La vie est un rêve, fais-en une réalité*"
Mère Teresa

Voici plus de vingt ans que la vie me fait rencontrer des personnes en quête de santé, de mieux-être ou d'évolution.

Je n'ai jamais vraiment cherché à soigner qui que ce soit, comme un médecin ou un psy le feraient. Je n'ai pas plus décidé de rencontrer *la jeune fille aux bras fous* que Dominique avant qu'il ne passe au travers du soleil !...

Chacun est venu vers moi, et je n'ai pas pour habitude de refuser une main tendue. Qu'auriez-vous fait à ma place ?

Alors, j'ai cherché à comprendre, à découvrir les clés de l'esprit humain, afin de mieux aider ceux qui me faisaient confiance.

Et me voilà aujourd'hui avec vous, plus de dix mille rencontres hypnothérapeutiques plus tard.

Nous allons fêter cela ensemble : je vais vous raconter des histoires qui vous montreront que sommeillent en vous plus de forces et de magie que vous ne l'imaginez... Les récits d'hommes, de femmes et d'enfants qui ont changé leur vie : guérisons de bleus à l'âme, d'allergies ou de cancers en phase terminale, santé retrouvée et vie améliorée, amours épanouis, examens réussis, paix de l'esprit... Il n'y a pas de petits ou de grands changements. Tous sont des métamorphoses qui ont fait grandir celles et ceux qui les ont vécues.

Peut-être grandirez-vous, vous aussi, en lisant ces histoires ? C'est, du moins, tout ce que je vous souhaite. Certains livres ont ce pouvoir... Un autre miracle ?... Qui sait ?

Olivier Lockert
Institut Français d'Hypnose Ericksonienne, Paris

TOUTE UNE HISTOIRE !

D'où vient l'Hypnose ?

L'être humain a toujours cherché à découvrir les mystères de son propre fonctionnement et de la vie en général, comme le rappelle le célèbre frontispice du temple de Delphes : « Connais-toi toi-même et tu connaîtras l'univers et les dieux ».

Faute de parvenir à appréhender les clés cachées de la Vie, ou même à vraiment se comprendre lui-même, l'homme en quête de savoir finissait quand même tôt ou tard à mieux comprendre son prochain, ses façons de vivre, bien… et mal.

C'est le désir d'appliquer sur d'autres les prémices de ce qu'ils avaient cru comprendre de l'existence qui a poussé les êtres en quête de savoir à aider leur entourage – une manière de vérifier concrètement la justesse de leurs intuitions : leur groupe allait pouvoir rester en bonne santé, guérir lorsqu'il y avait maladie ou blessure, et mieux vivre aussi, bien sûr.

Cette forme d'entraide a donc toujours existé. Il est naturel qu'elle ait d'abord pris la forme la plus accessible, celle d'une action verbale. Et nous allons voir que les rituels et les paroles utilisés allaient conduire à une découverte majeure : lorsque l'être humain accède à ses ressources profondes, il n'est plus le même que d'habitude ! On dira bien plus tard qu'il entre en « Etat Modifié de Conscience » (EMC).

Alors, bien que certains voient les indices d'un soin par la parole dans certaines peintures préhistoriques, les premiers écrits vérifiables remontent aux Sumériens, il y a 6000 ans.

Il y a 3500 ans, une stèle égyptienne, sous Ramsès II, décrit ce que nous appellerions aujourd'hui une "séance d'hypnose".

Il y a plus de 2000 ans, Socrate parlait du *terpnos logos* (une façon lente et monotone de parler) comme d'une manière particulière de s'exprimer qui mettait les gens en "état de réceptivité". Socrate se décrivait d'ailleurs lui-même comme un *accoucheur d'âmes…* Un autre grec de ses contemporains, Antiphon d'Athènes, annonçait ouvertement sur le frontispice de sa maison qu'il avait le pouvoir de *guérir avec les mots* !

Partout, des druides et prêtres celtes, grecs et romains, aux chamans et sorciers africains, amérindiens, aborigènes ou Inuits, on retrouve la pratique de soins parlés et des rituels liés au monde de l'esprit (ou *des* esprits).

Avec le temps, certains chercheurs se spécialisèrent dans la connaissance pure de la Vie (philosophes) alors que d'autres se concentrèrent sur la conception de différentes méthodes pour aider leur prochain (thérapeutes) : plantes, minéraux, substances animales, mais aussi astrologie, magnétisme, etc.

Paracelse, médecin alchimiste suisse (1529), était connu pour ses grandes connaissances sur l'homme et la vie. Il pratiquait à peu près toutes les « sciences » de l'époque qui lui permettaient d'aller vers son but : découvrir et comprendre les rouages mêmes de la Vie ! But qu'ont toujours nos scientifiques actuels, bien que leurs domaines de recherche soient aujourd'hui beaucoup plus morcelés.

Et c'est le docteur Franz Anton Mesmer (1766), disciple spirituel de Paracelse, qui devint le premier « psychothérapeute », puisqu'il n'utilisait aucune substance matérielle pour ses soins. Rien d'autre que le *Magnétisme Animal.*

Il est intéressant de remarquer que le mot « psychothérapie » ne fut inventé qu'un siècle plus tard, en 1872, par un médecin anglais du nom de Daniel Hack Tuke ; et c'est un français, le professeur et célèbre hypnothérapeute Hippolyte Bernheim, qui en popularisera l'usage dans toute l'Europe – pour désigner sa méthode thérapeutique basée sur la suggestion hypnotique (1891).

Toujours est-il que venait de naître une forme de thérapie n'utilisait aucune substance matérielle. C'était le premier pas vers l'arrivée de la « thérapie par le seul biais de l'esprit » : la *psycho-thérapie*. Le soin de l'âme, par l'âme.

A l'époque, la pratique du magnétisme de Mesmer triompha comme outil thérapeutique à la pointe du progrès, dans tous les royaumes occidentaux. Et c'est vraisemblablement en voulant imiter Mesmer que d'autres, n'ayant apparemment pas son don particulier, inventèrent sans même s'en rendre compte... la suggestion ! Tout simplement en ajoutant la parole à l'action : « et tous les jours, maintenant, vous allez bien mieux... et chaque jour de mieux en mieux. »

C'est en Ecosse, en 1841, que le chirurgien James Braid inventa le mot : "*hypnose*". La division s'accentua entre la thérapie par le corps (médecine) et celle qui n'utilisait que l'esprit (psychothérapie). Parallèlement, les *magnéto-thérapeutes* ont encore beaucoup de succès, et tout ce petit monde se bagarre gentiment pour remporter une impossible victoire : savoir quel « morceau » de l'Homme il vaut mieux étudier et pratiquer pour être dans « la Vérité ».

Et s'ils avaient tous raison et que la plus grande erreur fut de séparer le corps, l'esprit et son essence vitale ?

L'Hypnose existe !

Et elle est énormément utilisée, surtout en médecine justement, où des milliers d'hypno-anesthésies sont réalisées avec succès. Il n'est pas un grand nom de la psychologie ou de la psychothérapie moderne qui n'ait pas été formé en Hypnose. Le célèbre Sigmund Freud lui-même débuta en se formant auprès de Charcot et de Bernheim, dont il traduisit en allemand les ouvrages. Sigmund Freud écrira à la fin de sa vie : « il n'y a pas de substitut à l'Hypnose » !

Il conseillait d'ailleurs aux débutants :

Celui qui aborde l'hypnotisme à moitié incrédule, qui se faisant, se trouve peut-être lui-même tout drôle, qui révèle par sa mimique, sa voix et ses gestes qu'il n'attend rien de la tentative, n'aura aucune raison de s'étonner de son insuccès et devrait plutôt laisser cette méthode de traitement à d'autres médecins qui sont en mesure de la pratiquer sans se sentir atteints dans leur dignité médicale, parce qu'ils se sont, par l'expérience et la lecture, persuadés de la réalité et de l'importance de l'influence hypnotique. (Freud, 1891)

Pierre Janet (1919), père de la Psychologie Clinique et ami de Charcot et Freud, poursuit seul en France ses travaux sur le phénomène hypnotique, alors que l'Hypnose commence à passer de mode. Pierre Janet développera les techniques de régressions hypnotiques, aujourd'hui encore très utilisées, et sera sans doute le premier à utiliser la capacité holographique du cerveau à visée thérapeutique, comme elle sera popularisée quatre-vingt ans plus tard par l'Hypnose Humaniste.

Puis vient Milton Erickson, célèbre psychiatre américain né en 1901, à l'origine d'une mutation majeure des conceptions et techniques hypnotiques – et de la psychothérapie en général.

Erickson parvient à induire un état hypnotique vérifiable sans ordre direct, par un langage calme et – en apparence – non dirigiste. Sa technique reprend les anciennes procédures et les perfectionne, ce qui permet d'ouvrir l'hypnothérapie au plus grand nombre. L'Hypnose Ericksonienne est née.

Juillet 1965, en France, Léon Chertok, psychanalyste expert en Hypnose accueille Milton Erickson à Paris pour un congrès d'Hypnose. Le psychiatre américain fait la une de plusieurs revues scientifiques, mais il faudra attendre encore presque trente ans avant qu'il ne soit vraiment connu en France.

Les élèves d'Erickson tels que Jay Haley, Ernest Rossi ou Richard Bandler et John Grinder, co-créateurs de la Programmation Neuro-Linguistique (PNL, 1975), développeront à la suite d'Erickson de vastes applications pratiques, en thérapie comme en pédagogie, en communication ou en management.

Un peu plus de quarante ans après, la technique d'Erickson continue d'évoluer. Aujourd'hui, de plus en plus de personnes utilisent les outils de l'Hypnose Ericksonienne dans un esprit d'évolution personnelle, inconnu chez Erickson.

En 1979, Daniel Araoz, sexologue et hypnothérapeute, baptisera « Nouvelle Hypnose » l'utilisation moderne des techniques hypnotiques de Milton Erickson, pour la santé, bien sûr, mais aussi pour une recherche de bien-être et de compréhension de soi.

Corps et émotions réunis à nouveau, il manque encore un niveau pour que l'Hypnose soit complète.

Suite logique de l'ouverture au Développement Personnel, il apparaît une ultime forme d'Hypnose qui remet la personne dans son unité : corps, émotions, mental, esprit, écosystème...

L'Hypnose Humaniste (Lockert, 2001) s'appuie sur des structures techniques originales et une philosophie étoffée afin de « réunifier la personne » et lui permettre d'agir sur elle en toute conscience, pour guérir et grandir.

Une pratique naturelle de découverte de soi

Au-delà de la technique, l'Hypnose apparaît enfin comme l'ensemble des idées, théories et procédures destinées à apprendre à une personne à utiliser pleinement son propre esprit, avec une aide extérieure de départ (l'hypnotiseur).

On comprend que les techniques de l'Hypnose nous concernent tous, comme un « mode d'emploi » pour partir à notre propre découverte. Elles peuvent être utilisées par chacun dans la vie quotidienne aussi bien que dans certaines professions, comme la thérapie bien évidemment, mais aussi la communication ou la pédagogie. L'Etat *Modifié* de Conscience n'est qu'un phénomène transitoire, qui disparaîtra lorsque nous serons habitués à être pleinement nous-mêmes... à 100% !

QUATRE GRANDES FORMES D'HYPNOSE

Le mot "hypnose" désigne à la fois un *état de conscience* modifié et *l'outil* utilisé pour atteindre cet état de conscience.

Il existe donc un autre état d'être que la veille ou le sommeil : un état de conscience proche du rêve – et différentes manières de créer et d'utiliser cet état particulier.

Pour distinguer les deux sens du mot, j'utilise une majuscule pour parler de *la pratique* (Hypnose) et je laisse le mot tel quel lorsqu'il s'agit de *l'état de conscience* (hypnose).
Voilà pourquoi, on fait de l'Hypnose et on est en hypnose.

1- L'Hypnose Classique et semi-traditionnelle

C'est l'Hypnose de nos ancêtres, celle qui a donné naissance à la psychothérapie et que vous avez surtout vu utilisée en spectacle. De forme autoritaire, techniquement assez simple, l'Hypnose Classique est encore employée de nos jours par quelques praticiens, surtout dans sa forme dite *semi-traditionnelle*, mêlée aux techniques de l'Hypnose Ericksonienne.

2- L'Hypnose Ericksonienne

Créée par le célèbre psychiatre américain Milton Erickson, elle utilise un langage subtil, extrêmement travaillé. De forme stratégique et en apparence non-dirigiste, c'est la technique hypnotique à la base de la pratique thérapeutique actuelle.
L'Hypnose d'Erickson fut décryptée par les créateurs de la Programmation Neuro-Linguistique, qui ouvrirent au plus grand nombre le savoir-faire d'un génie de la psychothérapie.
Les praticiens modernes évoluèrent avec leur époque : de la thérapie familiale, ou systémique, à la Nouvelle Hypnose.

3- La Nouvelle Hypnose

Le courant de la « Nouvelle Hypnose » conserve les outils majeurs du célèbre psychiatre et les adoucit pour les utiliser en médecine, en psychologie et en psychothérapie, mais aussi en développement personnel. Pour la première fois, la parole est donnée au patient. Les analogies d'Erickson se transforment en véritables histoires thérapeutiques, parfois très sophistiquées ; la technique hypnotique perd définitivement tout aspect dirigiste, même camouflé. La personne participe désormais activement et consciemment à son traitement.

La Nouvelle Hypnose dépasse le soin strictement médical ou psychologique et tient compte du bien-être et de la qualité de vie des personnes. C'est une « Hypnose pour Soi » qui trouvera son aboutissement dans l'Hypnose Humaniste.

4- L'Hypnose Humaniste

A la fois innovation technique et retour aux sources, l'Hypnose Humaniste renverse la coutume de ne s'adresser qu'à l'Inconscient, pour travailler avec la Conscience majuscule de la personne. Les spécificités hypnotiques de cette forme d'Hypnose, ainsi que sa philosophie pratique, relèvent le défi d'aider la personne à retrouver son unité Corps-Esprit.

Avec le langage simple de l'Hypnose Classique, l'esprit de la Nouvelle Hypnose et des structures d'inductions hypnotiques inversées, ouvertes, l'Hypnose Humaniste plonge au cœur des rouages qui forgent la perception que nous avons de la réalité.

Grâce à une véritable reconnexion, l'Hypnose Humaniste permet des changements rapides et holistiques. Par ses aspects spirituels, sa philosophie et ses préoccupations écologiques, l'Hypnose Humaniste est une « Hypnose pour Nous ».

I

Une approche intuitive

"Deux choses instruisent l'homme de toute sa nature : l'instinct et l'expérience"
Blaise Pascal

= 1 =
La jeune fille aux bras fous

Cela vous aurait sauté aux yeux : la jeune fille à qui j'étais sensé enseigner l'art du piano souffrait d'un handicap moteur important. Elle était menue, le visage pâle entouré de cheveux noirs, et ses yeux me scrutaient à travers de fines lunettes rondes. A l'époque, je n'aurais pu nommer ce dont elle souffrait ; tout ce que je voyais c'était que les bras de la jeune fille faisaient ce qu'ils voulaient, remuant l'air comme les branches d'un batteur électroménager devenu fou !

La Vie trouve toujours le moyen de vous emmener là où elle le veut. Nous étions en mars 1986 et l'air transparent de mon petit village de bord de mer semblait attendre quelque chose. C'était l'année de mes seize ans et tout ce qui me passionnait, c'était la musique, le piano, les synthétiseurs. Si vous m'aviez dit alors que je pouvais aider qui que ce soit à mieux vivre, et que j'en ferais même mon métier, cela m'aurait bien fait rire.

Tout ce que je voulais faire, c'était de la musique. Mais la Vie avait d'autres projets pour moi. Elle me guida ainsi sur ma voie de la façon la plus naturelle du monde. Je voulais gagner un peu d'argent de poche en donnant des cours de piano. Qu'à cela ne tienne : ma première « cliente » me contacta presque aussitôt. Et voilà ! Le tour était joué.

Le soleil frôlait l'horizon boisé, donnant une teinte ambrée au paysage. Tout était calme. J'allais à pied à mon premier cours, un peu anxieux de savoir comment j'allais m'improviser « prof de musique » et parfaitement inconscient que j'avançais à grands pas vers mon destin.

M'y voilà. Jolie maison de plein pied, beau jardin paysagé. Je m'engageai dans l'allée empierrée et sonnai à la porte.
C'est la jeune fille qui ouvrit.

Deux yeux foncés m'observaient en silence, exprimant un mélange d'excitation et de retenue : avant de bouger, la jeune fille voulait connaître ma réaction lorsque je la verrais.
Masquant de mon mieux ma surprise, et comprenant sa légitime angoisse, je lui envoyai un sourire que je voulais le plus rassurant possible ; lui dire « ça va, c'est ok, on y va. »
Elle me fit entrer. Et voilà, c'était immanquable : lorsqu'elle voulait attraper quelque chose, on voyait que la jeune fille devait focaliser son attention, concentrer toute sa volonté pour saisir l'objet de ses convoitises... Et pendant ce temps, l'autre bras battait l'air violemment. Tout le monde reculait autour d'elle.
Souvent, elle abandonnait avant même d'essayer, découragée d'avance par les efforts à produire. Comment vouliez-vous que je lui apprenne le piano ?

La deuxième chose qui me frappa, presque littéralement, c'était la petite sœur ! Elle n'avait que huit ans, mais elle abusait sinistrement de la malchance de son aînée. Tout était prétexte à lui signifier son handicap. Elle courait en tous sens, criant, cognant et esquivant les ripostes. Elle avait pris la place de meneuse et ce n'était que disputes permanentes entre les deux filles. Me voyant entrer chez elle, la cadette était devenue furieuse ! Pensez donc : on allait s'occuper de sa sœur ? Et elle, allait-on lui accorder l'attention qu'elle tentait d'attirer à tous les instants ? Quelle était cette injustice ?
Nous étions dans un petit village de quelques centaines d'habitants, et les distractions étaient rares sur place. Voire nulles pour qui n'aimait pas la nature. Alors, faire de la musique électronique, sur le petit clavier que le Père Noël avait apporté il y a quelques mois, et à domicile en plus… Les parents ne pouvaient offrir ce privilège qu'à la grande sœur !

Etant donnée la situation, je proposai à cette boule de nerfs de se joindre à nous, bien conscient pourtant que cela n'allait pas me faciliter la tâche.

C'était donc la première fois que je donnais des cours de musique à quelqu'un. J'inventai au fur et à mesure des exercices destinés à libérer les bras de la jeune fille qui m'était confiée. Un bras d'abord : et je plaçai la petite sœur du côté où cela remuait dans tous les sens !

Je venais, sans le savoir, de redécouvrir une des bases de l'Hypnose : la dissociation. La situation naturelle m'avait guidé, bien évidemment. De mon côté, à droite, j'éduquais le bras à parcourir le clavier du piano électronique que nous avions posé sur le lit ; de l'autre, la jeune fille, attentive à ne pas blesser sa petite sœur, tentait désespérément de contrôler son bras fou. Un part d'elle concentrée sur le piano, l'autre s'efforçant de maîtriser l'immaîtrisable.

Le côté droit étant celui de la logique, j'allais pouvoir instiller dans ma jeune élève les processus moteurs cérébraux qui pourraient peut-être – par miracle ? – remettre de l'ordre dans sa machine corporelle. Le côté gauche, celui du cœur et des émotions, était quant à lui bien occupé à redonner à la petite sœur la place qui était la sienne, celle d'une *petite* sœur ! Hé oui ! Elle était devenue si dominante et envahissante : l'activité incessante du bras fou obligeait l'enfant à se méfier de sa grande sœur, replaçant ainsi cette dernière à sa position d'autorité. Avec un peu d'espace pour respirer, aussi. Pensez-vous que la jeune fille était consciente de tout cela ? Bien sûr que non !

Pensez-vous que je l'étais, moi ?... Pas plus.

La rencontre ayant plu aux deux filles, elles demandèrent à leurs parents de me faire revenir le mardi soir suivant. Rendez-vous était pris : je viendrais leur apprendre la musique toutes les semaines après l'école.

Le jeu était lancé.

Avais-je une quelconque intention de soin, durant cette rapide heure hebdomadaire ? Non, tout ce qui m'intéressait, c'était d'arriver à mes fins : faire en sorte que la jeune fille pose enfin ses deux mains sur le clavier du piano pour jouer son premier morceau de musique. Et j'allais y arriver. J'en étais sûr ! Bien inconscient de ce que cela impliquait d'un point de vue thérapeutique.

Guérir ? Ce n'était ni dans mon vocabulaire, ni dans mes pensées. Plaisir ? Ah, ça oui. Alors, nous nous amusions. J'inventais toutes sortes de jeux, toujours basés sur la dissociation gauche / droite, le contrôle spontané.

« Maintenant, dessine des ronds avec la main gauche et tape sur le clavier avec ta main droite, lui disais-je. Voilà, une note sur deux, en même temps… C'est bien.

- Mais c'est trop dur, je n'y arrive pas…
- Tu viens juste de commencer. Allez, courage !
- Et moi, je peux le faire aussi ? » criait la petite sœur.

Plusieurs années plus tard, j'apprendrais que mes phrases étaient structurées en suggestions hypnotiques et que mon approche était dite « utilisationnelle ». Un grand monsieur était connu pour faire cela très bien. Un certain Erickson.

Je n'étais d'ailleurs pas le seul à retrouver instinctivement les bases de la communication thérapeutique, tout comme Milton Erickson l'avait fait en son temps : des recherches en ethnopsychiatrie ont montré que, partout autour du monde, tous les « chamans », « sorciers », « guérisseurs », utilisent les mêmes structures de langage : un vocabulaire à la fois très flou d'un point de vue logique, et pourtant très évocateur, puissant au niveau des émotions, et l'utilisation d'un schéma naturel chez l'être humain : la cassure entre le conscient et l'Inconscient. « Quelque chose en vous sait de quoi je parle ! »

Je n'apprendrais tout cela que bien plus tard.

Pour lors, la jeune fille, sa sœur et moi nous étions vus une douzaine de fois, avant que l'été n'arrive. Il faisait beau et les jours brillaient bien après l'heure où ma chère mère imposait le coucher. Tous les gamins, enfermés à l'école chaque jour de ce grand soleil, sentaient les grandes vacances approcher. Et c'est ainsi que ma dernière rencontre avec la jeune fille arriva. Je n'avais pas vu le temps passer.

Un soir de juin, je sortais de la chambre où nous faisions de la musique. Notre dernier cours était terminé et j'étais bien content de mon élève. Les principes que j'avais fais en sorte de lui inculquer (les miens, en l'occurrence, faute d'autres références) avaient fait leur œuvre :

1 – Qui ne tente rien n'a rien ! Donc, agis !

2 – Fais ce qu'il faut pour que cela fonctionne.

3 – Pour cela : débrouille-toi !

C'était probablement basique, mais cela avait l'avantage d'être pratique : pas de théorie complexe à comprendre ou à faire comprendre avant de passer à l'action, et surtout une grande place laissée à l'improvisation, à l'intuition.

Les parents m'interceptèrent juste avant que je ne m'en aille. Ils avaient l'air émus et le père tenait une bouteille de champagne et quelques verres dans les mains.

« Tu resteras bien dîner, Olivier.

- Heu… c'est gentil, mais… pourquoi ?

- Pour Lisa, bien sûr. Je ne sais pas comment tu as fait !

- Fait *quoi* ? »

Là, les deux adultes me regardèrent, surpris. Puis le père se reprit et m'expliqua :

« Eh bien, ses bras, bien sûr. »

Je me retournai vers la jeune fille, rougissante. Qu'est-ce qu'ils avaient, ses bras ? Je ne voyais pas.

« Lisa peut manger parmi nous, maintenant, m'expliqua la maman. Nous avons mis sa petite table au grenier. Elle peut aussi s'habiller et se coiffer toute seule… C'est formidable !

- Oh, félicitations ! m'exclamai-je, un peu honteux de ne pas m'être aperçu de ses progrès. Et comment avez-vous fait ?
- Hé ! C'est à nous de te le demander ! »

Quoi ? Que voulaient-ils dire ?... Avais-je eu une quelconque part dans le rétablissement de la fillette ? Si c'était possible, je le saurais, n'est-ce pas ?... Mon esprit était dans le brouillard.

J'achevai de remercier les parents pour leur invitation et repartis chez moi à pied, la bouteille de champagne dans les bras, encore sous le choc de cette annonce incroyable.

J'étais plus perplexe que vous ne sauriez l'imaginer. Cela me faisait plaisir, évidemment, et c'était très flatteur... si cela pouvait être vrai. Mais ne confondaient-ils pas avec quelqu'un d'autre ? Je n'avais rien fait de particulier.

Enfin, peut-être que si, mais de là à guérir la jeune fille...

~oOo~

Tous les thérapeutes vous le raconteront : lorsque vous êtes engagé à cent pour cent dans le processus de changement de la personne, vous basculez en fonctionnement intuitif, connecté à la personne par un lien mystérieux.

Cette « thérapie intuitive » est probablement la plus puissante, puisqu'elle est naturelle, spontanée. C'est l'ancestral « guérir avec les mots », celui des sages grecs de l'antiquité, pour lequel il n'y a ni étude ni diplôme ; un moment hors du temps et forcément difficile à décrire où vous devenez le *canal* de guérison, le levier de changement de la personne.

Etait-ce *de l'Hypnose* ? Théoriquement non, puisque je n'en avais appliqué aucune procédure consciemment, bien qu'en pratique, on reconnaît aujourd'hui dans la communication des meilleurs thérapeutes, pédagogues, managers ou leaders, les mêmes structures de langage que celles que l'on apprend en Hypnose thérapeutique (les « suggestions hypnotiques »).

L'état d'hypnose est, quant à lui, assez ordinaire – une fois que vous savez le reconnaître : lorsque vous êtes absorbé par une émission télévisée, un film au cinéma, un courrier à écrire, un bon livre... ou une leçon de piano. Votre esprit est « ailleurs »... Vous êtes « dans la lune » : « en transe » !

Ce n'est que cela, l'hypnose. Un autre état de perception, de votre conscience habituelle du monde. Il suffit de plonger dans une tâche quelconque pour le découvrir ; quelque chose se met en route en parallèle, en nous – à moins que ce « quelque chose » ait toujours été là sans qu'on le sache ?

L'hypnotiseur a appris à vous guider, vous montrer les portes, vous donner les clés d'accès à ce monde caché, inconscient. Et c'est tout. C'est *vous* qui faites le reste.

Alors, ce que j'ai fait avec la fillette était peut-être de l'Hypnose, dans le sens où je me suis appliqué à modifier son état habituel d'être (le handicap) pour la mettre en contact ponctuellement avec ses ressources profondes (jouer du piano avec moi), le tout dans l'objectif que cela reste en elle après.

N'est-ce pas la structure d'une séance de thérapie ? Ce qui était certain, c'est que la petite fille avait changé.

D'autres évènements allaient confirmer mes premiers pas.

Un papa dans les étoiles

L'été était passé et, la rentrée venue, j'avais commencé à me bâtir une petite réputation de musicien-thérapeute. Les gens s'étaient dit que si je pouvais aider une personne handicapée à apprendre la musique, je pourrais tout aussi bien les aider à se libérer de tout ce dont ils souffraient – ce qui était probablement largement exagéré. Au fil des mois, j'enchaînais de mon mieux les rencontres, avec un certain succès.

J'aurais pu me renseigner sur ce qu'était la thérapie, ce qui existait, comment cela se passait habituellement. J'aurais pu lire des ouvrages de psychologie, piocher dans l'immense littérature thérapeutique. Mais, j'allais sur mes dix-sept ans et j'avais bien d'autres choses à faire que me plonger dans des livres pour lesquels je n'avais strictement aucun intérêt.

J'avais réussi une première fois, je réussirais bien les suivantes… Et je dois avouer aussi que cela m'aurait ennuyé d'appliquer une autre « méthode » que la mienne ! J'aurais eu l'impression de tricher, de copier ou d'imiter, de faire de l'artificiel. Je n'avais pas beaucoup d'expérience, mais suffisamment pour me rendre compte que la Vie était imprévisible et qu'on n'apprenait pas à la connaître dans les livres.

J'aimais observer mes camarades de cour d'école, depuis tout petit. Je m'asseyais sur un bord de trottoir et je regardais les gens vivre. Cela m'intéressait au plus haut point – et cela m'intéresse toujours ! Par exemple, je jouais à respirer en même temps qu'eux. Amusant : on s'entraîne à ça en formation à l'Hypnose ou à la PNL, et je faisais cela de moi-même, tout gamin – même la nuit, en écoutant la respiration de mon frère, avec qui je partageais ma chambre. Je cherchais cette synchronisation respiratoire, que l'on sait si utile en thérapie pour faciliter l'osmose avec le patient et l'intuition thérapeutique.

Par contre, à l'époque, je n'avais aucune idée de ce à quoi cela pouvait bien servir. C'était juste une sorte de défi pour moi. Comme devenir capable de penser et ressentir comme l'autre – ce que l'on appelle techniquement « se mettre en tri sur l'autre ». Je faisais cela à huit ans, juste pour jouer.

C'est à peu près au même âge que j'ai lu mon premier livre sur l'Hypnose. Je ne m'en suis souvenu que bien des années plus tard, en ouvrant un carton plein de mes jouets d'enfance. Il y avait là, au milieu de tant de souvenirs, un disque de carton sur lequel j'avais collé puis découpé une spirale noire. Un dessin photocopié dans un livre d'Hypnose de Paul-Clément Jagot, que je reconnus alors. Je l'avais donc lu ?

Eh oui !… Souvenir… Je jouais à essayer de m'hypnotiser par fascination, dans la glace de la salle de bain familiale – de m'auto-hypnotiser en faisant tourner devant moi ce cercle magique ! Mes parents tenaient à l'époque une librairie. Je n'avais eu qu'à emprunter un livre en rayon et la photocopieuse du magasin était là, à disposition.

Il est curieux de se dire qu'on est peut-être « prédestiné » à faire quelque chose de sa vie.

En attendant, je poursuivais tranquillement mes études, sans vraiment d'intérêt d'ailleurs : ma vie était bien plus palpitante le mercredi et le samedi que tous les jours d'école. Je mettais en pratique durant mes journées libres le fruit de mes observations. Issu d'une famille à l'esprit plutôt ouvert, et n'étant pas de nature à faire des bêtises, j'étais laissé assez libre.

Je recevais donc mes « consultations » comme un adulte. Je n'avais pas dix-huit ans !

Mes parents n'étaient absolument pas d'une profession médicale ou *psycho-quelque-chose*. Je ne parlais donc pas souvent des choses que je faisais. A vrai dire, une fois mon travail accompli, je n'y pensais moi-même pas beaucoup. J'étais plus dans l'action que dans la compréhension. Les choses se faisaient, c'est tout. Et je passais à autre chose.

Mon père avait fait, cinq ou six ans auparavant, un infarctus assez grave. En fait, je crois bien qu'il est mort... Mais heureusement, cela n'avait été que transitoire ! Il nous était revenu. Dans ces années, cela ne s'appelait pas encore une NDE (*near death experience*) ou EMI (*expérience de mort imminente*) et on n'avait à ce sujet que peu de témoignages, pas de tunnel et de belle lumière dans les feuilletons télé. Rien. Mais nous en avions parlé entre nous, en famille. Cela m'avait ouvert à un aspect de l'existence que mes petits copains ne soupçonnaient pas. Je pense que je ne voyais pas non plus les êtres qui m'entouraient comme tous les garçons de mon âge. Bien sûr, ce n'était pas comme si j'avais vécu moi-même cette expérience – mais elle avait été si forte, pour nous tous, qu'il aurait été impossible que je n'en sois pas marqué.

Quand vous avez onze ans et que votre père vient de tomber devant vous, pratiquement mort, lorsque les pompiers l'emportent sur la civière, même si personne ne le dit à voix haute, vous comprenez qu'un jour les gens meurent. Et que ce jour-là, c'est le tour de votre père. Mais on ne vous avait pas prévenu. Personne ne vous avait dit que cela pouvait arriver n'importe quand... Par exemple, maintenant !

Dans mon esprit d'enfant, j'imaginais une scène morbide : mon père entreposé dans un couloir blafard de l'hôpital, celui qui mène à la morgue, une étiquette accrochée à son gros orteil, dépassant d'une couverture.

Mais, après huit ou neuf minutes de « mort cérébrale » un type passe dans le couloir et prévient l'équipe médicale que « le mort bouge sur le brancard ! » Affolement général. Réanimation. Quatre semaines d'hospitalisation et vous récupérez un jour votre père, bien vivant. Miracle ?

Plusieurs mois après, vous écoutez votre père miraculé vous raconter « comment c'était là-haut ». Il n'avait osé en parler à personne jusque-là, craignant qu'on le prenne pour fou. Mais vous, votre père, vous le croyez. Vous sentez son émotion. Et maintenant, dans vos rêves, vous visitez ces mondes qu'avant vous il avait exploré...

Des années plus tard, vous n'avez pas encore fini de grandir que la Vie vous amène une jeune fille, perdue dans son corps et dans sa tête. Mais le monde vous paraît si simple à comprendre. Et beaucoup d'autres vont suivre après elle, comme cette adolescente rebelle, orpheline, habillée comme un garçon, qui marchait visiblement à côté de sa voie. Je ne pouvais pas lui donner mon impression comme cela, alors la communication indirecte que j'avais développée m'aida à lui faire retrouver son chemin.

Et cet autre orphelin, cassé de partout (ses amis de l'orphelinat l'avaient jeté par le balcon du premier étage, pour s'amuser, il en avait perdu toutes les dents d'un côté de la mâchoire !) ; les services sociaux me l'avaient envoyé. Il mit son mal en paroles, et moi de la musique par-dessus. C'était beau. Cela exorcisa ses démons et pansa ses plaies.

Et ce jeune homme devenu hémiplégique et aveugle suite à une bagarre, sur le parking d'une boîte de nuit, où il avait reçu un coup de barre de fer dans le bas du dos. La présidente de l'association locale des non-voyants et malvoyants m'avait demandé si je pouvais lui rendre visite à l'hôpital. Nous nous étions alors retrouvés à « jouer de la batterie », lui dans son lit, du seul bras valide qui lui restait, et moi assis à côté en lui racontant des histoires destinées à calmer sa douleur et son chagrin. De l'Hypnose ? Des métaphores thérapeutiques ? Si vous voulez. Quelle technique sophistiquée, quelle structure ? Aucune. Simplement un peu d'humanité et de compréhension.

Savez-vous ce qui se déclenche en vous lorsque vous êtes en danger ? Ce qui vous sauve ou aide à sauver vos camarades pendant un accident ou une catastrophe ? C'est au-delà des mots. Cela sort de vous tout seul – comme si ça ne venait pas de vous, d'ailleurs. C'est « ce qu'il fallait faire ». Alors, je ne sais pas si je parvenais à *rayonner* vraiment tout cela en permanence, mais je faisais de mon mieux, et ce *mieux* devait suffire, car les gens changeaient. Et vite en plus, car je ne les voyais généralement pas plus de trois ou quatre fois !

Ces rémissions étaient pour moi inexplicables ; mais je faisais confiance à la vie pour « m'aider à aider » les gens correctement et je comptais bien découvrir à l'avenir les mécanismes de l'existence, la *philosophie* de tout cela.

Les pages qui suivent vous donneront un début d'explication, car les choses les plus puissantes se cachent dans la simplicité. Quant à moi, je suivais mon chemin.

= 2 =
DELPHINE, L'HOTESSE DE L'AIR LEGERE COMME L'AIR !

Quand je pense à Delphine, l'hôtesse de l'air, cela me laisse perplexe. Grande et jolie femme, Delphine vint me voir un après-midi d'été. Rien ne laissait paraître qu'elle était anorexique. Elle ne l'était pas au point d'afficher cette maigreur désastreuse que l'on connaît dans les pires cas.

Libéré de mes obligations militaires et désormais certain de vouloir faire mon métier de l'aide à mon prochain, j'avais repris mes études. Ma compagne, Patricia, et moi vivions enfin sous le même toit. Elle poursuivait aussi ses études. Je donnais quelques consultations, afin de payer le loyer. Patricia faisait également des gardes aux urgences et dans une petite association de surveillance à domicile pour les personnes âgées... Je n'avais pas perdu la main pendant cette année sous les drapeaux, en tant que chauffeur ambulancier, bien au contraire : j'avais servi dans un centre de formation militaire où les jeunes recrues involontaires tentaient souvent d'échapper à leur sort par la dépression nerveuse ou le suicide. Je n'avais donc pas eu le temps de m'ennuyer !

Avec mes nouvelles études et toutes mes lectures, j'avais commencé à perdre cette innocence qui faisait mon efficacité première. Je connus cela plusieurs fois dans ma vie, à chaque fois que je conscientisais mes actions intuitives : lorsque j'appris véritablement l'Hypnose puis, quelques temps plus tard, durant la période qui suivit ma formation en PNL, et aussi durant les deux années pendant lesquelles j'écrivis mon premier livre. Mettre à jour la technique, raisonner les procédures, agir avec mon esprit logique plutôt qu'avec mon intuition, voilà qui me faisait perdre tout mes moyens. Et c'était le cas lorsque je reçus Delphine pour la première fois. C'en était au point où, moi qui avais déjà rencontré des centaines de personnes, je tremblais comme une feuille morte prête à se détacher de l'arbre !

Conscientiser ce qui est intuitif permet de s'améliorer, c'est certain, mais la phase d'apprentissage qui nécessite de tout remettre à plat est toujours une période difficile. Quelle confiance dut m'accorder la jeune femme pour ne pas fuir devant ce tout jeune « thérapeute » qui prétendait que ses frissons venaient du froid... en plein mois de juin !

J'avais l'esprit encombré de théories qui bloquaient mon plus simple bon sens.

« Apprenez vos théories aussi bien que vous le pouvez, puis mettez-les de côté quand vous entrez en contact avec le vivant miracle de l'âme humaine » disait Jung. Voilà ce qu'il me fallait retrouver : le vibrant contact avec l'âme humaine !

Je me concentrai donc à la tâche : reconquérir l'intuition, laisser faire les choses afin que la personne soit mon guide, ne faire qu'un avec elle, ne plus penser et agir...

« Bon, commençai-je après un raclement de gorge, vous ne m'avez toujours pas dit !

- Quoi donc ? » fit-elle.

Delphine était une belle jeune femme, blonde aux yeux bleus, au visage rayonnant et aux formes parfaites. Elle savait habilement jouer de la séduction, ce qui était inhabituel chez une jeune femme souffrant d'anorexie.

Delphine marqua un silence insistant, me laissant ainsi la parole, ses yeux de biche plantés dans les miens.

« Quel âge avez-vous ? repris-je assez directement.

- J'ai vingt-six ans.

- Oh ! Parfait ! Vous savez que toutes les études montrent que l'anorexie disparaît spontanément à vingt-six ans ? »

Ce qui était vrai. Dans les livres, du moins. Bon, cela n'allait pas la guérir, mais j'espérais descendre ainsi de la position haute, toute puissante, dans laquelle elle essayait de me placer. Si je pouvais avoir l'air incapable, elle lâcherait ses résistances et me permettrait, sans le vouloir, de faire mon travail plus facilement.

« De toutes façons, vous ne m'avez pas encore dit...

- Mais quoi donc ? »

Ah ! Elle s'énervait. Voilà qu'elle reprenait, elle, la position haute. J'étais sommé de répondre !

Je le fis avec mon air le plus bête :

« Ben... ce qu'il faut faire pour vous guérir ! »

En plein dans le mille. Elle secoua la tête d'un air désabusé, me prenant sans doute pour le dernier des idiots. J'avais remarqué que, lorsque mon intuition était en baisse ou plus difficile à capter, je pouvais obtenir des indices directement de la personne : en les lui demandant !

Au niveau conscient, elle n'avait pas la réponse (sinon elle se serait déjà soignée par elle-même) mais l'Inconscient comprenait parfaitement le message et répondait souvent aussitôt, de manière non-verbale ou par un lapsus.

Ce fut le cas avec Delphine : son ventre se contracta d'un coup, comme si elle avait eu un haut-le-cœur. Je ne sais même pas si elle s'en rendit compte. Je compris à ce signe qu'elle avait en elle quelque chose à expulser, et qu'elle refusait de manger, comme de peur d'en ingérer un peu plus... Tellement de personnes boulimiques ou anorexiques confondent ce manque ou ce trop-plein avec un besoin matériel (la nourriture) alors qu'il s'agit simplement d'un symbole utilisé par notre esprit pour nous faire comprendre la source du « mal ». La personne boulimique cherche à combler un vide, celle qui est anorexique à empêcher une invasion. Cela peut sembler une interprétation facile, psychologie de comptoir, pourtant c'est souvent vrai. La vérité est simple. La vie est simple.

A partir de cette constatation, je travaillai à rechercher tout ce dont elle pouvait vouloir se débarrasser. Ce n'était pas très difficile à trouver, les causes sont souvent les mêmes : un compagnon ou une maman trop envahissante. Pour Delphine, c'était sa maman. Elle débarquait chez elle n'importe quand, elle imposait à sa fille des invitations qu'elle ne refusait jamais, par politesse. En fait, malgré son départ assez jeune de la maison, Delphine n'avait jamais eu de vie à elle. La jeune femme me décrivit sa mère comme un personnage plein d'énergie, ayant réussi dans la vie et habitué à ce qu'on lui obéisse. Elles étaient toutes deux en bons termes, bien que de violentes disputes les opposaient quelquefois. La maman faisait même son possible pour aider sa fille à se soigner.

« On va régler cela vite fait bien fait, assurai-je. Enfin, *on*, je voulais dire : *vous !*... Quand revoyez-vous votre tendre mère ?

- Nous avons un week-end ensemble.

- Encore ? Elle n'était pas déjà chez vous dimanche dernier ?

- Si, rougit-elle, mais cette fois c'est moi qui y vais…

- Ah, bien ! Ça change tout ! grimaçai-je. On va faire un truc : je vous invite à un week-end. C'est professionnel, vous ne pouvez pas refuser ! »

La jeune femme me regarda avec étonnement. C'était notre première rencontre, je savais qu'elle vivait avec quelqu'un, elle savait aussi que je vivais avec quelqu'un et, en plus, j'étais plus jeune qu'elle. Elle se demandait où je voulais en venir.

« Y a-t-il un endroit où vous aimeriez aller, avec votre amoureux, pour être loin de chez vous ce week-end ? Parce que la maman, elle va être furieuse que vous lui ayez posé un lapin ! Et si elle débarque chez vous – je vous connais – vous allez lui ouvrir la porte et vous excuser !

- Vous voulez dire que je ne vais pas aller chez ma mère ce dimanche, sans la prévenir ?

- Si vous la prévenez, elle va reporter, ou insister, ou s'inviter. Ça ne sert à rien. Je veux que vous lui montriez *qui* décide de votre vie… Vous !... Oh, nous avions rendez-vous ? Tu sais, maman, avec la vie que j'ai… J'ai oublié !... Et vous lui sortez le même regard innocent que vous m'avez servi tout à l'heure ! »

La jeune femme baissa les yeux pour masquer un petit rire. La stratégie lui plaisait. Il me fallait maintenant la convaincre de la mettre vraiment en œuvre.

Elle décida de partir pour Deauville. Je lui fis réserver son hôtel, devant moi, par téléphone. Son cœur battait fort. Elle était troublée comme une adolescente qui embrasse un garçon pour la première fois !

« Bien, conclus-je. Le sort en est jeté… Dites donc, c'est cher, Deauville ! Vous ne pouvez pas perdre autant d'argent. Et puis, à cette saison, c'est beau. »

Elle ne m'écoutait plus. Je la voyais penser, à son week-end tranquille, sans doute, et à sa mère.

« Vous pensez qu'elle va me lâcher, après ça ?

- Oh, non ! Elle va être furieuse ! répondis-je avec un large sourire satisfait. Êtes-vous prête à tenir bon ? Vous avez quel âge, déjà ? Ah oui… majeure… ça devrait aller, alors.

- Ne vous fichez pas de moi ! » rougit-elle à nouveau.

Je l'aidai donc à se préparer aux différentes attaques de sa mère. Je découvris en passant que son père ne vivait plus avec sa mère – ses parents avaient divorcé. La mère ayant copieusement enfoncé son ex-mari, la jeune femme ne l'avait jamais revu. Nous en discutâmes, pour conclure qu'une femme vexée (surtout sa mère !) pouvait avoir raconté toutes sortes de bêtises à propos de cet homme. Elle décida de lui téléphoner puis, si le premier contact s'avérait positif, d'aller lui rendre visite.

A la fin de notre première heure, Delphine partit avec une réservation pour Deauville, un bon tour à jouer à sa mère, un verrou de porte à changer (au cas où) et la décision de revoir son père…

Je la retrouvai, comme prévu, la semaine suivante. Elle était radieuse ! Le week-end avait été charmant. Sa mère n'avait pas attendu son retour roulée en boule sur le paillasson, comme elle l'avait craint ! Le téléphone n'avait sonné que deux jours après. Delphine avait pris l'air étonné que nous avions travaillé ensemble et, finalement, tout s'était très bien passé.

Ce premier pas de liberté posé, les autres s'enchaînèrent aisément et la jeune femme retrouva sa liberté.

« Au fait, pourquoi étiez-vous venu ? lui demandai-je à l'occasion de notre troisième et dernière entrevue, deux mois plus tard. Mis à par les problèmes avec *maman…* (je prononçai ce dernier mot sur un ton exagérément dégoûté, tout en souriant).

- Anorexie, répondit-elle simplement.

- Et alors ? »

Elle sourit à son tour.

« Disons que je suis tranquille de ce côté-là depuis Deauville, finit-elle par avouer.

- Et vous avez grossi ?

- Juste ce qu'il faut. C'est mon copain qui est content !

- Et vous ?

- Je suis libre, souffla-t-elle en un sourire. »

Delphine trouva un poste à terre. Elle n'avait plus besoin de fuir. Son compagnon et elle fondèrent une famille, ce dont une jolie carte de naissance m'informa l'année suivante.

Alors, quels outils avais-je appliqués, avec Delphine ? Un peu d'Hypnose, pour favoriser la visualisation de l'action à réaliser, s'y préparer et l'accepter – et une bonne dose de stratégie, mélange de suggestions, de recadrages verbaux et d'injonctions thérapeutiques. Et comment avais-je su *quoi* faire ? Technique ? Savoir-faire ? Grande expérience ? Non… Delphine elle-même me l'avait dit.

La réponse est toujours dans la personne, nulle part ailleurs. Bien prétentieux celui qui se croit investi d'un quelconque « pouvoir ». Tout l'art est dans ce reflet renvoyé à la personne. Un miroir lui-même suffisamment propre pour redonner à la personne ce qu'elle transmet à travers vous.

Annabelle est boulimique

Laissez-moi vous conter rapidement cet autre cas, afin de compléter l'exemple précédent.

C'est l'histoire d'une jeune femme, libre et avide d'amour. Assez fine, de corps comme de visage, le regard expressif et un petit nez mutin, les joues parsemées de tâches de rousseur. Elle va se marier dans un mois. Trente jours exactement.

Petit problème : elle mange et se fait vomir quasiment toute la journée et, si elle a réussi à cacher cette habitude à son futur mari, elle craint fort qu'il ne découvre tôt ou tard cette facette peu glorieuse d'elle-même. Il faudrait vraiment qu'elle arrête.

Ici encore, un détail me mènera à la solution.

« Alors, vous vous mariez dans un mois ? fis-je en réfléchissant à la stratégie que j'allais pouvoir adopter… Et, combien de fois mangez-vous, chaque jour ?

- Eh bien, cela m'arrive parfois plus de quinze fois. »

Cela n'avait rien d'étonnant. Certaines jeunes femmes ont les dents rongées par l'acide, tellement elles se font vomir.

« Quoi, seulement quinze fois !? m'écriai-je, provocateur. Vous vous fichez de moi ! Une véritable boulimique vomisseuse comme vous se vide au moins trente fois par jour ! »

Ça, par contre, je doute que cela soit vrai – du moins, je n'en avais pas la moindre preuve – mais il m'était venu une idée, ou plutôt un parallèle amusant, entre le nombre de compulsions quotidiennes et la date de son mariage.

« Vous devez bien vomir parfois jusqu'à vingt fois par jour ?
- C'est vrai, avoua Annabelle à ma surprise. Mais c'est surtout si je suis toute seule à la maison. Papa et maman travaillent ensemble, et moi je m'ennuie, alors je mange... mais je me dégoûte. Il faut que tout ça s'arrête ! »

Lorsque la personne est suffisamment volontaire pour accepter une prescription de tâche à accomplir, on peut tenter une approche rapide, une sorte de déprogrammation basée sur la saturation physique et émotionnelle.

Pour être efficace, la prescription doit être donnée à la personne avec son engagement de faire « quoi que ce soit » qu'on lui demande de faire ; elle doit être aussi parfaitement adaptée à la situation de la personne et lui être expliquée dans un langage simple, utilisant les jeux de suggestions et de langage que l'on connaît en hypnose, ceci afin d'éviter les critiques conscientes et favoriser l'acceptation de la tâche. C'est une forme de communication dite « éricksonienne », car on y retrouve les techniques issues de l'Hypnose du même nom, mais sans modification de l'état de conscience – on pourrait presque dire *sans hypnose.*

« Je suis d'accord, il faut que tout ça s'arrête, répétai-je, et je connais bien une méthode sûre à 100%, ce qui est rare en thérapie, vous admettrez... mais... je ne sais pas... Nous avons juste le temps et vous ne pourrez vous permettre une journée de décalage... Non, je crains que cela ne fonctionne pas et je crains que vous ne soyez pas prête, de toutes façons. »

Imaginez bien la frustration de la jeune femme, d'entendre son thérapeute lui annoncer une méthode garantie efficace pour l'aider, et de ne pouvoir y avoir accès, pour des motifs plus qu'évasifs ! C'est en fait la ruse grossière utilisée pour obtenir l'accord de travail de la personne.

« Mais je ne vous demande pas votre avis, clama Annabelle, si vous connaissez un moyen de m'aider, j'exige que vous me l'appreniez !

- Eh ! dis-je pour me défendre. Si vous loupez tout, alors après vous irez dire partout que je promets des choses qui ne fonctionnent pas, alors non… je préfère ne pas tenter.

- Je prends la responsabilité de tout, reprit-elle. Dites-moi ce qu'il faut faire, et je m'en débrouillerai.

- Permettez-moi de douter, répondis-je de plus belle. Ce sont de belles paroles, mais quand je vous aurai dit de quoi il s'agit, vous ferez comme tout le monde : rien ! Et vous direz partout que ce que je conseille est nul…

- Non ! Je ferai tout ce que vous me demanderez !

- Vraiment ?... Alors, jurez-le ! »

Eh voilà. Le plus dur est d'arriver naturellement à ce moment où la personne va s'engager sur ce qu'elle a de plus cher à respecter votre prescription « garantie 100% », à faire quoi que vous lui demandiez de faire, jusqu'à rémission.

Milton Erickson, dont nous parlerons dans le chapitre suivant, était vraiment diabolique lorsqu'il devait convaincre quelqu'un d'accomplir une tâche quelconque. Jay Haley, quant à lui, demandait parfois à ces patients de revenir la semaine suivante seulement s'ils étaient décidés de faire « quoi que ce soit » qu'il leur demanderait de faire !

Cet art des prescriptions thérapeutiques est utilisé aujourd'hui en thérapie brève, mais il n'est pas forcément du goût de tous les thérapeutes. En l'occurrence, vue l'urgence de la situation de la jeune femme et l'aspect compulsif de sa situation, je n'avais pas d'autre idée. Son mariage prochain viendrait, il fallait l'espérer, lui apporter l'amour dont elle avait visiblement besoin.

« Bien. Voici ce que vous allez faire, alors : vous vous mariez dans trente jours. Vous allez donc vous faire vomir trente fois aujourd'hui.

- Comment ça ? me coupa la jeune femme.
- Attendez : je vous demande de faire en sorte de manger et vomir trente fois aujourd'hui. Débrouillez-vous pour ça. Par contre, demain il faudra le faire vingt-neuf fois…
- Et après-demain, vingt-huit fois, compléta-t-elle.
- Vous avez tout compris. »

Il allait falloir dix jours au moins avant qu'Annabelle retrouve son rythme normal de compulsion. Entre-temps, elle se serait elle-même dégoûtée de son rituel. On peut très bien se dégoûter de son plat favori, si on en mange trop. Suite à une indigestion, sa simple odeur nous repousse, alors qu'auparavant ce même plat nous faisait saliver.

Même système ici, la cause (probablement le manque d'amour et ses relations familiales) étant prise en charge par le futur mariage.

Annabelle vomit donc consciencieusement pendant un mois. La veille de son mariage, elle mangea juste ce qu'il fallait pour vomir une dernière fois et, le grand jour, j'étais invité à la cérémonie, qui se déroula parfaitement – dans la joie et sans la moindre compulsion.

Depuis, Annabelle a fait deux petites filles et savoure la vie qu'elle espérait depuis tant d'années.

De telles approches stratégiques, issues de ce que l'on connait aujourd'hui des êtres humains, utilisent le langage de l'Hypnose, pour les prescriptions, mais ne recherchent pas l'état hypnotique.

Véritables mécaniques de l'Inconscient, elles permettent de traiter nombre de cas où la cause, si elle est importante pour la personne, n'est pas existentielle.

= 3 =
LA RESISTANTE SE CROIT EN 1942 !

Un jour, je remplissais quelques papiers destinés à la survie de l'administration française, quand la porte de mon bureau s'ouvrit en claquant. La petite pièce où je recevais était au rez-de-chaussée et donnait sur un petit jardin. N'importe qui aurait pu entrer sans prévenir, la porte n'était pas verrouillée, mais personne ne l'avait encore jamais fait… jusqu'à ce jour !

Quelqu'un roula littéralement sur la moquette, projeté par une force violente. Le corps s'écrasa contre ma petite bibliothèque, faisant vibrer les murs peu épais.

« Je n'ai pas été suivie ? » cria une voix féminine.

Je restai muet. La femme se releva et courut fermer la porte.

« Vous êtes résistant ou collabo ? me demanda-t-elle.

- Résistant ! » lançai-je sans réfléchir.

J'étais plaqué dans mon fauteuil, peu protégé par la largeur d'un bureau bon marché. Elle s'approcha de moi, suspicieuse, la mâchoire crispée, et scruta mon regard comme pour vérifier si je mentais. Ses yeux étaient d'un noir profond et ses cheveux bruns en bataille sur sa tête. De taille moyenne, elle portait une ample robe fleurie, passée de mode.

« Je sors de chez mon psychiatre, m'expliqua-t-elle en s'asseyant devant moi. C'était un collabo. Je m'en suis aperçue à temps. Je l'ai claqué, ce salaud.

- …claqué ? répétai-je, inquiet.

- Deux baffes dans la tête, oui, et j'ai dévasté son bureau. Il appelait la Gestapo quand je me suis enfuie.

- Et vous êtes arrivée ici comment ? »

Elle me regarda comme si la question était incongrue.

« Normalement, je suis incognito » ajoutai-je.

Là, la jeune femme s'effondra en sanglots. Elle devait avoir vu mes coordonnées dans l'annuaire, et elle venait de s'en souvenir. Cela ne collait pas avec son histoire de poursuite.

« Nous ne sommes pas en 1942, n'est-ce pas ? gémit-elle, réalisant son délire.

- Vous pensez que nous sommes en 1942 ? »

Son visage se défit. Plus trace d'arrogance ou de méfiance. La jeune femme avait l'air perdu. Elle secoua la tête en réponse à ma question... Bon, au moins, elle n'était pas totalement folle !

A mon tour de la scruter. Elle oscillait entre délire paranoïaque et schizophrénie... Un psychiatre l'aurait fort probablement internée, mais je n'étais pas psychiatre et, malgré mes lectures et futures études en psychopathologie, je m'efforçais de ne pas étiqueter les gens.

Lorsqu'elle fut calmée, nous commençâmes à discuter. Elle m'apprit qu'elle était née et habitait en France mais vivait à mi-temps en Allemagne.

« Comment ça, à mi-temps ?

- Parce que je ne tiens pas longtemps là-bas. Je finis toujours par avoir une crise... et mes parents sont obligés de venir me chercher. Cela leur coûte cher : déménagement dans un sens, re-déménagement dans l'autre sens. Je n'arrête pas !

- D'accord... mais si vous n'êtes pas bien en Allemagne, pourquoi y allez-vous ?

- C'est plus fort que moi. J'ai une attirance irrésistible pour ce pays. J'ai appris la langue quasi-instinctivement. J'y suis bien... si seulement je n'avais pas ces crises.

- Et ça fait longtemps que vous jonglez entre les deux pays ?

- Une dizaine d'années » avoua-t-elle.

Génial ! Elle me raconta aussi qu'elle avait cru plusieurs fois être guérie, mais que son psychiatre, puis une autre fois une voyante, lui avaient « prédit » sa rechute... Prédictions faciles ! Elle était donc retournée en Allemagne, peut-être guérie, mais la suggestion perverse avait fait son chemin en elle… et elle avait effectivement rechuté. Ce qui montrait soit qu'elle pouvait guérir, puisqu'elle avait des périodes « normales », soit qu'elle était très suggestible, si une simple suggestion avait pu provoquer une nouvelle crise. L'une ou l'autre chose était très positive pour moi.

Parce que vous avez intérêt à l'être, positif, quand vous faites ce métier. Qu'auriez-vous fait à ma place, en voyant arriver cette jeune femme à l'improviste dans votre bureau ? Vous croyez que cela s'apprend dans les livres ? « En cas de crise d'hystérie, prononcez la formule magique suivante… »

Malheureusement, non.

Je sais, aujourd'hui, ce que j'aurais pu faire avec cette femme. C'est à cela que sert l'expérience. Comme disait le philosophe, l'expérience est une lumière qui brille dans notre dos, elle éclaire le passé et ne parle pas de l'avenir. De plus, chaque rencontre, chaque situation, chaque personne est différente. Comment savoir, alors ? Que faire ?... Respirer comme la personne en face de vous, voilà ce que dictait mon expérience : m'imprégner d'elle, tâcher de penser comme elle, de vivre et bouger comme elle… et agir dans cet esprit de fusion pour sortir la personne de son mauvais pas.

Vous devenez alors une sorte de miroir où la personne trouve son reflet curatif. Pourquoi curatif ? Car, bien entendu, vous ne serez un miroir fidèle que des bonnes choses ; les mauvaises ne passeront pas votre crible, votre miroir les déformera, les transformant en bonnes choses. Savoir pratiquer cette mise en images reformante est une des bases de la thérapie.

Enfant, et une bonne moitié de l'adolescence, j'avais été relativement enfermé sur moi-même, très timide. J'avais donc appris à obtenir ce que je voulais indirectement, afin de ne pas avoir à demander directement. J'avais surmonté ma timidité, mais mon « entraînement » allait maintenant devenir un de mes atouts professionnels.

Alors, en apparence, la jeune femme et moi, nous discutions : pas besoin d'hypnose avec elle. Modifier l'état de conscience de quelqu'un ne sert que si ce n'est pas déjà fait ! Et on ne pouvait pas dire que ma patiente était dans un état ordinaire de conscience. Elle revint ainsi me voir régulièrement.

Elle arrivait souvent « en 1942 », puis avait des spasmes de conscience ordinaire où elle pleurait beaucoup, et puis elle retournait « en 1942 », et revenait encore... Nos rencontres se passaient ainsi, ponts tendus entre deux époques.

Mon « miroir reformant » ne laissa passer aucune des choses qui pouvaient s'avérer déterminantes dans la genèse de son délire. Un peu comme un scanner qui scrute la structure d'une œuvre d'art, à la recherche de failles, de fissures ou de cassures, prêt à y injecter un solide ciment. Parlait-elle de l'Allemagne que je la renvoyais vers d'autres images inconscientes, par simple association d'idée. Le lien semblait positif – c'est-à-dire, elle souriait, respirait calmement et son visage était détendu – pas de souci. Mais si le lien, l'association d'idées, provoquait crispation, froncement de sourcils, augmentation de la respiration, alors je faisais en sorte de « décrocher » les deux idées – comme on défait un nœud – par un recadrage verbal, un tour de passe-passe avec les mots (ce que l'on appelle en anglais, un *sleight of mouth*).

Ainsi, de nœuds dénoués en conflits résolus, nous avancions doucement sur le chemin du mieux-être.

Si, parfois, il est utile de modifier l'état ordinaire de conscience de quelqu'un, ceci afin de distraire son esprit conscient, sa logique, et faire un travail qui touchera les couches les plus profondes de sa psyché, il est d'autres situations où nous avons affaire directement aux strates inconscientes, comme dans le cas des psychoses : le limon est remonté à la surface, brouillant toutes perceptions !

Le but n'est plus alors d'hypnotiser la personne, mais de la « déshypnotiser », de l'aider à retrouver un fonctionnement rationnel et contrôlé, et non plus dépendant de ses pulsions émotionnelles. C'est là qu'il est intéressant de savoir modifier la perception ordinaire d'une personne à volonté : si celle-ci se retrouve coincée dans un monde qui ne lui permet pas de vivre normalement, alors on connaîtra mieux les chemins à emprunter pour l'aider à regagner la « surface », à retrouver des repères psychocorporels et sociaux.

Il est difficile de décrire exactement ce qui se passe dans de telles situations : la « machine à soigner » se met en route en vous et dirige l'intervention. Il a été montré que les débutants en psychothérapie ont de bien meilleurs résultats que les professionnels confirmés… Et c'est compréhensible : ne sachant pas quoi faire pour aider la personne, ils sont bien obligés de faire confiance à leur instinct ; celui-ci étant programmé pour la survie, comme chez les animaux, il guide facilement le thérapeute et la personne qu'il accompagne, sur le chemin de la guérison. Le « professionnel », quant à lui, a appris quoi faire et comment le faire – s'il mêle cette connaissance à son instinct, il deviendra un *excellent* thérapeute. Mais s'il n'applique que la théorie, alors il sera toujours moins bon qu'un simple débutant… J'ai donc décidé, il y a longtemps, de rester un éternel débutant ! Et je vous garantis que ce n'est pas une voie plus facile, car elle suppose d'avancer continuellement sans savoir vraiment où l'on va, de faire confiance à son Inconscient, à la personne… à la Vie.

Pas très sécurisant, mais extrêmement efficace !

Après tout, beaucoup pratiquent cela pour leurs loisirs : c'est une sorte de glisse contrôlée, comme en roller skate, en ski ou en chute libre. C'est du « laisser-faire » contrôlé.

Et la jeune femme ? Elle finit par avoir de plus en plus de périodes « ici et maintenant ». Je tentai de la convaincre que son don pour la langue allemande était plus utile partout ailleurs qu'en Allemagne, où tout le monde parlait allemand ! Qu'elle pourrait faire traductrice ou interprète… Elle me dit vouloir voir du monde. Je suggérai le métier d'hôtesse d'accueil, dans de grands hôtels à la clientèle distinguée.

Un jour, nous décidâmes qu'elle n'avait plus besoin de moi, et elle partit sans donner de nouvelles. Je reçus pourtant une lettre d'elle, au moins trois ans après nos rencontres. Elle travaillait dans un hôtel de luxe comme hôtesse d'accueil pour la clientèle allemande !

Son écriture était encore tremblante, j'y voyais un reste de fragilité, mais elle disait être avec un ami, et heureuse.

Son sourire éclaire encore ma mémoire.

~oOo~

De simples recadrages suffisent souvent à renverser une situation pathogène. « Recadrage » ? Oui, *recadrer* est l'art de présenter une situation sous un autre jour, afin que la personne concernée se libère d'une interprétation malsaine de la réalité.

Par exemple, les blagues sont des recadrages communs, car elles présentent une scène, que l'on croit comprendre, jusqu'à la chute qui donne un sens différent à toute l'histoire… ce qui provoque une réaction incontrôlable et impossible à « forcer » : le rire ! Savoir provoquer à la demande une réaction naturelle est la base de l'Hypnose. Pensez-y, c'est une action vraiment paradoxale : provoquer du spontané !

Savez-vous si ce que vous prenez pour votre *réalité* est vraiment la seule interprétation possible de ce que vous vivez ?

Et s'il existait une voie parallèle à la vôtre, là, juste à côté ? Un chemin de plus grand bonheur qui n'attendrait que vous.

Audrey s'arrache les cils

La petite fille avait les yeux à vif : ses cils n'étaient plus que croûtes sanguinolentes. Même ses sourcils étaient épars.

Petite rouquine à la mine intelligente, Audrey était assise à côté de sa maman. Toutes les deux me regardaient comme si j'étais le sauveur. Le papa étant gendarme, la famille avait souvent déménagé et, depuis qu'Audrey s'arrachait les cils, sa maman l'avait emmenée consulter toutes sortes de thérapeutes.

A l'époque, je ne pratiquais rien qui ne puisse être étiqueté. Ni « psychanalyse », ni « sophrologie » ou « rééducation »... ni donc « hypnose ». Je me demande ce qui avait pu donner idée à la maman de m'emmener sa fille, mais elle paraissait avoir beaucoup d'espoir en moi, ce qui n'est jamais très confortable, même quand vous savez ce que vous pratiquez !

C'est qu'en thérapie, nous ne faisons pas de mécanique. Un mécanicien « sait » toujours comment réparer votre voiture. Ici, nous travaillons avec des êtres humains, bien plus complexes et changeants que tout ce que l'on peut imaginer. Si les méthodes sont nombreuses, il ne faut pas se faire d'illusion : vous ne trouverez jamais le mode d'emploi des êtres humains dans les livres ou à l'université !

Quand quelqu'un a besoin d'aide et compte sur vous, et même si vous avez une formation théorique et technique adéquate, il n'y a rien d'autre à faire que se jeter à l'eau.

« Dis-donc, lançai-je à la fillette, tu viens me voir ? »

Je jetai un œil à la maman pendant que la fillette se levait pour faire le tour de mon bureau. Mes bras semblaient se tendre pour l'accueillir, et c'est peut-être bien ce que j'avais pensé faire aussi, mais au dernier moment, j'esquivai la jeune fille et je lui cédai ma place sur le « grand fauteuil » du docteur (les gens vous appellent souvent *docteur* quand ils viennent se faire soigner, même si vous êtes psychologue).

La fillette écarquilla grand les yeux et je lui souris en tourbillonnant autour d'elle pour aller m'asseoir à côté de sa mère. Aussitôt, je mimai l'enfant de manière clownesque.

« Docteur, j'ai les bras trop courts pour m'arracher les cheveux, aidez-moi à faire pousser mes bras ! » fis-je en me recroquevillant sur le siège. Je n'osai pas regarder la mère, qui ne devait pas être loin de décrocher mon téléphone pour appeler les services psychiatriques !

Il y a des moments où il ne faut pas avoir d'ego !

Quoi qu'il en soit, la fillette rit beaucoup et joua le jeu du thérapeute, me révélant sans le savoir de précieux détails sur sa compulsion. Par exemple, je crus comprendre qu'il y avait un rapport entre les cils qu'elle s'arrachait et son petit frère.

Un peu plus tard, je me retrouvai allongé avec elle sur la moquette, en train de feuilleter un catalogue imaginaire de jouets. Là, je découvris une chose étrange : elle parlait des garçons systématiquement à droite et des filles à gauche du catalogue. Pour vérifier, je pris une revue sur la table basse et la fillette me décrivit toujours des jouets « de fille » en parlant des pages de gauche (même si les photos de la revue présentaient un homme) et toujours des jouets « de garçon » en décrivant les pages de droite (même s'il s'agissait de photos montrant des femmes ou des objets féminins).

Je n'étais pas là pour interpréter – mon opinion étant que l'interprétation ne peut être que personnelle et que je ne pourrais, d'une manière ou d'une autre, lui apporter que ma vision des choses, et non pas la compréhension fondamentale qu'apporte une véritable *révélation* personnelle. Alors je prenais note de ce qui me semblait être des nœuds à dénouer dans l'esprit de la fillette. En l'occurrence, casser une certaine séparation, un cloisonnement entre le féminin et le masculin ; et puis « soigner » quelque chose qui se serait produit en elle, probablement à la naissance de son petit frère.

Encore un peu plus tard, nous jouions sur et sous la table basse, une fois moi dessus et elle couchée sous la table, une autre fois moi sous la table et elle debout dessus. Ayant gentiment inversé encore une fois nos « ordres de grandeur », je me laissai tomber dans le fauteuil de relaxation dans lequel je faisais asseoir les gens pour leur « raconter des histoires » (en fait, j'apprendrais quelques années plus tard que je faisais de l'hypnose sans le savoir). La fillette se mit donc à « m'hypnotiser » ! Elle jouait à la psy et me demandait de fermer les yeux et de l'écouter attentivement... C'est là qu'avec ses mots d'enfant elle me révéla comment briser le dernier nœud en elle. Je fermai docilement les yeux un bon moment, puis je lui lançai joyeusement :

« A moi maintenant ! »

La fillette prit ma place et je commençai à lui redonner ce qu'elle m'avait décrit à l'instant. De fait, la petite fille se calma aussitôt. Sa respiration se fit plus forte, plus bruyante. J'en profitai pour glisser un sourire à la maman, qui était toujours là à ma grande surprise ! J'espérais lui faire comprendre que tout ce à quoi elle venait d'assister avait eu un but, et que nous étions parvenus au moment clé.

Avait-elle compris ou était-elle simplement très patiente ? Je ne sais pas. Toujours est-il qu'elle ne dit rien et que je poursuivis ma séance instinctive avec la fillette.

Quinze minutes plus tard, la mère et la fille étaient sur le pas de ma porte. Parfaitement conscient que mon jeune âge n'était pas fait pour rassurer la maman et que la séance avait dû lui paraître très « particulière », j'étais tiraillé par l'envie d'expliquer un peu plus à la mère ce que j'avais cru faire... Mais je savais aussi que si je faisais cela – y compris si je m'isolais un instant avec la mère – la fillette comprendrait que tout cela avait été joué, voire « prémédité ». La technique, certes étrange mais tout de même structurée, d'un thérapeute comme les autres. Or, la fillette savait très bien ce qu'avaient donné les séances précédentes, avec les autres thérapeutes. Je ne voulais pas prendre le risque de casser tout ce que je venais de faire – même si je n'avais aucune garantie du résultat.

La porte se referma donc sur l'air interrogatif de la maman.

Le coup de téléphone fatidique mit cinq jours à arriver : je savais que la mère allait me rappeler pour me demander à quoi tout cela avait rimé ! N'étant pas certain d'être capable de lui faire comprendre, j'appréhendais un peu l'appel.

« Monsieur Lockert ?

- Moi-même.

- La maman d'Audrey à l'appareil.

- Ah ! Mada…

- Qu'avez-vous fait à ma fille ? » coupa la mère d'un ton sec.

C'est bien ce que je craignais, la dame m'avait pris pour une sorte de fou, qui avait joué inutilement avec sa fille…

Prudent, je lui demandai avant tout comment allait Audrey.

« Mais elle va très bien, c'est pour cela que je vous appelle ! Je ne vous ai pas contacté plus tôt afin d'en être sûre, mais cela fait cinq jours qu'Audrey ne touche plus à ses yeux.

- C'est formidable !

- C'est un miracle, oui. D'autant que depuis deux ou trois jours, elle reproduit avec son petit frère la séance peu ordinaire que vous avez eue avec elle.

- C'est-à-dire ? demandai-je, étonné et content.

- Eh bien, elle se roule par terre, elle rit bêtement, elle fait n'importe quoi… Mais ça marche : cela faisait quelques mois que Louis commençait à s'arracher les cils comme sa sœur et il semble s'être arrêté aussi. Elle lui a appris.

- Et, par curiosité, depuis combien de temps Audrey s'arrachait-elle les cils ?

- Depuis la naissance de son petit frère, elle avait cinq ans.

- C'est l'âge que va avoir Louis, n'est-ce-pas ? »

Incroyables synchronisations pathologiques. La fillette avait commencé à se faire du mal à la naissance du petit frère, comme j'en avais eu l'intuition, et le petit frère commençait maintenant à reproduire le symptôme de sa sœur, au même âge. Et, elle qui s'était soignée, soignait à son tour le petit frère.

N'est-elle pas belle, la vie ?

L'obèse furieuse !

Si vous êtes attentif, vous reconnaîtrez partout les rythmes synchronisés de la vie. Qu'on les appelle « hasards » ou bien « coïncidences », on ne peut nier avoir déjà vécu, un jour ou un autre, ces curieuses concordances : je pense à une amie, le téléphone sonne : c'est elle ! Je débute une phrase exactement en même temps que ma compagne, et avec les mêmes mots ; tout comme nous marchions au même rythme, sans calcul ou désir conscient de faire une chose pareille.

Et si vous savez voir cette danse de la vie, alors vous pouvez vous glisser en elle, ondoyer à sa cadence, accélérer ou ralentir comme elle, et même déclencher d'autres vagues de vie par vous-même.

Dans le domaine de l'aide de son prochain, il est rare que ce qui nous correspond, notre « vague » à nous, convienne également à la personne en face. Ainsi, être content de ce que l'on dit n'est jamais un très bon signe. C'est vrai : si je suis un homme, dans la quarantaine, en bonne santé, et que je m'adresse à une vieille femme mourante, à l'hôpital, les mots qui me viendront ne me correspondraient absolument pas, à moi, mais seront exactement ceux qu'une grand-mère malade aurait besoin d'entendre. Si, en entendant mes propres paroles, je me mettais à les juger, je ne pourrais le faire que suivant mes propres critères. Je trouverais alors mon discours tout à fait inapproprié... Il faut avoir cette conscience de reconnaitre que les paroles qui s'accordent à l'autre ne sont pas forcément celles qu'il nous faudrait, à nous.

Aussi, la seule vraie manière de savoir si ce que nous avons fait est juste est de laisser faire la vie. Si, dans les jours qui suivent notre intervention, la personne ne change pas, alors ce que nous avons fait était vraiment inadapté. Mais il est impossible de savoir si tel est le cas avant d'avoir laissé faire la personne. Elle-même ne pourrait d'ailleurs pas juger non plus notre intervention, puisque la meilleure action thérapeutique touche souvent soit une de ses facettes inconscientes (en hypnose), soit une zone blessée et donc sensible. De fait, la personne que l'on a réussie à « toucher » au juste point risque fort d'être furieuse contre nous, un peu comme si vous voyiez quelqu'un s'approcher d'une épine plantée dans votre bras : vous avez déjà souffert au moment où l'épine est entrée en vous, alors vous n'avez aucune intention de laisser qui que ce soit s'approcher à nouveau de votre bras, même si c'est pour vous aider à enlever l'épine !

Dans les deux cas, la personne peut être mécontente de votre intervention, précisément parce qu'elle a réussi !

Le cas suivant illustre tout à fait cette situation qui, heureusement, n'est pas à généraliser.

Une silhouette massive masquait l'ouverture de la porte. On venait de sonner et je ne voyais pas bien qui se présentait à moi. Avec du recul, je vis se dessiner une grosse dame à l'imposante perruque bouclée. Elle m'observait de ses yeux ronds. Il ne s'était encore rien passé et je trouvais déjà cette dame antipathique – ce qui m'arrivait rarement.

« Vous comptez rester là ? » lançai-je sans réfléchir.

Oops ! Je venais de m'entendre apostropher la dame aux yeux ronds – elle n'allait pas bien réagir, c'est sûr !

La grosse femme entra en marmonnant et se présenta de façon fort peu polie. Elle me passa devant sans un regard et, alors qu'elle s'installait dans le fauteuil de consultation, elle ne cessa de tout critiquer : mon bureau, son emplacement, l'immeuble, moi, etc. A la fois étonné et amusé par le ton que prenait ce début de rencontre, je lui renvoyai ses critiques au fur et à mesure. Le ton monta ainsi rapidement jusqu'à en venir à des insultes personnelles de plus en plus appuyées.

Alors que la femme répliquait à une de mes reparties, j'entrai un instant en moi-même, au risque de perdre le « contact » avec elle, afin de bien vérifier mes sensations internes. Il me fallait être certain que je n'étais pas en train de réagir à une pulsion personnelle, ce que l'on appelle « se projeter », en thérapie, c'est-à-dire parler de soi et non à l'autre. Peut-être y avait-il un détail chez cette dame qui irritait l'une de mes cordes sensibles ? Je me rappelle un jour avoir trouvé un homme antipathique, sans raison apparente, jusqu'à entendre un enregistrement de sa voix et y reconnaître ma voix à moi, que je cherchais à l'époque à travailler. N'aimant alors pas ma voix, et la reconnaissant intuitivement chez cet homme, il m'énervait !... Pourtant, avec la grosse dame, je me trouvais intérieurement fort calme. Rien ne vibrait en moi. Au contraire, je m'amusais à inventer de cinglantes reparties, à la mesure de ce qu'elle m'envoyait.

Convaincu qu'il devait s'agir d'un phénomène de synchronisation, je laissai faire... La séance se conclut ainsi, sur des paroles agressives et bruyantes !

« Hep ! Où allez-vous ? criai-je en barrant le passage à ma chère patiente. Vous oubliez mes honoraires !

- Et vous ne croyez pas que je vais vous payer en plus !

- Ah ! Pour vous supporter, je trouve que ce n'est pas bien cher – il faudrait que j'augmente mes tarifs pour vous !

- Oh ! » s'indigna la femme en me tendant un billet à contrecœur.

J'eus à peine le temps de la remercier avec un sourire hypocrite que la porte claquait derrière elle.

Encore étonné de cette curieuse séance, je racontai mon aventure à ma compagne, Patricia. Nous pensions bien ne plus jamais revoir la grosse dame à l'imposante chevelure.

La semaine suivante, à l'heure dite, ma patiente se présenta à nouveau.
« Encore vous ? fis-je. Que faites-vous là ?
- Nous avons rendez-vous » rétorqua-t-elle.
Réflexe, plutôt joueur que véritablement agressif, je lui claquai la porte au nez ! Elle serait furieuse, après ça !
Pas manqué, la dame sonna encore. Je la fis entrer en soupirant, feignant d'être profondément ennuyé de la revoir.
Je vous passe le détail de la séance, plus furieuse encore que la précédente ! Et lorsque je confirmai en fin d'heure à la grosse dame qu'il fallait bien qu'elle me paye encore, elle laissa son argent sur le bureau en me maudissant et claqua la porte derrière elle encore plus fort que la première fois.
Me précipitant à sa suite, je clamai bruyamment :
« J'espère qu'on ne la reverra jamais, cette fois ! »

Moitié honteux de moi, moitié amusé, dans la totale incompréhension de la relation qui s'était nouée entre cette dame et moi, je pensais bien que, cette fois-ci, je ne la reverrais réellement jamais.
Et pourtant, la semaine suivante, elle sonna à nouveau à ma porte ! Curieusement, je lui ouvris très calmement et elle-même resta tout à fait polie, presque sympathique, même.
Je ne laissai paraître aucune surprise, et nous fîmes une excellente séance sur son excès de poids.
« Il faut que je m'excuse auprès de vous » murmura-t-elle au moment où nous allions nous quitter.
Bien que curieux d'obtenir quelques explications sur le déroulement de nos deux premières séances, j'étais resté muet à leur sujet. Je lui répondis donc qu'elle n'avait à s'excuser de rien, puisque je lui avais renvoyé autant qu'elle m'avait donné. Nous étions quittes, et il n'y avait rien à ajouter.

« Vous êtes gentil, fit-elle en baissant les yeux, mais je dois vous confier quelque chose…

- Si vous pensez que c'est bien, je vous écoute.

- Alors, voilà, commença-t-elle en s'éclaircissant la gorge. La nuit qui a suivi notre seconde rencontre, j'ai rêvé de mon beau-père, l'homme avec lequel s'était remariée ma mère… et qui a abusé de moi de l'âge de douze ans jusqu'à ce que je m'enfuie de la maison, à dix-huit ans. Et dans mon rêve, mon beau-père avait… votre tête !! »

D'accord ! Tout s'expliquait. La femme me raconta s'être réveillée en sursaut. Elle venait de comprendre que je lui avais servi de « défouloir » durant deux séances, chose qu'elle n'avait jamais pu faire avec ses précédents thérapeutes. Elle s'était purgée avec moi de la colère et de la haine qu'elle avait accumulées contre son beau-père, sans jamais pouvoir l'exprimer. C'était ça qui la *gonflait* !

Elle s'excusa encore et je la rassurai, lui affirmant que je n'avais pas pris nos échanges pour moi – ce qui était vrai, mon cœur ne battait pas plus vite durant nos altercations, ce qui n'aurait pas été le cas si je m'y étais senti impliqué.

Les gens parlent toujours d'eux-mêmes, n'est-ce-pas ?

Je revis encore la dame deux ou trois fois. Elle perdit du poids, remit sa maman à sa place (elle avait un peu envahi sa vie !), s'épanouit enfin dans son travail et se maria avec un homme ayant une très bonne situation.

Bien heureusement, cet exemple est exceptionnel. Je n'ai jamais eu d'autres rencontres comme celle-ci et, la plupart du temps, les gens repartent heureux de leur séance thérapeutique. Mais vous voyez que la satisfaction n'est pas forcément immédiate et, si j'avais réprimé ce que me dictait l'intuition, la « grosse dame » serait peut-être encore maintenant à la recherche d'un thérapeute.

= 4 =
DAVID, UN ANGE COMPULSIF

Ayant enfin retrouvé l'intuition de mes débuts, je travaillais maintenant à temps plein auprès de personnes en difficultés, toujours grâce à ma « méthode » personnelle, essentiellement intuitive et encore souvent avec des instruments de musique.

La plupart des personnes que je recevais à cette époque étaient handicapées : hémiplégiques, tétraplégiques, non-voyantes ou malvoyantes, handicapées mentales, ou en rééducation suite à un accident. J'intervenais dans les filiales régionales d'associations nationales, dans un centre de rééducation et j'allais travailler une ou deux soirées par semaine dans les foyers de personnes handicapées mentales. Les gens y étaient adorables et nous faisions un travail formidable.

Toujours est-il que tout cela finit par devenir suffisamment connu pour s'ébruiter dans la presse locale et faire plusieurs premières pages. Toutes sortes de gens qui n'avaient strictement aucun handicap venaient à moi : « si vous pouvez aider une personne non-voyante, me disait-on, vous devez pouvoir m'aider, moi et mes petits soucis. » Je recevais donc un public chaque semaine plus vaste.

Et David poussa ma porte.

Difficile de dire si l'être qui se tenait devant moi était d'essence masculine ou féminine. Avec un sourire franc et naïf, il se présenta. « David ». C'était donc un garçon, d'une vingtaine d'années apparemment. Il était grand et blond, les yeux bleus, et son visage était étrangement serein.

David pensait être une sorte d'extraterrestre dans sa famille : papa chômeur professionnel, maman alcoolique, une sœur acariâtre et phobique… et aucun blond ! L'ensemble de la maisonnée semblait lui en vouloir de son apparente perfection physique et psychologique.

« Heureusement, me confia le garçon, j'ai mon obsession de la saleté, afin de leur ressembler un peu. »

Curieuse remarque ! Personnellement, avec ses manières soignées et son caractère androgyne, je trouvais que mon jeune patient ressemblait beaucoup à un ange, et sa répulsion pour la saleté me paraissait presque normale. Il avait l'air si pur.

David me raconta les avis de ses précédents thérapeutes, qui voyaient en lui un grand malade.

« Personne ne peut m'aider, conclut-il, avant d'ajouter à mi-voix : et je crois même qu'ils ont peur de moi...

- Vous savez ce que disait Jung ? Les gens le fuyaient, lui aussi. *L'inconscient des gens qui vivent artificiellement me perçoit comme un danger*, expliquait-il. *Tout en moi les irrite*, disait-il : *ma façon de parler, ma façon de rire* ; *ils sentent la nature*. Et je pense que c'est probablement le sentiment que vous inspirez autour de vous : vous respirez la nature ! »

Le personnage me fascinait. Quelque chose en lui semblait rayonner d'une sagesse peu ordinaire, pourtant sa naïveté l'empêchait de s'en enorgueillir. Il était si loin des contingences et des passions humaines, tout lui paraissait simple et naturel – et le problème essentiel était qu'il était le seul à partager cette impression.

Je percevais David comme une sorte « d'erreur d'incarnation », si on peut dire. Je lui dis avoir de la chance de le rencontrer, ce que je pensais sincèrement. C'est donc en estimant ses compulsions comme normales que nous commençâmes sa thérapie. Il était enchanté !

Nous avons déjà parlé de la synchronisation, cette symbiose que tout bon thérapeute doit créer entre lui et son patient. C'est une technique d'intervention, mise en place artificiellement, un peu comme générer des « atomes crochus » avec la personne, afin que l'ambiance soit agréable et que les phénomènes d'intuition apparaissent.

Quand vous êtes habitué à créer spontanément et en permanence cette synchronisation, comme je pouvais l'être pour l'avoir pratiquée depuis mon enfance, vous en venez à ne plus vraiment savoir si la sympathie que vous ressentez pour la personne en face de vous est « naturelle » ou si elle est issue de votre technique. C'est le fameux *contre-transfert* dont il est d'usage de se méfier en psychothérapie.

David me donna là une leçon à retenir : lui était naturellement en synchronisation avec tout le monde, aussi trouvait-il tout le monde fort sympathique et c'était justement l'inverse qui lui paraissait anormal ! Chez lui, le *contre-transfert* pour son prochain était permanent et il ne semblait pas s'en plaindre. Je réalisai ainsi qu'il avait probablement raison et que notre individualisme forcené nous avait tous emprisonnés.

Je ne dis jamais à David qu'il me semblait être un ange, le fait était si évident que cela aurait été comme redondant de lui faire remarquer. Et bien entendu, tout mon accompagnement s'en ressentait : ma première guidance servit à l'aider à se reconnecter à « sa vraie nature », afin de lui faire comprendre par l'expérience vécue que quelqu'un « comme lui » ne pouvait, évidemment, que ressentir de l'horreur face aux immondices humaines, les déchets des repas, les poubelles, les trottoirs, etc. En, en même temps, « quelqu'un comme lui était bien au-dessus de tout cela ». Il entrait en transe comme s'il retrouvait son état naturel, une sorte de libération. Il fut donc facile de transformer sa réaction par rapport au monde.

David me quitta après cette première rencontre avec le soulagement de quelqu'un qui vient de se retrouver.

Notre deuxième rencontre me confirma la justesse de notre intervention : depuis dix jours, il n'avait plus aucune crainte ou obsession vis-à-vis de la saleté. Il avait même marché pieds nus dans le gazon, ce qu'il n'avait, dit-il, jamais fait !

Son problème de départ ayant été rapidement réglé, nous élargîmes nos discussions : David voulait voir le monde, son rêve était presque enfantin. Il voulait devenir conducteur international d'autobus de tourisme !

Problème, il ne savait pas assez compter pour rendre la monnaie… et il n'avait pas le permis nécessaire à l'exercice de la profession de ses rêves. Les quelques séances qui suivirent me servirent à l'aider à apprendre à mieux compter, puis nous révisâmes ensemble les leçons de son permis *Transport en commun.*

« Liszt était un très grand pianiste, expliquai-je à David, et il avait une méthode bien à lui pour vérifier que son élève connaissait correctement son morceau de piano : Liszt lui mettait un journal sur les mains, pendant qu'il jouait, et l'élève devait lui lire les nouvelles du jour sans s'arrêter. Puis ils en discutaient ensemble, toujours sans s'arrêter de jouer. Alors, voilà ce que vous allez faire… »

Je me plaçai à gauche du jeune homme, après lui avoir donné un papier et un crayon.

« Regardez-moi et rappelez-moi les points essentiels du quatrième chapitre de votre Code… et dessinez en même temps des cercles sur le papier qui est à votre droite. »

Nous avions commencé par de simples points, puis des lignes droites, tracées de la main droite pendant que la leçon était prononcée en me regardant dans les yeux, sur la gauche.

Les cercles, ensuite, étaient aussi assez faciles à réaliser sans y penser vraiment. Mais David savait que l'étape suivante consistait à dessiner un carré, puis un triangle bien pointu, et enfin l'ébauche d'une maison, avec fenêtres et cheminée.

Je voyais le jeune homme maîtriser sa respiration, tiraillé par le besoin de regarder ce que faisait sa main droite ; mais il résistait vaillamment et apprenait ainsi à automatiser ses apprentissages. Etait-il en état ordinaire de conscience, durant ses exercices ? Certes non ! Sa respiration était haletante, et son teint de peau rougissait aussi. Il ne faisait que lever les yeux vers le haut – j'apprendrais bien plus tard qu'il s'agissait d'un signe montrant que le jeune homme « fabriquait » de l'image. Il gravait ses leçons en lettres de marbre dans son esprit et n'avait ensuite qu'à aller les rechercher.

Mes effets de dissociation psychologique, de travail inconscient et toutes les bonnes suggestions que j'avais données à David avaient-elles été efficaces ? Il semblerait que oui, puisque le jeune homme revint un jour, fier comme Artaban, avec son permis en poche, décroché du premier coup ! Pas mal pour quelqu'un qui avait fait si peu d'études...

Ce fut le début de sa vie professionnelle. David put quitter sa famille et vivre dans un petit appartement. Je continuai de le voir régulièrement, comme une sorte de conseiller. Son premier employeur abusa de lui, et je l'aidai à trouver un travail où on le respecterait. Ce fut tôt fait, car le jeune homme savait séduire par son honnêteté, clairement perceptible. Il s'agissait simplement de trouver un employeur qui ne profiterait pas de sa gentillesse naturelle.

Vint un jour notre dernière rencontre. Je fis asseoir David dans un bon fauteuil, il ferma les yeux, et je lui racontai une longue histoire destinée à lui insuffler toutes les bonnes choses que je lui souhaitais. J'avais toujours eu un faible pour les métaphores, ces *histoires qui guérissent* qui me permettaient de faire comprendre mes impressions et de faire passer mes suggestions thérapeutiques avec délicatesse.

L'histoire que j'improvisai ce jour-là pour David s'envola avec lui. Je me souviens seulement qu'au début de l'histoire, je mis dans la main du jeune homme une pierre colorée, qu'il serra très fort tout au long du conte, « pour charger la pierre de l'énergie de nos rencontres. » Je lui dis que la pierre lui porterait chance. Je sais que ce fut le cas et que David parcourt maintenant le monde avec elle.

~oOo~

Ma première rencontre avec Dominique

Nous venions de déménager. Ma compagne Patricia s'était vue proposer un poste assez intéressant dans l'assistance psychologique par téléphone, domaine dans lequel elle excellait. C'était le jour de notre emménagement, le camion venait de s'en aller, nous laissant au milieu d'une pile immense de cartons. Comme nous étions déjà bien occupés, une personne de notre famille nous avait préparé le terrain, et nous n'avions vraiment plus qu'à déballer nos affaires. Je venais donc de sortir le téléphone de sa caisse. La ligne était en fonction, mais je n'en connaissais moi-même pas encore le numéro. L'appareil était branché depuis dix minutes quand il sonna. Je décrochai en pensant à un appel familial : « Je suis malheureuse !... » entendis-je pleurnicher à l'autre bout du fil.

« Allo ? A qui souhaitez-vous parler ? répondis-je.
- Vous êtes bien psychothérapeute ?
- Heu… ça dépend » répondis-je, circonspect.
Personne ne me connaissait dans cette ville. Personne ne savait que nous emménagions, et encore moins quel métier nous faisions, ma compagne et moi-même. Ce devait donc être une erreur de numéro… Curieuse erreur !

La personne commença à me raconter sa vie. Elle était dans tous ses états. Je finis par lui proposer de passer, en la prévenant que mon appartement était plein de cartons – d'ailleurs, il n'était pas prévu que je reçoive ici. Elle accepta, mais confia ne pas avoir de véhicule.
« Je suis juste au centre ville, à deux pas de chez vous… Peut-être pouvez-vous passer me prendre ? » proposa-t-elle.
Et là, je fis ce qu'un thérapeute professionnel ne devrait jamais faire : j'acceptai d'aller chercher cette personne en voiture. Un comble ! Déjà que je la recevais à l'improviste !

L'expérience m'apprendra par la suite qu'il n'y a jamais (ou très rarement) de vraies urgences en psychothérapie. Bien que je préfère autant recevoir la personne en pleine crise, afin d'être en contact directement avec le problème, ce n'était pas à elle de me dicter où, quand et comment se passeraient nos rencontres. C'est au thérapeute de garder le contrôle des opérations, sous peine de ne pouvoir mener à bien son intervention thérapeutique. Mais il me fallait bien faire mon apprentissage, et on n'apprend pas ce genre de choses à l'école !

« D'accord, finis-je par dire, après une seconde de réflexion. Comment vous reconnaîtrai-je ?
- Heu... hésita un instant la voix... Il faut que je vous dise... je ne suis pas une femme... mais un homme. »
Un homme !! Avec une voix aussi aiguë ? J'avais cru que c'était une dame, et plutôt assez âgée même !
« Vous me reconnaîtrez à mon boa de fourrure rose. »
Eh voilà ! C'était le bouquet ! Je venais de proposer à un travesti de venir discuter un moment à la maison, le jour de mon emménagement... Au moins, songeai-je en souriant, je ne connaissais personne dans la ville – parce que j'allais tout de même m'arrêter en plein centre d'une petite ville, un samedi, pour faire monter avec moi un travesti à boa rose !

Mais quel était ce miracle ? Une erreur de téléphone ? Cela vous est déjà arrivé, à vous, qu'une personne vous téléphone en croyant appeler son psy, et que vous vous retrouviez à la recevoir en consultation ? Eh bien, ce genre de « coïncidences » semblait me courir après ! Au point que ma famille plaisantait avec moi à ce propos. A chaque fois que quelqu'un allait mal, qu'il y avait des personnes handicapées en visite quelque part ou qu'une personne faisait une crise en pleine rue, c'était : « un client pour toi, Olivier ! »
Voilà comment on se retrouve thérapeute sans l'avoir cherché. Dame Nature sait ce qu'elle veut...

Pour moi, l'art de jouer avec les courants de la Vie pour permettre aux gens de retrouver Ce Qu'Ils Sont vraiment n'est ni une science, ni un métier. C'est quelque chose que nous devrions tous savoir faire.

Ainsi, je ne me sens pas « thérapeute » et, pour moi, tout cela n'est pas « de la thérapie ». C'est une aide apportée à quelqu'un qui ne sait pas se servir de Ce Qu'Il Est, une façon de retrouver la mémoire. Cela tient plus de l'enseignement que de l'intervention strictement thérapeutique.

Ce jour-là, Dominique et moi n'avons fait que discuter. Il pleura beaucoup ; j'appris que lorsqu'il avait « l'âme joyeuse », il écoutait sa chanteuse préférée (celle qui est un garçon, sans contrefaçon) à tue-tête sur sa chaîne stéréo, et qu'il dansait nu dans son jardin, sous les cris réprobateurs de sa chère mère. Il avait tout de même près de quarante ans !

Il repartit après un peu plus d'une heure, de la lumière plein les yeux. Il me confia avoir « le cœur en fête » et, bien que le personnage ait été psychologiquement très perturbé, cela faisait tout de même plaisir à voir.

La vie me renverrait ce *garçon.* La différence, cette fois, c'est que ce serait dans une autre ville où lui et moi aurions tous deux, par hasard, tout juste emménagé. Lui appellerait un nouveau « psy », trouvé dans l'annuaire, pour lui demander des massages d'un genre très particulier, et moi, reconnaissant sa voix bien caractéristique, j'aurais un temps d'avance sur lui, le connaissant déjà et sachant donc quoi et comment faire.

Ce ne serait pas avant plusieurs années, mais je sais être patient, et j'ai une excellente mémoire !

A VOUS, MAINTENANT !

Alors, pourquoi pensez-vous que je vous raconte toutes ces histoires ? Et vous, pourquoi les lisez-vous ?

La connaissance n'est rien sans l'action. Alors, je vous ai donné quelques exemples de ce que quelqu'un de bonne volonté peut faire pour soi-même et les autres, dans le respect de chacun et dans les limites de ses propres compétences. Maintenant, c'est à votre tour. D'abord, quelques règles…

1. Thérapie bien ordonnée commence par soi-même

Force est de constater que les mirages du passé cachent bien souvent la réalité présente. Combien se rendent malheureux de porter encore les drames d'un autre âge ? Pourtant, sauriez-vous revenir à ce passé ? Possédez-vous la machine à remonter le temps ? Non, pas plus que moi. Donc, le passé et tous ses drames, votre éducation et tout ce qui vous a bâti tel que vous êtes est… seulement en vous. Nulle part ailleurs.

Tel cet homme qui titube sous le poids d'une charge qu'on lui a confié sans qu'il en connaisse la raison, et qu'il porte depuis tant d'années. Pourquoi ? Pourquoi porte-t-il tout cela ? Parce que papa, maman, un enseignant ou un copain le lui ont donné ? La plupart du temps sans se rendre compte de ce qu'ils faisaient… Tous ces jugements, toutes ces sentences sur les gens et le monde, que nous avons entendus et incorporés, sans en comprendre le sens, et que nous portons en nous depuis si longtemps maintenant que nous les pensons nôtres.

Allez reprendre toute la charge que notre homme promène : il se battra pour la garder, certain qu'elle lui appartient, depuis le temps qu'il la porte ! Esclavage auto-entretenu…

Voilà la thérapie à laquelle il faut se soumettre : réapprendre à penser par soi-même, faire le tri des choses qui nous aident de celles qui nous écrasent, éventuellement demander l'aide d'une personne neutre qui nous aidera à panser nos plaies et à gagner le courage de devenir Celui/Celle Que Nous Sommes.

Sans quoi, comment reconnaître la réalité des mirages que nous entretenons et qui nous emprisonnent ? Comment vivre ? Comment oser vouloir aider quelqu'un d'autre à cette tâche ?

Enfin, ne croyez pas que cette œuvre sera facile ou qu'elle se terminera un jour, car l'amélioration et l'évolution humaine est probablement sans fin, chaque pas vers la lumière vous en dévoilant une plus grande encore, plus belle et attirante.

2. Développez votre intuition et faites-lui confiance

Le voile de brouillard se dissipant, vous allez commencer à percevoir de mieux en mieux ce qui vous fait, vous, mais aussi ce qui pousse tout un chacun dans sa vie. Vous comprendrez pourquoi telle jeune fille se déprécie, pourquoi tel homme est si agressif, pourquoi telle femme est outrageusement séductrice ou au contraire bien trop renfermée. Vous ne le comprendrez pas seulement intellectuellement : vous *saurez* ces choses fondamentalement, quasi mécaniquement, d'instinct. Vous saurez surtout faire la diffé-rence entre ce qui vient de vous (projections personnelles) et ce qui ne vous appartient pas et qui vient donc, en toute logique, de la personne en face de vous… et doit lui revenir !

Ayant saisi les rouages de la vie, vous pourrez chercher à les modifier, les changer ou les améliorer. Encore faudra-t-il aussi faire confiance à vos impressions, tout en continuant de les scruter, en chasse d'éventuelles projections personnelles. Les intuitions seront des idées à redonner aux gens ; les projections personnelles et autres cordes sensibles, possiblement froissées, vous serviront à vous améliorer vous-même.

3. Prenez les autres comme reflet de vous

Nous verrons dans les pages qui viennent que rien de bien n'est possible sans le fameux « connais-toi, toi-même ».

Ayant trouvé un équilibre de vie, il va s'agir de repérer les manières d'être, de penser et de vivre qui vous conviennent et que vous souhaitez épanouir. Ce sera chose plus facile en observant votre entourage – et même les gens de la rue :

- Notez, chez toutes les personnes que vous pouvez croiser dans l'existence, ce qui vous plaît et que vous aimeriez reproduire. Votre esprit profond gardera ce désir, qui grandira sans que vous le sachiez et se transformera en comportement, pour finir un jour par éclore dans votre vie.
- Notez aussi tout ce qui ne vous plaît pas, les erreurs à ne pas reproduire, les manières de faire et de penser qui ne servent qu'à se rendre malheureux et décidez une bonne fois pour toute de ne pas agir de la même façon !

Bien entendu, la personne que vous croisez le plus souvent est celle que vous voyez tous les matins dans votre miroir. Il faudra bien, pour que tout cela serve, avoir le courage de vous regarder en face, honnêtement et sans cynisme ou mesquinerie, afin de poser sur table vos qualités et défauts, ce qui vous plaît en vous et que vous souhaitez conserver, et ce qui ne vous convient pas ou plus et que vous souhaitez changer.

Attention aux auto-jugements ! Si juger est inutile et dégradant pour autrui, ce n'est pas plus sain pour soi-même. Oubliez donc les « suis-je bête », « quel idiot » et autres interjections peu amicales. Ne vous sous-estimez pas plus que vous ne vous surestimez. Posez les faits et agissez en fonction : « ça, je garde, ça non, ça non plus, et ça oui… » etc.

Ensuite, vous pourrez estimer le travail effectué en fonction de ce qui aura changé dans votre vie. Prenons comme idée, certes peut-être étrange, que l'on attire dans la vie ce que l'on émane, alors vos rencontres, les gens que vous verrez vivre, que vous côtoierez ou non, ceux qui vous plairont et – plus important encore – ceux qui vous énerveront, vous rendront agressif ou, mieux, vous blesseront : tous ceux-là vous montreront ce qui est en vous, les beautés et les turpitudes.

Il faut un courage hors du commun pour reconnaître ce que l'on est en réalité, et un plus grand courage encore pour le changer. Ce qui vous paraîtra être votre « pire défaut », au début, se révèlera peut-être seulement être un masque, un détail de peu d'importance par rapport à l'immensité d'un sentiment si profondément ancré en vous qu'il vous forge littéralement ; un sentiment qui se trouve précisément être à l'origine de ce que vous désirez changer dans votre vie.

Qui peut se vanter de s'être changé soi-même ?

Vous, bientôt !

Et ce n'est que fort de vos premiers pas vers vous-même que vous aurez la solidité d'âme nécessaire à apporter une aide à votre prochain, ne serait-ce que par votre exemple.

EXERCICES

Je ne pense pas que l'intuition puisse se développer comme un muscle ou une capacité intellectuelle. Elle est, pour moi, le résultat d'un état d'être, que certains possèdent naturellement et que d'autres ne possèderont jamais. Non qu'ils ne le puissent pas, mais que l'esprit qui permet cette intuition et ses plus grandes réalisations leur est si peu naturel que l'acquérir jusqu'à ce qu'il leur soit naturel leur demanderait plus d'efforts et d'énergie que la récompense attendue pour tout ce travail.

Nous sommes tous confrontés aux mêmes choix : tout nous est possible, tout nous est accessible… mais en fonction de notre nature de base, l'effort à fournir pour atteindre l'objectif est plus ou moins grand. Nombreux seront ceux qui préfèreront se détourner du chemin, voire le bafouer, ou tout simplement continuer à rêver à ceux qui en sont *capables*, sans eux-mêmes bouger le petit doigt pour commencer à être de Ceux Qui Peuvent.

Voici pour vous quelques exemples d'exercices à pratiquer pour développer votre attention aux autres, votre sentiment d'unité, personnel et interpersonnel, et donc votre intuition :

1. Quand vous dites ou faites quelque chose, vérifiez que cela n'importune personne (exemple : si je me lève la nuit, je n'allume pas la lumière afin de ne pas gêner mon épouse). En gros, habituez-vous à *vous mettre à la place de l'autre*, ce que l'on appelle techniquement « être en tri sur l'autre ».

2. Jouez à respirer *en même temps que l'autre*. La personne en face de vous vit à son rythme ; vous devez forcément pouvoir respirer comme elle et vous en porter bien.

3. Tout en respirant de manière synchronisée, imaginez que vous inspirez le même air que la personne. Sentez comme cela vous connecte à elle, que *vous ne faites plus qu'un*. Bougez et ressentez comme elle (guettez vos projections personnelles !).

4. Puisque vous êtes capable de respirer en même temps qu'une autre personne, eh bien imaginez que vous respirez en même temps que les arbres, les fleurs et les oiseaux. En plus, ce n'est pas loin d'être vrai : nous utilisons *effectivement* tous le même air ! Laissez votre regard couvrir l'horizon, à la fois très présent et connecté à toutes choses, même lointaines.

5. Lorsque vous êtes au plus calme, guettez vos pensées et ressentez avec honnêteté celles qui vous énergétisent et celles qui vous « vident », celles qui viennent de vous et celles que vous répétez parce qu'on vous y a dressé (éducation, TV, morale, etc.). Soufflez fort hors de vous les pensées parasites.

6. De la même manière, repérez vos comportements choisis et ceux que vous répétez par habitude, « parce que ça se fait » ou parce qu'on vous y a dressé. Vous n'avez pas à vivre par automatisme : décidez de vivre consciemment !

Un collègue me dit une parole « blessante » et je réagis mal. Suis-je réellement blessé ou est-ce que je réagis comme cela parce que tout le monde réagit ainsi ? Si vous *savez* avoir raison, alors il n'y a rien qui justifie la colère. Si vous vous sentez blessé, alors vous avez repéré une corde sensible qui, lorsqu'elle sera guérie, ne vous blessera plus – en tous cas, ce n'est rien qui vienne de l'autre en face et justifie votre colère.

7. Etant soucieux de votre impact sur les autres, dans le sentiment de ne faire qu'un avec eux et le monde, conscient de vos pensées et de la raison de vos actes et sentiments, vous ne vivez plus comme un robot égoïste mais au plus proche de ce qu'on peut espérer d'un être *humain*. Veillez maintenant à ne plus vous « brancher » sur des sources polluantes (infos, images ou films violents, dégradants, etc.). Inspirez la lumière qui vous entoure et rayonnez-la autour de vous.

Cette connexion établie, faites en sorte de penser en mode « global », « symbolique » et non plus analytique, découpant. Vous verrez alors apparaître les *paroles* du monde, pour vous.

Soyez toujours TRES attentif à vos projections personnelles et autres résonances dues à votre histoire de vie : vous souhaitez percevoir la vibration du monde, pas le reflet de vous-même – ou du moins, il s'agit de savoir percevoir la différence afin de se servir de chaque chose à bon escient. Que votre perception soit naturelle et naïve, comme le regard d'un enfant, sans désir ou attente particulière, sans idée préconçue ni jugement.

L'honnêteté est ici des plus importantes, et on ne peut être totalement franc avec soi-même quand on ne l'est pas déjà avec autrui. Donc, bas les masques !

De « coïncidences heureuses » en signes évidents, vous comprendrez bientôt le langage des autres et du monde.

II

Hypnose Ericksonienne

*"Plus que la technique, c'est la philosophie
qui sous-tend l'approche, les comportements et les stratégies
employées par le thérapeute qui permettront au patient
de recouvrer le mieux-être"*
Milton Erickson

= 5 =
LA MAÎTRESSE VOIT DES FANTÔMES !

S'il est possible d'aider son prochain par pur instinct, sans formation aucune, que serait-il possible de faire en travaillant cet instinct ? En huit années, à raison de quelques personnes tous les jours, j'avais déjà aidé plusieurs milliers de femmes et d'hommes à vivre mieux, à se débarrasser de sentiments ou de mémoires pénibles, à mieux comprendre les mécanismes de leur vie aussi, afin de trouver la paix de l'âme et prendre la barre de ce grand navire qu'est l'existence.

On ne peut donner que ce que l'on a. Ainsi, la vie m'amenait les personnes qui m'aidaient, par leurs exemples ou leurs problèmes, à saisir chaque semaine un peu mieux les secrets de l'esprit, à prendre conscience de son impact fabuleux sur notre réalité. Je *voyais* presque littéralement les gens fabriquer leurs propres malheurs ! De là à vouloir ensuite retourner ces subtils mais puissants mécanismes pour qu'ils distillent du bonheur au quotidien, il n'y avait qu'un petit pas, que je m'efforçais assidûment de franchir.

Mon instinct thérapeutique, bien qu'affûté, allait avoir besoin d'une fusée de propulsion. Celle-ci allait prendre la forme d'une révélation de la part d'un collègue médecin.

« Quand te décideras-tu à dire ce que tu fais, Olivier ?

- Que veux-tu dire ?

- Que dis-tu faire, en ce moment ?

- Eh bien, c'est un curieux mélange… J'utilise la musique pour ouvrir la personne à son instinct, et je tente au mieux d'activer ses ressources profondes de guérison.

- Je crois que tu devrais officialiser ta pratique, car tu sais très bien que ce que tu fais n'a rien à voir avec la musique.

- Et qu'est-ce que je fais, alors ?
- D'après moi, de l'Hypnose.
- De quoi ??? »

Passé le moment de stupeur, mon collègue, par ailleurs formé en sexologie, et donc en hypnose – outil très utilisé dans ce domaine délicat – me proposa de m'allonger par terre. Il allait me faire vivre une expérience d'hypnose.

Je savais bien que je ne faisais pas exactement de musicothérapie, puisqu'il en existe deux formes, passive et active, et bien que me rapprochant plus de la forme active, je n'en pratiquais absolument pas les techniques.

« Tu n'entends que ma voix et seulement ma voix, récitait mon collègue, et je te demande maintenant de lever très haut les yeux derrière les paupières fermées... Je sais que cela va tirer, mais tu gardes les yeux levés... garde les yeux levés... et fixe un point au-dessus de toi, un point qui va être d'une couleur particulière, peut-être bleu ou rouge... et qui pourra changer aussi de couleur... Fixe ce point et laisse-toi partir avec la couleur. »

Je vivais une induction d'Hypnose Classique, sans en connaître encore le nom. Mon guide me plaça bientôt dans une visualisation bucolique : des arbres, une forêt, un cours d'eau, une barque dans laquelle il me fit allonger pour flotter le long du cours d'eau, jusqu'à franchir un portail végétal fait d'arbres... et ma main gauche, celle de son côté, qui se levait, se levait, de plus en plus, sans que je n'y puisse rien !

J'étais estomaqué ! Je riais nerveusement, les paupières pourtant hermétiquement closes... et le bras en lévitation.

Il fallait absolument que j'apprenne à faire cela !

« Et quel rapport avec ce que je fais ? demandai-je à mon collègue après l'expérience.
- Ta manière de dissocier les gens, d'entrer dans leur monde, de leur balancer tes suggestions, l'air de rien... »

Je riais encore, me reconnaissant dans la description.

D'accord, je faisais de l'Hypnose. Quelle curieuse surprise ! Mais je ne le faisais qu'approximativement, sans en connaître les règles et mécanismes.

Les ouvrages immédiatement disponibles à la bibliothèque municipale ne m'aidèrent guère à mieux comprendre le phénomène. Il n'y était question que d'Hypnose Classique, dont les astuces et outils me paraissaient bien trop directs et grossiers. Je m'efforçais au contraire d'agir de manière subtile, le plus camouflé possible pour la conscience de la personne, en symbiose avec elle.

Puis je découvris l'hypnose du docteur Milton Erickson, l'Hypnose Ericksonienne, intuitive et structurée : voilà qui me plaisait ! Je passai plusieurs mois à me remettre à l'anglais, avec ma compagne Patricia, afin de pouvoir partir étudier avec ceux que je considérais comme de bons maîtres potentiels : Carol Erickson, la fille aînée de Milton Erickson, et Richard Bandler, mon préféré, créateur fou et génial de la Programmation Neuro-Linguistique (PNL) selon l'observation d'Erickson.

Je rencontrai durant ma période d'apprentissage le plus grand nombre de ces maîtres de l'Hypnothérapie et de la thérapie brève, dite stratégique. Quelle angoisse, la première fois que j'assistai à une démonstration d'hypnose par Carol Erickson : et si tout ce que j'avais pratiqué ces dernières années était bon à mettre à la poubelle ? Malgré mes résultats et ce que j'avais entendu du début du cours de Carol, j'avais quand même un gros trac. Ce qu'elle avait commencé à enseigner au groupe m'était familier, je n'osais pas dire autour de moi que j'appliquais déjà tout cela, de moi-même. Mais la voir pratiquer, avec un vrai patient… Et quel soulagement, dès les premières paroles, de me reconnaître en elle. Esprit différent, mais même pratique. Carol Erickson avait un style plus moderne (plus « Nouvelle Hypnose ») que son père, et cela correspondait à ce que je faisais. Même chose, plus tard, avec Richard Bandler, dont je prédisais les phrases et gestes.

A croire que nous étions reliés !

Je sais maintenant que cela n'avait rien de bien exceptionnel, pour avoir entendu mes propres élèves m'avouer le même sentiment, bien des années après, alors que j'étais moi-même devenu le « modèle ». On se reconnaît, en quasi-osmose, avec la personne dont on est proche d'esprit.

Toujours est-il que je n'appris pas grand-chose, techniquement, mais que ces rencontres me libérèrent. J'achevai ma période d'apprenti-sage beaucoup moins sage ! J'avais gagné en assertivité et en audace, en plaisir d'agir aussi, avec un bon recul sur les problèmes humains les plus graves.

Mon engagement avec les associations de personnes handicapées s'intensifia, à tel point qu'un soir, le téléphone sonna : c'était la présidence de la République. La bonne blague ! Ma compagne, qui allait bientôt accoucher de notre premier enfant, avait répondu. Elle rit bien et raccrocha gentiment : le préfet allait soi-disant me porter lui-même une invitation à dîner avec le Président de la République !

Curieuse farce… J'avais bien obtenu un an avant une reconnaissance régionale pour mon travail, et l'année suivante la validation nationale de cette récompense, réservée aux jeunes qui portaient une action utile à la société. J'étais même passé à la télévision nationale, sur la plupart des chaînes.

Evidemment, le lendemain, point de préfet. Nous y avions presque cru… D'où le choc lorsque, le surlendemain, avec motards et voitures à drapeaux, le préfet lui-même, comme promis, vint m'apporter la fameuse invitation !

Le président, nouvellement élu, visitait ses provinces, à commencer par la nôtre, et il voulait rencontrer et dîner avec les jeunes qui en faisaient l'avenir. Eh bien, je peux vous dire que dîner avec un président, quand on n'a pas vingt-cinq ans, c'est impressionnant !

Quoi qu'il en soit, après quelques semaines de gloire télévisée, la vie reprit son cours. Hypnotique, bien sûr.

C'est ainsi que Sophie franchit ma porte, toute menue et fragile. Elle était professeur des écoles, actuellement en congé maladie car elle avait des « visions » : lorsqu'elle se regardait dans un miroir, elle voyait un squelette ; et lorsqu'elle jetait un œil dans son rétroviseur, en voiture, c'était un gorille qui apparaissait. De plus, elle avait aussi des « prémonitions ». Par exemple, elle me raconta avoir vu un mariage, sur le parvis d'une église, trois jours avant qu'il ait réellement lieu…

En bref, son médecin l'avait envoyée voir un psychiatre, qui lui avait prescrit une hospitalisation sans date de sortie.

Nous étions à quelques semaines de Noël.

« C'est vraiment super, ce que vous arrivez à faire ! lançai-je d'un air impressionné. Vous m'apprenez ? »

Je ne plaisantais pas. Si ça avait été le cas, Sophie l'aurait perçu et se serait bien évidemment vexée, à juste titre. Non, je pensais réellement ce que je disais… mais j'avais aussi une idée derrière la tête : je voulais que la jeune femme prenne conscience des mécanismes que son esprit utilisait pour créer ses hallucinations. Je voulais utiliser avec elle un processus hypnotique à l'envers. Au lieu d'éloigner la perception logique et consciente pour permettre à l'Inconscient de se restructurer, je voulais aider l'analyse logique à pénétrer les profondeurs de l'Inconscient, pour détruire les rouages vicieux de l'hallucination. Avais-je une chance ?

Tout d'abord, il faut comprendre comment fonctionne une induction hypnotique. C'est assez simple, en fait, il s'agit de pousser la personne à focaliser ses perceptions, à en réduire le champ. C'est un peu comme lorsque vous vous endormez : vous vous étendez, la plupart du temps dans un lit, ce qui réduit vos perceptions physiques – le corps ne bouge plus, ou beaucoup moins, et il ne ressent que le contact du matelas et des draps. Et puis, vous fermez les yeux, afin de ne plus voir que les produits de votre imagination. Enfin, vous préférez le calme, afin que votre cerveau réduise également tout ce qui concerne le son. Etant en hypoactivité sensorielle, en baisse de perceptions visuelles, auditives et physiques, votre corps se détache petit à petit de la réalité matérielle… et s'endort.

L'induction hypnotique fonctionne exactement de la même manière : la personne s'est focalisée, à réduit l'étendue de ses perceptions sensorielles (elle fixe sa main, par exemple, assise sans bouger, et n'entend plus que la voix de l'hypnothérapeute), et finit par « entrer en elle ». C'est la phase d'absorption, de repli sur soi. Le contrôle conscient est de plus en plus faible et l'Inconscient est stimulé par les suggestions de l'hypnothérapeute, qui l'encourage à se mobiliser, à réagir, à prendre le dessus sur la personne – un doigt qui bouge nerveusement, les oscillations de la tête, la respiration qui change, etc. Tout cela est reconnu, exprimé à voix haute par l'hypnothérapeute, afin que la personne entende que son corps « bouge tout seul », reprend sa liberté.

Bien obligée de reconnaître la réalité du phénomène, l'arrivée progressive d'un état où « des choses » arrivent sans qu'elle n'y puisse rien, la personne lâche prise, s'abandonne à l'Inconscient. Voilà l'état d'être très particulier que l'on appelle *hypnose*, une bascule sur le fonctionnement instinctif.

Bien heureusement, l'Inconscient n'est pas laissé seul aux commandes du corps et des émotions, tel qu'on le voit lorsque la personne délire, sujette à la fièvre par exemple.

L'Inconscient tout seul n'est rien ; il lui faut une Conscience pour lui indiquer le chemin. C'est un excellent serviteur, mais rien de plus. L'hypnothérapeute tient donc le rôle de guide, usant en Hypnose thérapeutique d'un langage suffisamment précis – en apparence – mais en vérité assez vaste pour permettre à l'Inconscient de comprendre la nécessité de bouger, mais sans lui dire exactement comment, ce qui lui laisse la liberté d'agir au mieux pour la personne. Ayant l'ordre de trouver une solution (sans plus de précision), l'Inconscient utilise ses capacités créatrices pour créer et mettre en place LA solution idéale pour la personne.

Seulement, voilà, l'Inconscient de Sophie délirait complètement. Quelque chose l'avait conduit à dysfonctionner. La partie consciente, logique et contrôlée de l'esprit de la jeune femme ne maîtrisait plus la situation. Il fallait l'aider à stopper le chaos inconscient, pas lui laisser plus de liberté !

Connaissant les mécanismes habituels de l'hypnose, j'allais pouvoir les retourner à la faveur de ma patiente.

« Soyez sympa : j'ai toujours rêvé de pouvoir *voir* les choses de l'invisible comme vous. Apprenez-moi...

- Vous plaisantez ? répliqua Sophie.

- Evidemment, pour vous c'est facile, gémis-je. Vous ne voulez pas m'apprendre alors ?

- Mais si, se laissa-t-elle faire, mais... »

Elle était vraiment perturbée. Tout le monde voulait l'enfermer, folle qu'elle était, et moi je voulais devenir comme elle. C'était à n'y rien comprendre.

Devant mon regard sincèrement demandeur, elle commença.

« Bon... eh bien, d'abord je ne fais rien de particulier. Cela me vient comme ça. C'est comme si quelque chose partait de moi pour s'étendre partout autour de moi. Et je vois ces choses... Cela passe par... mon énergie ? Enfin, vous voyez, ce qui se lance partout autour de moi.

- Ok, confirmai-je. Donc, je dois ressentir quelque chose qui sort de moi et s'élance partout autour de moi ? »

Elle hocha la tête.

« Et ensuite les visions arriveront ? » conclus-je.

Sophie regardait comme à travers moi. J'avais réussi à la concentrer sur elle-même, sur ses sensations. Elle s'était intériorisée et n'était plus dans son état ordinaire – un peu comme vous, lorsque vous lisez ce livre et que vous décrochez de la réalité autour. En fait, elle était en transe hypnotique légère. Il me suffisait maintenant de l'aider à prendre encore et encore plus conscience de ce qui se jouait en elle. Sa conscience reconnaîtrait les mécanismes inconscients, ce qui les détruirait, exactement comme vous bloquez sans le savoir le bruit de votre respiration, par le fait même d'en être conscient – alors qu'on entend très bien la respiration de quelqu'un qui commence à s'endormir, tout simplement parce qu'il n'y fait plus attention : il n'est déjà « plus là ». Le mécanisme de conscience sociale, celui qui se préoccupe de comment les autres nous perçoivent, s'est dissipé et la respiration fait à nouveau du bruit... Il suffit pourtant que vous y fassiez attention pour que le bruit disparaisse. Tout comme j'espérais que Sophie ferait disparaître aussi spontanément ses hallucinations, autres productions involontaires de l'Inconscient.

Les séances passèrent, où l'hypnose était prétexte à aider Sophie à mieux comprendre son « don ». Elle m'expliquait ses découvertes et, un jour, je réussis même, piètre prodige, à visualiser un canard colvert sur la moquette – non pas un canard translucide et évanescent, comme le sont les fruits de l'imagination, mais un « vrai » canard, opaque et consistant, gambadant dans mon bureau ! A la différence de Sophie, cette hallucination volontaire me forçait à une énorme dépense d'énergie mentale, et elle ne durait pas longtemps.

« Au fait, demandai-je à Sophie, ce jour-là, vous pratiquez toujours, vous ?

- Bof, non. J'ai arrêté. Cela ne m'intéresse plus. »

Comme j'aurais voulu que son psychiatre entende cela ! Imaginez-vous une schizophrène vous expliquer qu'elle ne délire plus *parce que cela ne l'intéresse plus* ?

Fidèle à mon rôle, je m'étonnai de l'arrêt de cette pratique et demandai si cela était bien raisonnable : elle pourrait perdre son don !... Mais ça ne semblait guère lui importer.

Sophie passa tout de même Noël à l'hôpital – son médecin n'ayant voulu constater sa guérison. Elle y aida beaucoup de gens, puis retourna à ses jeunes élèves. Un an après, une petite carte m'apprit qu'elle était devenue maman, mariée et heureuse.

Annie meurt de soif

Les approches issues de l'Hypnose, comme la psychanalyse, expliquent bien les différents processus de l'Inconscient.

Evidemment, les écoles de pensées sont légions. Toutefois, en prenant le plus logique de chaque théorie, et sans vous laisser arrêter par les apparences (telle technique étant plus à la mode ou plébiscitée, et telle autre considérée comme nulle) en sachant qu'il y a une part de vérité en tout, vous pouvez reconstituer assez facilement le puzzle de notre psyché.

Première de mes conclusions : l'Inconscient est une sorte d'immense machinerie automatisée, emplie de tout ce que nous avons rencontré depuis le début de notre vie, et qui conduit pratiquement l'intégralité de notre existence. Il n'est ni bon ni mauvais. Il est *nous*, mais caché. C'est tout.

Et puisqu'il conduit notre mécanique humaine : physique, sentimentale et émotionnelle, autant être copain avec lui !

Ce qu'avait oublié Annie.

Un jour, une de mes anciennes patientes m'envoya une dame de ses amies qui souffrait d'un étrange problème : elle ne pouvait pas absorber de liquide, sous aucune forme, excepté en mâchonnant de la brioche imbibée, ce qui lui posait des problèmes d'hydratation.

La dame en question était extrêmement mince, filiforme. Elle avait « tout tenté » depuis dix-huit ans que le problème persistait. Un jour, elle s'était engouée en buvant du thé et depuis elle ne pouvait plus rien avaler de liquide.

Posée avec raideur dans mon fauteuil de relaxation, elle me fixait du fond de ses orbites enfoncées. Sa peau était froissée et d'une blancheur anormale. Pourtant, la vivacité de son regard indiquait un fort tempérament. De plus, Annie était une femme très intelligente et de beaucoup de classe.

Je devinais que, sous ses cheveux laissés blancs, un monde de pensées s'agitait pour comprendre ce que je lui faisais.
Ce n'était pourtant pas compliqué ! Je faisais comme elle. J'essayais de percer le secret de son mal, tâchant de mon mieux de *voir* en elle, de lire ce qu'elle exprimait inconsciemment.

Après avoir soigneusement vérifié l'écologie de sa situation, afin d'être certain de ma décision, je conclus à une simple erreur de protection de la part de son Inconscient. A priori, pas d'avantages cachés à conserver ce symptôme, qui n'était apparemment pas apparu suite à un traumatisme ou à une expérience désagréable. Personne non plus dans la famille ou le cercle social à qui cela puisse profiter.
Je lui expliquai donc mon point de vue et la manière de le corriger : puisque l'Inconscient pensait, pour on ne sait quelle raison, qu'il fallait la protéger de toute absorption de liquide, il nous faudrait *descendre* à son niveau, grâce à l'hypnose, et lui expliquer directement qu'il pouvait cesser cela.

La méthode paraissait trop simple pour être efficace, mais la dame donna son accord pour l'expérience d'hypnose.
« Et vous voyez… depuis que je vous ai demandé de fixer cette main… elle ne bouge plus… Je vous avais prévenu que je vous expliquerais où je voulais en venir… Et vous voyez… depuis que je vous ai demandé de fixer cette main… elle ne bouge plus… elle ne bouge plus… Et vous n'avez rien fait pour ça, pas de volonté ou de concentration… vous avez fait simplement… rien… Et c'est une autre sorte de contrôle que vous apprenez là… plus puissant encore que celui de d'habitude… S'il est vrai que nous utilisons consciemment seulement dix pour cent de notre cerveau… alors vous êtes en train d'apprendre à utiliser les quatre-vingt dix qui restent.
Alors, c'est bien beau d'avoir réussi à immobiliser cette main, et je me doute que l'Inconscient sait aussi de quoi je parle… mais le vrai contrôle, c'est de décider, vous… Alors, laisser s'instiller en vous l'idée du mouvement. »

Quelques secondes à peine après, un doigt bougeait.

« Voilà, c'est très très bien... et toujours sans rien faire... volontairement... Votre petit conscient laisse faire... votre intention... et votre Inconscient... qui va trouver dans cette expérience l'espace de liberté dont il avait besoin, depuis tant d'années, pour réparer ce qui a besoin, et rendre la vie à tout ce qui en a besoin... C'est très bien. »

En effet, l'ensemble des doigts de la main droite venait d'emporter la main de la dame dans les airs. Ses paupières clignaient tellement qu'elles se fermèrent bientôt complètement. La tête se pencha alors un peu sur la poitrine. Annie était en transe hypnotique, son Inconscient venait de prendre les commandes. Je n'avais plus qu'à le guider, plus ou moins directement, par allusions et métaphores, et à l'aide d'un langage étudié, vers la mise en place de sa solution.

L'Hypnose Ericksonienne se caractérise par une technique linguistique assez poussée, que les gens de la Nouvelle Hypnose, dont je fais partie, ont développée encore plus.

A noter également que toutes considérations spirituelles, même camouflées, étaient absentes chez Erickson, ce qui n'est pas mon cas. Ma pratique de l'Hypnose Ericksonienne, bien que plus proche de la Nouvelle Hypnose et de ce qui deviendra l'Hypnose Humaniste, sera toujours pure et respectueuse d'Erickson, d'un point de vue technique, ceci afin de préserver son héritage.

Ma patiente, malgré un esprit rationnel, porté sur l'intellect, un fonctionnement mental visuel, dissocié, donc peu impliqué, entra toutefois en transe hypnotique assez rapidement.

L'Hypnose est une voie royale de connaissance de soi, grande ouverte pour les naïfs et les simples d'esprit, au meilleur sens du terme, bien sûr. Et c'est sa difficulté : il faut accepter ce lâcher-prise, cette autre forme de contrôle, comme en ski ou en roller-skate, où l'on glisse mais conduit tout de même. Et c'est chose plus difficile à qui réfléchit trop !

Nous verrons aussi dans ce livre qu'il existe un moyen d'agir en hypnose en pleine conscience. C'est la voie tracée par l'Hypnose Humaniste – mais nous n'en sommes pas là.

Ainsi, en même temps que je faisais en sorte de réassocier Annie à son corps, par un jeu de suggestions, j'expliquais à son Inconscient qu'il avait bien fait de l'empêcher de s'étouffer avec le thé, la première fois.

« Et il faut une présence d'esprit incroyable pour savoir aussi bien réagir, et aussi vite… Je suis réellement admiratif... et, en même temps, pourquoi perdre toute la connaissance acquise ?... Car je suis sûr que l'Inconscient, qui m'écoute et comprend, a conservé précieusement tous les bons réflexes de déglutition… et qu'il les a peut-être bien encore améliorés, depuis toutes ces années… pour s'en servir un jour… comme aujourd'hui… et demain… et tous les jours à venir. »

La dame rentra chez elle après une séance d'une heure. Elle m'appela le soir même pour m'informer qu'un miracle s'était produit et qu'elle pouvait enfin boire, comme autrefois !

Miracle ? Attendez la suite de l'histoire... Malheureusement, la dame avait pris un rendez-vous, avant de me voir, avec un thérapeute pratiquant en piscine. Ne voulant décommander du jour pour le lendemain, elle se rendit tout de même à son autre rendez-vous : sous prétexte de revivre les traumatismes de sa naissance, enveloppée dans un drap et plongée dans l'eau, ce fut un véritable désastre et elle manqua de peu de se noyer, buvant plusieurs fois la tasse !

Comme de bien entendu, à son retour chez elle, elle était à nouveau bloquée et me téléphona pour revenir me voir.

Déçu et furieux, j'acceptai un rendez-vous, que je passai à la sermonner pour l'irrespect qu'elle avait eu à l'égard de son Inconscient, qui venait de lui faire confiance et de la guérir !

J'étais ainsi en symbiose avec son Inconscient, et elle sortit de chez moi toute penaude, la gorge toujours aussi bloquée.

Une année entière passa et puis un jour le téléphone sonna : c'était la dame qui venait faire son mea culpa.

Je la reçus en rendez-vous et la sermonnai une nouvelle fois, toujours afin de me faire bien voir de son Inconscient. Il avait décidé de se bloquer à nouveau, je n'allais pas dire qu'il avait eu tort, pour ensuite le supplier, en hypnose, de débloquer la dame ! Donc, j'enguirlandais un bon coup Annie, qui était en dessous de tout, la pauvre, et je recommençai la séance que nous avions eue la toute première fois :

« Et je vous avertis que je ne peux rien faire pour vous, lui répétai-je sans arrêt. Il va vous falloir compter sur la clémence de votre Inconscient… »

Et elle entra dans une profonde transe hypnotique.

Et comme son Inconscient fut bienveillant, un nouvel appel téléphonique m'avertit, dès le retour d'Annie chez elle, que sa gorge s'était enfin débloquée complètement.

La leçon porta, et Annie fut vigilante à ne plus froisser son être profond.

~oOo~

Hippolyte Bernheim est le médecin français qui inventa le mot *psychothérapie* pour désigner le soin du corps et de l'esprit par le biais de la suggestion hypnotique. C'était en 1891. Bernheim pensait que la suggestion était le levier essentiel du changement chez ses patients, même sans état d'hypnose. Il a découvert et prouvé que nous sommes tous « suggestibles », avec ou sans hypnose – cette dernière jouant seulement le rôle de multiplicateur d'intensité.

Nous utilisons tous déjà la suggestion, du verbe *suggérer* (proposer), puisque nous parlons et que le langage sert essentiellement à communiquer, avec les autres comme nous-même.

Que faites-vous lorsque vous parlez à quelqu'un ? Vous essayez de partager vos sentiments, une idée ou un besoin – et même sans vouloir directement convaincre, vous aimeriez bien quand même que l'autre en vienne à partager vos opinions.

Voilà ce qu'est la suggestion : l'acte de partager une idée. En hypnose, ce que nous tentons de partager est une connaissance, l'art et la manière de guérir, de changer ou de s'améliorer. En ce sens, les suggestions sont des *propositions*, car bien malin serait celui qui saurait exactement ce qui convient exactement au bonheur d'un autre que lui.

La personne malade l'est tout simplement car son esprit profond ne sait que faire face à la situation. S'il avait su, il aurait déjà enclenché un processus de guérison. Mais il est perdu. L'hypnothérapeute est là pour porter, au juste niveau, les graines de solution dont la personne s'emparera inconsciemment pour guérir. Ces graines sont des propositions de changement. Des *suggestions*. Et nous aurions tous grand besoin de connaître nos mécanismes profonds, afin de maîtriser à bon escient nos rouages inconscients.

L'Hypnose Ericksonienne, puis la Nouvelle Hypnose, ont sophistiqué à l'extrême l'art de la suggestion, qu'elle soit verbale ou non (gestes, ton et direction de voix, etc.). Mais doit-on être diplômé pour vivre bien ? Doit-on être d'une profession particulière pour aider son prochain ? Je crois que non. Se servir de sa tête devrait être enseigné dans les écoles, et pas juste au niveau intellectuel.

Par contre, doit-on avoir une formation spécifique pour faire du soin son métier ? Je pense que oui, savoir bien vivre et aider les siens est une chose ; être capable de traiter n'importe quel souci, de recevoir la personne, quelle qu'elle soit, qui pousse votre porte, est un métier qui ne s'improvise pas. D'autant qu'au-delà des apprentissages universitaires, être thérapeute exige une qualité d'être qui se travaille, à défaut de pouvoir s'apprendre à l'école.

Laissons donc ceux qui souhaitent se professionnaliser poursuivre leur chemin, et continuons notre aventure au pays de la conscience et de l'Inconscient, pour découvrir une bien curieuse réaction psychologique.

Ingrid grossit de peur d'être belle

Cela avait mal commencé avec cette grande et forte femme à l'accent hongrois. A peine était-elle entrée dans mon bureau qu'Ingrid s'était mise à critiquer à peu près tout ce qu'elle voyait et entendait : la tapisserie des murs était du plus mauvais goût, et elle ne s'accordait pas du tout avec la moquette, d'ailleurs j'étais très mal habillé, j'avais un culot fou d'oser la recevoir dans pareille tenue et, en plus, pourquoi la regarder avec un tel regard, pourquoi lui dire ceci et cela ? Bref, rien ne lui plaisait. Mais que faisait-elle là ?...

Cinq minutes durant, je laissai s'énerver toute seule la grande femme aux cheveux blonds retenus en chignon serré. Puis, j'intervins sur le même ton qu'elle :

« Dites-donc, ça ne vous ennuie pas d'entrer chez les gens pour critiquer tout ce qui vous passe par la tête ? Je vous ai demandé quelque chose, moi ? »

J'avais réfléchi à la situation. La grosse femme ne me semblait pas vraiment agressive. Il ne s'était encore rien passé entre nous ; ce qu'elle racontait ne pouvait donc venir de moi. Il devait s'agir de son profil psychologique. Effectivement, certaines personnes recherchent comme cela la confrontation. Elles testent la valeur de leur interlocuteur en l'agressant. S'il réagit et tient le coup, ces personnes en concluent que l'autre a de la valeur, qu'il est comme elles. Si, par contre, il faiblit, alors elles le délaissent, le classant aussitôt parmi les pleutres.

Espérant avoir compris la situation, j'agressai à mon tour verbalement la grande femme – calmement, puisque je n'étais pas le moins du monde énervé, mais fermement.

« Vous savez quoi ? Je n'ai pas l'habitude que l'on me parle comme cela. Si vous venez pour une bonne raison, bouclez-la et asseyez-vous, que je fasse mon métier. Sinon, la porte est par-là ! Vous me comprenez bien ? »

Mais rien n'y fit. Le ton monta encore et encore, et les paroles devinrent de plus en plus violentes. Non pas hystériques, comme dans le cas de l'Obèse furieuse, dont je vous ai parlé page 42, mais aussi féroces que le choc de deux lourdes épées durant un duel.

Et puis, tout à coup, pratiquement après trois-quarts d'heure d'affrontement, et alors que je commençais à croire que je m'étais trompé et qu'il m'allait falloir mettre réellement dehors cette grossière intruse, elle se tut et déclara :

« Vous en avez, là-dedans, vous ! »

Elle souriait, pleine d'un calme absolu.

« Vous n'êtes pas mal non plus, rétorquai-je après une seconde. Alors, on bosse ou on continue de jouer ?

- On bosse, fit-elle en s'asseyant enfin.

- Je peux savoir ce qui vous amène ? »

La rencontre thérapeutique pouvait enfin commencer !

Ingrid me raconta son exil politique. Comment elle était devenue professeur de français dans une grande école parisienne, alors qu'elle n'était pas francophone de naissance, son travail acharné pour réussir. Sa réussite.

« Je ne peux qu'être admiratif de tout ça, dis-je sur le ton de celui qui n'en pense rien, alors qu'elle concluait son histoire, mais si tout est si beau : que faites-vous là ?

- Vous m'avez vue, répliqua-t-elle, je suis énorme, un vrai veau, j'ai au moins trente kilos à perdre.

- Et vous n'avez pas toujours été comme cela ?

- Absolument pas ! » confirma-t-elle en sortant une photo d'elle, jeune.

Elle était effectivement toute mince et très jolie.

« Depuis quand avez-vous pris tout ce poids ? demandai-je.

- Cela fait quelques années. »

Voilà. Nous avions posé le problème. Ingrid voulait perdre du poids. Bien sûr, elle avait fait tous les régimes du monde et, bien sûr encore, elle avait perdu puis repris des kilos et des kilos, à s'en dégoûter elle-même... Aujourd'hui, elle voulait retrouver un poids acceptable, bien consciente qu'à son âge (elle devait avoir dans les quarante-cinq ans) elle n'aurait probablement plus jamais la ligne de ses vingt ans.

C'était une mission que je pouvais accepter. Nous nous vîmes donc trois séances, avant que ne me vienne l'idée de lui proposer une régression hypnotique – technique peu orthodoxe en ce qui concerne la perte de poids. J'avais idée que les blocages d'Ingrid étaient moins évidents qu'elle voulait le laisser croire... d'autant qu'elle n'avait, a priori, aucune envie de refaire un tour dans son passé.

« Et ma voix vous accompagnera, aussi loin que vous rêvez, aussi loin que votre esprit... voyage... et ma voix peut devenir un élément de ce rêve... la voix d'un ami ou d'un proche, le bruissement du vent ou l'une de vos pensées. »

Tout en tenant la main d'Ingrid, afin de lui témoigner ma présence et mon soutien, je paraphrasais Milton Erickson dans l'une de ses suggestions de protection favorites.

Ayant associé la tenue de la main à la fois à la confiance et à la sécurité, mais aussi au problème à régler – ce que l'on appelle en termes techniques « poser un ancrage ». Je me servais de cet ancrage pour stimuler les mémoires physiques, quasi cellulaires, qui me conduiraient à la source véritable, ressentie et non intellectuelle, de la situation d'Ingrid.

Pas manqué ! Après quelques anecdotes de peu d'importance, je vis la respiration d'Ingrid devenir haletante : elle allait craquer émotionnellement. Loin de la retenir (ce qu'elle avait fait d'elle-même durant toutes ces années), je l'encourageai à se détendre et à laisser aller ses émotions, afin de mieux en cerner l'origine.

Vous savez combien la gorge se serre lorsque les émotions se font trop pressantes. Que pensez-vous qu'il arrive si, au lieu de laisser la gorge se contracter, vous faites l'effort de la laisser s'ouvrir ?... Voilà : en deux secondes, Ingrid n'était plus qu'un torrent de larmes.

Dans ce genre d'exercice, il s'agit de bien faire la distinction entre la *sympathie* (*sym* : avec, et *pathos* : émotion), le fait de « souffrir avec » la personne, et l'*empathie*, le fait de « comprendre la douleur » de l'autre, véritable compassion. Sans quoi, pressé par vos propres émotions, vous craquez nerveusement, vous vous mettez à pleurer avec la personne que vous étiez sensé aider et… qui viendra vous soigner, tous les deux ?

Les thérapeutes, psy ou médecins, savent prendre le recul nécessaire à l'exercice de leur métier, sans forcément se déshumaniser : l'humour ou une bonne philosophie de vie permettent aisément de conserver le recul et le calme indispensables à une intervention thérapeutique correcte.

Et qu'avait donc découvert Ingrid ? Eh bien, elle venait de retrouver le souvenir de son amant en Hongrie, un jeune homme qu'elle avait perdu en fuyant son pays. Il était parti de son côté et, bien qu'ils se fussent juré de se retrouver, la vie les avait séparés… Elle avait fini par faire taire sa mémoire, elle s'était mariée, s'était plongée éperdument dans son métier et avait fait de beaux enfants. Et puis, un jour, il y a une dizaine d'années de cela, elle se trouvait dans un aéroport avec sa petite famille, attendant l'avion du départ, quand le jeune homme qu'elle aimait autrefois déboucha d'un couloir devant elle. Il l'avait immédiatement reconnue… mais elle fit semblant de ne pas le voir. Elle venait de ressentir une si violente attraction pour son ancien amant qu'elle aurait pu tout quitter pour lui, tout recommencer avec lui ! Là, sans la moindre arrière-pensée ! Elle avait senti la terrible et impétueuse force de l'amour… Mais elle s'était retenue, au prix d'un effort qu'aucun animal n'aurait pu soutenir.

Mais l'être humain n'est pas encore prêt à porter avec vérité ce qualificatif, tellement sont encore puissantes en nous nos pulsions animales. La logique, le rationnel et la routine avaient bien réussi à contraindre l'amour… Pourtant cette énergie, retenue prisonnière en Ingrid, pouvait faire irruption à tout moment, mettant en danger la vie bien établie de la femme.

L'Inconscient, défenseur de l'habitude et de la routine, avait trouvé la solution. Voilà ce qui déclenchait les pleurs d'Ingrid, insoutenable douleur : il l'avait rendue laide afin que l'amant passé la rejette en cas de nouvelle rencontre. Car, elle le savait, si le hasard venait à les réunir à nouveau, elle ne pourrait résister une seconde fois, et elle abandonnerait tout, métier, foyer, mari et enfants. Toute une vie de construction.

Si elle ne pouvait sauvegarder ce qu'elle avait bâti, sa laideur le ferait pour elle. Alors, elle avait pris plusieurs dizaines de kilos, pour se protéger d'elle-même.

Elle avait grossi pour ne plus être désirable.

Voilà. Maintenant, elle savait.

Forte de cette prise de conscience, Ingrid réfléchit longtemps et comprit que, désormais, plus rien ne la séparerait de son mari et que, si cela même devait arriver, leurs enfants étaient grands et elle conserverait l'amitié de son époux. Plus rien ne l'empêchait donc de perdre du poids, ce qui se fit le plus naturellement du monde, en quelques mois.

Je revis Ingrid deux ou trois fois durant les années qui suivirent, à l'occasion des épreuves que la vie nous apporte. Nous étions devenus comme amis et elle me faisait confiance. Ingrid avait gagné son poids idéal et elle vivait heureuse, l'âme enfin en paix.

= 6 =
MÊME PAS MAL ! HISTOIRES DE DOULEUR

J'étais devenu père de famille et je passais mes journées à aider mon prochain. La découverte de l'Hypnose m'avait confirmé mon travail instinctif. Oui, il était possible de traiter efficacement et rapidement la plupart des troubles issus des dysfonctionnements de l'Inconscient, sans aller chercher dans les méandres du « pourquoi ». Bien sûr, la quête du sens des choses de la vie m'intéressait ; elle était ma base de pensée et s'exprimait dans mon approche personnelle de la thérapie. Mais en Hypnose Ericksonienne, point de question existentielle : si la personne était malade, c'était *parce que la personne essayait de faire consciemment ce que son Inconscient ferait mieux qu'elle*, disait Milton Erickson. Et pour bon nombre des personnes qui m'arrivaient en consultations, c'était exact. Il n'y avait donc généralement aucune raison d'aller compliquer ce qui, en fait, était assez simple. Il se passait quelque chose dans la vie de la personne que l'Inconscient n'arrivait pas à gérer : il suffisait donc de savoir expliquer à l'Inconscient comment se sortir de la situation. Il faisait déjà de son mieux pour aider la personne ? Alors, le thérapeute l'aiderait à trouver une solution encore meilleure. Simple question de bon sens, où l'on permet à la vie de retrouver son cours naturel…

Compulsions, alcool, tabac, peurs et même allergies disparaissaient en quelques séances. Je vous en donnerai des exemples un peu plus loin. En attendant, je découvrais une utilité quasi familiale à l'Hypnose, un outil « de famille » pour les petits bobos de tous les jours.

J'ai commencé à vous expliquer, au tout début de ce livre, combien l'apprentissage de l'Hypnose devrait être ouvert à tous, et non aux seuls thérapeutes professionnels : l'Hypnose est l'art d'utiliser son esprit. Ce qui prend une dimension immédiatement pratique lorsqu'on parle de la douleur : dentiste, maladie, opération ou chute de votre enfant... Toute maman devrait pouvoir soulager la douleur sans médecin – ou en attendant le médecin.

Evidemment, l'éducation est primordiale, car la douleur est avant tout une information utile. Il ne s'agirait pas de l'effacer sans prendre en compte son message : qu'arriverait-il si la douleur au côté droit, rapidement anesthésiée, devenait péritonite, quelques jours après ? Oui, c'était une simple appendicite, au début. Mais non traitée, elle pouvait être mortelle pour l'être cher que l'on voulait protéger.

La douleur est une information utile. Il ne faut jamais, au grand jamais, la supprimer sans un diagnostic médical ! C'est d'ailleurs la raison pour laquelle je n'enseigne pas les techniques d'anesthésie hypnotique en formation d'auto-hypnose, mais seulement durant les formations en Hypnose de niveau professionnel – même si ces formations sont également ouvertes à tous, au départ – car les gens y ont eu le temps de mûrir leur pratique de l'Hypnose et l'utilisent à bon escient.

Et lorsque vous avez la compréhension du phénomène, quelle aide pour les moments difficiles de la vie ! Lorsque votre enfant ou un autre proche s'est blessé : j'ai eu occasion de pratiquer une anesthésie, après le passage du médecin, sur une de mes grands-mères qui s'était cassé le col du fémur en tombant. Quel soulagement pour elle !

Je vais donc vous donner quelques exemples d'application, issus de mes rencontres thérapeutiques, de ma vie personnelle et des expériences de mes étudiants en Hypnose.

Accouchement facile

Estelle allait avoir son premier enfant et, comme bien des futures mamans d'aujourd'hui, elle savait que la douleur de l'enfantement n'était pas inéluctable. Son frère était l'un de mes collègues et amis de longue date ; elle vint donc à ma rencontre en toute confiance.

Vous savez combien est important le rôle de l'équipe médicale dans pareil moment de vie. Le mari peut toujours dire ce qu'il veut, rassurer comme il peut : rien ne remplace l'avis sûr d'un « professionnel ». C'est ainsi que l'une de mes anciennes élèves en Hypnose, sage-femme, est couramment appelée, dans l'hôpital où elle exerce, pour les accouchements difficiles – non pas qu'elle utilise directement l'Hypnose sous la forme d'inductions hypnotiques, mais elle a l'art du langage (les suggestions) et s'en sert abondamment pour rassurer, accompagner et favoriser les processus naturels. Telle femme est *coincée* depuis plusieurs heures à trois centimètres d'ouverture du col ; la sage-femme fit appeler mon ex-élève, qui arrive très sûre d'elle et affirme avec une grande certitude et une totale honnêteté : « oh, ça ! Ce n'est rien. Dans deux heures, tout au plus… maxi trois… vous ferez un gros câlin à votre beau bébé. C'est une fille ou un garçon ? » conclut-elle en regardant la maman dans les yeux.

Et deux heures et demie après, le col a pris sept centimètres d'ouverture (ce qui est déjà étonnant, pour une femme qui était bloquée depuis plusieurs heures !) et en plus, le bébé vient au monde comme une fleur, à la grande joie des parents.

Un autre jour, cette même sage-femme me raconte avoir accompagné une future maman dans une anesthésie hypnotique, comme elle l'avait déjà fait de très nombreuses fois. La sage-femme, portant bien son titre, prenait toujours la précaution de laisser à la maman le poussoir lui permettant de commander elle-même l'injection d'anesthésiant, comme il se fait couramment – au cas où elle ressentirait tout de même le besoin d'un soutien chimique durant le travail. Et comme à chaque fois, l'enfant arriva sans souci, rapidement et surtout sans douleur… Ce n'est qu'en aidant à débarrasser la salle que la sage-femme s'aperçut qu'elle avait oublié de brancher l'appareil permettant l'injection d'anesthésiant ! Autrement dit, elle était persuadée que son action verbale n'était pas suffisante et elle se reposait en partie sur l'action chimique… Et ce n'est qu'en se rendant compte que la maman n'avait eu aucune injection (vu que la machine n'était pas branchée !) que la sage-femme prit réellement conscience de la réalité indubitable et totale de l'anesthésie hypnotique.

Croire crée les choses. La sage-femme était tellement convaincue du fait que l'anesthésie ne pouvait que survenir que celle-ci réussissait… avec ou sans machine !

Cela me rappelle l'histoire de ce médecin allergologue qui, voulant tester l'effet placebo, commanda deux paquets du médicament dont avait besoin l'un de ses patients des plus sévèrement malades. Le premier était le vrai médicament, alors que le deuxième était un placebo utilisé par le laboratoire pour les tests en double-aveugle. Le médecin administra donc le placebo à son patient, qui en ressenti jusqu'à quatre-vingt pour cent des bénéfices du vrai médicament !

Le médecin était fort surpris de ce résultat très satisfaisant, mais décida de donner tout de même le vrai médicament à son patient – question d'éthique professionnelle, tout de même.

Quinze jours passèrent avant que le bon docteur ne reçoive un courrier désolé du laboratoire : il y avait eu une erreur dans l'envoi de la commande. En réalité, le vrai médicament était dans le second colis, celui qui avait été étiqueté « placebo » !

Choc ! Que s'était-il donc réellement passé ? Le patient avait absorbé le vrai médicament, qui n'avait eu que 80% d'efficacité… parce que le médecin était persuadé qu'il s'agissait d'un placebo ! Ensuite, le patient avait été complètement soulagé grâce à un produit qui n'était en fin de compte que du sucre, tout ça parce que le bon médecin était cette fois-ci intimement convaincu qu'il s'agissait en fait du vrai médicament. Voyez le pouvoir de nos croyances !

Il y a là de quoi réfléchir.

Le « pouvoir » de l'Hypnose est dans la personne elle-même. L'hypnothérapeute conscient de cela ne fait que de son mieux pour en persuader la personne, grâce à ses multiples suggestions, destinées à prouver à la personne la réalité des phénomènes déclenchés. Si on réfléchit bien, l'hypnotiseur ne fait que donner des explications et des descriptions :

« Et le bras devient si léger qu'il s'envole par lui-même. »

La personne entend cela, y croit, et le bras s'envole, dévoilant à la personne les pouvoirs de son Inconscient.

L'Hypnothérapie est l'art d'apprendre à l'Inconscient les différentes manières de guérir. L'Inconscient fait ensuite le reste tout seul. L'hypnothérapeute n'a aucun pouvoir, ni celui de vous endormir, ni celui de vous guérir. *Tout est en vous*.

Ainsi, Estelle m'accordait gentiment la confiance de la future maman à sa sage-femme. Notre collaboration ne pourrait donc qu'être fructueuse. Qu'elle réussite serait-ce donc que de parvenir à bloquer l'action de quelqu'un qui ne cherche qu'à vous révéler à vous-même ?

Comme à mon habitude pour les préparations à l'accouchement, nous nous vîmes seulement trois fois : la première rencontre sert à poser le décor, à faire mutuellement connaissance, à s'apprivoiser. La plus grande prudence est nécessaire à l'hypnothérapeute, car il utilise un langage très activateur, surtout au niveau du corps où le conscient ne peut pas contrer son action, souvent immédiate. Ainsi, au bon vouloir des suggestions hypnotiques, une plaie peut ne pas saigner, ou seulement de la quantité indiquée ! Charcot faisait apparaître ou disparaître les verrues par le même procédé. La personne ne sait pas commander à son corps, elle ne peut donc le bloquer – du moins, pas consciemment. Et l'hypnothérapeute va amener la future maman à s'imaginer son accouchement avec force détails ! Que pensez-vous qu'il pourrait se passer ?

Elle pourrait accoucher, oui !

Tout l'art est donc dans cet équilibre, entre visualisation et conscience du moment présent – donc, entre implication et la dissociation qui couperait l'effet physique et viendrait empêcher une bonne préparation (celle-ci restant intellectuelle).

La seconde séance est l'occasion d'entrer plus profond en hypnose, avec une anesthésie posée, enlevée et reposée, autant qu'il le faut, jusqu'à ce qu'elle se relie émotionnellement au moment de l'accouchement. Encore un ancrage, dont nous avons déjà parlé page 89 à propos d'une régression. L'esprit profond de la personne, également en charge des processus physiques, associe l'anesthésie hypnotique à la douleur possible. Cette douleur a été soigneusement échelonnée, puis son intensité maximum a été décidée par la maman. Eh oui, c'est qu'elle ne voudrait tout de même pas accoucher sans s'en apercevoir ! Autrefois, les mamans avaient la péridurale, mais elle « recevaient » leur enfant parfois sans avoir vraiment réalisé qu'elles avaient enfanté. Soulagement de l'anesthésie, mais déception d'un moment plus fade que prévu…

En graduant la douleur, puis en en choisissant l'intensité maximum, la maman pourra ressentir son accouchement, sans que la douleur de celui-ci ne dépasse le seuil supportable. Le beurre et l'argent du beurre !

A la fin de l'heure de travail hypnotique, le seul fait de penser à l'accouchement déclenchait chez Estelle l'insensibilité de la partie basse du corps, de sous les seins à la pointe des orteils ; insensibilité vérifiée par diverses *tortures* infligées avec respect par l'hypnothérapeute : pincements de la peau et des muscles, très forts appuis sur des zones sensibles, etc. Tester la douleur, sans blesser bien sûr !

La maman est prête à accoucher.

La troisième séance est programmée à quinze jours de la date prévue de l'accouchement car, souvent, pour un premier bébé, l'accouchement arrive plus tôt que prévu... Toute la préparation aura donc eu lieu dans le dernier mois de grossesse. Inutile de s'y prendre plus tôt, au risque que la future maman ne gâche le travail réalisé en s'angoissant inutilement. Souvenez-vous que le travail de l'hypnothérapeute aura consisté essentiellement à apprendre à la maman (comme à tout autre patient) l'étendu de ses pouvoirs sur elle-même. Il serait très facile pour son esprit critique d'aller, après coup, analyser intellectuellement les apprentissages et les résultats pourtant indubitablement constatés. Mauvaise foi naturelle de la part du petit esprit conscient, rationnel et analytique, mais forcément malvenue lorsqu'on espère un soulagement venant des forces insondables qui gisent bien cachées en nous.

L'apprentissage hypnotique a donc lieu au plus proche de la date prévue d'accouchement. La troisième séance sert simplement à rassurer la maman sur ses compétences :

« Alors, Estelle, pensez à bébé... Fermez les yeux et respirez... Oh, elle bouge ! Voyez, elle participe ! »

J'avais fait installer Estelle en position : le dos soutenu, les fesses au raz du large fauteuil et les deux pieds posés contre les dossiers de deux chaises, jambes repliées et bien écartés.

Etant en synchronisation avec la maman, j'étais dans la même position – et c'est là que vous priez pour qu'il ne rentre personne !... Bref, la séance se déroulait à merveille. Je tenais la main à Estelle, afin de simuler le contact qu'elle aurait au moment de son accouchement, un ancrage physique qui viendrait renforcer l'ancrage psychologique. J'avais pris la précaution de ne pas préciser *qui* tiendrait la main, au cas où le fier mari tourne de l'œil le jour J ou préfère encourager sa femme depuis le bistrot du coin ! Grand bien m'en prit car, le jour J, c'est effectivement la maman d'Estelle qui lui tint la main... Je vous en toucherai d'ailleurs un mot, tout à l'heure.

Après quelques dizaines de minutes d'accompagnement, je sentis la main d'Estelle assez raide. La jeune femme étant en transe hypnotique, je reconnus chez elle un état de catalepsie et me dis que je pourrais laisser sa main flotter toute seule dans les airs, ce qui renforcerait son état d'hypnose.

Comme il m'arrive de le faire dans ces cas-là, je dégageai ma propre main en induisant chez moi une lévitation du bras, ainsi ma main bougerait avec les spasmes nerveux et inimitables de l'Inconscient. La sensation, inconsciemment ressentie par la jeune femme, intensifierait encore plus sa catalepsie. L'hypnose se renforce au contact de l'hypnose.

Cela fonctionna à la perfection ! Estelle ne sentait absolument plus le bas de son corps. Elle déclenchait l'anesthésie à volonté, rien qu'en pensant accoucher ! Heureuse et rassurée, elle se savait maintenant prête. Je mis donc bientôt fin à cette séance d'hypnose pleine de promesses.

Seulement voilà : fort occupé à ramener Estelle bien ici et maintenant, je m'étais oublié !... Comment donc, « oublié » ? Eh bien, j'avais aidé la jeune femme à sortir d'hypnose, mais je n'avais pas eu la même pensée pour moi. Je ne m'étais pas aperçu à quel point j'avais été pleinement synchronisé avec elle durant l'expérience… jusqu'à vouloir bouger et me lever : impossible ! Mes jambes étaient totalement et absolument bloquées. A vrai dire, je ne les sentais même plus. Elles n'étaient pas seulement indolores ; elles avaient comme disparu ! Je ne les ressentais plus du tout. Et Estelle s'était relevée. Elle me regardait curieusement, probablement intriguée par ma position, pas très correcte ! Et moi, j'entretenais à la fois un discours calme et amical, style « tout va bien, tout est normal » et je me faisais mentalement revenir, aussi vite que possible, afin d'écourter cette situation pénible.

Et c'est là que vous trouvez en vous des trésors d'habileté mentale, pour tenir un discours extérieur en même temps que vous vous racontez autre chose à l'intérieur !

Et enfin, mes jambes me laissèrent me lever.

Je fus convié à l'hôpital, pour aller saluer la venue d'une jolie petite fille. J'y fis la connaissance de la maman d'Estelle, très curieuse de saluer l'homme grâce à qui sa fille avait pu discuter de la couleur des rideaux de la chambre de bébé en plein milieu de son accouchement !

Une sclérose en contre-plaqué

Les anesthésies hypnotiques peuvent être aussi rapidement produites, lorsque la situation l'exige.

L'homme qui entrait en boitant dans mon bureau souffrait visiblement d'une sclérose en plaque. Il ne tarderait sans doute pas à se retrouver en fauteuil roulant.

Le visage buriné, le regard doux mais comme mort, l'homme était assez grand et fort bien bâti. Dans sa jeunesse, il avait dû être une force de la nature, probablement assez impétueuse. S'il n'avait pu exprimer la tempête que je devinais à ses traits, ou s'il s'était condamné à la taire, pour une raison ou une autre, il y avait certainement là la cause de sa maladie : une violente énergie réprimée qui avait tout broyé à l'intérieur, faute de pouvoir s'exprimer.

Mais je n'eus pas le loisir d'aborder ce genre de considérations, puisque la demande du monsieur n'était pas d'agir pour guérir, mais qu'on le soulage de ses douleurs. Au profil de l'homme, je n'essayai même pas de discuter. Il était venu avec sa femme, petit être rond et tremblant, inquiet de l'antre dans lequel elle s'aventurait, encombrée de son mari à la perpétuelle limite du déséquilibre – si un tel homme venait à tomber, il nous faudrait de l'aide pour le relever ! La petite dame avait donc bien de quoi s'inquiéter.

J'assis la femme dans mon fauteuil de relaxation et je laissai le monsieur dans le siège d'accueil, plus haut et facile pour se relever. Me tournant vers lui, je commençai sans tarder l'induction hypnotique.

En quelques minutes, le grand bonhomme était profondément en transe hypnotique. Sa lourde tête reposait sur sa poitrine, soulevée par intermittence par une respiration ample. J'optai pour une technique simple, une suggestion indirecte, quasi-impossible à contrer consciemment, bien que l'homme ne soit visiblement plus en état d'opposer une quelconque résistance à l'action hypnotique :

« Et maintenant, dis-je en me redressant, votre corps, c'est ça ! »

Et je tapai trois fois sourdement contre la grosse armoire en bois qui décorait mon bureau. Suggestion non-verbale : je venais de signifier au corps de l'homme hypnotisé qu'il était devenu aussi insensible qu'un bout de bois.

Aussitôt dit, aussitôt vérifié : je me penchai à nouveau vers l'homme et lui pinçai violemment le dessus de la main.

Un petit cri me fit me retourner. C'était sa femme, que j'avais un peu oubliée. Elle regardait son mari, les yeux écarquillés, les mains sur sa bouche grande ouverte.

Je lui envoyai un sourire rassurant et lui fit signe que son homme apprenait inconsciemment très bien et très vite.

Le gaillard étant parti très très loin, je profitai du temps qui me restait pour placer une longue métaphore qui, j'espère, lui aura apporté un peu plus de bien-être qu'une simple anesthésie. Puis, je le ramenai à la surface de la planète.

« Et… bien le bonjour, mon bon monsieur ! lançai-je d'un ton joyeux. Comment allez-vous bien mieux, maintenant ? »

Il souriait aux anges.

« Tu vas bien, chéri ? Tu te souviens de quelque chose ? »

L'homme fit signe que non à sa femme.

« Mais, il t'a pincé la main très fort ! gémit-elle, affolée.

- Vous sentez-vous douloureux ? repris-je.

- Non non, je vais bien, merci » répondit le mari.

Je lançai le même sourire satisfait à la petite dame, complètement estomaquée par ce qu'elle venait de voir.

Son homme ne guérit pas, mais vécu sans douleurs.

Dentiste et sutures indolores

Comprendre les mécanismes de son propre corps permet de mieux vivre certaines expériences douloureuses mais obligatoires… comme le passage chez le dentiste, par exemple !

Si on les laisse faire, le corps et l'esprit possèdent un système instinctif de défense : ils se dissocient. En termes clairs, le corps et l'esprit prennent une distance mutuelle. Les perceptions physiques ressenties s'en trouvent considérablement amoindries, quand elles ne disparaissent pas, tout simplement. Ainsi, un homme qui fut battu par son père étant enfant, ne ressentait plus les douleurs physiques, à tel point qu'au cours de sa formation en Hypnose, le jour où l'on apprenait les anesthésies et leur emploi, il fut incapable de se tester avant l'expérience : il entrait spontanément en état modifié de conscience. Revers de la médaille, toute la période occultée de son enfance refit brusquement surface, le plongeant dans des sanglots irrépressibles – comme il était touchant de voir ce fort gaillard de la cinquantaine, charismatique et plein d'humour, pleurer comme un enfant… Il soigna cette part ancienne de lui, mais son exemple vous montre que le corps et l'esprit savent se défendre de la douleur. A nous de lancer ce processus naturel quand il n'entre pas en œuvre spontanément.

Ainsi, chez mon dentiste, je fixe un point sur le plafond et je pense à autre chose. Voilà, c'est fait : je me suis dissocié de la situation. Chacun sait faire cela ; il s'agit simplement d'amplifier le phénomène pour couper toutes sensations physiques, ou du moins les atténuer nettement. Il faut aussi penser à prévenir son dentiste car, la première fois que j'ai fait cela, le praticien avait besoin de percer une dent, pour y visser je ne sais quoi, et apparemment il s'attendait à ce que je bouge pour arrêter de percer… Mais je n'ai pas bougé. Il finit donc par s'arrêter, un peu curieux de mon absence de réaction.

J'étais par ailleurs très conscient de toute l'opération. Le dentiste fit une radio et revint me montrer l'image de ma dent, traversée par la fine mèche d'acier. Il avait foré à travers, sans que je ne ressente la douleur !

Autre exemple, avec cette petite fille de neuf ans qui prévient un de mes anciens élèves en Hypnose, dentiste de profession, qu'il ne fallait pas qu'il lui parle car elle allait « enlever toute seule la douleur ». Elle avait tout de même une molaire à arracher ! Le dentiste, connaissant l'Hypnose, ne dit rien et commença son travail prudemment. Où la fillette avait-elle appris à faire cela ? Toujours est-il que lui-même n'était qu'à moitié persuadé qu'on pouvait enlever une dent aussi importante sans douleur (malgré sa formation, un comble !), et à une enfant en plus. Eh bien, la petite fille lui montra : le moment venu, le dentiste saisit la dent avec sa pince, fit levier sur la molaire jusqu'à ce que la racine cède, et procéda à l'extraction comme à l'ordinaire... mais sans anesthésie chimique ! Il était bluffé ! Et la fillette était très fière d'elle.

La télévision nationale montra un jour une extraction similaire, également avec une jeune fille. Cette fois-ci, c'est le dentiste qui induisit l'état d'hypnose. Cela lui prit moins de temps que pour préparer son matériel d'anesthésie : en trois minutes, la jeune fille était en transe hypnotique. En deux minutes de plus, elle était suffisamment dissociée pour extraire la dent. Le praticien profita de la séance pour projeter la fille dans son avenir proche de jeune femme ; il fit un pont entre ce qu'apprenait son corps en ce moment, et comment le corps pourrait utiliser ces apprentissages pour que les moments les moins faciles de son développement de femme se passent bien. C'était extraordinaire à voir et à entendre ! Très beau. Et la dent fut extraite sans douleur.
Est-ce que cela ne devrait pas toujours se passer ainsi ?

Allez, une autre fois, c'est ma femme qui eut besoin d'une

grosse opération dentaire : il s'agissait de retirer ce qu'avait (mal) fait un dentiste précédent pour tout refaire en mieux. Il y en avait pour deux heures de « travaux » ! Et malheureusement, cela ne se passait pas aussi facilement que prévu…

Après une heure de travail patient et acharné, le praticien commençait à fatiguer. Patricia se mit donc en auto-hypnose, d'abord pour contrer la douleur, puis pour faciliter le processus d'extraction (en demandant aux gencives de se mobiliser pour *expulser* ce qui n'avait plus sa place en elle) et puis enfin pour faire disparaître le temps – ce que l'on appelle faire une « distorsion du temps ».

Ma compagne s'endormit donc, mais du sommeil de l'hypnose, car personne ne pourrait réellement dormir avec un dentiste qui fourrage dans sa bouche ! Cinq minutes après, le dentiste la réveillait, le sourire aux lèvres, pour lui montrer ce qu'il avait enfin réussi à extraire. En fait, cela avait pris une heure supplémentaire ! Et Patricia n'avait rien senti ni perçu du temps écoulé.

Bien sûr, cette auto-anesthésie est conservée tout le temps où l'anesthésiant chimique, mit en place durant l'opération, ne fait plus effet, et jusqu'à ce que la douleur se calme.

Peut-être pensez-vous que les personnes qui savent gérer ainsi leur douleur sont des êtres exceptionnels ?

Ils le sont sans doute, mais pas comme vous le pensez, puisque vous possédez comme eux cette capacité. Ce qui les rend peu ordinaires, c'est leur faculté à être conscients d'eux-mêmes, à dialoguer naturellement avec leur Inconscient.

Nous apprendrons par certains des exemples de ce livre que, parfois, dans des situations extrêmes, dans des cas de maladie grave, mortelle, le fait d'être « Un-Conscient », unifié avec son Inconscient et capable d'interagir volontairement avec lui, est la seule solution de survie. Mais pourquoi attendre d'être malade pour être vraiment soi-même, à 100% ?

L'Hypnose, comme je vous l'ai déjà dit et comme je vous le répèterai, est une porte d'accès à soi-même, une voie de connaissance de soi, un mode d'emploi pour la vie.

Autre application rigoureusement pratique : les bobos de nos enfants. La scène se déroule un jour de fête d'école. Mon fils aîné, Alexandre, galope dans la cour goudronnée de l'école avec un sandwich dans chaque main. Tout heureux de la fête, il vient nous apporter à manger… mais le seul arbre qui a bien voulu pousser, alors qu'on a goudronné toute sa terre autour, s'est défendu en soulevant la croûte épaisse et rugueuse, permettant à l'une de ses racines de dépasser du sol de quelques centimètres. Juste ce qu'il faut pour qu'un pied d'enfant s'y entrave. Et voilà mon fils en vol plané, cramponné à ses sandwichs, si bien qu'il atterrit violemment sur le menton pour les protéger !

Nous accourons et le félicitons vivement pour avoir réussi à sauver les sandwichs. Je me mets à invectiver l'arbre avec mon fils, pour détourner son attention de la douleur, pendant que ma femme examine son menton. Celui-ci est ouvert jusqu'à l'os, que l'on voit au fond de la plaie… La fête est finie, nous sommes bons pour les urgences.

Une compresse sur le menton, Patricia maintient l'attention d'Alexandre vers le ciel. En effet, le regard se baisse vers le corps pour augmenter les sensations physiques. C'est ainsi que l'on voit les personnes dépressives constamment penchées en avant, le regard vers le sol, vers le bas. En permettant aux yeux de monter, on coupe au maximum la personne de ses perceptions physiques – le regard vers le ciel correspondant aux perceptions visuelles, mentales, aux idées et non plus aux choses du corps et des sensations.

Arrivés sur place, et une heure d'attente plus tard, nous sommes reçus par une jeune médecin.

« Pourriez-vous sortir, s'il vous plaît ? » me fait-elle, craignant sans doute que je tourne de l'œil.

Mais on ne peut s'évanouir quand un être aimé souffre et que l'on sait pouvoir y remédier ! J'insistai donc pour rester, ainsi que ma femme, qui travailla en son temps aux urgences. C'est que nous voulions maintenir et renforcer l'analgésie (diminution de la douleur) mise en place depuis plus d'une heure. Qu'allait dire le médecin à notre fils, sans nous ?

« Ne sois pas *inquiet*, tu n'as pas à avoir *peur*, ce sera juste une petite *piqûre*, comme un *moustique*. »

Et voilà Alexandre, effrayé, qui se met à pleurer pour la première fois ! Bravo !

Bien sûr, elle ne savait pas, alors je détourne aussitôt l'attention de mon fils vers le haut. Etant placé à sa tête, il me suffisait de lui montrer tout ce qui était derrière moi :

« Oh ! Tu as vu ?? Je crois bien que c'était Casper, le petit fantôme ! Pas sûr que c'était lui… Attend, il va revenir. »

Notre fils avait tout juste quatre ans à l'époque, et Casper était son héros du moment.

Pendant ce temps, ma femme lui tenait la tête pour l'empêcher de bouger et permettre à la jeune médecin de faire correctement son travail de suture. Elle lui susurrait aussi à l'oreille de douces paroles, pour le calmer et chasser la douleur.

Evidemment, l'équipe médicale, peu habituée à ce type d'intervention, fit bien une ou deux remarques :

« Comme il est calme ! » (cela, ça va)

« C'est curieux, il devrait avoir mal » (ça, c'est moins bien !)

« Il ne pleure pas ? » (pas génial non plus…)

Remarques que nous couvrions à chaque fois d'une blague ou d'une bonne parole. Et tout se passa à merveille, pour tout le monde, pour l'enfant comme pour l'équipe médicale.

Est-ce que tous les parents du monde ne devraient pas savoir faire cela ? Franchement ?

Continuons dans le même genre.

La langue de Maxime

Cette fois-ci, c'est notre petit dernier qui fit des siennes.

Un soir, alors que nous devions partir, ma compagne et moi, en voyage pour une dizaine de jours, à l'autre bout de la planète, le petit glissa et tomba la bouche ouverte sur le rebord de son lit. Ah !! C'était horrible à voir : sa langue s'était fendue en deux, avec une vilaine déchirure en plein milieu, comme si l'organe pouvait à tout moment se défaire et laisser partir l'énorme morceau de langue lacéré !

A nouveau, nous étions partis pour les urgences. A cette époque, nous habitions sur Paris, et c'est dans un hôpital pour enfants parmi les plus importants de la capitale que nous arrivâmes en catastrophe... pour deux heures d'attente, dans un service pratiquement désert de tout personnel.

Clin d'œil du destin, les seules personnes qui attendaient dans la salle étaient deux parents et leur enfant, du même âge que le nôtre : il s'était fendu la langue en deux, exactement comme Maxime, mais lui en tombant dans sa baignoire !

L'enfant avait l'air sonné. Il reposait, la tête sur les genoux de sa mère, la bouche plaquée contre un linge ensanglanté.

Maxime, lui, était debout, un peu sonné aussi mais actif. De plus, il ne saignait plus. Fidèles à la procédure de détournement d'attention que je vous ai décrite précédemment, nous occupâmes notre fils : ma femme lui trouva du papier et des crayons pour dessiner, et je le reprenais sur mes genoux pour le baigner de bonnes suggestions apaisantes quand, par malheur, il heurtait sa langue blessée, dans sa bouche – ce qui provoquait évidemment une grande douleur. Deux minutes de suggestions après, il repartait dessiner.

L'attente se prolongeant, Maxime finit par oublier sa douleur et il jouait à tirer sa « langue de serpent » aux gens qui nous avaient rejoints dans la salle d'attente !

L'autre enfant était toujours sonné. Il paraissait se vider de son énergie et ses deux parents étaient muets et hagards. Ils regardaient parfois le nôtre gambader dans une incompréhension totale. Je m'approchai pour me renseigner sur leur enfant. C'est ainsi que j'appris ce qui lui était arrivé. La maman demanda à son fils de montrer sa langue : elle était bien moins touchée que celle de Maxime. Ce qui n'arrangeait pas l'incompréhension des deux parents…

Je tâchai gentiment de leur expliquer qu'en faisant certains gestes simples, en offrant certaines paroles simples, en faisant en sorte que l'enfant pense à autre chose, cela diminuerait considérablement sa douleur, il se calmerait et arrêterait très certainement de saigner – car il saignait toujours.

Les parents m'écoutèrent, mais ne m'entendirent pas. Après tout, qui étais-je ? Pas le médecin de l'hôpital, en tous cas. Alors, pourquoi écouter ce que raconte un étranger ?

Ils passèrent les premiers, enfin. Et bientôt, ce fut notre tour. Nous les vîmes assis devant la porte du bureau du médecin, encore plus interloqués qu'auparavant. Ils avaient visiblement reçu une mauvaise nouvelle – et nous nous apprêtions à apprendre la même.

« Vous êtes sûr qu'il n'y a pas besoin de l'hospitaliser ? fis-je répéter et confirmer au jeune interne à l'accent des pays de l'est qui nous avait reçus.

- Non, je vous garantis. Votre enfant ne saigne plus. La langue est un organe qui se reconstruit facilement. Ne lui faites rien boire ou manger de chaud dans les prochains jours et cela cicatrisera tout seul.

- Mais, les gens, devant votre bureau, demanda ma femme, qu'attendent-ils ? Leur enfant a aussi la langue coupée…

- Oui, mais lui est en état de choc, il ne s'en remet pas, et sa langue saigne encore beaucoup. On ne peut recoudre la langue d'un enfant comme cela, et la sienne ne se remettra pas toute seule. Il nous faut procéder à une anesthésie générale. »

Avec tous les risques que cela comprend sur un enfant de quatre ans !

La maman de l'autre enfant nous vit ressortir. Elle avait vu la langue de Maxime (ainsi que toute la salle d'attente !). Et c'était impossible pour elle que le médecin le laisse partir.

Elle faillit se lever, comme pour nous retenir… mais elle ne bougea pas. Son regard était si incroyablement triste et interrogatif. C'était pénible à voir.

Oui, tous les parents devraient savoir soigner leur enfant.

Il nous restait un défi : nous partions dans quatre jours et le médecin avait dit qu'il en faudrait au moins sept ou huit avant que la langue ne cicatrise. Or, nous ne voulions pas partir en laissant notre plus jeune fils avec une plaie pareille !

Nous le gardâmes donc au travail, avec nous, et pendant qu'il jouait, à tour de rôle nous continuions de le baigner de suggestions – pour la cicatrisation rapide de sa langue, cette fois.

Le troisième jour, la langue tenait en place, elle avait repris sa forme, et les bords de la plaie avaient blanchi (sans doute la peau morte aux limites de la blessure).

Le quatrième jour au matin, la langue paraissait cicatrisée. Nous la montrâmes à un médecin avant de prendre notre avion, afin de nous rassurer.

« Il est tombé la semaine dernière, n'est-ce pas ? fit le praticien. Cela se voit à l'avancée de sa cicatrisation. Oui, vous pouvez être tranquille, la langue de votre fils est remise. Dans deux ou trois mois, plus rien ne se verra. »

Soulagés, nous pûmes nous envoler.

Effectivement, aujourd'hui, la cicatrice sur la langue de Maxime est quasi indétectable. Nous avions eu plus de peur que de mal… Mais, comment s'était passée l'opération de l'autre garçon ? Bien, nous l'espérions.

Le tympan d'Olivier

L'anesthésie hypnotique a une particularité, que la médecine a vérifiée récemment auprès de yogis : lorsque vous incisez le corps pendant une opération chirurgicale, celui-ci produit les hormones du stress qui perturbent le fonctionnement de la personne, d'où le temps de rémission et les problèmes post-opératoires. Pourtant, on a observé que le corps n'était absolument pas stressé chez les yogis qui montrent le contrôle de leur esprit sur leur corps en se transperçant d'aiguilles. Leur corps ne sécrète pas les fameuses hormones : il ne stresse pas ! Donc, il n'est pas choqué, ne se bloque pas, il se remet et cicatrise plus vite. C'est exactement ce qui se passe lorsqu'on utilise une anesthésie hypnotique plutôt que chimique.

Tout se passe comme si l'anesthésiant artificiel endormait le corps en emprisonnant l'esprit en lui (c'est une métaphore !). L'esprit de la personne étant toujours « présent » – ce qui a aussi été vérifié grâce à la mémoire qu'ont certaines personnes de leur opération – il vit l'opération, a peur et se stresse, répercutant toute sa peur et son stress sur le corps, qui en souffre et somatise (fabrique des symptômes).

Tout au contraire, lorsqu'on accompagne la personne dans une anesthésie hypnotique, elle « quitte son corps » (c'est toujours une métaphore !). L'hypnose étant un état de dissociation, l'esprit de la personne se calme, comprend ce qui va se passer, se place en observateur… et laisse faire.

La personne sort d'anesthésie plus vite, elle a de l'appétit, se sent bien, a beaucoup moins d'effets secondaires qu'avec la chimie, se rétablit plus vite, etc. Tout cela a été vérifié.

Voici donc le récit d'une petite aventure personnelle : j'ai toujours été sensible des oreilles, depuis tout petit, et à chaque fois que je prenais de l'altitude – à la montagne, par exemple – la redescente m'était fastidieuse. La pression me faisait beaucoup souffrir, au point qu'il m'est arrivé deux fois que le tympan ne supporte pas et éclate. Cela fait très mal !!

Ces deux expériences m'ont appris chacune des choses différentes. Par respect de la chronologie, je vais vous conter d'abord la première, bien qu'elle soit plus éloignée de notre chapitre : souffrant beaucoup de mon oreille, je m'étais finalement décidé à aller voir le médecin du petit village de montagne où nous étions logés. En quelques minutes, le praticien avait vérifié qu'il s'agissait bien de mon tympan.

« Il n'y a rien d'autre à faire qu'attendre que cela passe, me dit-il d'un air bourru et blasé.

- Attendre que cela passe ? m'écriai-je. Mais cela fait trois jours que je souffre… Vous n'avez rien à me conseiller ?

- Prenez de l'aspirine.

- Mais j'en mange tous les jours depuis deux jours : cela ne me fait rien. Pourtant, je prends la boîte avec ! répliquai-je avec une pointe d'humour, pour me calmer moi-même.

- Alors, j'ai quelque chose pour vous… »

Allez savoir ce qui éveilla ma suspicion, mais je savais alors que le bon médecin allait me donner un placebo ! Il ouvrit le tiroir de son bureau et en sortit une petite boîte bleue et blanche.

« Cela vous soulagera en quinze minutes. Prenez une à deux pilules toutes les deux heures, pas plus. »

Eh voilà. J'allais avoir le choix entre refuser la suggestion, car visiblement il s'agissait de petites pilules au sucre, d'un placebo, ou accepter la suggestion en toute connaissance de cause, maîtriser mon esprit conscient, analytique et rationnel, le faire taire et laisser mon Inconscient me soulager.

Je pris les pilules que me tendait le médecin.

Quinze minutes plus tard, alors que j'étais pourtant très circonspect sur l'efficacité du procédé : plus de douleur !

Merci les pilules au sucre. Et merci à mon esprit conscient d'avoir eu la sagesse d'accepter le traitement.

De retour chez nous, un collègue de ma femme, médecin, me confirma qu'il s'agissait de placebo :

« Oh, ça ? J'en donne à mes patientes, à la clinique, quand elles ne peuvent pas dormir. C'est un placebo. Du sucre. »

Bingo !

Petite question, sur laquelle nous reviendrons au chapitre de l'Hypnose Humaniste : pourquoi, puisque je savais que les pilules étaient en sucre et n'avaient aucun effet physique, pourquoi ai-je pourtant eu besoin d'elles ? Pourquoi avons-nous encore besoin de nous convaincre, avec un petit rituel, un médicament (même en sucre) ou... une séance d'hypnose, pour activer notre médecin intérieur ?

La seconde fois où je me suis fais mal au tympan à cause de l'altitude, j'ai tout de même encore mis deux jours avant de penser que je pouvais me faire une anesthésie hypnotique.

Vous savez ce que c'est, lorsque l'on souffre, on aime bien se faire cajoler. J'ai donc demandé à ma compagne Patricia de me faire cette induction hypnotique.

« Fixe la main... Quelle main veux-tu ?

- La droite, répondis-je, c'est celle de l'oreille.

- Ok, alors fixe la main droite et laisse bien les yeux ouverts, jusqu'à ce que les paupières clignotent, tellement, que tu ne peux plus les tenir ouvertes... voilà... fixe la main... et les paupières clignent... de plus en plus... et de plus en plus... jusqu'à ce que... tu ne peux plus les tenir ouvertes... les yeux se ferment... et, curieusement, la main droite devient aussi légère que les paupières sont louuuurdes... de plus en plus lourdes... louuuuuurdes... et la main si légère... »

Induction hypnotique semi-traditionnelle, donc, mêlant une approche assez directe aux outils de langage d'Erickson.

Mes paupières se fermèrent rapidement, et ma main droite se souleva par petites secousses, doigt après doigt.

« Voilà, c'est très très bien... et la main s'envole maintenant vers le visage... C'est très bien... et de plus en plus. »

La voix de ma douce compagne me guidait dans un processus que je connaissais mais avec lequel je n'interférais pas, comme avec la pilule au sucre. Pourquoi, sous prétexte que je connais la technique, devrais-je l'empêcher de fonctionner ? Milton Erickson, comme d'autres brillants thérapeutes après lui, pensait qu'il ne fallait rien expliquer de la procédure thérapeutique au patient, sous peine qu'il l'entrave ou la détruise. Et il avait raison, malheureusement : combien de fois me suis-je fait couper l'herbe sous le pied par des patients auxquels j'avais expliqué ce que nous allions faire, afin de les rendre plus autonomes ? Quand c'est impossible, il vaut donc mieux ne rien dire, c'est sûr... ce qui n'empêche tout de même pas de tenter d'expliquer, au début. C'est du moins mon avis. Quitte à faire machine arrière, le cas échéant. Car si la personne prend l'explication et accepte de changer en toute conscience, l'impact de la thérapie est beaucoup plus vaste : non seulement la personne a changé (c'est tout ce qu'elle voulait), mais en plus elle se connaît mieux et il y a fort à parier que cela soit une solide garantie « anti-rechute » !

« Peut-être ressens-tu comme la main s'est bien engourdie maintenant » continuait Patricia.

Effectivement, comme il arrive souvent à l'occasion d'une catalepsie ou d'une lévitation du bras, je ne sentais plus ma main – un peu comme lorsque vous avez des *fourmis*.

« C'est cet engourdissement qui va envahir l'oreille et toute la tête quand... la main va toucher l'oreille... »

Et ma main se dirigeait tout doucement vers ma tête. Je sentais la tête bouger par spasmes nerveux, pour se mettre dans l'alignement de la main. Par contre, je n'avais aucune idée de la localisation de ma main.

L'Inconscient ne perçoit ni le temps ni les distances ; il n'a tout simplement pas les fonctions nécessaires, qui sont logées au niveau du néocortex. Etant inconscient, je ne percevais plus l'emplacement de ma main, ni sa distance par rapport à moi.

Et puis, la main toucha la tête, au niveau du maxillaire, sous l'oreille. Cela me fit l'effet d'un extincteur sur le feu de ma douleur. Pshiiiiit !! Tout s'éteint ! Le soulagement fut instantané. Pourquoi n'avais-je pas fait cela plus tôt ?

Immédiatement, tout mon corps se décrispa. Tous les blocages cédèrent un à un, des pieds à la tête. C'est fou comme la douleur peut crisper tout le corps sans qu'on ne s'en rende compte ! Imaginez ce que cela doit être de rester comme cela des jours et des jours... Enfin, pour moi cela allait mieux.

Soulagement.

Voulez-vous savoir comment j'ai résolu la sensibilité de mes oreilles ? Eh bien, c'était l'année suivante, toujours à la montagne. Alors que j'avais pris grand soin de ne pas m'infliger de montées et redescentes trop rapide, je voyais venir avec appréhension le moment du retour, la fin de notre séjour. Il allait bien falloir redescendre. Et, même en allant doucement en voiture, mes oreilles « cloquaient » toujours et pouvaient rester ainsi, me laissant la tête comme dans un aquarium, pendant des jours – parfois plusieurs semaines.

Je pris donc le taureau par les cornes et me fis tout simplement une petite séance d'auto-hypnose. Pourquoi « petite » ? Parce qu'elle dura moins de cinq minutes. Le temps de me mettre en état de transe hypnotique, avec une lévitation d'un bras afin de vérifier la réalité de l'état en question. Je demandai à mon *cher Inconscient* de faire ce qu'il fallait, durant la descente de la montagne, pour que les oreilles supportent le changement de pression. Et c'est tout.

C'est ainsi que, pour la première fois depuis des années, je pus faire le voyage sans douleur. Au moment où la pression commença son effet, *quelque chose* que je savais important pour moi, que je connaissais sans pourtant pouvoir le nommer, céda. Quelque chose changea en moi – je ne sais quoi. J'avalai ma salive, les oreilles craquèrent, mais aucune douleur. C'était fini. J'étais libre ! Et plus jamais ça ne revint.

Le cancer d'Adrienne

On pense parfois qu'il faut être bien ou détendu pour entrer en état d'hypnose. Or, l'Hypnose n'est pas de la relaxation. Si le plus souvent l'état hypnotique est agréable, ce n'est pas toujours le cas, surtout en thérapie où l'on se doit d'aller titiller les zones sensibles de la personne, là où se cache l'épine qui la blesse – afin de la lui retirer. De plus, s'il fallait être tranquille et au calme pour entrer en transe hypnotique, l'Hypnose ne serait pas souvent utile. Vous avez déjà vu ces spectacles d'hypnose ? L'artiste parle vite et fort dans son micro, il y a des éclairages qui surchauffent la scène, plein de monde qui vous regarde… et vous entrez tout de même en transe ! Et c'est pareil avec ce type qui s'est fait renverser par une voiture : il gît sur le trottoir, le genou en miettes, et comme vous voulez lui faire une induction d'anesthésie, en attendant les pompiers, vous lui dites : « Mais calmez-vous, bon sang, si vous hurlez tout le temps comment voulez-vous que je vous hypnotise ? » Non : il faut prendre les choses dans le bon sens : c'est *parce que* vous l'aurez hypnotisé et lui aurez retiré sa douleur qu'il ne hurlera plus, et pas l'inverse !

L'Hypnose n'a rien à voir avec la relaxation. Ainsi, il est très possible – dans le cas imaginaire de notre accidenté de la route – de faire focaliser la personne sur sa douleur pour, justement, la lui retirer, comme dans le cas de cette dame au teint grisâtre, venue assister à mes formations.

Adrienne avait l'air bien malade, ce qu'elle niait puisqu'elle avait signé un engagement d'inscription en formation professionnelle à l'Hypnose qui stipulait qu'elle se portait bien, tant physiquement que psychologiquement… et qu'elle était en ce moment devant moi, en formation en Hypnose !

Grande dame au visage émacié, tous les jours en pull bleu, elle exhibait avec fierté un négativisme que partagent certains esprits ultra-rationalistes, comme s'il s'agissait d'une preuve d'intelligence. Vouloir que tout soit toujours noir, tout autant que vouloir que tout soit toujours blanc, n'est pas preuve d'équilibre, bien que le pessimisme soit plus à rapprocher d'une forme d'esprit pathologique, quand l'optimisme se caractérise souvent par une plus grande force de caractère.

Toujours est-il que, s'il n'y avait pas eu cette fameuse déclaration sur l'honneur, et si la dame en question n'avait pas en plus fait partie du corps médical, j'aurais bien dit qu'elle souffrait d'un cancer.

Il me fallut attendre plusieurs semaines de formation avant de découvrir la vérité. S'étant mise à dos la plupart des participants à la formation en raison de son esprit assez insupportable, Adrienne se retrouvait souvent seule pour faire les exercices. C'est ainsi qu'elle se porta volontaire pour la démonstration que je fais des anesthésies hypnotiques, le jour où nous les étudions. Au moins, elle aurait vécu le phénomène avec quelqu'un, si elle ne trouvait personne ensuite pour pratiquer ! Quand je demandai trois volontaires, elle fut donc la première à lever le bras, avec un enthousiasme qui aurait dû éveiller mes soupçons. Mais je l'acceptai et elle rejoignit les deux autres personnes grâce à qui j'allais pouvoir démontrer trois ou quatre techniques différentes d'analgésie.

Il existe de multiples manières de produire une anesthésie en Hypnose. En réalité, le phénomène est assez simple à produire. Il est impressionnant en raison de la crainte que la douleur suscite, à juste titre, mais si vous avez le niveau technique et l'expérience nécessaires, ce n'est pas quelque chose de difficile à provoquer chez la personne. C'est pourquoi je mêle souvent à ma démonstration une technique que j'invente au moment même – quand vous avez compris l'essence du phénomène, ceci est assez facile à faire, une sorte d'improvisation technique, comme au piano ou à la guitare.

Ce jour-là, je fus bien heureux d'avoir exercé cette aptitude à improviser une séance d'Hypnose, plus que dans les mots eux-mêmes, mais dans sa structure profonde, car cela allait me servir à me sortir d'un guet-apens thérapeutique !

Adrienne était la seconde personne à passer, et elle avait observé la première induction avec un air de défi : sur elle, ce genre de choses « simplistes » ne saurait fonctionner, semblait-elle exprimer silencieusement. Pourtant, elle respirait fortement et ne paraissait pas être au mieux de sa forme, déjà vacillante.

« A nous, maintenant, fis-je à Adrienne après avoir conclu avec la première personne par quelques suggestions apaisantes. Donc, vous l'avez compris, pour les besoins de la démonstration, j'ai besoin de trouver un point sensible chez vous, un endroit qui vous fait plus facilement mal afin de mettre en évidence – pour vous et pour le groupe – les effets de l'anesthésie hypnotique… Où est-ce pour vous ?

- Au ventre. J'ai très mal au ventre, répondit-elle en me regardant droit dans les yeux, froidement.

- Au ventre ? Ça ne va pas être très pratique pour pincer ou provoquer une douleur, même légère…

- Vous n'avez besoin de rien faire. J'ai *déjà* très mal au ventre. J'ai un cancer de l'utérus, qui me fait beaucoup souffrir, et comme je savais qu'il y aurait une démonstration sur la douleur, aujourd'hui, je n'ai pas pris mes médicaments.

- Vous n'avez pas pris vos médicaments ?? m'écriai-je. Il ne faut jamais faire cela ! »

Me souvenant qu'elle était médecin elle-même, bien qu'assez abasourdi, je m'en tins là et passai aussitôt à la suite.

« OK, donc si je touche le ventre, dis-je en avançant ma main vers elle, ça vous fera très mal ?

- Oui, confirma-t-elle d'une voix un peu inquiète.

- Je peux ? »

Elle hocha la tête, et j'appuyai doucement le dos de ma main sur son ventre. Elle écarquilla immédiatement les yeux, en serrant les dents, le visage soudain blême.

« Oh, mais c'est donc vrai ! lançai-je avec un grand sourire. Quand j'appuie, ça fait très mal... et vous savez que je vais appuyer encore, dans un instant. »

La réplique en apparence sadique est volontaire. Elle sert à montrer à la personne que la douleur n'effraie pas le praticien, bien au contraire, et que rien ne le retiendra de faire encore plus mal, ce dont la personne essaiera de se protéger, en acceptant d'autant mieux l'induction et l'anesthésie hypnotique.

L'idée qui m'était venue en appuyant sur le ventre d'Adrienne était que je pouvais peut-être apprendre au corps à baisser l'intensité de la douleur par saturation de douleur, exactement comme on le fait spontanément en se frottant le coude, lorsqu'on l'a cogné quelque part : l'information "douleur" est noyée par toutes les informations physiques envoyées au cerveau par le frottement au niveau du coude.

Je n'avais jamais tenté pareille expérience, mais il me semblait que cela pouvait fonctionner, au moins par suggestion.

Ma main n'avait pas bougé du ventre d'Adrienne, qui se remettait tant bien que mal de sa douleur. Je lui expliquai comment on soulage une douleur, au coude par exemple, en la frottant, en la saturant d'informations. Elle ne disait rien.

« Alors, voilà ce qui va se passer... Vous voulez m'aider ?

- (elle hoche la tête)

- D'accord, alors faites une chose pour moi... Faites... Rien ! Je sais que cela va être dur, mais ne faites rien. Ok ?

- Ok, fit-elle doucement.

- Bien. Merci. Alors, ça commence. Laissez seulement votre corps réagir comme il sait le faire... »

Et j'appuyai légèrement sur le ventre d'Adrienne, comme la première fois – sauf que maintenant, elle était prévenue.

Adrienne blêmit à nouveau.

« Et pensez à respirer, aussi : ça aide à vivre ! »

Puis, sans rien ajouter d'autre, je relâchai et ré-appuyai sur le ventre, en augmentant très doucement la force d'appui.

Après quelques poussées sur le ventre, ma force d'appui ayant pratiquement doublé par rapport à la première fois, sans qu'Adrienne ne se soit évanouie – ce que l'on aurait pu craindre auparavant – je la félicitai.

« Là, j'appuie déjà deux fois plus fort que tout à l'heure, et la douleur est pareille ? Ou ?...

- C'est un peu moins fort, commenta Adrienne.

- Un peu moins fort ? Alors que j'appuie plus ?... C'est très très bien… Alors, le corps va continuer d'apprendre. »

Je misais sur le contexte de départ : la saturation d'informations qui provoque l'anesthésie, qui convenait d'ailleurs bien à son caractère, en utilisant symboliquement la façon qu'elle avait de se pourrir la vie, mais à son avantage.

Le peu de paroles était aussi voulu, le contexte étant posé, j'espérais qu'Adrienne ferait le travail (inconsciemment) par elle-même. Ce que l'on appelle une suggestion indirecte tacite. Et cela fonctionnait visiblement bien.

Au bout de quelques minutes, non seulement j'appuyais vraiment fort sur le ventre d'Adrienne – ce que je n'aurais pas osé faire au départ, vu sa très forte réaction – mais en plus son visage s'était calmé et elle avait repris bon teint. Le groupe observait cela avec stupéfaction, la frayeur de départ s'étant dissipée avec les bonnes réactions d'Adrienne.

« Cela va bien mieux, maintenant, confirmai-je à Adrienne, sans risque de me tromper, étant donné son visage tranquille.

- (prenant une grande inspiration) Oui, ça va.

- (constatant une légère incongruence dans la réponse) Mais ? …il y a quelque chose qui ne va toujours pas, n'est-ce pas ? »

Que la douleur au ventre soit partie sans le moindre médicament et en quelques minutes à peine était déjà un miracle en soi, mais les gens en veulent toujours plus…

« J'ai toujours bien mal au dos, répondit-elle.

- *Quand* m'avez-vous parlé de ce mal au dos ? Bon, ok, il suffit de vous mettre une ceinture de force, autour des reins. »

Il est vrai que j'aurais pu penser moi-même à cette douleur dans le dos, probable, mais la personne a besoin d'exprimer ce qu'elle ressent à voix haute : la parole crée, et ce qui s'envole dans l'air prend déjà une sorte de *densité*, qui permet de travailler sur la chose en question. Ici, la douleur au dos.

Le fait étant exprimé, je pouvais plus facilement l'aborder par métaphore, ce qu'Adrienne, pourtant d'ordinaire très rationnelle, comprit parfaitement.

Etait-elle donc en état d'hypnose ? Et quand, donc, avais-je procédé à l'induction hypnotique ?... Parce que vous pensez qu'il faut ajouter une technique quelconque pour *modifier l'état de conscience* de quelqu'un qui souffre à ce point-là ? Vous pensez que cette personne est dans son état normal ? Non, pas besoin d'en rajouter, quand quelqu'un souffre comme cela, elle est déjà en *état modifié de conscience.*

Adrienne prit donc la métaphore de la grosse ceinture que l'on se met autour des reins pour se protéger du mal de dos.

« Et serrez bien fort la ceinture » ajoutai-je.

Le sourire d'Adrienne me confirma que ces quelques paroles avaient fait leur œuvre.

L'anesthésie hypnotique, posée à 15h00, fit effet jusqu'à minuit, heure à laquelle Adrienne me raconta s'être réveillée de douleur. Elle repensa alors à notre séance, resserra sa ceinture… et se rendormit. La douleur cessa encore jusqu'à midi, le lendemain, et Adrienne resserra à nouveau sa ceinture. Elle arrêta de prendre les médicaments destinés à soulager sa douleur et poursuivit son traitement avec l'hypnose comme seul soutien anesthésique.

La verrue plantaire de Ghislaine

C'est à la suite d'une pareille démonstration d'hypno-analgésie que Ghislaine, sage-femme de profession, eut cette curieuse idée de se retirer elle-même une verrue plantaire.

"*On ne croit que ce que l'on voit*" dit le proverbe, or en Hypnose, "*on ne voit que ce que l'on croit*". Si quelque chose vous paraît impossible à réaliser, en Hypnose autant et peut-être plus que dans la vie, vous aurez raison : vous ne parviendrez jamais à réaliser cette chose, ce qui viendra confirmer et renforcer votre conviction de base. Il y a donc des parties de la formation que je dispense en Hypnose qui ne sont pas illustrées par une démonstration, parce qu'il est important que les apprentis hypnothérapeutes parviennent à une propre conviction, à dépasser leurs limites psychologiques. Mais, il y a d'autres parties de la formation pour lesquelles les démonstrations sont indispensables, comme les anesthésies par exemple. Les élèves ayant constaté par eux-mêmes le phénomène, ils l'expérimentent ensuite souvent avec succès du premier coup, ce qui n'était pas évident.

Ghislaine avait été particulièrement convaincue par cette partie du cours et avait brillamment réussi les expériences pratiques entre étudiants.

Le lendemain, durant une pause de la formation, je vis ma compagne Patricia, dans un escalier, en train d'observer le dessous d'un pied de Ghislaine. Bien que curieux de ce que j'avais pris pour un autre de ces mystérieux rituels féminins, je ne m'approchai pas et restai discret sur la chose. Pourtant, à l'heure du repas, je ne pus m'empêcher d'aborder le sujet.

« Ah, je vous ai vues tout à l'heure, dans l'escalier, avec Ghislaine… C'était bien ? demandai-je à Patricia.

- Oh, tu sais ce qu'elle a fait, Ghislaine ?
- Eh bien, non, justement…

- Après ton cours sur les anesthésies, elle a testé gentiment sur ses amies de formation, et puis elle est rentrée à sa chambre d'hôtel – elle avait sa trousse médicale avec elle – elle a pris un bistouri, elle s'est anesthésiée le pied, et a retiré comme ça une verrue plantaire qu'elle avait !... Figure-toi qu'elle m'a montré la plaie, ce matin, et qu'elle avait cicatrisé dans la nuit !! C'était encore tout rose, bien sûr, mais pas saignant, la peau a déjà commencé à bien se reformer. »

Ne vous amusez pas à faire cela chez vous ! Ghislaine était une professionnelle soignante et elle prenait ses responsabilités. Elle me confia plus tard avoir « testé quelque chose », une « suggestion d'hyper-cicatrisation » : elle avait demandé à son corps de faire en sorte que la plaie cicatrise plus vite que de nature. Ghislaine avait pensé que si ça pouvait fonctionner, ce serait génial... et ça a fonctionné !

Où sont les limites de notre esprit ?

La fracture ouverte de Maurice

Dans le même style, et pour conclure avec les expériences d'anesthésies hypnotiques, voici comment Maurice, peintre en bâtiment de son état, put aider son fils aîné, lors d'un accident.

Maurice a cette qualité d'être qu'il possède une foi inébranlable en la vie. Certains associeraient cette foi à une forme de naïveté mais, comme le précisait le professeur Bernheim, de son temps : la crédulité, ou naïveté, est le fait de croire en n'importe quoi ; la *crédivité* est cette capacité que certains ont de pouvoir croire sans preuve. La crédulité est une faiblesse, la *crédivité* est une force.

Le terme « crédivité », inventé par Bernheim, n'est pas resté dans le dictionnaire, mais l'idée était bonne : croire à n'importe quoi sans réflexion ni intelligence n'a rien de profitable ; mais pouvoir croire et donc agir sur sa seule conviction est une puissance que beaucoup envient.

Maurice n'avait peut-être pas l'intelligence des diplômes, mais il avait celle du cœur, bien plus importante dans la vie, et quand il faisait quelque chose, il y croyait à 100%, ce qui donnait à ses suggestions hypnotiques une efficacité incomparable, jalousée par bien des professionnels.

C'est ainsi que, bien longtemps après la formation en Hypnose qu'il avait faite pour son propre plaisir, Maurice et son fils étaient partis pour la journée en randonnée cycliste. Le fils de Maurice devait avoir à l'époque une vingtaine d'années et, avec son père, il pratiquait le vélo tout-terrain.

C'est au plus profond de la forêt que le fils de Maurice fit une mauvaise chute. Il n'était pas vraiment sonné, mais une douleur insoutenable montait de sa jambe gauche. Le papa examina la peau déchirée, pour constater que quelque chose de dur sortait de la jambe : très vraisemblablement, son fils devait s'être brisé le tibia. Il s'agissait d'une fracture ouverte !

Fort de sa confiance en l'Hypnose, Maurice décida de pratiquer une anesthésie hypnotique sur son fils, afin de l'aider à patienter jusqu'à ce que les secours arrivent ; cela fonctionna parfaitement et il put le laisser seul, l'esprit tranquille, pendant qu'il partait à la recherche d'un téléphone.

Lorsque Maurice revint avec l'équipe du SAMU, son fils l'attendait calmement, les yeux clos, la respiration tranquille. Il maintenait du mieux qu'il pouvait l'anesthésie de son père. Le médecin put procéder aux premiers soins et, arrivé à l'hôpital, le fils de Maurice ne souffrait toujours pas.

Le chirurgien qui se chargea de remettre la fracture fut si impressionné du calme du jeune homme, et de l'absence indubitable de douleur, qu'il autorisa que la pose de la broche se fasse également sous anesthésie hypnotique, sous surveillance de l'anesthésiste habituel, bien sûr. L'équipe médicale, bien qu'au courant des possibilités de l'Hypnose en travail d'urgence, n'avait peut-être jamais eu l'occasion de travailler réellement avec un patient en état d'hypnose. C'était le moment de tester *in vivo* ce que cela donnait ! Aujourd'hui, il ne se passe plus un congrès d'anesthésistes sans un atelier ou une conférence sur les possibilités médicales de l'Hypnose. Toutefois, cette pratique reste encore anecdotique et très liée aux impératifs budgétaires des hôpitaux. Une anesthésie hypnotique prend en effet plus de temps à « poser » qu'une anesthésie chimique, ce qui est bien sûr moins rentable…

Quoi qu'il en soit, le chirurgien et l'anesthésiste de l'hôpital où le fils de Maurice avait reçu ses soins furent si satisfaits de l'intervention hypnotique du papa qu'ils l'autorisèrent même à renouveler l'expérience, cette fois-ci avec un peu plus de préparation, lorsque le moment fut venu de retirer la broche de la jambe. Et tout se passa à nouveau formidablement bien.

S'il est possible de comprendre les nécessités financières des entreprises hospitalières, on pourrait tout de même espérer qu'une place plus large soit faite à des interventions plus humaines, lorsque les conditions et le patient le permettent.

Nul besoin d'être psychologue, ou même porté sur la psychologie, pour produire une anesthésie hypnotique. Un minimum de formation permet aux médecins intéressés d'intégrer, et relativement facilement en plus, cette technique dans leur pratique, en hypnose pure ou en hypnosédation.

Toutefois : pourquoi vouloir confier aux mêmes professionnels tous les domaines de la santé ? Le monde médical est extrêmement technique et il évolue à grande vitesse. Les professionnels de ce secteur n'ont pas forcément envie d'ajouter encore aux obligations de leur métier… comme ils peuvent très bien ne pas avoir d'intérêt pour cette facette de l'être humain. Laissons donc la mécanique aux mécaniciens, et le travail avec l'esprit aux professionnels de l'esprit.

Les hôpitaux engagent bien des clowns et des magiciens pour divertir leurs patients, pourquoi pas des psychothérapeutes pour prendre en charge leur bien-être psychologique ?

= 7 =
HANNA ET LA JEUNE REBELLE

Hanna était une grande et belle femme d'une trentaine d'années. Sa longue chevelure blonde auréolait un regard bleu profond qui semblait vous transpercer. La jeune femme se savait séduisante et elle en jouait ! Je la connaissais depuis quelques temps déjà, ainsi que son mari, lorsque survint un phénomène étrange et tout à fait incompréhensible à qui ne connaît pas les mécanismes de l'Inconscient. Comme Hanna l'avouait elle-même, elle avait toujours eu un tempérament fort, à l'image de son physique assez sportif. Son entourage avait toujours pensé qu'il s'agissait du caractère d'Hanna, très fière de sa beauté et très susceptible d'en abuser à l'occasion.

Plus tard, lorsque la situation se fut calmée, Walter, le mari d'Hanna, me confia qu'il avait toujours connu sa femme ainsi et que les disputes conjugales avaient été choses courantes depuis le début de leur relation, il y a dix ans.

Vous allez voir à quel point on peut être *téléguidé* par notre Inconscient, dont certaines facettes peuvent être si présentes que plus personne ne trouve cela anormal.

Voici donc l'histoire d'Hanna : un soir, alors qu'ils s'étaient disputés comme cela leur arrivait souvent, Hanna devint comme hystérique. Elle ne parlait plus avec sa voix habituelle, elle utilisait un vocabulaire que l'on aurait attribué plutôt à une fillette qu'à une adulte, et elle trépignait, hurlant et pleurant, secouée d'une rage venue des tréfonds d'elle-même.

Walter me raconta avoir d'abord été surpris de la violence de la réaction émotionnelle de sa femme, avant de comprendre que celle qui hurlait devant lui n'était pas la femme qu'il avait toujours connue. C'est là qu'il m'appela en urgence.

Lorsque j'arrivai sur les lieux, Hanna et Walter paraissaient tous les deux hagards. Lui ne savait pas quoi penser de la situation, et elle était comme droguée. Walter me fit le récit de ce qui venait de se passer pendant que Hanna restait prostrée, accroupie contre une armoire, dans un coin de la pièce. Ses cheveux habituellement si bien coiffés lui retombaient sur les yeux, comme pour cacher le vide de son regard.

Fort du peu d'informations que m'avait données Walter, je conclus à une sorte de régression de la jeune femme. Elle avait pris la physionomie d'une adolescente vexée et, si j'avais raison, son ton de voix nous confirmerait son âge. Je m'approchai donc doucement d'elle.

« Hanna... on peut parler ?

- Va-t-en ! cria-t-elle brusquement. Tu es pareil que lui !! »

Je connaissais la jeune femme très chic et distinguée, exprimant avec aisance une grâce naturelle, et son langage était habituellement en harmonie avec son élégance – mais, là, ce n'était plus du tout le cas. Elle avait la voix et l'attitude d'une adolescente. D'instinct, je lui aurais donné treize ans et, croyant toujours avoir à faire à une régression spontanée, je la grondais comme on pourrait gronder une jeune fille :

« Dis donc, fillette, à treize ans on ne parle pas comme ça à un adulte ! Alors, tu te calmes et tu me dis ce que tu veux. »

On prend l'habitude, lorsque l'on pratique depuis longtemps les régressions hypnotiques, d'adopter le ton de voix qui convient à l'âge atteint par la personne en état d'hypnose : on parle différemment à un enfant de trois ans, qu'à un adolescent ou à un adulte. Et c'est ce que je faisais avec Hanna, sous le regard surpris du mari.

Hanna recommença aussitôt à hurler, véritablement hystérique, au point que nous fûmes obligés, Walter et moi, d'immobiliser doucement, mais fermement la jeune femme.

Je commençais à me dire qu'il allait falloir l'hospitaliser ! Mais Hanna finit par se calmer, haletante, le regard à nouveau vide, comme d'une frustration longtemps contenue et qui serait retournée se cacher dans son antre profond.

Je profitai de l'accalmie pour parler à nouveau à Hanna, cette fois sur un ton d'adulte, afin de dissocier la jeune femme de son comportement d'enfant et l'aider à en sortir, à la faire revenir au présent. Quelle ne fut pas ma surprise de constater que Hanna n'était absolument pas en régression : il n'y avait plus de « partie adulte » présente, mes paroles se heurtaient à la logique de la jeune adolescente, qui usait du corps adulte pour réaliser ses caprices ! On aurait cru voir une personnalité multiple, chose extrêmement rare.

D'ordinaire, la personne présente une cassure de personnalité : une facette d'elle perturbe son comportement habituel, jusqu'à créer parfois de réels conflits intérieurs. On a alors accès aux différentes facettes de la personne. On s'adresse à l'esprit conscient, adulte et qui a fait le chemin jusqu'au cabinet de consultation, et on parle avec lui de ce qui l'ennuie. La personne répond en parlant de *l'autre* partie :

« C'est comme si, à chaque fois que je voulais faire du vélo, quelque chose m'en empêchait... Je me dis que je vais perdre mon temps, que j'ai bien d'autres choses de mieux à faire, que ce n'est pas bon pour moi, etc. » dira-t-elle, par exemple.

La personne adulte, l'identité habituelle, s'exprime sur ce qui la gêne et, en passant par une symbolisation consciente, on parvient à communiquer avec la facette inconsciente :

« Ok (la personne est en état d'hypnose) : demandez donc à cette partie de vous ce qu'elle fait ici...

- Elle (voit une armure)... est là pour me protéger. »

Voyez comment le thérapeute s'adresse en direct à la personne, à son identité majoritaire, pour obtenir de l'information sur la facette cachée de sa personnalité.

Dans le cas d'Hanna, c'était impossible : il n'y avait *que* la partie auparavant inconsciente. Impossible de recontacter l'identité adulte que l'on connaissait autrefois.

Hanna semblait comme possédée par la jeune fille rebelle et chaque proposition que je pouvais faire était aussitôt rejetée. Même me mettre en synchronisation avec son esprit ne fonctionnait pas, car Hanna adulte connaissait cette technique et la fille qui avait pris les commandes d'elle se servait des connaissances de l'adulte pour jouer dans ce monde-ci.

La situation semblait assez désespérée ! Mon intuition sur son âge paraissait juste, car l'adolescente avait été comme choquée de m'entendre prononcer son âge. Si je m'étais trompé, elle aurait ricané ou l'adulte aurait refait surface pour me dire que je délirais. Là au contraire, Hanna donnait l'impression d'être une sorte de fantôme, habitué à ne pas être vu, à voyager invisible dans la vie, et qu'une sorte de médium aurait révélé. La jeune fille rebelle me regardait comme s'il était impossible que je l'aie découverte.

Je pris tout de même la décision de croire que l'adulte, l'identité habituelle d'Hanna que la fillette rebelle avait envahie, était toujours quelque part en Hanna et qu'elle pouvait m'entendre. Je me mis donc à faire le récit de l'art et la manière de panser la « déchirure d'esprit », de réparer la cassure qui était certainement à l'origine de la fillette rebelle.

Nous avons déjà parlé page 102 de cette particularité psychologique : si un enfant se trouve blessé ou traumatisé, pour se protéger, il se dissocie. Or, cette dissociation fragmente l'esprit. La partie principale de l'esprit continue de grandir et forme la personne adulte que l'on a en face de soi, alors que l'enfant qui a fui le corps a stoppé sa croissance et est toujours quelque part dans l'esprit de la personne, à l'âge qu'il avait au moment des faits. Généralement, on s'aperçoit de la présence d'une fragmentation de l'esprit, d'une « partie » dissociée, lorsque l'on aborde certains sujets et que la personne y répond avec une voix plus jeune. Ce n'est alors plus l'adulte qui s'exprime, mais l'enfant intérieur.

L'extraordinaire du cas d'Hanna, c'était que la petite partie d'elle-même qui s'était dissociée avait pris tellement de force qu'elle parvenait à dominer la personne entière ! Je n'avais jamais vu cela. Alors, je m'accrochai à ma stratégie et répétai plusieurs fois le récit de ces personnes – d'anciens patients à moi – qui avait résorbé leur cassure intérieure en consolant l'enfant en eux, puis en le prenant par la main, pour le faire grandir en taille et en âge... Le faire grandir, physiquement, jusqu'à ce que l'enfant atteigne exactement la même taille que la personne adulte, et puis vérifier que les années soient passées également sur l'enfant, lui enseignant tout ce que l'adulte sait aujourd'hui, afin que l'enfant intérieur ait le même âge exactement et les mêmes connaissances que la personne qui fait ce travail de reconstruction intérieure.

Arrivé à un certain point, l'enfant intérieur, fragmenté, n'en est plus un : il devient si proche de la personne globale qu'il fusionne à nouveau avec elle, spontanément. Et la fracture ancienne disparaît enfin...

Hanna et Walter revinrent me voir trois jours durant, pendant lesquels je répétais mon manège. Je passais des heures avec Hanna, ce qui aurait été impossible si j'avais été en animation de formation ou si mes journées avaient été déjà pleines. Heureusement, le hasard fait souvent bien les choses !

Et voyez encore une fois l'importance de posséder chacun une bonne connaissance des mécanismes de l'Inconscient. Si Hanna et Walter avaient su ce que je savais sur le fonctionnement de l'esprit humain, ils n'auraient pas eu besoin de moi. Nous devrions tous savoir comment nous fonctionnons !

Le soir du troisième jour, Hanna s'effondra en larmes. Elle m'écoutait expliquer comment résorber sa brisure intérieure. Je parlais à la jeune fille rebelle, très douée et très intelligente, puisqu'elle utilisait les savoirs de l'adulte pour se défendre, et je devais justifier mes arguments, expliquer comment serait la vie après – lui dire qu'elle ne disparaîtrait pas. Car la jeune fille rebelle avait peur : peur de mourir, de ne plus exister en tant que telle… Et comment dire à quelqu'un qu'il ne va pas disparaître, même s'il cessera d'être ce qu'il est. Pour la jeune fille rebelle, cela ressemblait beaucoup trop à la mort ! Oui, elle existerait encore, sous une autre forme, elle se fondrait en Hanna et pourrait profiter de tous les avantages de la vie adulte, de toute cette liberté, tout en conservant la joie de vivre et l'esprit qui lui étaient chers.

Elle ne me croyait pas… Et c'était compréhensible : vous avez déjà tous entendu ces histoires de vie après la mort. Et vous y croyez, vous ? Si oui, tant mieux pour vous, car la jeune fille rebelle, elle, avait bien du mal avec cette idée. Pour elle, « se fondre avec l'adulte » revenait à mourir. Point.

Bien que plutôt tenace, je commençais un peu à m'inquiéter. J'avais nettement l'impression de parler dans le vide. La seule personne qui me répondait étant celle pour qui tout cela ne pouvait que mal se finir, quelle motivation pouvait-elle avoir à faire ce que je lui demandais ? Qu'y gagnerait-elle ?

Et maintenant, Hanna pleurait à chaudes larmes.

« Je vous ai menti, fit-elle d'une voix grave.

- Comment, menti ?

- Ce midi, quand vous m'avez demandé si la petite fille était toujours là… quand j'ai répondu, c'était moi. Mais je ne voulais pas que cela finisse, tout a été beaucoup trop vite, je ne m'y attendais pas… alors, j'ai joué la comédie, j'ai fait comme si j'étais elle… Mais, il n'y a plus de petite fille. Votre thérapie a fonctionné » conclut-elle comme un reproche.

Je n'osai y croire ! Mes paroles étaient donc passées ! Le lambeau de chair à vif qu'avait été la jeune fille rebelle avait cicatrisé. Et Hanna était guérie.

« Puis-je vous poser une question ? demandai-je à Hanna.

- Oui, laquelle ?

- J'aimerais vous raconter ce qui a pu provoquer la cassure en vous, d'après moi… et vous me dites si j'ai bien deviné.

- Allez-y toujours… »

J'avais ramassé pas mal d'indices, durant ces trois jours auprès d'Hanna et de son mari Walter, et j'en avais déduit ce qui avait pu se passer pour Hanna, l'année de ses treize ans. Toute mon intervention avait été basée sur cette théorie, en plus de la structure de reconstruction que je vous ai décrite. Et j'avais envie de savoir si j'avais réussi à deviner le passé, à déduire du présent les évènements à l'origine de la jeune fille rebelle :

« Alors, voilà, je vous présente ça comme une histoire et, si ça se trouve, tout est faux – bien que les différents éléments s'accordent logiquement.

- Allez-y donc.

- Ok, eh bien un jour, la jeune Hanna est tombée éperdument amoureuse d'un garçon un peu plus vieux qu'elle ; elle était folle de lui… mais le père de la jeune Hanna refusait qu'elle sorte autant qu'elle le désirait. Elle était encore trop jeune, lui disait-il. La jeune fille ne pouvait se battre contre son père, qui la retenait chez elle et elle sentait que, si elle ne voyait pas plus souvent son amoureux, elle le perdrait.

« Un jour, prise de désespoir, la jeune Hanna se rebella contre son père. Il y eut peut-être même des insultes ?... Quoi qu'il en soit, alors qu'il ne l'avait jamais frappée, le bon papa, jusque-là adoré, la gifla violemment – probablement plus fort qu'il ne l'aurait voulu, mais le mal était fait. La jeune Hanna se réfugia en larmes dans sa chambre, la tête résonnant encore de la gifle paternelle… et quelques temps après, elle perdit son amoureux qui, comme sans doute tous les garçons de cet âge, n'allait pas attendre après une jeune fille fantôme.

« La jeune Hanna vécut alors son premier et plus horrible anéantissement. Elle ne s'en remit jamais… et le corps et l'esprit d'Hanna continuèrent de grandir… sans elle.

« C'est elle, la jeune rebelle qui a hanté votre vie ; c'est elle qui a déclenché toutes les pires disputes de votre vie avec Walter, judicieusement choisi pour ressembler à votre père ;

c'était elle qui se battait pour sa liberté, avec une ténacité étonnante pour une femme déjà aussi libre que vous, Hanna ; c'était elle qui se blessait à la tête et qui cherchait à se faire gifler par Walter, quitte à le gifler vous-même pour lui montrer ce que vous recherchiez – bien que Walter ait toujours résisté à l'appel provocateur de la jeune fille rebelle et ne vous ait jamais touchée, vous, Hanna.

« Vous avez épousé Walter pour reconquérir le cœur perdu de votre père ; mais la jeune rebelle a tenté, toute votre vie ensemble, de briser votre couple. Elle a insulté Walter, l'a poussé à bout, à maintes reprises, mais votre courageux chevalier servant n'a jamais craqué et c'est cela, au moment anniversaire de la gifle que vous avez reçue à l'âge de treize ans (c'était à ce même moment de l'année, n'est-ce pas ?), c'est cela qui a insupporté et énervé tellement la jeune fille rebelle qu'elle a littéralement craqué : de cachée qu'elle était toutes ces années, elle a fait surface, vous envahissant, Hanna. Elle a pris possession de vous pour arriver à ses fins… mais vous ne vous êtes pas laissé faire, et vous l'avez guérie.

« Ce que vous avez fait, Hanna, est époustouflant. Je n'avais jamais vu quelqu'un franchir si vite et avec autant de succès une barrière inconsciente aussi phénoménale ! Vous avez réussi à franchir un cycle de vie… D'autres que vous y auraient passé leur existence entière, submergés par une blessure si profonde qu'elle déterminait toute leur vie, sans qu'ils le sachent. Combien vivent comme cela, téléguidés par leur Inconscient, incapables de reconnaître que leurs faits et gestes, leurs pensées et leurs sentiments leur viennent d'une sorte de programme, hérité de leur éducation, de la morale ou d'une blessure de vie, comme vous, Hanna ?... Mais, *vous*, avez réussi à franchir cela, à dépasser cette étape de vie. Comment votre vie va être belle et épanouie, maintenant ! »

Hanna et Walter, qui était là, m'avaient écouté stupéfaits. Etais-je tombé juste à ce point ?

« Eh bien… dites-moi ? demandai-je à Hanna. Est-ce que cela a du sens pour vous ? Qu'en dites-vous ?

- Walter vous a raconté mon enfance, n'est-ce pas ?

- Je vous promets que non, et vous savez bien que nous n'en aurions pas eu le temps, j'étais toujours avec vous… Donc, la jeune fille amoureuse, la gifle, la reconquête inconsciente de votre papa, votre caractère qui était en fait celui de la fillette ?

- Oui oui, confirma Hanna en me regardant comme si j'étais une sorte d'extraterrestre, c'est incroyable. Vous venez de décrire un de mes souvenirs d'enfance. Je ne sais même pas si je l'avais déjà raconté à Walter.

- Tu m'en avais raconté des morceaux, fit Walter, mais je ne les avais jamais assemblés. Je pensais qu'il s'agissait de différents moments de ta vie… Mais c'est vrai que nos disputes étaient toujours axées sur le même thème : ta liberté, soi-disant je t'emprisonnais, je t'empêchais d'aimer les gens que tu voulais, etc. Et tu avais une sorte de pouvoir, de don pour m'énerver, comme jamais je ne m'énerve avec personne d'autre… Et puis, ce truc avec la tête, c'est vrai aussi. C'est comme si tu essayais de m'obliger à te frapper – je ne l'ai jamais fait ! Mais je comprends mieux d'où ça venait… C'est vraiment complètement incroyable. Je n'en reviens pas de la puissance de l'Inconscient, qui manipule autant la personne que son entourage… Incroyable ! »

Personnellement, j'étais assez content d'avoir pu remonter aussi précisément dans l'histoire d'Hanna, sur l'observation de quelques faits présents, comme un Sherlock Holmes de l'esprit. Mes années d'observation et de compréhension du genre humain étaient payantes, et j'étais fier d'avoir pu aider Hanna à franchir ce cycle de vie, comme je le lui avais dit. Car l'Inconscient est d'ordinaire si puissant, qu'il est rare de rencontrer des gens possédant la force de caractère nécessaire à le transcender. Des gens capables de retrouver leur identité vraie et devenir vraiment eux-mêmes.

Margot, les nuages et le soleil

On ne peut jamais juger si l'expérience vécue par la personne la marquera à vie ou non – certains traverseront sans encombre de terribles épreuves de vie, et s'en trouveront peut-être même grandis, quand d'autres s'effondreront sous des choses qui pourraient nous paraître insignifiantes. La gravité ou le manque de gravité apparent n'indiquent pas comment la personne va réagir inconsciemment, à long terme.

Ainsi, il est toujours bon d'éduquer chacun sur les particularités de son Inconscient, les plus petits comme les grands.

Margot avait neuf ans à peine. C'était une jolie petite fille aux cheveux fins, coiffés comme ceux de sa maman. Tout allait pour le mieux dans sa vie d'enfant, si ce n'était qu'à son âge elle faisait encore pipi au lit.

La maman de Margot ayant entendu parler de l'Hypnose vint un jour me confier sa fille.

« Voilà docteur…

- Oh, je ne suis pas docteur, vous savez, l'interrompis-je.

- Oui, bien Margot souffre d'énurésie, et…

- Houlala ! m'exclamai-je en coupant à nouveau la parole à la maman et en me retournant vers sa fille. Cela doit être horrible ! Et c'est très douloureux ? Ça fait mal ?

- Ben non, ça fait pas mal, monsieur, répondit la fillette.

- Tu ne *souffres* pas, alors ?

- Non, j'ai même pas mal !

- Bon, tant mieux, et qu'est-ce qui se passe alors ?

- Je fais pipi dans mon lit sans faire exprès. »

Voilà qui était bien mieux formulé.

« Oh, tu fais pipi dans ton lit *sans faire exprès* ? Eh bien, tant mieux aussi… ça veut dire que *ça s'arrêtera* aussi sans faire exprès… Mais tu sais comment demander ça à ton corps ?

- Ben non, c'est pour ça que je suis là. »

La petite fille avait exprimé mieux que sa maman son souci et l'objectif de notre rencontre. Je n'allais pas la soigner ou lui faire quoi que ce soit. J'allais lui apprendre à parler avec son corps – et *elle* pourrait ensuite lui demander d'arrêter de « faire pipi dans son lit sans faire exprès ».

La maman assise dans un coin de la pièce, Margot et moi nous mîmes en devoir de découvrir comment parler à son corps. J'en profitai pour poser de discrètes questions à la fillette sur sa vie, à la maison, à l'école, avec ses parents, le petit frère et les copines. Apparemment, tout allait bien. Il devait s'être passé quelque chose, un jour, qui avait bloqué la petite fille dans son apprentissage de la propreté, mais cette chose semblait avoir disparu… sauf que le blocage était resté. Il suffisait maintenant à Margot de trouver son moyen à elle de communiquer avec son Inconscient.

Il aurait été plus facile d'induire une transe hypnotique chez l'enfant, puis de lui donner quelques suggestions, directes ou métaphoriques (« fermer le robinet dans le ventre »), mais elle n'aurait pu alors faire connaissance avec son Inconscient.

Milton Erickson n'a jamais vraiment cherché à ce que ses patients prennent conscience de leur Inconscient – il leur demandait de lui faire confiance (« faites confiance à votre Inconscient » est la phrase la plus célèbre d'Erickson !), pas d'entrer en collaboration active avec lui. Il s'agissait de le laisser faire. On trouve cependant, en Hypnose Ericksonienne, la trace d'une première association d'action entre l'esprit conscient de la personne et son esprit Inconscient chez Ernest Lawrence Rossi, qui fut l'ami et un proche collaborateur de Milton Erickson. Rossi finissait souvent ses inductions hypnotiques par quelque chose comme cela :

« Et vous pouvez revenir ici et maintenant, au fur et à mesure que votre esprit conscient et votre esprit Inconscient comprennent qu'ils peuvent désormais collaborer, chaque jour. »

C'était le premier pas vers une participation plus active de l'esprit conscient (ce que vous identifiez par « Moi ») et l'esprit profond, inconscient, de la personne. Le second pas fut franchi par les praticiens modernes de l'Hypnose, dont le sexothérapeute Daniel Araoz, qui baptisa « Nouvelle Hypnose » l'utilisation des techniques éricksoniennes dans un esprit plus vaste d'évolution personnelle.

Le cas de Margot pourrait donc dignement figurer au chapitre suivant sur la Nouvelle Hypnose, car la fillette apprit par son expérience à collaborer avec son Inconscient, plutôt qu'à lui faire aveuglément confiance.

Quoi qu'il en soit, il illustre bien mon propos, qui est de vous montrer à quel point votre Inconscient peut déterminer votre existence, du plus simple détail à l'entièreté de votre vie, comme dans le cas précédent d'Hanna... alors qu'il peut suffire de peu, lorsque c'est pris à temps, pour lui demander de changer de comportement – de *vous* faire changer.

Margot avait maintenant trouvé un moyen secret (elle ne voulait pas me le dire, pour l'instant) de demander ce qu'elle désirait à son Inconscient.

« Mais je ne sais pas à qui je dois le dire, fit-elle.

- Tu veux que je te le présente ? proposai-je.

- Oh oui, comment allez-vous faire ?

- C'est très facile. Il faut que tu sois bien assise, c'est tout. »

La fillette s'installa dans mon fauteuil de cuir vert et je commençai une induction hypnotique rapide :

« Regarde ta main... laquelle tu veux ?... La main droite ? D'accord. Alors, regarde la main droite. Tu vas voir, elle va devenir légère toute seule, mais tu ne fais rien, hein ? Promis ? Tu la laisses faire, sinon c'est de la triche ! »

La fillette promit et commença à fixer sa main.

« Garde bien encore les yeux ouverts pour voir quel doigt de la main va commencer à bouger en premier... Et puis, si les yeux deviennent trop fatigués de regarder, quand ça va arriver tu peux juste continuer de regarder la main en imagination. »

En quelques minutes, la main de Margot flottait à hauteur de son visage. Elle l'avait observée monter, puis ses paupières s'étaient closes par petites saccades répétées.

« Tu as vu ton Inconscient faire bouger la main ?

- Hmmm, fit l'enfant en hochant la tête.

- Donc, tu sais qu'il existe maintenant… Tu sens qu'il est en toi et que, finalement, c'est ton grand Toi… juste toi plus grande et plus forte que tu pensais… et que tu peux lui demander tout ce que tu veux… puisque c'est Toi ! »

Je laissai Margot réfléchir quelques secondes à tout cela, puis lui proposai de poser sa demande :

« Tu m'as dit que tu avais trouvé un moyen d'avoir ton lit bien sec tous les matins… un moyen secret… et il faudrait que ton copain l'Inconscient fasse ça pour toi… C'est facile ! Pour lui demander, tu n'as pas besoin de réfléchir ou de le vouloir très fort… Tu n'as qu'à en avoir envie, tout comme tu peux avoir envie de lever ta main et elle se lève… Tu as vu comme l'Inconscient peut faire lever ta main sans que tu ne fasses rien, si tu en as envie… Ben, ça sera pareil pour le ventre… si tu lui demandes à ta façon secrète. »

Les yeux fermés de la fillette bougeaient fortement, exactement comme ceux d'une personne qui rêve. Je savais qu'elle était en contact avec elle-même.

A l'issue de cette première rencontre, la maman me demanda quand est-ce qu'elle devait me ramener Margot. Aussitôt, je vis du coin de l'œil la fillette sursauter : s'il y avait besoin de revenir, c'est qu'on n'avait pas vraiment fait ce qu'il fallait aujourd'hui ! Donner un second rendez-vous à la maman aurait tout simplement annulé tout le travail effectué… Ainsi, bien que j'aurais moi-même pu souhaiter revoir la fillette, je m'exclamai joyeusement en réponse :

« Quel rendez-vous ? Mais Margot a fait ce qu'il fallait ! »

A côté de moi, la fillette souriait avec plaisir.

Et c'est Margot elle-même, trois semaines plus tard, qui demanda à sa maman de la ramener chez moi : elle voulait m'annoncer elle-même son succès ! Margot m'expliqua qu'elle avait demandé à son Inconscient de rêver de soleil. Quand c'était le cas et qu'elle rêvait de soleil, le lit restait sec. Si jamais elle rêvait de nuages, il lui fallait vite se lever...

Au cours de la première semaine, elle rêva malheureusement deux fois de pluie, et elle mouilla son lit, mais elle me dit elle-même ne pas en avoir été troublée car « elle savait que son Inconscient lui amènerait le soleil la nuit suivante ».

Effectivement, les semaines suivantes, elle ne rêva que de soleil. Margot m'avait d'ailleurs fait un joli tableau, sorte d'agenda des dernières semaines, on l'on voyait les nuages et parfois la pluie se transformer en un beau paysage ensoleillé.

Le lit de Margot était maintenant sec toutes les nuits et sa vie pleine de soleil.

Hier, j'étais alcoolique

On lit parfois dans les ouvrages spécialisés en Hypnose que cette approche n'est pas utilisable avec les personnes droguées, alcooliques ou – d'un point de vue général – habituées aux états modifiés de conscience (bien que provoqués par la drogue ou l'alcool, ou même des médicaments). Comme si la personne, de rester par trop consciente du processus hypnotique, pouvait en profiter pour l'empêcher ou le briser.

Tout cela peut être certainement vrai pour un thérapeute habitué à travailler avec des patients « endormis », sans réaction contestataire ni critique. Ce serait vite oublier que *seul le patient sait où il a mal* et qu'il est souvent bien dommage d'avoir à travailler avec quelqu'un d'amorphe.

Personnellement, j'aime bien travailler avec les personnes habituées à d'autres « états de conscience » : le processus d'induction hypnotique s'en trouve raccourci. Il n'y en a pas !

Par contre, je n'ai pas droit à l'erreur car, si la personne change spontanément d'état de conscience, simplement lorsque je lui fais repenser à son dernier « trip » ou à sa dernière « cuite » – ou lorsqu'elle arrive chez moi droguée ou alcoolisée, donc déjà dans un autre état que sa conscience normale – elle conserve dans cet état un jugement et une capacité d'observation que les gens ordinaires n'ont plus.

Gérard était un homme *branché*, souriant, ses vêtements étaient soignés et on voyait qu'il prenait grand soin de son *look*. Gérard avait réussi dans la publicité et il en était fier. Alors qu'il était parti de rien, son équipe comptait maintenant près d'une cinquantaine de personnes, ce qui était énorme.

Gérard venait me voir pour un problème quasi professionnel, m'expliqua-t-il : il travaillait tellement, jusqu'à quatorze heures par jour, que depuis cinq ans il se « dopait à la vodka ». Chaque jour, il emportait au bureau une bouteille d'eau minérale d'un litre et demi remplie d'alcool, qu'il buvait systématiquement après le départ de ses employés, puisqu'il restait travailler le soir, souvent fort tard.

Gérard m'assura ne jamais boire chez lui, ni seul ni avec des amis, seulement au travail, « pour tenir ». Il souffrait donc d'un stress si oppressant qu'il n'avait trouvé que l'alcool pour le soulager.

Autre détail d'importance, Gérard m'expliqua que dans son milieu professionnel (du moins pour les gens qu'il côtoyait), il était souvent de coutume de fêter la signature d'un contrat par la consommation de quelques grammes de cocaïne, ce qui n'était pas forcément désagréable, dit-il, mais l'alcool était nécessaire là également pour tempérer les effets de la drogue.

Pour moi qui ne fume pas et qui ne bois pas d'alcool, je découvrais un autre monde !

Je profitai du recueil d'informations de début de séance pour me renseigner sur les sensations de toutes ses substances.

Ayant récolté les éléments qui me permettraient d'accompagner Gérard en hypnose sans dire de bêtise, j'optai pour une technique d'intervention qui allait me permettre de contacter la source inconsciente du stress de Gérard, et de faire en sorte que cette part profonde de lui invente d'autres solutions que l'alcool pour surmonter sa charge de travail.

Travailler logiquement et consciemment n'aurait guère aidé la situation, puisque le stress (comme la peur) est un ressenti profond que seul l'Inconscient de Gérard déterminait. Si ce dernier n'avait pour l'instant trouvé aucun autre moyen que l'alcool, il fallait l'aider à mettre à jour d'autres solutions... mais toujours inconsciemment, c'est-à-dire au niveau qui générait le problème.

Fidèle à mon habitude, certes pas très éricksonienne, je lui expliquai tout cela et nous commençâmes l'induction hypnotique.

Comme beaucoup d'artistes ou de personnes créatives, Gérard s'avéra être très doué pour entrer en hypnose. Il avait probablement aussi beaucoup de sommeil en retard et mon induction axée sur la remémoration de ses plus mémorables cuites avait probablement bien aidé aussi ! Toujours est-il qu'il entra assez rapidement dans une transe hypnotique moyenne, presque profonde. Je ne m'adressais plus à lui, mais seulement à son Inconscient, m'aidant de certains signaux physiques mis en place par suggestion, pour savoir si celui-ci comprenait et agissait : lorsque l'Inconscient était d'accord, il y avait une petite secousse de la tête de Gérard, sur le côté ; et lorsqu'il n'était pas d'accord, les pattes d'oie au coin de ses yeux se fronçaient. Il s'agissait de ce que l'on appelle techniquement un *signaling*, celui-ci étant dit *naturaliste* car il utilisait des indices spontanés chez la personne, alors que le *signaling formel* utilise simplement des mouvements de doigts.

« Et j'aimerais demander maintenant à l'Inconscient de Gérard de découvrir la véritable source de ce qu'il y a à changer dans Gérard pour que sa vie s'améliore... »

J'allais ainsi à la recherche de la vraie cause du problème, au-delà de la compréhension logique et de la version officielle donnée par Gérard. Je n'en connaîtrais jamais la teneur – pas plus que Gérard – mais je saurais quand l'Inconscient aurait découvert cette véritable cause avec l'apparition du signal OK, quand la tête aurait cette petite saccade impossible à imiter volontairement. Je savais aussi que mon indice serait des plus honnêtes, car Gérard ignorait comment je voyais que son Inconscient me répondait.

De questions posées en réponses inconscientes, j'en arrivai à cibler précisément la partie psychologique profonde responsable des soucis de Gérard, et même à m'adresser à elle.

« Et c'est comme un jeu… inventer plein d'autres manières de faire… mille et une autres façons de répondre à cette même situation, à ce besoin profond… de toutes les manières possibles : on s'en fiche, c'est juste un jeu !... Et cette part de Gérard qui s'occupe de tout cela peut à nouveau me signaler qu'elle a inventé beaucoup d'autres façons de vivre, de bouger et de penser, de percevoir le monde et d'y réagir, simplement comme elle l'a déjà fait tout à l'heure… »

Je ne pouvais pas dire spécifiquement de quoi il s'agissait quand je parlais de ce qui changeait chez Gérard, puisque c'était la cause profonde déterminée par l'Inconscient de Gérard, et qu'il m'était impossible d'en connaître l'essence. Parler d'elle suffisait à cette part de lui pour se reconnaître. Preuve m'en était qu'elle réagissait, ce dont nous aurions confirmation prochaine avec la transformation de Gérard.

C'est ainsi que, suivant un protocole d'intervention précis, j'aidais la petite partie de l'Inconscient en charge du symptôme à trouver d'autres moyens de résoudre son problème. Quand ce rouage profond de la personnalité de Gérard m'envoya le signal OK pour me confirmer qu'il avait trouvé et accepté une autre façon de faire pour être bien au travail, ni moi ni même Gérard ne savions de quoi il s'agissait. Gérard, lui, n'avait même pas conscience d'avoir signalé quoi que ce soit ! C'est donc dans la plus grande interrogation qu'il sortit de transe hypnotique, après quelques suggestions pour qu'il accepte enfin de se faire davantage aider dans son travail.

D'un naturel spontané et joueur, Gérard m'avait avoué en début de notre rencontre qu'il était très circonspect quant à la réussite de la séance d'hypnose et que « si cela marchait, il me tiendrait aussitôt au courant »... ce qu'il fit dès le lendemain matin, car il venait de passer sa première nuit de travail sans alcool depuis cinq ans ! Il était stupéfait et parlait de miracle pur et simple ! Je modérai son enthousiasme en le poussant à rester aux aguets d'une éventuelle amélioration supplémentaire tout à fait imprévue.

Un trimestre plus tard (c'était le temps qu'il s'était donné pour valider notre seule et unique séance), il m'appela pour me confirmer avoir véritablement changé. Pour se récompenser, il avait aussi décidé de partir un peu plus souvent en week-end avec sa femme et disait réfléchir aux moyens de ne pas travailler plus de douze heures par jour.

Un an après, alors que je recevais un groupe de formation à propos des addictions à l'alcool, la drogue, etc. je reçus un autre email de Gérard qui fêtait sa première année de liberté retrouvée ! Une séance d'hypnose pour cinq ans de dépendance à l'alcool, il y avait de quoi être fier de cette réussite.

Hypnodrogue inoffensive

Malheureusement, la plupart des cas de traitement de l'alcoolisme sont bien plus longs à traiter, car ils ne concernent pas un problème ponctuel de vie, mais l'existence tout entière.

Si Gérard avait été brisé dès l'enfance et qu'il avait fui dans l'alcool ou la drogue, le travail n'aurait pas du tout été le même, c'est évident. C'est toute sa personnalité qu'il aurait fallu guérir et reconstruire.

Son cas nous montre toutefois que si le souci n'est pas caractériel ou existentiel, il peut être facilement surmonté. L'histoire de ce couple d'anciens baba-cools illustre d'une autre manière le fait que changer peut être rapide, si on prend la situation dans le bon esprit.

La jeune femme qui venait de s'asseoir devant moi était grande et assez jolie. Ses lunettes rondes maintenaient la frange d'une longue chevelure brune. Directe et souriante, elle m'expliqua qu'elle et son conjoint fumaient du haschich depuis toujours, que c'était leur plaisir, mais qu'ils devaient arrêter car leur fils devenait un peu trop grand et qu'il était parfois choqué de les voir tous les deux « partis », le dimanche toute la journée, allongés sur leur lit. Bien qu'ils apprécient cette drogue et en consomment avec modération, disait-elle, il leur fallait stopper cela pour raisons familiales.

« Et si je vous proposais de continuer ? lançai-je, provocateur. Mais gratuitement, plus rien à acheter, et sans les inconvénients qui vous font croire qu'il faut arrêter...

- Je ne comprends pas, commença la jeune femme en se redressant dans son fauteuil, les yeux plein d'intérêt.

- Je vous propose de trouver un moyen de vous *envoyer en l'air*, mais sans drogue, gratuitement, et avec la capacité d'entrer et de sortir à volonté de l'état en question, par exemple si le téléphone sonne ou si votre fils a besoin de vous.

- Et c'est possible, ça ? »

Je répondis par un large sourire mystérieux.

« Je vous montre ? On y va ? »

La solution était simple :

1. évoquer les effets de la drogue permet de mettre la personne en état d'hypnose ;
2. beaucoup de personnes qui connaissent la drogue me disent que l'hypnose leur fait le même effet ;
3. l'auto-hypnose peut s'apprendre en moins d'une heure.

J'allais conduire la jeune femme en état hypnotique par évocation de ses sensations lorsqu'elle était droguée. Elle entrerait en transe et vivrait les mêmes *trips*. Il me suffirait de bien lui expliquer comment reproduire le phénomène pour qu'elle puisse *s'envoyer en l'air* à volonté, gratuitement, puis interrompre et reprendre l'expérience quand elle le désirait, sans effet secondaire physique, ni temps d'inertie.

Par ailleurs, la jeune femme ne présentait aucun des signes ou indices de fuite de la réalité, rien de vraiment pathologique qu'il aurait mieux valu traiter, plutôt que l'encourager à abandonner encore son quotidien, même d'une autre façon. Non, la jeune femme paraissait saine et je me devais de respecter son choix et son goût pour ses *voyages* dominicaux. J'allais lui offrir la possibilité de les effectuer différemment, voilà tout.

« Alors, quel effet ça fait, quand vous fumez ?... Comment vous savez que cela commence à être bien ?

- Oh, ça me picote curieusement sur le dessus de la tête.

- Ça vous picote curieusement sur le dessus de la tête… oh, et après ? Cela continue comment ?

- Heu… (ferme les yeux un instant) le picotement devient plus intense… et ça me fait drôle dans le visage.

- Ah, ça vous fait drôle dans le visage… et ? »

Vous comprenez le procédé ? Je poussais la jeune femme à me décrire son entrée en état modifié de conscience (celui de la drogue), puis je répétais à sa suite et au présent ce qu'elle venait de me dire. Ses yeux s'étaient complètement fermés.

« Hmmm… il y a des couleurs qui viennent…

- Hmmm… des couleurs qui viennent… oui…

- Et il y en a une, là… elle est belle…

- Elle est belle, hein… Vous l'aimez ?...

- Oui, je l'aime… Elle est belle… et elle m'envahit.

- Elle vous envahit… C'est bien… Et c'est bon ? »

La jeune femme dodelinait inconsciemment de la tête.

Après cette première transe, la jeune femme était tout excitée ! Elle avait compris qu'elle pouvait vivre ses expériences sans drogue, simplement en hypnose. Nous allions reproduire l'induction deux autres fois, durant notre heure de rencontre, et je n'aurais plus qu'à parler de moins en moins, la laisser remettre en place d'elle-même le processus, jusqu'à ce qu'elle soit autonome.

A la fin de l'heure, la jeune femme savait entrer en état d'hypnose toute seule, et elle était ravie !

Deux jours plus tard, son conjoint vint me voir pour que je lui apprenne la même chose – ce que nous fîmes. Il me raconta combien sa femme était heureuse, comme elle se sentait libérée, de savoir qu'elle pouvait retrouver cet état à volonté, n'importe où, sans exigence ni limite particulière... Du coup, elle semblait en avoir moins besoin. Mais ce n'était pas encore son cas, et il était impatient !

Malheureusement, il nous fallut bien plus d'une rencontre avec ce monsieur car, comme Gérard dans notre cas précédent, le haschich faisait partie intégrante de son activité professionnelle (laquelle ? il ne me l'avait pas dit) mais visiblement, il ne pouvait pas arrêter aussi facilement. Nous dûmes donc trouver des ruses et astuces, développer sa capacité à exprimer ses propres besoins et volontés, en plus de l'apprentissage de l'auto-hypnose. Cela nous prit plus de temps, mais lui aussi parvint à se libérer de sa dépendance à la drogue. Désormais, il se *shootait* à l'hypnose !

~oOo~

Voyez comme il est curieux que le fait de retrouver l'entièreté de son esprit fasse basculer l'être humain en « état modifié de conscience »... Peut-être viendra le jour où cet état nous sera naturel et où l'utilisation à 100% de ce que nous sommes ne nous paraîtra plus étrange ou surnaturel ?

Mathieu ne fera plus de cauchemars

Parfois, une expérience nous poursuit jusqu'à ce qu'on veuille bien la comprendre – non pas que nous refusions d'apprendre sur nous même, mais cet apprentissage risque de bousculer notre train-train, notre routine quotidienne, et changer ainsi la petite vie à laquelle nous étions habitués.

L'Inconscient a horreur que l'on vienne perturber l'équilibre qu'il a pris soin d'installer pour nous, aussi nous fait-il craindre tout ce qui risque de nous changer... même si ce changement va dans le sens de la santé ou du mieux-être.

Cette peur étant quelque chose de viscéral, elle est à la fois simple et terriblement difficile à surmonter. En tant qu'émotion primaire, il *suffirait* de se pousser un grand coup en avant pour dépasser cette peur... Mais c'est ce « il suffit » qui est difficile, justement, comme pour toutes choses simples.

Il est en réalité beaucoup plus facile de réaliser quelque chose de compliqué que quelque chose de simple : lorsqu'une chose est compliquée, on le sait car elle est constituée de différentes parties elles-mêmes difficiles à comprendre ou réaliser, alors on tronçonne la chose globale en ses différentes petites parties et on se met au travail : on apprend à réaliser chaque élément, patiemment et courageusement. Se faisant, on en oublie la peur provoquée par l'objet d'ensemble, on oublie que cette chose pourrait nous faire changer, car on ne travaille que sur des fractions de cette chose, incapables de quoi que ce soit directement... Quand c'est compliqué, c'est plus facile ! On s'attelle à la tâche, on apprend, on travaille, et un jour ou l'autre, on réussit... et on change.

Il en est tout autrement pour une chose simple : la simplicité est du complexe resserré. Ce sont mille et une petites choses qui, depuis qu'elles sont ensemble, ont forgé un Tout bien plus vaste que l'addition de chacune d'elles. Vouloir atteindre ce Tout d'un seul coup revient à être capable d'agir simultanément sur l'immense complexité qui forge cet objet unique, sans faille, comme un bloc lisse et incompréhensible. Pour bouger cet objet : « il suffit » de le faire. Rien à apprendre ou à comprendre, « il suffit »... Et c'est cela qui est extrêmement difficile à faire. Vous connaissez le point de départ ; vous connaissez le point d'arrivée ; il n'y a rien entre les deux qu'une enjambée, un pas à franchir. « Il suffit » de faire ce pas pour réussir... Un pas qui bougera tout ce qui est en vous ; un pas que vous ne pourrez faire qu'en bougeant tout ce qui est en vous. La simplicité, c'est difficile !

La simplicité en thérapie amène à l'élégance et à la puissance d'action : peu de choses faites, pour une réussite totale. C'est un idéal à atteindre.

Il m'est arrivé d'atteindre cet idéal, souvent sans le faire exprès, en soignant une personne en moins d'une minute : la personne frappe à ma porte, lorsque j'ouvre, comme à mon habitude, je me synchronise à elle (voir page 42) et l'intuition vient... plus vite que d'ordinaire ! Là, j'invite la personne à entrer, et dans la phrase suivante je me mets à parler de vaches : nous sommes en plein Paris et il n'y a aucune vache à l'horizon ! Mais une perceuse fait un bruit rauque dans un mur lointain, que j'identifie en plaisantant avec le meuglement d'une vache – ce qui ne m'est pas habituel, je n'ai rien à faire avec les vaches, je ne m'y intéresse pas et n'y pense jamais... mais là, je parle de vaches, et je dis quelque chose d'amusant à propos de la jalousie des vaches entre elles. Rien de logique ou en rapport avec la situation : je me dirigeai vers mon bureau pour y faire entrer la personne. Elle était avec moi depuis moins de vingt secondes. Je pensais simplement faire une de ces blagues idiotes mais qui font sourire, pour mettre un peu de bonne humeur... La personne s'arrêta net et me regarda avec des yeux ronds :

« Qu'avez-vous dit ? »

Et là, je sus que j'avais (encore) mis les pieds dans le plat !

« Rien du tout, ce n'était qu'une blague : je suis abonné à Mickey Magazine, rien de très intellectuel, rassurez-vous.

- Mais, j'ai été élevé dans une ferme ! Je me suis occupé des vaches depuis l'âge de quatre ans et vous me parlez de vaches. Je venais parce que je vivais mal une jalousie excessive par rapport à mon compagnon... mais... ce que vous avez dit... J'ai compris... J'ai compris que cette jalousie venait de moi et qu'en réalité je n'ai rien à craindre de concret de mon compagnon. Je ne risque rien ! (elle sourit) Ça va mieux, merci ! »

Nous n'étions pas même encore entrés dans mon bureau !

Evidemment, l'idéal aurait été que je fasse tout cela exprès... Le fait que je me sois mis en synchronisation était indubitable, je le fais en permanence, même hors consultations ; l'intuition que j'avais eue m'était habituelle aussi, c'est une chose qui m'arrive tout le temps ; ne reste plus qu'à contrôler consciemment tout cela. Faire exprès. « Il suffit » !

Eh bien, parfois on frôle cet idéal. Comme dans le cas de Mathieu, un jeune homme de vingt-huit ans au teint pâle, qui me disait mal dormir en raison de cauchemars à répétition.

Ici, l'action fut moins rapide (quinze à vingt minutes), mais le résultat tout aussi efficace et durable. Mathieu faisait des cauchemars ? J'allais donc lui en donner.

« Ces cauchemars, comment finissent-ils ?

- En fait, expliqua le jeune homme, c'est toujours le même cauchemar qui me réveille...

- Le même cauchemar ? Depuis toutes ces années ? Et vous ne savez pas comment il finit ? »

Plutôt qu'aller explorer les profondeurs de sa psyché, l'idée me vint d'accompagner Mathieu au moins jusqu'au bout de son cauchemar, qui semblait être comme une "œuvre inachevée", qui se répéterait sans fin jusqu'à ce qu'on la conclue.

J'expliquai donc à Mathieu mon plan : il allait refaire son cauchemar sous hypnose, mais je serais là pour le rassurer.

Ça ne le rassura pas du tout !

L'hypnotiseur doit être suffisamment doux et en même temps fort et solide dans son accompagnement pour tranquilliser la personne qu'il guide. C'est un peu comme un guide de haute montagne : si votre guide a le bras faible et qu'il semble ne pas connaître vraiment la montagne, vous laisserez-vous pendre à la corde qu'il vous tend pour descendre dans le gouffre ? Lui ferez-vous cette confiance ?... En Hypnose, c'est la même chose : la personne sent si son guide a la force de la conduire dans le précipice de son Inconscient. Et si elle ne sent pas cette force en lui, jamais elle ne sautera dans le trou ! Vous feriez pareil, et moi aussi ; c'est tout à fait humain.

Une part de Mathieu dut donc ressentir cette force en moi, car bien qu'encore plus blanc, il entra en transe hypnotique très rapidement, ce qui est un grand signe de confiance.

En quelques minutes, Mathieu se retrouva secoué de spasmes nerveux. Il était vraiment entré dans l'action et son cauchemar arrivait à grands pas... Alors, vous avez déjà vu quelqu'un qui dort, que vous réveillez sans faire exprès, en entrant dans sa chambre par exemple, et qui se rendort aussitôt lorsqu'il voit que c'est vous ? Eh bien, c'est ce que fit Mathieu avec son cauchemar : les rêves nous semblent durer longtemps, mais en vérité ils ne font que quelques secondes ; Mathieu entra ainsi dans son cauchemar et, un rien de temps après, il sursauta en criant, comme quelqu'un qui se réveille d'un cauchemar, justement ! Sauf que je lui tenais la main et qu'aussitôt qu'il ouvrit les yeux, je lui ordonnai de replonger dans le rêve :

« Je suis là, vous êtes fort, continuez le rêve : allez-y ! »

Mathieu referma les yeux et recommença à grimacer. Deux secondes plus tard, il rouvrait les yeux, terrifié.

« Mon dieu... gémit-il.

- Vous avez compris ? »

Et il éclata en sanglots.

De ce jour, Mathieu ne fit plus jamais de cauchemars.

L'histoire ne se termine pourtant pas aussi simplement, car ce qu'avait découvert Mathieu lui révéla une facette de lui qui souffrait d'un mal aussi vieux que lui. Nous nous revîmes encore quelques temps en thérapie, pour traiter le problème qui lui était apparu – mais, désormais, Mathieu dormait et il avait la force physique et la paix de l'esprit nécessaire pour faire correctement son travail de changement.

~oOo~

Savoir interrompre un cercle vicieux inconscient a parfois aussi son utilité en dehors de la thérapie officielle. Il est arrivé un jour un accident à ma compagne, Patricia, qui aurait pu mal se terminer si nous n'avions pas su, tous les deux, comment fonctionne l'Inconscient.

Lorsqu'une personne est en transe hypnotique, on peut stabiliser cet état modifié de conscience en créant un phénomène hypnotique – une lévitation du bras, par exemple – qui servira à confirmer en permanence à la personne qu'elle est en état d'hypnose : le bras flotte devant le visage de la personne, qui trouve cela étrange et se dit qu'elle doit être en transe, cette même pensée vient renforcer l'état d'hypnose… et donc la lévitation du bras ; le bras flottant de mieux en mieux, la personne se trouve convaincue qu'elle est bien en hypnose, ce qui maintient d'autant mieux la lévitation du bras, etc.

C'est le cercle vertueux de l'induction hypnotique.

Mais, voilà comment l'esprit peut entrer dans pareil cercle et s'en servir involontairement pour stabiliser un mal.

Lors de vacances à la montagne, Patricia, un peu casse-cou, entreprit de faire quelques acrobaties en snow-board… sauf qu'elle ne savait pas faire de snow-board ! Elle n'eut donc pas le temps d'effectuer le saut périlleux prévu, et elle chuta sur le tremplin d'envol et vint frapper violemment l'arrière de sa tête contre la neige, pas très dure pourtant à l'endroit de sa chute. Elle se releva sans aucune mémoire de ce qu'elle faisait là : amnésie spontanée !

Le phénomène est courant en hypnose et les gens le vivent alors sans trop d'inquiétude. Mais, il n'en est pas de même *dans la vraie vie*. Patricia me regarda, affolée :

« Qu'est-ce que je fais là ?... Où sommes-nous ? »

Houla ! Amnésie ! Le choc sur la tête avait dû la sonner. Je lui répondis, mais ses questions tournaient en boucle.

« Oui, mais… on est où ?... Qu'est-ce que je fais là ?

- Je viens de te le dire… »

Patricia se concentrait sur les dix secondes qu'elle avait oubliées, ce qui entretenait son *trou* de mémoire. Elle faisait comme la personne qui regarde sa main et se confirme qu'elle est bien en état modifié de conscience. Sauf que, là, je ne pouvais pas prendre la main de la personne et la baisser pour annuler cette auto-confirmation spontanée ! Le phénomène était purement psychique, je n'y avais pas accès : il me fallait pourtant empêcher ma compagne de tourner sans fin dans ce cercle vicieux… d'autant qu'elle commençait à inquiéter les gens autour, qui pouvaient alerter un médecin, lequel ne saurait rien faire d'autre que l'hospitaliser.

Imaginez que je bloque le bras d'une personne en l'air, grâce à une catalepsie hypnotique – le même phénomène qui permettrait de mettre cette même personne entre deux chaises dans un spectacle d'hypnose. La particularité de la catalepsie hypnotique est que le bras bloqué n'a plus aucun jeu ; la personne a le bras comme soudé. Que penserait un médecin d'un tel état physique, s'il ne savait pas qu'il avait été obtenu par voie psychique – ou s'il refusait cette éventualité ? Il diagnostiquerait la contracture, en trouverait les causes physiques, mais ces « causes » ne seraient que les « effets » de ma suggestion. En fait, le médecin déciderait probablement d'opérer cette personne pour la libérer ; il travaillerait sur l'effet, sur la mécanique, et non sur les causes à l'origine de l'état de la personne : un phénomène psychologique !

La pensée détermine ce que vivent le corps et l'esprit. Ici, ma compagne s'était fait sans le vouloir ce que l'on appelle en Hypnose une « interruption de pattern ». Elle avait stoppé un instant son esprit, par le choc, créant un vide de pensées…

Ainsi donc, grâce à la compréhension du mécanisme inconscient à l'origine de l'amnésie de Patricia, ainsi que de la manière dont elle entretenait tout aussi involontairement cette amnésie, j'avais une chance d'intervenir au bon niveau, non pas celui de l'effet (l'amnésie) mais celui de la cause : la vérification en boucle de la réalité du *trou* de mémoire.

« Mon dieu, j'ai oublié… mais qu'ai-je oublié ?... Je ne sais plus ! Donc, j'ai perdu la mémoire… J'ai tout oublié… Mais quoi ? Qu'ai-je oublié… Je ne sais pas… Ah ! J'ai perdu la mémoire… Je suis amnésique, j'ai oublié… » Etc.

En réalité, l'amnésie ne concerne que dix secondes du vécu de la personne, mais ce seul *trou* dans le continuum de sa réalité l'effraie à ce point qu'elle tente désespérément de le combler ; elle s'y penche encore et encore, en une véritable *boucle hypnotique*, au risque d'y tomber définitivement. Car, préoccupée qu'elle est de ce tout petit espace sans mémoire, elle en oublie de vivre, ici et maintenant, et elle entretient l'amnésie du temps qui passe au présent.

C'est ainsi que Patricia oublia une bonne demi-heure de sa vie, jusqu'à ce que j'arrive à la convaincre de stopper toute forme de pensée en elle. Sachant ce qu'est une « interruption de pattern », elle comprit que je parlais d'une boucle hypnotique…

Bien que toujours inquiète, Patricia retrouva son calme. Je pus l'aider à rassembler les morceaux de sa mémoire : nous nous sommes installés dans un coin tranquille, et nous avons rejoué la scène. Elle sur le snow-board, jusqu'à sa chute – comme dans le cas de Mathieu et son cauchemar. Malgré sa peur de tout recommencer, elle réussit à « boucler la boucle » et retrouva la mémoire, à son grand soulagement.

Happy end. Merci l'Hypnose !

= 8 =
ALLERGIES, VOUS AVEZ DIT ALLERGIES ?

Voici un autre domaine où l'on vérifie l'importance des croyances que l'on peut avoir en thérapie : nous n'avons aucun cas connu d'allergie soignée par Milton Erickson... Pourquoi ? A mon idée, parce que le *thérapeute hors du commun* n'arrivait pas à soigner ses propres allergies. N'ayant pas la conviction nécessaire à réussir, le seul cas d'Erickson qui approche le traitement d'une allergie est celui d'une dame qui souffrait d'érythèmes solaires et qu'Erickson réussit à persuader de ne plus sortir au soleil ! Ce n'est pas vraiment ce que l'on pourrait espérer du traitement d'une allergie.

Pourtant, les héritiers d'Erickson parviennent à soigner les allergies, et même particulièrement bien. Ce n'était donc pas la technique qui était en cause, l'Hypnose Ericksonienne, mais l'homme qui l'appliquait, fût-il Erickson lui-même.

D'un point de vue purement théorique, ce chapitre devrait donc plutôt trouver sa place dans la « Nouvelle Hypnose », puisque la structure qui permet le traitement rapide et efficace des allergies est issue de la PNL et que l'on appelle *Nouvelle Hypnose* l'alliance des outils de Milton Erickson à ceux de la Programmation Neuro-Linguistique (entre autres).

Je l'ai toutefois laissé ici, avec les histoires d'Hypnose Ericksonienne, car vous verrez que les cas suivants concernent tous bien l'Inconscient lui-même et son maniement par le thérapeute, plutôt que l'esprit, au sens existentiel du terme, ce qui est plus du domaine de la Nouvelle Hypnose.

Voyons ensemble quelques exemples variés du traitement hypnotique des allergies.

Bernard et le soleil

Qu'est-ce qu'une allergie ? C'est une réaction inadaptée du système immunitaire contre un élément neutre, c'est-à-dire tout à fait inoffensif pour le corps. Par exemple, le pollen n'a rien de toxique ou polluant, on pourrait même en manger à la cuillère ! C'est quelque chose d'inoffensif mais contre lequel le corps de certaines personnes réagit violemment. Par contre, le formol ou la pollution n'ont rien d'inoffensif, il est donc normal que le corps s'en protège, générant une réaction physiologique désagréable. Il ne serait pas *écologique* pour la personne de désactiver cette réaction de protection : elle s'empoisonnerait alors ; dans ce cas, on ne traiterait donc pas « une allergie » – même si la réaction de la personne ressemble à une allergie – mais on aiderait son système à mieux réagir par rapport à son environnement.

Beaucoup d'enfants souffrent aujourd'hui d'allergie en raison de la pollution qui irrite nos cellules et les rend hypersensibles aux agressions extérieures. Un enfant au système protecteur déjà un peu fragile réagit alors physiquement à des substances qui ne l'auraient pas touché avec un terrain immunitaire plus fort…

Autre cas de confusion avec les vraies allergies : les intolérances alimentaires, comme celle au lait de vache. Il est connu de tous que l'on ne doit absolument jamais donner de lait de vache à un nourrisson, sous peine d'empoisonnement ! Eh bien, certains adultes ne développent jamais la protéine qui permet la digestion du lait de vache et leur organisme ne supporte que difficilement, voire pas du tout, d'en boire. Ça, ce n'est pas une allergie, c'est une intolérance alimentaire. Là encore, désactiver la réaction de protection du corps ouvrirait toutes grandes les portes à une saturation de l'organisme par des matières qu'il ne digère pas ou peu. On ne doit pas faire cela, ce serait encore une fois anti-écologique.

Si vous ne supportez pas un aliment (ou autre chose) n'en consommez pas ! C'est simple.

Une allergie, c'est une réaction de votre organisme à quelque chose qui n'a rien de toxique, de polluant ou d'indigeste. Tout le monde mange, touche ou côtoie telle substance sans souci, sauf vous ? Alors, vous souffrez probablement d'une allergie : une erreur de votre système immunitaire, qui identifie comme dangereuse une chose qui ne l'est pas.

Le travail en hypnose consistera à aller expliquer au corps, dans son langage, qu'il a fait une erreur, et comment la corriger. Mais il reste une dernière chose à vérifier…

Y a-t-il un contexte psychologique spécifique autour de cette allergie ? Est-elle survenue après un incident particulier ou un moment de vie spécial ? Quel impact a votre allergie sur votre entourage ?... Ainsi, un adolescent développa une forte allergie qui l'empêchait d'aller étudier au collège. Les médecins confirmèrent l'allergie et prescrivirent un traitement antihistaminique (traitement symptômatique). Lorsque l'adolescent me fut amené, je découvris que son père, ingénieur, avait été licencié un mois avant l'apparition des allergies… Le père ayant un caractère très dépressif, voire suicidaire, le fils avait développé inconsciemment une *réaction* allergique pour occuper son père et l'empêcher de faire une bêtise. Ne pouvant étudier au collège, le père devait lui faire la leçon, ce qui lui donnait beaucoup de travail et mille et une choses à penser chaque jour, pour préparer ses cours.

Le fils, bien involontairement, protégeait son père de la dépression. Je reçus le père en consultation et l'allergie du fils disparut instantanément, aussitôt qu'il sentit son père protégé par un autre que lui. Cela, ce n'était absolument pas une allergie ! C'était une *réaction* allergique, une psychosomatisation qui avait pris la forme d'une allergie. Comme dans l'exemple du bras bloqué en catalepsie hypnotique, les médecins avaient pu vérifier la réalité physique du phénomène, indéniable (analyses sanguines révélant l'allergie), mais cette allergie était due à une cause psychologique, et non physique. Traiter seulement l'allergie aurait été la preuve d'une grande incompréhension de la psychologie humaine, en plus d'une intervention complètement inefficace !

Le cas de Bernard était bien une véritable allergie. Rien ne l'avait prédisposé à avoir ce type de réaction ; rien de psychologique ; et le soleil n'avait jamais été quelque chose de dangereux pour les êtres humains, à dose normale, bien au contraire. Nous allions ainsi pouvoir travailler sûrement et rapidement, pour une guérison immédiate et durable.

Bernard était un solide gaillard de soixante-dix ans passés. Ancien militaire, il avait bourlingué à travers le monde et plus particulièrement en Afrique. Quelle ironie de considérer cela, quand on sait qu'il souffrait d'érythèmes solaires, qui l'avaient incommodé une grande partie de son existence, alors qu'il allait s'en débarrasser en moins d'une demi-heure !

Intelligent et en même temps habitué à suivre une directive sans faillir, Bernard entra rapidement en transe hypnotique. Bien que les personnes dont je vous raconte les histoires entrent souvent plutôt facilement en état d'hypnose, il faut savoir que ce n'est pas toujours le cas. Il ne s'agirait pas de croire qu'il faut être naïf ou peu éduqué pour faire docilement ce que l'hypnotiseur ordonne, car l'hypnose fonctionne bien mieux avec des personnes de bonne éducation ou qui ont simplement la sensibilité de comprendre le fonc-tionnement de leur esprit profond. Ainsi, les artistes, les chefs d'entreprise, les personnes qui réussissent dans la vie et les casse-cou sont les quatre catégories de personnes les plus douées pour les choses de l'esprit, un peu comme si elles étaient naturellement « connectées » à elles-mêmes – ce qui expliquerait leur créativité, leurs intuitions pour les bonnes décisions à prendre, en entreprise comme pour sauver leur vie, dans le cas des casse-cou. Et c'est cette connexion qui facilite le passage de l'état ordinaire de conscience à l'état d'hypnose ; c'est cette connexion que nous devons (re)découvrir et apprendre à utiliser lorsque nous souhaitons nous servir de l'étendue des possibilités de notre esprit. C'est un apprentissage que la bonne volonté et un nombre minimum et suffisant de neurones favorisent grandement !

Comme toutes les personnes qui parviennent à influer sur le cours de leur existence par le simple pouvoir de leur esprit, Bernard était à la fois sensible et de bonne volonté. Il ne savait pas comment soigner son allergie, mais il avait trouvé quelqu'un qui disait pouvoir lui apprendre, alors il écoutait et agissait sans poser de questions inutiles.

Voici encore un défaut de l'esprit commun : il se bloque en voulant intellectualiser avant d'agir, alors que seule l'action permet de comprendre. D'abord on apprend à marcher, ensuite on se sert de ses jambes pour aller à l'université étudier la biologie de la marche. Et l'immense majorité des humains, pourtant très compétents dans l'art de marcher, n'ont jamais mis – et ne mettront jamais – les pieds à l'université. Ce qui ne les empêche aucunement de marcher ! D'abord agir, ensuite comprendre, grâce à cette action : vous pourriez tout savoir de la physique de l'équilibre en vélo, que vous ne sauriez pour autant pas tenir en équilibre sur un vélo ! Pour cela, il vous faut monter sur le vélo et faire fonctionner vos mollets. Ensuite seulement votre vélo avancera et, si cela vous chante, vous pourrez chercher à en comprendre le mécanisme d'équilibre.

Alors, bien sûr, il fallut des ingénieurs pour mettre au point le vélo, tout comme ceux qui conçoivent aujourd'hui les voitures que vous utilisez… mais vous n'avez absolument pas besoin de savoir ce que sait un ingénieur pour utiliser votre vélo ou tourner la clé de contact de votre voiture. Par contre, vous devez apprendre à vous en servir : à tenir en équilibre ou à conduire. Agir. Ensuite, pourquoi pas, comprendre.

Ceci est une règle de base importante à retenir et appliquer, le principe de la *crédivité* de Bernheim.

Le domaine existentiel en est la seule exception, ce dont nous reparlerons plus tard, comme déjà dit.

Bernard était donc entré en transe hypnotique. Sa nuque rasée de près s'arrondissait pour permettre au menton de reposer lourdement sur sa poitrine. Je l'avais aidé à plonger dans un espace imaginaire de haute sécurité ; un endroit qui le protègerait de tout ; puis j'avais stabilisé physiquement ce sentiment par un *ancrage*, l'appui d'un point sur son poignet (ça aurait pu être sa cuisse ou son genou, peu importe) qui permettrait à la mémoire du corps de reconnaître cet état de sécurité en cas de besoin. Nous allions pouvoir commencer :

« Vous avez compris que la réaction du corps est très certainement tout simplement une erreur… et qu'il vous suffit d'enseigner à l'Inconscient comment réagir sainement… pour qu'il puisse réagir sainement… dès maintenant, et pour tout le temps à venir…

- (Bernard acquiesce doucement, de tout le haut du corps)

- Bien. Et comme l'Inconscient comprend très bien… quand on lui parle de la bonne façon… vous allez lui dire comment il peut réagir sainement… de la bonne façon… et je vous guiderai simplement… Et d'abord, dites-moi, qu'est-ce qui est vraiment très proche de la lumière du soleil, mais qui ne fait rien au corps ?… que du bien… Qu'est-ce qui est comme du soleil, mais auquel le corps réagit sainement… Dites-moi…

- (réfléchit un long moment, puis dit) Un néon horticole.

- Oui ! Un néon horticole, qui imite la lumière naturelle, la lumière du soleil… …et à ça, vous êtes sûr, le corps réagit sainement ? Le système immunitaire, la peau… tout… tout réagit sainement ?

- (la physiologie de Bernard change ; visiblement, son corps rayonne de santé ; tout va bien ; il réagit bien : j'appuie sur son poignet un peu plus fort, imperceptiblement, afin d'ancrer dans le corps la saine réaction biologique ; je ferais de même à chaque étape du processus, à chaque fois que Bernard me montrera que son corps réagit sainement : je ne lui dis rien, je l'ancre simplement au niveau physique, afin que le corps comprenne de manière subliminale ce que je veux : « ça, c'est bien, continue, oui ». Bernard se balance très doucement, sûrement sans s'en rendre compte ; c'est son signe *oui*).

« C'est parfait, poursuivis-je après un temps, et c'est cela que le corps a besoin d'apprendre… C'est *ça*, exactement… Alors, voilà comment : Bernard, *vous* restez bien avec moi, ici (je stimule l'ancrage), et pendant ce temps, envoyez une sorte de clone de vous-même… exactement vous, le même visage, les mêmes vêtements, les mêmes pensées… bref, vous en double… Disons que nous appellerons ce double *Bernard bis*. Et c'est ce Bernard bis qui va voyager. »

J'avais tous les éléments nécessaires : la dissociation entre « Bernard allergique au soleil » mais qui avait compris que son corps pouvait apprendre à réagir sainement, et son double, exactement lui en moins vulnérable (« ce n'est qu'un clone »), lequel clone allait pouvoir faire les apprentissages nécessaires. J'avais aussi un élément de référence pour la réaction du corps : quelque chose de quasi identique à l'allergène, mais qui ne provoquait aucune réaction immunitaire ; quelque chose qui allait montrer l'exemple au corps, lui apprendre comment réagir dorénavant par rapport au soleil.

Commença alors un voyage d'une vingtaine de minutes durant lesquelles Bernard bis, le clone, allait visiter des bâtiments éclairés doucement, puis violemment, par des néons horticoles – Bernard bis n'aurait aucune réaction physique suite à cet éclairage, ce que j'ancrerai discrètement tout en le faisant constater consciemment à Bernard, toujours en transe et solidement maintenu à l'abri dans son espace protégé.

Très progressivement, j'amènerai Bernard bis, le clone, en contact avec la lumière du soleil, de manière parfois loufoque, surtout au début et à la fin de l'accompagnement. Au début, d'abord, pour ne pas effrayer Bernard :

« (*ma voix vers le clone imaginaire*) Et cette pièce noire, un jour, fut éclairée par le soleil, mais !... (*voix vers Bernard*) rassurez-vous ! (*voix vers le clone*) Il fait nuit, maintenant, et Bernard bis (*voix vers Bernard*) ne craint rien… (*voix vers le clone*) Pourtant, de se dire qu'un jour il y eut là du vrai soleil… et le corps réagit (*à Bernard*) parfaitement bien ! »

Ainsi, une part dissociée de l'esprit de Bernard apprend à réagir sainement face au soleil, sans aucune réaction allergique chez Bernard, qui m'écoute. La dissociation d'esprit coupe le contact avec le corps, ce qui sécurise l'opération – et si Bernard venait à s'associer à l'expérience, à la vivre vraiment comme s'il y était, je le verrais tout de suite à sa réaction physiologique : il commencerait aussitôt une crise d'allergie ! Et je le ramènerais alors dans sa zone de sécurité.

Il est important que la personne qui vit ce processus soit réellement en transe hypnotique, et pas seulement assise tranquillement sur une chaise, les yeux fermés, car l'état d'hypnose permet une excellente réaction à la suggestion, seule voie de secours en cas de souci : si je dis à une personne en crise de « s'envoler loin d'ici », il ne se passera pas grand-chose, alors que si cette personne est en transe hypnotique, elle s'imaginera tout à coup être devenue un oiseau qui s'envole effectivement loin de l'expérience désagréable.

L'Hypnothérapie permet des actions impossibles autrement. Ce sont ces particularités psychologiques qui en font un outil d'excellence… à condition que l'hypnothérapeute ait bien la compétence minimum de savoir conduire son patient dans un réel état d'hypnose !

En fin d'accompagnement, la proportion d'élément neutre (le néon horticole) incorporée à la guidance hypnotique est devenue négligeable : il ne reste plus que l'élément autrefois déclencheur de l'allergie (le soleil)… et il est désactivé.

On voit alors la personne vivre en contact de façon tout à fait saine avec ce qui provoquait autrefois chez elle une réaction d'allergie. Une dame qui rougissait et se mouchait rien qu'à penser au pollen vivra en état d'hypnose un « réel » contact avec le pollen sans plus aucune réaction.

Arrivé à ce point-là, j'exagère l'accompagnement afin de saturer le système immunitaire de la personne. Je pourrais par exemple plonger la dame dans une piscine pleine de pollen ! Ainsi, grâce au même phénomène d'habituation qui survient quand vous vous frottez le coude après vous être cogné, pour chasser la douleur (saturation nerveuse par excès d'information), le système immunitaire de la personne comprend que tout cela est absurde, que le pollen n'a rien de dangereux, que l'on peut s'y baigner, que l'on pourrait même en manger !

Je conduisis donc Bernard bis tellement au soleil, *dans* le soleil, que logiquement aucun être humain n'y aurait survécu. La situation était si impossible que tout autre contact avec le soleil lui semblerait dorénavant ridiculement anodin.

A la fin du processus, le système immunitaire et physique de la personne a créé un modèle de réaction saine à l'élément autrefois allergène (le double). Il s'agira alors juste de l'aider à l'intégrer, de la manière la plus simple :

« Et cela vous plairait, à vous, de pouvoir vivre aussi sainement ?... Bien sûr... Vous savez, ce double, c'est comme un programme informatique... tout ce qu'il faut à votre corps pour bien réagir sainement, maintenant... Ouvrez-lui les bras. Rejoignez votre double... c'est vous... Ouvrez-lui les bras et ...reprenez-le en vous... et sentez cette nouvelle bonne et saine réaction... ce nouveau programme... rentrer en vous... dans votre sang... dans vos tissus... Désormais, votre corps sait réagir autrement... sainement... et c'est si agréable. »

Bernard sortit de chez moi en chemisette, les bras à l'air. Nous étions en août, il faisait 38°c et le soleil cognait dur. Et Bernard n'était plus allergique au soleil. Terminé.

Arthur voulait un chat

Quand on pense que Bernard avait passé son existence à se protéger du soleil alors que son organisme pouvait apprendre une bien meilleure réaction en trente minutes, et facilement…

Je revis plusieurs fois Bernard, pour des visites amicales. Il était fier d'avoir su changer ; il voulait me montrer que cela tenait, que ce qu'il avait appris à son corps fonctionnait bien.

Le changement, quand il s'agit de réparer une erreur physique ou psychologique, est la plupart du temps instantané : rien à apprendre, comprendre ou faire évoluer. Le système du corps ou de l'esprit s'était trompé, cela arrive aux meilleurs d'entre nous. Dès lors qu'une solution survient, spontanément ou par le biais du thérapeute, c'est tout naturellement que la personne s'en saisit – au niveau inconscient, bien sûr, puisque c'est là qu'est la source de nos actes et pensées. Nul besoin alors d'attendre autre chose pour voir la guérison survenir.

L'Inconscient réagit quelques dixièmes de secondes avant que nous en soyons conscients ; une information placée au niveau inconscient modulera donc tous nos faits et gestes, y compris notre physiologie, et nous ne pourrons qu'en constater le résultat. C'est la raison pour laquelle l'hypnose, agissant à la source, est un outil si puissant.

Je me souviens d'un été où Patricia, ma compagne, et nos deux enfants, nous logions dans une petite ferme durant une grande formation d'un mois que j'animais cette année-là. Les enfants avaient sympathisé avec le chat des voisins, qui passait ainsi le plus clair de son temps chez nous… Or, Alexandre, notre aîné, était revenu couvert de plaques rouges de son premier contact avec le chat ! Nous n'avions alors aucun animal de compagnie, et Alexandre se révélait être allergique aux chats… Bien. Un bon nettoyage du visage et des mains à l'eau claire et la réaction allergique se calma, mais Alexandre ne pouvait plus toucher au chat.

Un soir, alors que nous revenions juste de la formation, nous trouvâmes Alexandre, le visage couvert de plaques, les yeux rougis, le nez bouché. Il avait touché au chat !

Tandis que je débarrassais la voiture, j'envoyai mon fil voir sa mère, à l'intérieur – afin qu'elle lui passe un gant humide sur la figure, avais-je pensé.

Dix minutes plus tard, je vois mon fil ressortir le visage frais et sans aucune plaque. Etonné, je lui demandai ce que sa mère lui avait fait :

« Ben, de l'hypnose ! » répondit-il, d'évidence.

Bien sûr ! Pourquoi ne l'avions-nous pas fait tout de suite ?

L'enfant, en quelques minutes, avait saisi le stratagème ; il avait envoyé son clone apprendre à bien réagir pendant que, lui, faisait un câlin avec sa maman. Enfin, il reprit son double en lui, et par la même occasion le nouveau fonctionnement immunitaire. Durant l'expérience, les plaques avaient disparu, le nez s'était débouché. Il ressortit joyeusement de la maison pour aller voir qui, pensez-vous ?... Le chat, évidemment !

J'observais Alexandre, retenant de justesse mon envie de lui interdire de toucher l'animal : rien, aucune réaction ! Alors qu'un quart d'heure avant son visage se couvrait instantanément de plaques rouges, il ne se passait plus rien.

Depuis, nous avons un beau chat Sacré de Birmanie à la maison, qui dort le plus souvent dans le lit d'Alexandre !

C'est exactement ce qui se passa pour Arthur, un garçon d'une douzaine d'années, à la différence qu'Arthur était allergique depuis tout petit, et à énormément de choses. Tous les mois, il retrouvait ses copains allergiques pour la visite à l'hôpital ; il prenait quotidiennement des médicaments destinés à le protéger et à atténuer ses allergies et intolérances, faute de pouvoir réellement les guérir… Mais Arthur voulait un chat. Sa maman étant d'accord, ils avaient pris rendez-vous avec moi à 14h00, puis chez l'éleveur du chat tant convoité, à 17h00. Voilà ce que l'on pouvait appeler de l'optimisme !

Ne pensez-vous pas que toutes les mamans devraient pouvoir s'occuper elles-mêmes de leurs enfants ?

Patricia l'avait fait pour notre fils. Cette maman allait devoir passer par moi pour soigner son enfant. Pourtant, en une quinzaine de jours d'apprentissage, elle aurait appris à s'occuper des siens de manière simple et efficace.

J'aime aider les gens qui en ont besoin ; j'aime encore plus leur apprendre à ne plus avoir besoin de personne.

Ce travail d'éducation est ma mission, et ce livre y participe. En attendant, la maman d'Arthur me le confiait pour qu'à l'avenir il puisse profiter de la vie comme tout enfant. Et cela commençait par la possibilité d'avoir le chat de ses rêves !

Comme le disait le célèbre Dr Patch, « on traite une maladie, on gagne, on perd... On traite une personne, on gagne quoi qu'il arrive ! » Moi, je n'allais pas soigner une allergie, j'allais permettre à un enfant d'avoir une vie saine. Ce n'était plus du tout le même challenge et, vous auriez été à ma place, vous y auriez placé la même énergie.

Je n'ai pas besoin de vous raconter à nouveau le processus de soin, vous le connaissez, grâce à l'exemple précédent de Bernard et du soleil. Ce que je fis avec Arthur n'avait rien d'extraordinaire, techniquement parlant, si ce n'était le résultat obtenu : en sortant de chez moi, Arthur fila à son rendez-vous chez… l'allergologue ! Eh oui, la maman avait prévu un autre rendez-vous entre moi et l'éleveur de chat. Elle voulait s'assurer de l'efficacité de notre séance – ce qui était bien normal et fournissait l'occasion d'une vérification médicale, toujours bienvenue.

Le médecin fit une prise de sang, dont les résultats n'arriveraient que quelques jours plus tard.

Et tout le monde courut ensuite à l'élevage félin. Arthur choisit son chat et le prit dans ses bras : suspens ! Le matin, il aurait été saisi d'une violente crise allergique qui aurait obligé la maman à lui faire une injection d'antihistaminiques…

Arthur caressait le chat, heureux comme jamais. Son visage était serein, sa peau saine, sa respiration aérée.

Rien, plus aucune réaction allergique ! Victoire !

Trois jours après, dans la boîte aux lettres, les analyses mensuelles arrivèrent : Arthur était toujours allergique, à tout ce qui l'avait toujours rendu allergique. Rien n'avait changé.

Pourtant, au moment où la maman lisait ses lignes, Arthur jouait avec son chat et n'avait absolument aucun signe d'allergie. D'ailleurs, il n'avait plus aucune des nombreuses allergies qui lui avaient pourri l'existence jusque-là.

La maman garda pour elle le résultat des analyses et attendit le rendez-vous médical du mois suivant. A nouveau la prise de sang, et à nouveau l'analyse… mais celle-ci révéla cette fois qu'Arthur n'avait plus aucune allergie ! Le médecin était sidéré et dans une incompréhension totale !

« Tout ceci est impossible, dit-il, nous allons refaire les analyses. Il y a peut-être eu une erreur de dossier… »

Arthur et sa maman étaient rayonnants de joie. Le médecin dû sentir que quelque chose n'allait pas.

« Et cette histoire de chat. Vous n'allez pas en acheter un, comme vous m'en aviez parlé, n'est-ce pas ! Ce n'est pas parce que les analyses d'Arthur disent que…

- Mais, j'ai *déjà* un chat ! s'écria l'enfant, révélant le secret.

- Ce n'est pas vrai, lança le praticien.

- Si, confirma la mère, depuis le soir de notre dernier rendez-vous. Nous avons fait de l'hypnose. »

Gageons que la stupeur qui saisit l'homme de l'art lui permit d'entrevoir que les voies de guérison sont multiples et que le corps ne devrait jamais être séparé de l'esprit.

Toujours est-il qu'en sortant de ce rendez-vous, Arthur et sa maman passèrent un moment chez un de ses copains allergiques. Arthur en profita pour me téléphoner, pour me remercier… et il me passa son copain au téléphone. Il voulait que je l'aide comme j'avais aidé Arthur.

Comment refuser cela à un enfant ?

Je le remerciai de sa confiance et lui demandai de me passer sa maman, avec laquelle nous convînmes d'un rendez-vous.

Là, j'aurais pu penser que la thérapie du copain d'Arthur serait tout ce qu'il y a de plus facile : après tout, il avait vu de ses yeux la guérison de son ami, il guérirait facilement, ne serait-ce que par effet placebo !... Mais ce n'est pourtant pas ce qui se passa. Alors qu'Arthur avait réussi à soigner toutes ses allergies d'un coup, aidé par les suggestions généralisantes de fin de séance (« et l'Inconscient va pouvoir appliquer ce qu'il a appris à tout ce qui ressemble à une allergie », etc.), son ami et moi, nous dûmes traiter toutes ses allergies une par une ! Alors que cela avait été si facile avec Arthur, il fallut ruser et découvrir une à une les pièces du puzzle de sa guérison. Les thérapies sont vraiment toutes différentes.

Au bout du compte, le copain d'Arthur fut lui aussi libéré de ses allergies, mais ce fut plus dur et long à obtenir – et pourquoi ? Aucune idée, personne ne peut savoir cela. En tout état de cause, ce phénomène nous montre clairement que le traitement hypnotique des allergies ne repose pas sur un effet placebo, sans quoi l'ami d'Arthur aurait guéri de toutes ses allergies du premier coup, suivant l'exemple de son ami.

~oOo~

Vous vous demandez peut-être s'il est possible d'appliquer le traitement hypnotique sur des allergies potentiellement mortelles ? La réponse est « oui, mais », car ceci est fortement déconseillé – non pas à cause d'une possible inefficacité du procédé (que l'allergie soit létale ou non ne change rien à la technique et à son efficacité) ; mais si la personne venait à désobéir à l'hypnothérapeute durant l'expérience, et à s'associer à l'allergène avant la fin de la thérapie, elle entrerait en crise, avec toutes les conséquences imaginables…

La petite fille et le chien

Jean-Louis vint me voir à la fin de l'après-midi de formation sur le traitement hypnotique des allergies. Il voulait savoir plus exactement comment s'occuper de sa fille de deux ans, allergique aux poils de chat et de chien : comment faire pour placer la structure thérapeutique avec une enfant qui, par définition, ne tenait pas en place ?

Je lui résumai en quelques mots l'art et la manière de travailler avec les enfants : ceux-ci n'ont pas encore développé de carapace logique. Celle-ci protège nos strates émotionnelles pour notre plus grand bien, mais aussi parfois pour notre plus grand embarras, quand il nous est nécessaire d'atteindre les couches profondes de notre psyché, comme en hypnose.

Les enfants n'ont donc pas besoin d'induction hypnotique, comme on l'entend pour des adultes. Chez ces derniers, il faut rouvrir un chemin qui ne sert plus que rarement, alors que les enfants baignent au quotidien dans le monde sensible de l'imaginaire. L'induction hypnotique, passage d'un état de conscience à un autre, n'est alors plus qu'une simple formalité. A peu près tout ce qui peut passer pour *magique*, tout ce qui est ludique, permettra à un enfant de réaccéder à son imaginaire, à la créativité de son inconscient.

Le thérapeute peut donc se permettre d'être direct et informel dans son langage ; par contre, il se doit d'agir avec rapidité, l'enfant entrant et ressortant de transe en quelques dizaines de secondes. Il faudra ainsi fractionner le travail en plusieurs petites transes de quelques secondes à quelques minutes, comme un ensemble d'épisodes du dessin animé favori de l'enfant. Parfois, l'enfant entrera en transe plus profonde, et il ne faudra pas s'effrayer de ses yeux révulsés et des modifications parfois impressionnantes de sa physiologie, comme on les observe aussi chez les adultes en transe profonde.

Les enfants sont de très bons sujets hypnotiques.

J'expliquai tout cela à Jean-Louis, qui me remercia.
Et je n'en entendis plus parler.

Ce n'est que plusieurs mois plus tard que j'appris le fin mot de l'histoire : la fillette avait un jour caressé un chien et s'était retrouvée en quelques minutes avec la figure couverte de plaques, les yeux gonflés et la gorge de plus en plus serrée. Les parents s'affolèrent, à juste titre, et la conduisirent d'urgence à l'hôpital le plus proche.

Le médecin diagnostiqua un œdème de Quincke, ce qui aurait potentiellement pu être fatal à la petite fille, et la mit sous médication. Le médecin expliqua aux parents qu'il leur faudrait consulter un allergologue, ce qu'ils firent bien évidemment, et "les meilleurs", sans véritable succès toutefois, car le verdict était toujours le même :

« Votre fille souffre d'allergie grave ; on ne peut rien faire, sauf tenter une désensibilisation ; cela durera jusqu'à ses dix ans, ce qui réduira au mieux ses réactions allergiques, sans garantie de succès. Il lui faudra désormais absolument éviter le contact avec les animaux et vous porterez sur vous en permanence ce produit à lui injecter en cas d'accident. »

Les parents avaient consulté nombre de professionnels de la thérapie et le papa était maintenant convaincu qu'il lui fallait agir par lui-même. Il ne pouvait risquer que sa fille décède accidentellement, à l'école ou chez ses grands-parents…

Au retour de sa formation en Hypnose, Jean-Louis hypnotisa donc sa fille avec toutes les précautions nécessaires (et même davantage !) et lui appliqua le protocole de traitement hypnotique des allergies.

La séance dura une demi-heure, ce qui est assez long, puisque cela correspond à peu près au temps que cela aurait pris pour traiter un adulte – qui nécessite beaucoup plus de temps de compréhension et d'assimilation qu'un enfant.

Jean-Louis ne se risqua pourtant pas à vérifier immédiatement le bon résultat de son hypnothérapie.

Jusqu'au jour où, quelques mois après l'intervention hypnotique, la fillette accompagna ses parents à un dîner chez des amis. C'est là qu'elle se précipita spontanément, et sans que personne n'ait le temps de l'en empêcher, sur un bon gros labrador, du genre de ceux que l'on voit dans les films.

Les parents retinrent leur haleine, faute de pouvoir retenir leur fille… Celle-ci prit l'animal dans ses bras, enfouie sa tête dans ses poils, lui embrassa le museau. Et ?... Et ?... …Rien ! Pas la moindre réaction allergique ! La séance d'Hypnose avait fonctionné, pour le plus grand soulagement des parents et la joie de la fillette.

Je reçus peu de temps après une sympathique photo de la petite fille et du labrador, se faisant un gros câlin.

Isabelle rêve de pommes et de tomates

Une autre année, également le soir de la formation sur le traitement hypnotique des allergies, c'est Gérard qui fit le plus beau des cadeaux à son épouse, Isabelle.

Dès lors que vous savez que vous pouvez aider quelqu'un, et que vous savez quoi faire et comment le faire, ne pas agir serait presque un crime ; en tous cas, ce serait de la « non-assistance à personne en danger ». Il est très différent d'être thérapeute, c'est-à-dire formé à recevoir n'importe qui, pour n'importe quel problème. Cela demande une grande stabilité psychologique, une grande connaissance humaine et une très bonne maîtrise des techniques de psychothérapie. Mais vous n'avez pas besoin d'un niveau technique professionnel pour aider quelqu'un que vous connaissez, dont vous connaissez le problème et lorsque vous savez vraiment quoi faire. Cela, c'est de l'entraide, et tout le monde devrait en être capable.

Isabelle n'avait pas touché à un fruit ou à un légume frais depuis son enfance. Bien qu'elle eut adoré croquer une pomme ou une carotte, elle y était allergique.

Gérard revint donc de sa journée de formation avec la structure du traitement hypnotique des allergies bien en tête… et il avait envie de s'entraîner encore sur quelqu'un !

Evidemment, il avait bien pratiqué cette technique une ou deux fois durant la journée, mais la formation – comme son nom l'indique – ne sert qu'à *former*, elle donne la *forme*, elle ne permet pas directement l'intégration des acquis. Pour cela, il faut pratiquer et pratiquer encore. Et Gérard ne comptait pas perdre de temps. Il demanda donc à Isabelle d'être son cobaye pour ses exercices, comme chaque soir depuis le début de la formation, ce qu'elle accepta bien volontiers.

Alors, quand on débute et que l'on doit s'entraîner, il est fortement conseillé de ne PAS le faire sur de vrais problèmes. Il ne vous viendrait pas à l'idée d'apprendre votre rôle de théâtre devant le public à qui est destinée la pièce ? Eh bien, c'est exactement la même chose en psychothérapie, il y a des gestes et des paroles qui doivent être exercés tranquillement, en faisant semblant avec un ou une amie. Isabelle était très consciente de tout cela, comme son mari, aussi proposa-t-elle un « faux sujet » pour que Gérard s'entraîne… mais, très honnêtement, elle pensa bien à ses propres allergies durant la demi-heure que dura l'expérience d'hypnose. Et c'est ce que l'on appelle une *suggestion tacite* : une suggestion apportée par la personne elle-même, sans connaissance du thérapeute. Celle-ci fut des plus bénéfiques à Isabelle.

La nuit était venue et tout le monde s'était endormi. Saisi d'une intuition, Gérard s'éveilla en sursaut : Isabelle n'était plus là ! Il se leva précipitamment et sortit de leur chambre. Une lumière brillait dans la cuisine. Gérard ouvrit la porte…

Isabelle était là, à genoux devant le frigo. Elle se régalait de tomates fraiches. Il y avait un trognon de pomme sur la table et Isabelle regardait déjà avec envie les carottes.

« J'en avais envie depuis si longtemps ! »

A VOUS, MAINTENANT !

Grâce aux premiers exercices de ce livre, vous avez déjà travaillé votre intuition, préalable indispensable à un véritable contact avec l'Inconscient. Allons désormais plus avant, dans la lignée de ce que nous conseillait Milton Erickson :

1. « Faites confiance à votre Inconscient ! »

Le sage de Phoenix pensait que nombre de nos soucis viennent du fait que notre petit conscient essaie de faire ce que notre Inconscient ferait mieux, et il avait pour une grande part raison. Votre esprit profond prend en charge une quantité phénoménale de processus biologiques, cognitifs, émotionnels et mentaux, dont vous n'avez pas idée. L'Inconscient est omniprésent et gère pratiquement tout de votre vie. Tenter de le bloquer est absolument idiot et presque suicidaire !

Il ne s'agit bien évidemment pas d'accepter de vivre sans conscience, mais de faciliter le travail de cette part profonde de vous, qui n'existe pas sans raison. Cela commence par vous faire confiance – ou, plus précisément, à faire confiance à votre Inconscient. Comprenez bien que ce que vous pourriez identifier comme une facette quasi séparée de vous (« ce n'est pas moi, c'est l'Inconscient ») est en réalité une partie de vous très concrète ; l'Inconscient n'est rien d'autre que *vous*. Mais c'est juste une part de vous dont vous n'êtes pas conscient, d'où son appellation… Il n'y a donc aucune raison pour l'ignorer ou vous en méfier. L'Inconscient, c'est *aussi* vous.

Lorsque je vous parle de *vous* faire confiance, je ne parle pas directement de « confiance en soi » : on peut être fort timide et pourtant avoir foi en ses capacités profondes.

Faire confiance à votre Inconscient, c'est savoir qu'il est responsable de :

- votre vie biologique (rythme cardiaque, appétit, vie sexuelle, température du corps, cycle nocturne, système immunitaire, apparence physique, etc.) ;
- vos apprentissages et votre capacité à apprendre ;
- vos émotions, vos sentiments ;
- vos convictions, vos croyances et vos valeurs ;
- vos pensées, votre logique, votre « intelligence » ;
- vos actions, vos réactions aux autres…

Faire confiance à votre Inconscient, c'est être conscient de ne contrôler qu'une très infime partie de votre existence et accepter cet état de fait, puis être capable d'en tirer parti : après tout, le plus pénible se fait automatiquement. Vous disposez d'un serviteur et ami fidèle, profitez-en !

Et pour cela, il faut bien connaître votre Inconscient. Son fonctionnement général, bien sûr, mais aussi vos idiosyncrasies, tout ce qui vous est particulier, ce qui vous fait réagir, vous, et ne ferait réagir personne d'autre. Encore une fois, il faut arriver à l'honnêteté de prendre conscience de ce que vous êtes. Et sachant ce que vous êtes, il sera presque facile de comprendre ce qui vous pousse dans la vie. Bien sûr, cela n'y changera rien, au début, mais cela vous donnera la conscience nécessaire à accepter ce qui, finalement, est bon pour vous, et modifier ensuite tout ce qui doit l'être.

2. Soyez à votre écoute

Connaître et comprendre les lois de l'Inconscient ne sert à rien si vous n'y êtes pas attentif. Car l'Inconscient, par définition, n'est pas conscient… Vous ne percevrez donc son action sur vous que par les effets produits : *je préfère telle situation à telle autre ; celle-ci me met mal à l'aise, l'autre me procure du plaisir ; je ne supporte pas tel type de personnalité, et je suis constamment attiré par le même genre de personnes.*

Tout cela trahit ce qui me fait. Si je sais cela et le prends en compte, alors je me connais déjà un peu, je me comprends, je sais d'où je viens et pourquoi je vais là où je vais… Je peux donc potentiellement changer, si ça ne me convient pas.

Le pire est d'agir sans savoir pourquoi. A priori, quand tout va bien, être inconscient n'a aucune importance – au contraire, l'automatisme nous permet de goûter pleinement à la situation agréable, sans s'occuper de rien. C'est quand la vie devient pénible ou douloureuse qu'il est presque vital de savoir ce qui nous a mené là, ce qui nous y maintient, si la situation ne dépend que de nous, si on peut faire quelque chose pour la changer, si on veut *vraiment* la changer aussi ! Car, souvent on s'illusionne, seul geôlier de la prison qui nous enferme.

Savoir ce qui nous anime permet de décider en conscience ; cela ne nous change pas – il y a une différence entre connaître le pourquoi et mettre en place la solution. Bien souvent *savoir* nous donne l'impression d'être dispensé d'*agir*, grossière erreur – mais *savoir* permet l'action qui, sans connaissance, aurait été aussi chaotique qu'aléatoire.

Et pour savoir, il faut percevoir. Il faut ouvrir les yeux, tendre l'oreille, ressentir le plus petit frémissement de votre être.

Pour savoir, il faut être à l'écoute de Soi.

Enfin, comme pour les phénomènes d'intuition, il faut être prêt à réagir en fonction de l'information pressentie et avec le moins d'inertie possible… ce qui n'est pas toujours évident et demande là encore une grande honnêteté personnelle : quand on est lancé sur une voie, il est difficile d'admettre que ce n'est pas la bonne et de faire demi-tour ! Quand on est « noyé » dans un sentiment, il est difficile d'admettre qu'il nous vient d'automatismes profondément ancrés en nous ; il est encore plus difficile de trouver la force de changer de cap, malgré ce qui nous pousse à agir.

Et il n'est parfois pas plus facile de laisser faire ce qui est bon pour nous, même si on sait parfaitement que c'est bien !

3. C'est vous le patron !

Eh oui ! Voilà une idée qui dépasse l'esprit éricksonien, puisque Milton Erickson conseillait seulement de faire confiance à son Inconscient, de se laisser bringuebaler dans la vie suivant ses caprices, et non de tenter de lui imposer une direction quelconque – ce qui est très compréhensible, tant sont nombreux les gens qui n'arrivent déjà pas à simplement laisser faire leurs processus naturels. Une chose après l'autre.

Oui, l'Inconscient gère notre survie, et il n'y a donc rien de mieux placé que cette strate profonde de notre psyché pour assurer notre confort vital.

Oui, l'Inconscient gère nos apprentissages et, grâce à lui, nous savons bien plus de choses que nous sommes conscients de savoir. « Nous savons plus que nous savons ».

Oui, l'Inconscient nous rend la vie plus confortable et nous protège, refoulant les mauvaises choses, dirigeant notre attention loin de ce qui nous dérange…

Toutefois, il n'y a rien d'opposé ou de paradoxal à profiter de cette immense machinerie interne et à en diriger l'action. Bien au contraire, les deux idées sont en vérité tout à fait complémentaires. L'Inconscient est tel un bon moteur, une machine perfectionnée : si personne ne lui donne la direction, la bonne machine finira dans un mur ! L'Inconscient est un excellent serviteur, mais un fort mauvais maître. Vous pouvez donc avoir une grande confiance en la machine, elle est bien rôdée et elle s'est améliorée depuis les millénaires que l'être humain existe – tout en restant bien conscient que l'Inconscient n'est qu'une machine ; une machine dont vous devez tenir le volant si vous souhaitez arriver un jour là où *vous* le désirez.

EXERCICES

Il n'existe aucune pratique plus sophistiquée que l'Hypnose pour accéder à l'Inconscient et en utiliser les ressources.

Notre but ici n'est pas de vous apprendre à vous mettre en état d'hypnose – il y a des ouvrages plus spécialisés et, tout comme le vélo, c'est par la pratique que vous découvrirez réellement, pour l'avoir vécu, ce qu'est vraiment l'état d'hypnose. Votre corps et votre esprit retrouveront la voie naturelle vers vous-même *en cheminant* concrètement vers votre objectif, non en lisant simplement un livre qui *parle* du chemin et de votre objectif. Apprendre, c'est agir. Et on n'agit jamais mieux que guidé par quelqu'un qui a déjà parcouru lui-même le chemin : quelques séances avec un hypnothérapeute ou un bon week-end de formation vous ouvriront toutes grandes les portes de l'autonomie.

Je vais vous donner quelques exercices qui vous aideront à trouver votre chemin, puis à utiliser ce qu'il est possible de faire avec votre Inconscient. Certaines choses, vous l'avez compris par les histoires de ce chapitre, ne deviennent possibles qu'en Etat Modifié de Conscience : il sera donc parfois indispensable de savoir atteindre l'état d'hypnose. Malgré cela, et bien que ces exercices s'appuient sur les caractéristiques de l'Inconscient, vous pourrez souvent les appliquer au quotidien, et non pas seulement en état de transe hypnotique.

1. Observez l'Inconscient en action chez les autres. Notez leurs réactions physiques involontaires, dans différentes situations de la vie (stress, doute, joie, etc.). Faites cela jusqu'à pouvoir prédire, par les signes perçus, la réaction et les sentiments des gens que vous observez.

2. Retournez l'observation sur vous-même !

3. En vous exerçant au point 2, vous aurez probablement remarqué que les signes inconscients disparaissent sitôt que vous les avez repérés… Il en va de même chez les autres : faites-leur remarquer que leur nez bouge quand ils mentent et vous ne verrez plus jamais leur nez bouger ; pourtant ils continueront de mentir ! Ne parlez donc jamais à haute voix de ce que vous observez, sinon vous perdrez la communication avec l'Inconscient de la personne.

Le phénomène pourrait par contre servir de métaphore pour faire comprendre à la personne qu'elle peut effacer un comportement inconscient désagréable, sans aucune volonté, seulement en posant son attention dessus (plus avec « le nez qui bouge », mais avec une compulsion, des pensées, etc.).

Pour ce qui vous concerne, vous allez d'abord vous entraîner à *conserver consciemment les phénomènes inconscients*. Il s'agit de maîtriser chez vous ce phénomène de blocage spontané.

Focalisez votre attention sur une de vos mains. Les doigts bougent en permanence, par petites saccades, c'est quelque chose de naturel et commun à tous… Pourtant, plus vous regardez votre main, moins elle bouge ! A croire qu'elle est comme bloquée – en fait, elle l'est : par votre attention consciente ; comme si elle se sentait observée.

Inspirez donc tranquillement, laissez les paupières battre à leur rythme, même si elles viennent à se fermer, et demandez mentalement aux doigts de votre main de bouger à leur gré, comme si vous ne vous en occupiez pas. Vous voulez être *spectateur de votre Inconscient*, en entrevoir l'activité cachée.

Détendez-vous et restez bien focalisé ; oubliez le monde autour ; centrez-vous sur l'attente du phénomène, qui ne tardera pas. Remerciez alors mentalement votre Inconscient et demandez-lui de généraliser le mouvement aux autres doigts, ou de faire bouger tout le poignet, ou de rendre carrément la main entière si légère qu'elle va se soulever dans les airs !

Vous pourriez aussi demander à votre Inconscient de vous montrer « le doigt qui dit oui » et « le doigt qui dit non ».

Vous obtiendriez alors ce que l'on appelle techniquement un *signaling* : une communication directe et visible avec votre Inconscient, qui répondra ainsi par oui ou non à toutes vos questions, lorsque vous vous remettez en contact avec lui, c'est-à-dire quand vous retrouvez le même état de conscience qui vous a permis le premier contact… Un état de conscience peu ordinaire, vous l'avez senti ? Un léger état d'hypnose !

4. Passons un cran de difficulté. Repérez maintenant une de vos réactions inconscientes ; le fait d'avoir posé sur elle votre attention consciente l'a faite disparaître (par définition : elle n'était plus inconsciente !) ; maintenant, si cette réaction vous était utile, reconnaissez-la et rappelez-la. Par exemple :

« Ok, j'ai la gorge qui déglutit quand je m'apprête à dire une bêtise… J'ai vu ce même signe chez les autres. Et je souhaite que ce *signe* reste et me serve désormais d'avertisseur. »

Puis, guettez la prochaine fois où vous dites ou faites quelque chose qui vous dessert (une « bêtise ») et tâchez de savoir si votre gorge a dégluti. Si non, redemandez encore le signe ; si oui, entraînez-vous maintenant à reconnaître le signe avant de dire ou faire la bêtise, et à stopper net votre action !

Comprenez bien que probablement toutes les maladies sont des *signes* de votre Inconscient. Si vous savez interpréter tout ce que votre Inconscient vous dit, vous ne prenez plus jamais de décisions vraiment mauvaises, vous ne vous sentez mal que très ponctuellement, car vous devinez les causes de votre malaise, vous savez à tout moment à peu près quoi faire pour remédier à ce qui vous arrive – et, même si vous ne pouvez pas mettre en place seul la solution (on n'est pas toujours responsable de tout !), cela vous enlève une sacrée épine du pied et allège considérablement votre vie quotidienne.

Etant ami avec votre Inconscient, celui-ci n'a plus besoin de « forcer » la communication par des procédés désagréables et vous vivez au mieux du possible.

5. Et quand vous ne savez pas quoi faire, demandez !…

L'Inconscient est hyper-créatif. C'est-à-dire que lorsque vous lui demandez de trouver une solution, soit il la possède et vous l'offre, soit il ne la possède pas et il la fabrique. Il se sert de tout ce que vous avez vécu pour « faire du neuf avec du vieux » et trouvera souvent à vous sortir d'affaire en utilisant une synthèse de vos capacités actuelles.

On entre ici dans un domaine un peu plus technique et vous trouverez quantité d'outils utilisables au quotidien dans les ouvrages d'apprentissage de l'Hypnose. Voici néanmoins une manière simple de lancer un processus de résolution inconsciente de problème, inspiré de la Méthode de Rossi*.

Il faut au préalable vous être entraîné au point 3 jusqu'à être capable de percevoir un *signaling*, c'est-à-dire un mouvement inconscient trahissant une réponse « oui » ou « non ».

A ce moment-là, focalisez-vous sur vous-même, gardez bien les yeux ouverts et fixés sur vos mains. Disons que votre Inconscient vous signale un « oui » en bougeant l'index droit et qu'il vous fait « non » par un petit mouvement nerveux du pouce gauche (il y a d'autres *signaling* possibles que sur les doigts, par des sensations par exemple, mais celles-ci peuvent être plus facilement influencées par l'activité consciente et seront donc moins fiables pour notre expérience). Vous allez d'abord demander à votre Inconscient s'il est d'accord pour trouver et mettre en place une solution à votre souci.

De deux choses l'une, soit vous obtiendrez la réponse « oui » et continuerez directement l'expérience, soit vous obtiendrez la réponse « non », et alors vous accepterez mentalement cette réponse (respect du choix inconscient) et demanderez alors humblement à l'Inconscient de choisir *lui-même* ce sur quoi il convient de travailler pour améliorer votre situation. Vous obtiendrez alors votre « oui » !

Focalisez maintenant votre regard sur la main qui signale le « oui » et demandez à l'Inconscient de rechercher en vous, dans

* Lire « Hypnose », cours complet, du même auteur (Editions IFHE)

toutes vos expériences de vie, tout ce que vous avez vu, entendu, ressenti, pensé, etc. tous les ingrédients nécessaires à la mise en place de la solution, et de vous transmettre un signal « oui » quand ce sera fait – ce qui sera généralement assez rapide, l'Inconscient ayant une capacité de calcul que ne possède à ce jour aucun ordinateur au monde, il passera une quantité considérable d'évènements en revue afin d'en dégager les faits et ressources utiles à la construction de ce qu'il pense vous être indispensable. Notez que vous n'avez pas à connaître ces ingrédients, qui restent inconscients.

Votre signal obtenu, restez toujours spectateur de ce qui arrive, honnêtement et sans aucune interférence. Vous pouvez même penser à tout autre chose qu'à ce qui se produit.

Demandez maintenant à l'Inconscient d'utiliser tous les ingrédients qu'il a mis à jour pour mettre en place la solution, immédiatement, et de vous transmettre un signal « oui » quand ce sera fait. Le signal « non » n'aura servi qu'au début, puisque l'Inconscient a accepté de faire le travail, vous n'avez ensuite plus besoin que d'un signe « ok, c'est fait ».

Voici une technique simple et purement inconsciente, qui se rapproche au plus d'une intervention hypnotique, et que vous pourrez faire tout seul, simplement et tranquillement.

Vous serez surpris des résultats que vous en obtiendrez !

Vous connaissez maintenant mieux votre Inconscient et ses immenses possibilités, entrons ensemble dans le monde de la Nouvelle Hypnose, où les outils de santé que nous a légués Milton Erickson se sont ouverts pour permettre aussi une meilleure qualité de vie et un développement personnel.

III

Nouvelle Hypnose

"La tendance la plus profonde de toute activité humaine est la marche vers l'équilibre"
Jean Piaget

= 9 =
SYLVIANE LAISSE SA FILLE S'ENVOLER

La porte s'ouvrit et je vis une gerbe de lumière se projeter devant la femme au visage fermé. Cette fleur solaire était encore en bouton, mais elle contenait quelque chose... ou plutôt quelqu'un ! Une jeune fille roulée en fœtus.

La vision s'effaça.

« Entrez, je vous prie » dis-je en me reprenant.

Il est une chose d'avoir des intuitions, et il est bien autre chose de se risquer à en parler ouvertement. Après tout, rien ne me garantissait que je n'avais pas tout simplement rêvé ! Règle numéro 1 concernant les intuitions : utiliser les siennes et taire celles qui concernent les autres, jusqu'à ce qu'elles se vérifient... ou non. Je ne fis donc aucune allusion à ma vision.

« Eh bien, en quoi puis-je vous être utile ? » demandai-je à ma patiente après l'avoir invitée à s'asseoir.

Elle se mit aussitôt à pleurer. Je gardai mes distances – il est humain de vouloir se rapprocher de quelqu'un qui souffre, mais ce n'est pas toujours bien perçu. Là encore, il faut faire confiance à son intuition, et la mienne me dictait de rester à ma place. En fait, si je m'étais approché, je serais entré dans la zone lumineuse que j'avais perçue un peu plus tôt... Bien entendu, je ne compris cela qu'en réfléchissant plus tard à cette douloureuse séance d'hypnose.

« Comment vous appelez-vous ?

- Sylviane, fit la femme sans lever les yeux.

- D'accord, Sylviane. Je n'ai pas besoin de savoir ce qui fait mal... juste ce que vous attendez de moi. »

Sylviane respira un grand coup et releva la tête.

Comme l'expliquait Milton Erickson, si vous voulez savoir si quelqu'un a des frères ou des sœurs, parlez de vos frères et sœurs – même si vous n'en avez aucun ! Vous verrez alors la personne réagir à ce que vous dites sur vos frères, ou sur vos sœurs, ou ni à l'un ni à l'autre, ce qui vous indiquera la composition de sa fratrie.

De la même manière, Erickson proposait à ses patients de garder pour eux ce qui ne regardait pas le thérapeute – ce qui présupposait qu'il existait de telles choses – et de n'exposer que ce qui était utile à la thérapie. Cela soulageait la personne et lui permettait de se lancer… Et au final, « afin que vous puissiez comprendre convenablement sa situation », elle vous avait raconté l'ensemble de sa vie ! C'est ainsi que Sylviane finit par m'expliquer comment sa fille avait été tuée dans un accident de voiture, deux ans auparavant.

Depuis ce temps, elle n'avait jamais réussi à faire le deuil de sa fille et passait ses journées à pleurer. Elle avait pourtant un travail intéressant, un mari attentif et une autre fille, mais elle n'arrivait pas à tourner la page sur ce terrible moment – ce qui paraît très compréhensible.

La Nouvelle Hypnose, application élargie des techniques hypnotiques de Milton Erickson, possède des structures issues de la Programmation Neuro-Linguistique (PNL), dont un processus qui permet de favoriser les deuils.

La différence fondamentale entre la Nouvelle Hypnose et l'Hypnose Ericksonienne réside dans l'esprit dans lequel se fait l'intervention. Alors que l'Hypnose d'Erickson est mécanique, psychiatrique, la Nouvelle Hypnose est orientée vers l'individu et se préoccupe de domaines qui n'auraient pas forcément suscité l'intérêt médical, comme la confiance en soi, le bien-être conjugal ou simplement le fait de rechercher sa voie dans la vie. La Nouvelle Hypnose a aussi abandonné les techniques « dures » de Milton Erickson, comme les suggestions post-hypnotiques ou les prescriptions.

Il faut dire qu'Erickson vécut à une époque qui n'est plus la nôtre : il avait 20 ans avec le charleston, 40 ans en 1940, et il était à la retraite quand Sylvie Vartan chantait « L'école est finie » !

Il est un peu normal que le monde ait évolué entretemps et que la technicité unique et précieuse d'Erickson ait suivi le même chemin, se bonifiant avec le temps et se transformant au point de ne plus avoir grand-chose de commun avec la pratique originelle de son fondateur. C'est ainsi qu'en 1979 Daniel Araoz donna le nom de « Nouvelle Hypnose » à la forme d'Hypnose que la plupart des praticiens exerce aujourd'hui. En effet, rares sont ceux qui font encore de l'Hypnose Ericksonienne, au sens technique strict, même s'ils gardent cette appellation connue pour désigner leur pratique. Parmi les milliers d'élèves que j'ai formés en Hypnose, pour l'instant pas un seul ne pratique vraiment l'Hypnose *Ericksonienne.* Tout le monde fait de la *Nouvelle Hypnose.* Les gens viennent se former en Hypnose, attirés par la renommée du célèbre psychiatre, mais attendent de découvrir les secrets d'une pratique qui n'est plus la sienne. Outre la technique pure, l'esprit d'Erickson et les exemples de ses thérapies ne font plus frémir – ou pas au meilleur sens. Plus personne ne voudrait pratiquer l'Hypnose comme il y a cinquante ans !

Je voulais simplement préciser ce point avec vous, avant d'aller plus loin, afin que les choses soient claires. S'il n'est absolument pas question de renier l'héritage d'Erickson, sans qui nous n'aurions rien fait, il est idiot de s'entêter à baptiser « télégraphe » un « téléphone portable » : la chose a changé, le nom a donc changé aussi. Faisons de même en Hypnose.

La *Nouvelle Hypnose* est une pratique que ne reconnaîtrait pas Milton Erickson ; respectons ce qu'il nous a appris en sachant identifier ce que l'on exerce, sans confusion.

Enfin, dans une sorte d'œcuménisme hypnotique, je serais partisan d'effacer de notre langage courant les différenciations qui n'intéressent et ne concernent que les spécialistes, pour ne plus parler que d'*Hypnose*, dans toutes ses acceptations.

Les experts sauront donc discerner les variantes techniques et leur attribuer une juste paternité, sans ambigüité.

Par ailleurs, le plus large public, dont vous faites peut-être partie, n'aura plus à se préoccuper de théories finalement de peu d'importance concrète, pour ne garder de la chose que son meilleur aspect : *l'Hypnose est une vraie clé de découverte de Soi et de compréhension, un outil de changement sans égal et une voie d'évolution* plus vaste qu'on ne l'imagine encore.

En tant qu'hypnothérapeute Humaniste, je suis plus à l'aise en Nouvelle Hypnose et, si je connais parfaitement les outils de l'Hypnose Ericksonienne, je ne la pratique qu'exceptionnellement, lorsque la situation l'exige. La sagesse consiste à ne jamais choisir de camp et à connaître toutes les facettes possibles de notre art afin de les appliquer à bon escient.

Ainsi, voilà l'histoire d'un envol, à la manière de la Nouvelle Hypnose :

Les cheveux courts et peu entretenus de Sylviane ne parvenaient pas à masquer les dégâts que le chagrin lui avait fait subir. Son visage tendu contrastait avec les yeux rougis de cette femme brisée. Si elle ne parvenait pas à se libérer au plus vite de sa douleur, Sylviane accumulerait bien plus de stress que ne pourrait en supporter son organisme… L'histoire pouvait mal finir. On peut réellement mourir de chagrin.

« Êtes-vous prête, aujourd'hui, à soulager cette souffrance ? demandai-je à Sylviane. Je veux dire : la douleur est une chose, se punir en est une autre… Cela fait deux années… Que voudrait votre fille, pour vous ? Pensez-vous qu'elle serait heureuse de vous voir vous laisser mourir de chagrin ? Honnêtement… que vous souhaiterait-elle ? »

Argument simple et qui aide la personne à sortir du cercle vicieux de l'auto-flagellation.

Sylviane redressa enfin la tête.

« Julie était une fille bien, commença-t-elle… Elle s'occupait de sa famille, malgré ses études. Elle était toujours si…

- Et vous aurait-elle laissée longtemps pleurer, si elle avait été là ? repris-je pour empêcher la femme de replonger dans les sanglots. L'aurait-elle fait ?

- Non, admit la femme.

- Non, répétai-je en appuyant sur le mot. Alors, que pouvez-vous faire pour respecter ce qu'elle aurait souhaité pour vous ?

- Il faudrait que j'arrive à la laisser partir…

- La laisser partir ? »

Je repensai à la vision que j'avais eue plus tôt.

« Pourquoi la laisser partir ? Où est-elle, maintenant ? »

Sylviane ferma les yeux et grimaça.

« Elle est dans mon cœur » répondit-elle.

Sauf que la réponse ne collait pas avec le mouvement des mains de Sylviane, qui indiquait quelque chose devant elle.

La femme en pleurs n'avait pas vraiment besoin qu'on la pousse dans un état de conscience très différent de ce qu'elle vivait en ce moment. L'induction hypnotique sert à modifier l'état de conscience *ordinaire* de la personne… et Sylviane était loin d'être dans son état *ordinaire* de conscience. Il me suffisait donc simplement de l'aider à plonger plus avant dans ses sensations, afin qu'elle décroche réellement de la réalité concrète et vive vraiment ce qui la hantait depuis deux ans.

« Montrez-la-moi » fis-je très directement, présupposant par là que la fille de Sylviane n'était pas vraiment dans son cœur mais dans un espace qui pouvait m'être visible.

Sylviane tendit sa main droite devant elle, paume vers le haut, comme si elle y tenait quelque chose… ou quelqu'un.

« Elle est là ? murmurai-je. Juste devant vous ? »

La maman hocha la tête silencieusement. Des larmes coulaient le long de ses joues.

« Moi, vous savez, je ne peux pas la voir… Alors, s'il vous plaît, décrivez-la-moi.

- Elle est belle, commença Sylviane, toute dorée de lumière. Comme une fleur…

- Quelque chose vous relie à elle ? demandai-je.
- Oui, c'est la tige de la fleur... un peu comme si je tendais mes bras et qu'elle se nichait dans mes mains entr'ouvertes. »

C'était ce que j'avais vu en ouvrant la porte ! C'était exactement l'image que j'avais perçue ! Heureusement que je n'avais rien dit à Sylviane, je n'aurais alors jamais su si ma vision était réelle ou si j'avais influencé la maman par un effet de suggestion.

Soudain, je réalisai la nature du phénomène : c'était la mère qui retenait la fille ; elle l'empêchait de partir.

D'ordinaire, les personnes en deuil symbolisent leur lien à l'être cher par un fil de lumière, un drap blanc, une ceinture ou, à la limite, une chaîne : quelque chose qui accroche autant l'une que l'autre personne. Or, il semblait ici que seule la maman maintenait la fille. Ce n'était pas normal.

« Si je comprends bien, un lien lumineux part de vous...
- Oui.
- D'où cela ?
- De mon ventre.
- Et ce lien s'ouvre comme des mains pour faire une sorte de berceau à Julie, qui est lovée là, en fœtus...
- C'est ça, oui.
- Et comment est-elle reliée à vous, elle ?
- Par mes mains.
- D'accord, par vos mains... Vous la maintenez... mais, elle, y a-t-il quelque chose qui la relie à vous ?
- Que voulez-vous dire ?
- J'ai juste besoin de savoir si l'accroche est réciproque.
- Une maman ne peut pas laisser partir sa fille...
- Eh oui, il est difficile à une maman de laisser partir sa fille. C'est un peu comme à la fin de l'adolescence... Arrive un jour où votre enfant doit prendre son envol... Vous ne voulez pas l'emprisonner, n'est-ce pas ? Vous l'aimez ? »

La maman éclata en sanglots.

Il est déjà difficile de faire son deuil quand le lien est réciproque, mais si en plus il existe une volonté délibérée de retenir l'autre de la part d'un des acteurs de la situation, cela n'allait pas nous faciliter le travail.

Je passai donc un long moment à discuter avec Sylviane, à lui expliquer que, par sa décision de laisser sa fille s'envoler, elle lui ferait le plus beau des cadeaux, qu'elle ne la perdrait pas, car la mémoire de ceux que l'on aime nous habite toujours. Toutes choses qui sont plus faciles à comprendre qu'à réellement accepter lorsqu'on est concerné.

Sylviane sécha enfin ses larmes et accepta de rompre le lien par lequel elle maintenait sa fille avec elle.

« Que faut-il faire, alors, pour libérer Julie ? demandai-je. Ouvrir les mains ? Séparer la tige de lumière ? Quoi donc ?...

- Juste ouvrir les mains, je suppose, fit Sylviane.

- Ouvrir les mains, d'accord… Je vous laisse faire… Vous me direz juste quand ce sera fait. »

Deux minutes silencieuses plus tard, la femme hochait la tête avec un léger sourire forcé.

« Ok, c'est fait ? Où est Julie, maintenant ?

- Juste là, devant moi, répondit Sylviane en montrant un endroit dans l'air à un mètre cinquante d'elle.

- D'accord, vous lui envoyez toujours tout votre amour… vos meilleures pensées… »

La tête de Sylviane continuait de se balancer de haut en bas, machinalement. Son visage montrait qu'elle était ailleurs.

« Et tout votre amour lui fait une merveilleuse bulle de lumière… Quelque chose qui l'enveloppe et la protège… Vous le voyez, n'est-ce pas ?... Et toute cette lumière rayonne sur vous, comme un soleil dont vous ne pouvez et voulez pas vous mettre à l'abri… Une merveilleuse lumière, sur vous également… Tellement d'amour et de bonnes pensées… Une vibration si pure qu'elle vous lave et vous fait du bien… Sur vous… comme sur Julie… qui s'envole… en paix. »

A ces mots, les sanglots de Sylviane, qui s'étaient calmés, reprirent de plus belle – ce qui est souvent le cas lorsque la personne comprend au plus profond d'elle que l'être cher va maintenant réellement s'en aller.

Ce n'est pas un moment facile, mais très libérateur.

« Vous pouvez l'accompagner un moment, proposai-je. Laissez-vous vous envoler, vous aussi, dans votre bulle de lumière et suivez votre fille… Suivez Julie… elle vous montre la voie, regardez… Bien sûr, il y a un moment où vous ne pourrez pas aller plus loin… Accompagnez-la aussi longtemps que possible et voyez comme elle est heureuse. »

Sans verser dans les clichés, les récits de NDE (*near death experience*) nous fournissent une description universellement partagée de la manière dont la plupart des êtres humains imaginent le passage de la mort : la lumière, un chemin ou un tunnel, des êtres chers ou très sages qui accueillent le défunt, une paix intense, une compréhension totale, etc. Même sans les suggérer, ces éléments sont récurrents dans les accompagnements hypnotiques de deuil, on peut donc s'avancer sans crainte et les utiliser pour faciliter le travail avec la personne.

Les plus cartésiens, lorsqu'ils souffrent, acceptent les idées issues de la spiritualité – quitte à les abandonner après, lorsque tout va mieux.

C'est ainsi que Sylviane fit ses adieux à sa fille. Je vis la poitrine de la maman se soulever profondément et redescendre paisiblement, dans un soupir aussi involontaire que soulagé.

Lorsqu'elle sortit de transe hypnotique, un voile obscur s'était levé sur Sylviane. La mémoire, même intense, d'un être cher ne remplacera jamais le pétillement de la *vraie vie*. Une mémoire, par essence, est un petit morceau de passé – et on ne vit pas dans le passé. En libérant sa fille, Sylviane s'était libérée, elle aussi, permettant à ses plaies de guérir et à une nouvelle vie d'éclore.

La fureur de vivre !

Qui sait d'où nous viennent nos sentiments, notre caractère, tout ce qui nous forge et que l'on prend pour soi-même ?

Parfois, on imagine qu'il faut de violents traumatismes pour influencer une destinée. En vérité, comme un immense puzzle, nous sommes faits d'innombrables petites pièces et un trait de caractère particulièrement marquant peut être issu d'une expérience a priori de peu d'importance.

Corinne était une petite dame d'origine espagnole. Elle venait me voir pour que je l'aide à surmonter ses colères ravageuses ! Certes, elle avait du tempérament, mais ses coups de sang, peut-être charmants les premiers temps, étaient en train de tuer son couple. Même sa mère, au caractère aussi trempé que celui de sa fille (et pour cause !) trouvait qu'elle exagérait et en était venue à plaindre son gendre.

Corinne, les yeux brillants de rage contenue, avait décidé de prendre les choses en main et pensait que l'hypnose pourrait la « forcer » à devenir autre chose qu'elle-même – ce qui est malheureusement souvent l'idée qu'on se fait de l'hypnose : une sorte d'opération cérébrale capable de vous changer, sans que vous n'ayez besoin de faire quoi que ce soit, même pas d'être d'accord avec l'opération en question !... Si ce supposé pouvoir existait, il serait parfois bien utile au thérapeute honnête en peine avec ses patients les plus coriaces ; mais il n'existe pas, et si la personne en quête de changement ne prend pas la peine de bouger, si elle se contente de se laisser faire, alors il y a peu de chance que la thérapie soit efficace, soit-elle hypnotique. Le meilleur outil de changement ne va pas jusqu'à forcer une conscience à évoluer ; le meilleur des *soins* ne peut pas obliger une personne à *guérir*, à grandir.

Alors, si en plus la personne *ne veut pas* changer, alors il n'y a rien à faire, hypnose ou autre, rien n'y fera.

Et heureusement ! Car s'il existait un quelconque moyen de forcer une personne à penser ce qu'elle refuse de penser, croyez bien que les dictateurs de tous poils se seraient rués sur la technique en question, et nous aurions tous un *Big Brother* en guise de seul choix de pensées et de vie.

Corinne voulait changer, mais elle se méprenait sur la manière dont l'Hypnose allait pouvoir l'aider. Je pris donc quelques minutes pour lui expliquer la nature de l'Hypnose, en tant que pratique et en tant que phénomène.

Rassurée, Corinne accepta avec plus de sérénité l'expérience que je lui proposai : il s'agirait d'ancrer en elle le sentiment qui sous-tendait ses crises de colère et de nous en servir de guide pour remonter le temps, à la recherche de l'expérience de vie qui avait généré en elle cette fureur.

« Ce ne sera pas facile, lui confiai-je, car si quelque chose a pu modifier à ce point-là le cours de votre existence, il se peut que cela soit peu agréable à retrouver – c'est du moins une possibilité à garder en tête, afin de ne pas reculer devant l'obstacle lorsqu'il se présentera. Nous ne sommes pas ici pour un voyage d'agrément, mais pour procéder à un changement dans le flot des choses qui vous ont faite telle que vous êtes aujourd'hui… Il vous faut retrouver l'expérience à l'origine de tout cela ; la reconsidérer et, éventuellement, la remanier – un peu comme vous changeriez un arbre en remontant au moment où sa graine a été conçue et plantée.

Êtes-vous prête pour cela ? »

Corinne m'avait écouté sans un mot, gravement. Je ne lui avais pas menti. Je n'avais pas amoindri l'opération, pas plus que je ne l'avais exagérée. Changer de vie n'est pas une décision que l'on prend à la légère. Si elle pensait modifier simplement une facette d'elle-même sans que cela ne touche tout le reste, elle se trompait. Le changement est comme un pavé dans la mare, il ne fera pas qu'une seule vague mais va tout secouer. Bon nombre de choses changeront alors, de manière positive, certes, mais il faut savoir ce que l'on fait, afin de se lancer en toute connaissance de causes et agir à 100%.

L'Hypnose n'est pas une technique psychothérapeutique ordinaire. D'abord, elle est à l'origine de toutes les autres pratiques, ne serait-ce que parce que c'est pour elle qu'a été inventé le mot *psychothérapie*. Ensuite, parce que les praticiens de l'Hypnose sont le plus souvent des professionnels pragmatiques, plus portés à l'action concrète qu'aux discussions intellectuelles. L'Hypnose est une thérapie brève : il faut que cela bouge ! On ne va pas rester des semaines à tourner autour du problème. En un quart d'heure, on se sera fait une première idée de la situation et, aussitôt, on testera une manière de changer ; et si cette première tentative s'avère infructueuse, alors on en tirera des leçons tangibles sur la façon de procéder à d'autres tentatives, avançant ainsi toujours dans le monde factuel plutôt que dans celui des hypothèses invérifiables.

Corinne avait bien compris que nous plongions immédiatement dans le vif du sujet. Elle l'espérait, comme nombre de ceux qui osent faire le pas et prendre un rendez-vous avec un professionnel de la relation d'aide. Nous avons tous entendu ces sarcasmes sur la nullité des « psys » de tous genres, souvent « aussi malades que leurs patients, sinon plus. » On retrouve cette caricature dans les discussions populaires autant que dans les romans ou les films de cinéma. Le grand public a une idée assez médiocre des professionnels de l'esprit, et ce à juste titre. Il n'y a pas de fumée sans feu. Il faut donc une bonne dose de courage pour pousser la porte d'un psy, avec l'espoir insensé d'y trouver une aide efficace !

Corinne avait eu ce courage en venant me voir, j'allais faire en sorte de mériter sa confiance. Elle avait déjà fermé les yeux et écoutait avec attention mes instructions, destinées à lui permettre d'entrer en état modifié de conscience.

« Nous aurons besoin de votre esprit de décision consciente, aussi n'entrez pas trop profondément en transe hypnotique. »

La jeune femme respirait maintenant plus fortement. Son visage était concentré ; ses traits étaient tirés ; ses yeux bougeaient fortement sous ses paupières, un peu comme on le voit chez les gens qui rêvent. Elle était en état d'hypnose.

« Ecoutez-moi bien, Corinne, ma voix vous accompagnera aussi loin que votre voyage vous emmènera... Je serai toujours là à vos côtés, invisible et présent, comme le souffle du vent... ou le battement de votre cœur... Et vous allez orienter votre attention sur un souvenir... et quand vous l'aurez pleinement retrouvé, je ferai en sorte que votre corps, votre mémoire biologique, ancre, stabilise, cette expérience... simplement en appuyant doucement sur le poignet droit... et c'est le sentiment caché sous ce souvenir qui vous guidera à travers le temps, vers sa source profonde, tout au fond de vous ...et d'abord, juste... laissez remonter la mémoire de votre *dernière* crise de colère... C'était peut-être ce matin, ou il y a deux jours, je ne sais pas... la *dernière fois* où c'est arrivé. »

Vous noterez la suggestion ambiguë à propos de la *dernière* crise de colère : s'agit-il de la plus récente ? Ou serait-elle vraiment la dernière qu'elle aurait à vivre ?

Les yeux de Corinne se mirent à bouger de plus belle, signe d'intense activité intérieure, et ses mâchoires se crispèrent.

« Voilà. Juste voir ce qu'il y a à voir de cette expérience... et entendre ce qu'il y a à entendre... »

Je posais aussitôt l'ancrage qui agirait comme une sorte d'accélérateur nous permettant de rejoindre d'autres expériences similaires, ayant la même source dans l'existence de Corinne. Un ancrage physique – on dit *kinesthésique* – a l'avantage d'être plus proche des sentiments primaires de la personne, moins influençable par l'intellect ou l'imagination, donc plus proche de la « vérité » que nous recherchons. La personne peut avoir *le diable au corps*, elle l'a *dans le sang*, ou *dans la peau*, ça la *prend aux tripes*... toutes expressions qui montrent que les sentiments les plus profonds touchent le corps. Ancrer au corps permettra de remonter plus facilement et honnêtement à la source.

« Et puis, juste ressentir ce qui est utile de ressentir, avant de laisser tout cela s'envoler… S'envoler… maintenant. »

Pour l'ancrage, la personne n'a pas besoin de pleurer ou hurler, d'être à nouveau aussi mal que durant sa précédente crise, quelle qu'en soit la nature. Un tiers du sentiment suffit et, lorsque la personne laisse le souvenir se dissoudre, le thérapeute en maintient l'essence profonde par son ancrage physique. L'image et le son ont disparu. Le ressenti servira de fil d'Ariane pour guider la personne vers l'expérience à l'origine de ses soucis.

« Et vous pouvez simplement laisser faire… Laissez cette mémoire en vous (j'appuie un peu sur l'ancrage) susciter un autre souvenir… d'il y a plus longtemps… D'autres images… d'autres pensées… Ça vous revient… c'était… il y a plus… loooongtemps… (les yeux se remettent à bouger) C'est bien. Et à nouveau voir ce qu'il y a à voir de ce souvenir… les détails importants qui vous aident à savoir… qu'est-ce qui se passe ?… Et entendre aussi… les sons… et les paroles… Vos pensées… Et juste ressentir ce qu'il est correct de ressentir, juste… ce qu'il faut… et laisser partir le reste. »

La personne ayant retrouvé un autre souvenir, je relâche l'ancrage, comme on arrêterait d'appuyer sur l'accélérateur pour freiner la voiture. Corinne me décrivit alors un souvenir plus ancien. Ce n'était pas une crise de colère.

« Et quel âge aviez-vous ? lui demandai-je.

- Vingt-deux ou vingt-trois ans.

- Vingt-deux ou vingt-trois ans » repris-je après elle, sur le même ton de voix, afin d'ancrer de manière auditive cette étape, au cas où il me faille y revenir plus tard.

Et c'est ainsi que nous remontâmes le temps, de souvenir en souvenir, parfois banals, parfois plus difficiles. J'ancrais chaque étape parcourue en prononçant l'âge donné par Corinne.

Après six ou sept souvenirs, de plus en plus anciens, Corinne me dit ne plus rien trouver.

« C'est tout noir, fit-elle avec une mine boudeuse.

- Tout noir ? Oh… et c'est du tout noir de vide… comme l'espace… ou c'est du tout noir d'obscurité, comme dans une grotte où on ne voit rien ?

- C'est tout noir comme dans une grotte confirma la jeune femme après avoir réfléchi un instant.

- Et quel genre de grotte est-ce donc ? »

Aussi loin dans le temps, c'était facile à deviner ! Corinne secouait la tête en signe de déni. Nous allions résoudre la situation en faisant d'une pierre deux coups : si nous étions bien arrivés comme je le pensais à l'expérience d'origine, il me fallait sortir Corinne de son vécu – non pas de la transe hypnotique, juste du contexte du souvenir – ce que l'on appelle *se dissocier*, afin de modérer les sentiments désagréables qu'elle pourrait ressentir. Ce recul lui permettrait aussi de découvrir quelle grotte lui cachait ainsi la pleine lumière du jour.

« Alors, envolez-vous, Corinne… Envolez-vous ! »

Presque instantanément, la jeune femme éclata en sanglots.

« C'est maman, gémit-elle.

- Maman ? répétai-je, feignant la surprise, et où êtes-vous, vous ? Où êtes-vous ?

- Dans son ventre… »

Et voilà, c'était prévisible !

Corinne enfin calmée, nous commençâmes à étudier la situation.

« Que se passe-t-il pour Corinne petit bébé ?

- Elle a froid.

- Et pourquoi ? Qu'est-ce qui s'est passé ?

- Je ne sais pas.

- Eh bien, demandez à Corinne petit bébé, elle le sait, elle !

- (Corinne secoua la tête de gauche à droite)

- Allez, vous savez comme les mamans et les bébés sont liés. Vous allez replonger un instant dans Corinne petit bébé, et ensuite vous remonterez vers l'esprit de votre maman, pour savoir ce qui s'est passé... Ok ?... Alors, allez-y !

- (fronçant les sourcils) Maman a eu un malaise.
- Comment ça, un malaise ?
- Je ne sais pas, une sorte d'hypoglycémie... Elle s'est évanouie un instant, et quand elle est revenue à elle, je ne bougeais plus.
- Et pourquoi vous ne bougez plus ?
- Parce que j'ai froid !! »

Je compris que le malaise de la maman avait fait chuter sa température corporelle. Le bébé s'était alors immobilisé pour conserver sa chaleur. Il s'était blotti, en quelque sorte. Et lorsque la maman était revenue à elle, ne sentant plus son bébé, elle avait eu très peur, et cette fois-ci c'est le stress qui la glaça jusqu'au sang, empêchant encore bébé de bouger.

C'était un véritable cercle vicieux : plus la maman stressait, moins le bébé bougeait, moins le bébé bougeait et plus la maman stressait ! Il fallait faire quelque chose !

Si on peut aider la personne à retrouver le trauma à l'origine de ses problèmes, il est hors de question de lui proposer directement une solution. Le devoir de l'hypnothérapeute est de guider la personne, de lui montrer diverses portes, mais non de lui en imposer certaines. C'est à la personne de choisir, de décider et de changer. Il lui faut trouver *sa* solution.

J'exhortai Corinne à découvrir un moyen de calmer sa maman. J'avais bien, personnellement, une petite idée sur la chose, mais je ne pouvais partager cette idée avec la jeune femme, au risque de l'influencer. Je la laissai donc faire, tester et vérifier mille et une façons de changer le cours des choses... sans succès :

« Il faut que maman sache que je vais bien...

- Oui, c'est évident.
- Je n'ai qu'à lui dire... Je vais lui susurrer ma présence à l'oreille, comme une voix dans sa tête.

- Pourquoi pas ? Faites-le… et dites-moi ensuite comment cela fonctionne *bien.* »

On peut faire ce genre de suggestion à la personne, ce qui renforcera l'efficacité de la solution si elle est bonne, sans empêcher la personne de vous dire que cela ne va pas, si jamais c'était le cas. La preuve :

« (grimaçant) Non, ça ne marche pas !

- Que se passe-t-il ?

- Rien, justement. Je lui dis des choses à l'oreille, mais ça l'affole encore plus : elle pense à moi plus fort, et ça la rend encore plus mal… Je n'y comprends rien ! » s'écrie Corinne.

Ah ! Voici donc l'origine de sa colère.

« On se calme, répondis-je. Et si vous essayiez une autre voie ? D'habitude, une bonne manière de se planter est de continuer à faire encore et encore un truc qui ne marche pas. Là, je vous sens un peu tendue (euphémisme !)… Comment pourriez-vous utiliser différemment cette force ? »

La jeune femme réfléchit un instant avant de sourire.

« Moi, je lui donnerais bien un coup de pied dans le ventre.

- Eh bien voilà ! m'exclamai-je, comme si j'étais sûr qu'il s'agissait cette fois de la solution. Allez-y : après tout, tous les bébés font cela tout le temps, et les mamans adorent sentir leur enfant bouger en elle… Allez-y ! »

Je vis Corinne se concentrer encore plus ; son visage reprit l'expression qu'il avait lorsqu'elle « était » le bébé dans le ventre de sa mère, et un sursaut d'énergie la fit tressaillir.

« Alors ? questionnai-je, impatient.

- Je crois que cela fonctionne…

- Pour le savoir, laissez bébé Corinne avec sa maman et rejoignez-moi… Faites accélérer le temps et laissez passer un quart d'heure… une demi-heure… une heure… ça va ? »

La jeune femme acquiesçait de la tête.

« Ok. Alors, faites passer quelques jours… quelques semaines… …Quelques mois… et le bébé grandit… différemment, car quelque chose est guéri en elle. »

Corinne était très émue. Un doux sourire commençait à poindre sur son visage. Je la laissais faire, tranquillement, un long moment. Puis, je repris l'accompagnement :

« Maintenant, revenez juste avant le malaise de maman et voyez comme bébé Corinne réagit bien, aussitôt que maman revient à elle, pour la rassurer tout de suite… C'est bien, ça ?

- Oui, c'est bien. Ça va mieux.

- Vous voulez bien que bébé Corinne garde tout ça, bien en elle ? Pour que la vie soit meilleure maintenant… »

Un oui de la tête me poussa à continuer.

« Alors… plongez dans ce bébé… redevenez cet enfant et… emplissez-vous de ce sentiment merveilleux d'avoir trouvé la solution… d'avoir su aider maman… et… tout va mieux ! »

Une larme roula sur la joue de Corinne. Je lui laissai encore un moment pour intégrer tout cela.

« Et maintenant, le temps s'accélère prodigieusement ! Tout va très vite et lorsque j'aurai compté jusqu'à 3 vous serez de nouveau bien revenue au présent… Le bébé que vous êtes grandit… grandit, grandit, grandit… et les années passent… et rien n'est plus comme avant… La vie a changé !

« 1… 2… 3… bien ici et maintenant ! »

Je me penchai en avant afin d'effleurer le poignet de Corinne, à l'endroit de l'ancrage négatif. Si la jeune femme avait réagi par une grimace, même infime, j'aurais alors su que notre expérience n'avait servi à rien, car le sentiment précédent aurait toujours été actif. Mais il n'en fut rien. L'ancrage était vide, désactivé. Cela avait fonctionné !

« Et lorsque je vous touche, comme ça, dis-je, est-ce bien vous tout entière que je touche ?... L'enfant qui a grandi ? »

Je voulais aussi vérifier que Corinne n'avait pas gardé un souvenir du bébé, dissocié d'elle (une fragmentation de personnalité comme celles dont nous avons déjà parlé) mais qu'elle était bien une, pleine et entière, adulte.

Un sourire me le confirma. Tout allait bien.

Corinne rentra chez elle, un peu secouée – ce qui peut se comprendre quand ce qui fonde toute une existence vient d'être remanié. Elle téléphona à sa mère, qui confirma l'incident durant la grossesse.

La vérité nous importe peu ; si la personne croit à ce qu'elle vit en hypnose, c'est qu'elle portait en elle cette expérience, comme un fichier informatique sur un disque dur, une épine dans la chair de sa personnalité. Vraie ou fausse, il faut la lui retirer et soigner la plaie. Il arrive malgré tout que les personnes qui ont vécu cette expérience se fassent confirmer leurs réminiscences, comme cette femme qui s'était retrouvée elle aussi dans le ventre de sa mère, qui aurait eu un accident de vélo… « Sauf que ma mère n'est jamais montée de sa vie sur un vélo » me dit-elle aussitôt sortie de transe hypnotique. « Tout cela n'est donc qu'affabulation ? » Je lui expliquai donc le peu d'importance de la *vérité vraie* en thérapie.

Elle aussi téléphona à sa mère, qui fut fort surprise d'entendre parler de cet évènement lointain : en effet, elle était bien montée sur un vélo, une seule fois, et c'était durant sa grossesse. Elle était tombée en voulant essayer le vélo de son mari, alors qu'elle n'avait jamais fait de vélo et n'en avait plus jamais refait après. Un vélo bleu, comme dans le souvenir hypnotique de ma patiente !

Bien entendu, tout cela peut s'expliquer logiquement – les personnes ayant pu entendre parler de ces moments de vie de leurs parents, trop jeunes par exemple pour s'en souvenir consciemment. L'hypnose leur aurait permis d'en retrouver la mémoire… Quoi qu'il en soit, l'important était qu'ils se soient guéris de l'impact sur eux de ces « souvenirs ».

Corinne se prit à ranger sa maison en arrivant chez elle, comme si elle avait besoin d'exprimer au-dehors un ordre intérieur nouveau. Elle n'eut plus jamais de crises de colère hystérique et se découvrit douce et patiente.

Mamie retrouve ses amours et se redresse

Un jour, une de mes patientes m'amena sa mère, âgée alors de presque quatre-vingt ans. La vieille femme était très marquée par le temps et ressemblait plus à une sorte de tortue préhistorique qu'à une personne âgée : elle était toute recroquevillée sur elle-même, extrêmement ridée et avançait sur le chemin qui menait à ma porte, agrippée à sa canne et à sa fille, avec une lenteur telle qu'on la voyait à peine bouger.

A la fois amusé et perplexe sur ce que je pourrais bien faire pour aider cette pauvre femme, je l'attendais au pas de ma porte. L'idée de monter la grand-mère sur un skateboard pour l'aider à avancer me traversa l'esprit ! C'est qu'il fallait bien qu'elle atteigne ma porte avant la fin de notre heure de rendez-vous, si nous voulions faire quelque chose !

Comme je le craignais, la vieille femme ne venait pas pour quelque chose que je pouvais l'aider à soigner. Elle voulait que je « traite sa cataracte » ! Passé le moment d'incrédulité (traiter la cataracte par hypnose !), j'expliquai à la mère et à la fille qu'elles devraient « voir cela » avec leur médecin, qui les orienterait certainement vers une simple opération chirurgicale, bénigne et très efficace pour ses yeux.

La dame étant dans mon fauteuil de consultation pour encore près de trois-quarts d'heure, je demandai à la fille de nous laisser et commençai à questionner la vieille femme sur sa vie et en particulier sur son mari, apparemment assez vaillant. Je l'avais vu au loin sortir une cigarette pour fumer, appuyé sur le capot de sa voiture de sport garée devant ma porte, alors que les deux femmes me rejoignaient à leur rythme.

J'appris ainsi que l'homme était bien plus âgé que sa femme ! Celle-ci me raconta que, pendant la seconde guerre mondiale, son mari avait servi en Afrique où un sorcier lui avait prédit une vie exceptionnellement longue.

Bien sûr, à trente ans, il n'avait pas cru à « toutes ces sornettes », mais à cinquante ans l'idée lui parut amusante et à soixante-dix ans, il était convaincu d'être quasiment immortel.

L'homme se portait donc à merveille, malgré ses quatre-vingt-cinq printemps, contrairement à sa femme qui était persuadée, m'avoua-t-elle, de devoir mourir bien avant lui.

« Vous êtes bien égoïste ! m'écriai-je assez fort pour que la vieille femme m'entende sans confusion. Votre mari vous a-t-il fait quoi que ce soit pour que vous lui infligiez cela ? Savez-vous ce que c'est que de perdre son amour ? »

Je découvrirai bientôt que oui, mais à ce moment-là je ne pouvais deviner (et la vieille femme non plus) à quel point j'étais tombé juste. Je poursuivis donc sans m'arrêter :

« Vous vous laissez *partir* avant lui !... Vous ne savez donc pas ce qui est arrivé à Roméo, dans l'histoire, lorsqu'il sut qu'il avait perdu sa Juliette ?... Vous voulez donc le tuer ? » conclus-je avec véhémence.

J'avais largement exagéré, mais la vieille femme en fut tout de même ébranlée. La vieillesse nous redonne notre sensibilité d'enfant, ce qui a parfois des avantages.

Je persuadai ainsi la vieille femme de *copier* en elle la conviction d'immortalité de son cher mari, ceci afin de ne pas l'abandonner prématurément.

« C'est plus facile à dire qu'à faire, mon jeune ami » fit la vieille dame, lentement.

Je souris, à la fois satisfait et touché par la volonté ravivée de la femme de se raccrocher à son homme.

« Il y a une façon de faire facile… Je vous explique. Et pour cela, vous n'avez pas besoin de vos yeux, au contraire. Laissez votre esprit se reposer et suivez bien ma voix…

« Il y a des expressions qui trahissent comment on fonctionne à l'intérieur… Elle a *un avenir brillant*, son avenir est *tout tracé* ou, au contraire, elle n'y voit *pas plus loin que le bout de son nez*, pour dire qu'elle ne prévoit rien.

« Tout cela parle de comment cela fonctionne dans notre tête, les uns ayant comme un vrai chemin, une voie ou une route *toute tracée* – imaginaire, bien sûr, mais bien réelle pour l'esprit. C'est ça qui les projette dans la vie, loin et longtemps, alors que ceux qui n'y voient *pas plus loin que le bout de leur nez* n'ont qu'une perception intérieure réduite de leur avenir, ce qui n'aide pas à mieux vivre, prendre les bonnes décisions et tout ce genre de chose. C'est ce que l'on appelle notre Ligne de Temps, comment notre cerveau comprend le temps.

« Tout le monde a une Ligne de Temps, sans le savoir. Et votre Roméo s'en est construite une belle et longue, comme une énergie qu'il projette au loin… Sa voie à lui. »

En fait, la Ligne de Temps n'a rien à voir avec la longévité. Mais c'était une jolie métaphore tout de même pour faire comprendre ce que je voulais à la vieille femme, je fis donc pour elle un parallèle qui n'a, d'ordinaire, pas lieu d'être.

A noter également que la recherche de la Ligne de Temps se fait en état ordinaire de conscience, car il s'agit d'une mise à jour, d'une *conscientisation*. On cherche à faire remonter du matériau inconscient à la conscience. Donc, pas d'induction.

« Et comment est-elle, votre Ligne ?... repris-je. Quand vous imaginez derrière vos paupières fermées, que voyez-vous ?

- Pas grand-chose, avoua la vieille dame.

- Quand vous projetez votre imagination au loin, quand vous pensez à la vie à venir… »

La dame secouait la tête de gauche à droite. Je me doutais de cette réaction ; je plaçai donc la suggestion prévue :

« Et celle de votre mari ? »

Là, le visage de la vieille femme s'ouvrit un peu.

« C'est comme un jet de feu, murmura-t-elle. C'est beau.

- Et pour vous ?...

- Moi ?

- Oui, vous : puisque vous arrivez à percevoir l'avenir enflammé de votre homme, vous devez pouvoir percevoir le vôtre.

- (hésitante) Je n'en ai pas…
- Vous n'en avez plus, vous voulez dire, car beaucoup de gens aimeraient avoir vécu jusqu'à votre âge. C'est déjà une grande vie… (je la laissai réfléchir un peu, puis) Et si vous copiiez le jet de feu de votre mari ?
- Mais, lui, ce n'est pas pareil… Le sorcier…
- Vous pensez qu'il lui a fabriqué ?
- Non, mais il l'avait avant.
- Oui, tout comme vous à trente ans, sauf que lui l'a gardé, et pas vous… A trente ans, il avait encore bien plus de cinquante-cinq ou soixante ans devant lui… Et c'est tout ce temps qu'il pousse et lance devant lui, sans le savoir… Parce qu'il croit à son sorcier. Et vous, vous croyez aux sorciers ?
- (sourit et secoue la tête) Non.
- Alors, vous n'avez pas besoin d'eux pour projeter votre avenir loin devant vous… Et je sais ce que vous pensez… Votre âge, la vieillesse et tout ça… Quel âge il a, Roméo ? »

La vieille femme comprit alors qu'elle n'avait pas d'excuse. Son visage s'éclaira un peu plus et on aurait pu voir briller ses yeux derrière leur voile diaphane.

« Un jet de feu, ou autre chose qui vous plaît mieux, continuai-je. Ce n'est que de l'imagination : qu'est-ce que ça fait ? Rien ! Alors, faites-le… Vous verrez bien ! »

Petite suggestion en passant ! La vieille dame acquiesça et s'inventa une brillante Ligne de Temps, aussi longue que celle de son mari.

« Vérifiez bien qu'elle soit de la même taille, insistai-je. Il ne s'agirait pas que vous viviez deux cent ans ! Roméo et Juliette partent ensemble ou pas du tout ! »

Tout cela amusait maintenant la vieille femme qui s'était vraiment prise au jeu.

Sa fille se présenta à l'heure et les deux femmes reprirent le chemin de la maison, bras dessus, bras dessous. Je n'avais pas donné d'autre rendez-vous à la vieille dame.

La semaine suivante, la fille me ramena tout de même sa mère « qui avait des choses à me dire ». Celle-ci parcourut le chemin jusqu'à mon bureau à une vitesse qui me sembla supérieure à celle de la semaine dernière – ou alors, c'est que je m'étais accoutumé à sa lenteur. Pourtant, la vieille dame paraissait un peu plus droite, moins courbée.

Abandonnant les réponses à ces interrogations, je fis entrer ma patiente, me demandant ce que l'on pourrait faire de plus, ensemble pendant une heure. Elle s'installa sans un mot puis son regard se leva vers moi. Je me rapprochai d'elle.

« Il faut que je vous raconte quelque chose… Quelque chose que je ne peux raconter à personne d'autre que vous. »

Le ton mystérieux de la vieille femme aurait pu paraître amusant à celui qui, face à une personne âgée, s'attendait à recevoir avec le plus grand cérémonial la confidence de la fameuse recette de la confiture à la fraise qui fait tant d'envieux parmi ses petits-enfants et ses amies…

Pourtant, un je-ne-sais-quoi d'infiniment profond, comme une grande tristesse, se dégageait de la dame.

« Il faut d'abord me jurer de ne jamais parler de ce que je vais vous dire à ma fille ou à mon mari.

- Je vous le promets, certifiai-je.

- C'est une histoire incroyable… » commença la vieille femme avant de s'interrompre longuement.

Je lui laissai le temps.

« Voilà… dans le temps, j'ai été follement amoureuse d'un homme. Ce n'était pas Raymond. L'homme dont je vous parle, je l'ai rencontré bien avant la guerre… Saleté d'allemands… (secoue la tête en grimaçant)… Cet homme est parti au combat, comme tous les autres, et il n'est jamais revenu… (silence)… Je l'ai longtemps attendu. Et puis, j'ai rencontré Raymond, juste un ami… Mais, quand je compris que je ne reverrais jamais mon homme, finalement, avec Raymond, on se maria… Version officielle. »

J'observais avec intérêt la vieille dame, bien conscient d'être le témoin privilégié de faits d'un autre temps – et peut-être d'évènements hors du commun.

« Comment j'ai vécu, toutes ces années ? fit-elle en se parlant toute seule... Vous savez ce que j'ai fait, le lendemain de notre discussion ? me demanda-t-elle. Eh bien, j'ai eu grand envie d'aller voir au grenier. Et ne me demandez pas pourquoi, je n'en sais fichtre rien ! Alors, j'ai réussi à faire glisser l'échelle que Raymond coince dans les cartons à côté de la trappe, et j'ai grimpé jusqu'au grenier. »

J'imaginai avec horreur la vieille femme accrochée à son échelle, tremblante et quasiment aveugle ! Quelle force de détermination avait-elle dû avoir pour accomplir cela !

« Heureusement, Raymond a posé du parquet entre les poutres. Il voulait s'installer un billard, là-haut ... Il n'avait pas pensé à la trappe... Mais on a le plancher... Sinon, je serais bien passé à travers le plafond. »

La vieille femme frôlait sa révélation, et elle gagnait du temps. C'était bien normal. Je me taisais et attendais.

« Bon, je suis allée tout droit jusqu'à un coffre. Il était là depuis toujours, je le savais... mais je n'avais pas le souvenir de l'avoir acheté ou mis là. Je savais qu'il était à moi ; c'était la petite clé que j'avais toujours sur moi... Je croyais que cette clé, c'était un porte-bonheur... »

La vieille femme commença à pleurer.

« Allons, calmez-vous, soufflai-je doucement.

- Ça va aller. Il faut que je continue... Le coffre, il n'était pas aussi poussiéreux qu'il aurait dû... A l'intérieur, il y avait toutes ces lettres... Je les connaissais toutes par cœur. Toutes ses lettres à lui... Comment je pouvais me cacher ça ? »

Après la guerre, la vieille femme avait retrouvé son amoureux. Il n'était pas mort ! Mais elle était maintenant mariée et on ne divorçait pas comme ça, à l'époque, d'autant qu'elle aimait quand même bien son Raymond...

Ainsi, les deux amants s'étaient cachés durant cinquante ans. Cinquante ans de correspondance soigneusement rangée dans le coffre aux secrets !... L'adresse des lettres montrait que la correspondance avait continué malgré les déménagements successifs de la vieille femme. Et celle-ci conservait tous ses secrets dans son grenier, depuis tout ce temps.

Tromper son mari, ne serait-ce que de façon épistolaire, avait été si contraire à sa morale que la vieille femme avait refoulé toute sa vie tout ce qui avait trait à son amour caché. Toute sa vie, elle lui avait écrit… et avait tout oublié au fur et à mesure, comme pour préserver sa bonne conscience !

Incroyables mécanismes de l'Inconscient, qui peut nous faire vivre deux vies en une, masquées l'une pour l'autre.

La vieille femme avait fini par *lever le voile*. Soulagée de son secret envers elle-même, elle pouvait enfin accepter de suivre « dans le temps » le second homme de sa vie.

Mon troisième fils va mourir

L'ouverture d'esprit de la Nouvelle Hypnose lui permet d'aborder certains problèmes d'une manière différente d'Erickson, comme par exemple en « transgénérationnel ».

Monique vint me voir afin que je l'aide à surmonter une dépression nerveuse récemment déclarée. Le mois précédent, son médecin avait diagnostiqué chez elle un état dépressif grave et lui avait prescrit nombre de médicaments. Nous étions en septembre.

Vous auriez pu croiser Monique sur un trottoir sans même la voir, pourtant son histoire était digne d'un film de magie noire.

« Il arrive souvent que les personnes qui souffrent de dépression aient vécu quelque chose de traumatisant ou stressant dans les années précédentes, lui expliquai-je. Avez-vous quelque chose de cet ordre à faire remarquer ? »

Il est rare que la personne vous réponde directement, ou alors c'est plutôt suspect, comme trop évident pour être vrai. Ce qui fait que, dans tous les cas, le thérapeute cherchera à en savoir plus sur l'histoire récente de la personne.

« Non, je ne vois rien de particulier… fit Monique.

- Rien de particulier. Bon, tant mieux, répliquai-je. Alors, qu'avez-vous fait de beau cet été ? Qui a pu créer une telle faille en vous… cette dépression, je veux dire. »

Le visage de la femme s'assombrit, mais elle passa les minutes qui suivirent à me raconter des banalités.

« Et la famille ? » interrogeai-je sur le même ton ordinaire.

C'est là qu'elle fondit en larmes. Enfin !

Le thérapeute est comme un chercheur d'or. Il tâtonne jusqu'à trouver un filon à exploiter, et les larmes sont souvent la marque d'un bon filon pour la thérapie.

« On a diagnostiqué un cancer à mon fils… gémit-elle.

- Eh bien, décidemment ! Quelle famille ! Alors, ça ce n'est *rien de particulier*, c'est cela ?

- Si, bien sûr, mais ça n'a pas de rapport direct avec moi.

- Non, fis-je en forçant le ton, ce n'est que votre fils… Et donc, vous avez décidé d'être malades tous les deux ?

- Ce n'est pas ça… C'est que je ne supporte pas.

- La maladie de votre fils ? Mais c'est bien compréhensible.

- Non… le destin. Je ne supporte pas cette idée.

- Qu'il y ait un destin ? C'est ça ?... Que voulez-vous dire ?

- Oh, vous ne me croiriez pas.

- Si vous saviez tout ce que j'ai déjà pu entendre, c'est vous qui ne le croiriez pas… Je pense que vous pouvez y aller. Dites-moi, quel rapport il y a entre vos maladies. »

La femme me regarda un instant, les yeux rougis.

« Il n'y a pas de rapport entre nos maladies, commença-t-elle en prenant une large respiration. C'est moi que ça rend malade. Pour mon fils, c'est une histoire de famille… Voilà, chez moi, tous les troisièmes enfants mâles meurent. »

C'est là qu'il faut bien contrôler ses émotions, afin de ne pas trahir une trop grande incrédulité, ce qui ferait aussitôt regretter à la personne de s'être confiée.

« Eh bien, déjà, il faut arriver à faire trois enfants et que le troisième soit chaque fois un garçon, lançai-je en plaisantant.

- Les femmes de ma lignée y arrivent toutes, continua Monique sans sourire.

- Et leur troisième enfant meurt à chaque fois ?

- Avant quarante ans, oui. Cela fait plus de cent cinquante ans que cela dure, confirma ma patiente. C'est une malédiction. »

Une malédiction ! Nous voilà bien…

A priori, la technique thérapeutique était toute trouvée. S'il s'agissait vraiment d'une injonction transgénérationnelle, quelque chose qui se transmettait de génération en génération, alors il « suffisait » de rompre ce lien.

Un seul souci, la *victime* n'était pas dans la pièce.

« Alors, vous ne supportez pas ce destin, cette malédiction, et c'est cela qui vous a rendue vous-même malade ? »

Monique confirma de la tête.

« Il va avoir quarante ans en décembre et le docteur lui trouve un cancer… Il va mourir ! Mon grand fils… »

- Bien. Je comprends mieux, fis-je toujours sur un ton plaisant, comme si toute la situation était normale. Alors, je vous propose un truc… aussi fou que votre histoire. Je vous propose de commencer par sauver votre fils – et on verra pour vous ensuite. Qu'en dites-vous ? »

Cette fois, c'était à elle de me regarder avec des yeux ronds.

« Sauver mon fils. Je suppose que vous savez comment…

- Exactement. Puisque toutes les femmes de votre lignée transportent avec elles cette malédiction, comme *vous* transportez cette malédiction, c'est à *vous* de rompre ce sort funeste… Vous parlez de *lignée*. C'est exactement cela. C'est un lien, une ligne qui court et vous emprisonne. Que faudrait-il faire, d'après vous ? La réponse est dans la question…

- Rompre le lien ? Nous libérer toutes.
- Bien sûr : rompre le lien ! Et sauver ainsi votre fils. »

Bon. J'avais légèrement influencé la réponse de la dame par mon énoncé, mais elle croyait à cette histoire de malédiction et, disait-elle, aucun enfant n'y avait échappé. Toutes les femmes de sa famille avaient fait au moins trois enfants, dont le troisième était un garçon qui, à chaque fois, était mort avant quarante ans. Si tout cela était vrai – et j'aurais pu chercher à le vérifier – ça avait tout de même de quoi laisser perplexe !

Mais, j'avais déjà vu pareil cas – et même pire – où c'était *tout le monde* qui mourait avant cinquante ans. Allez savoir pourquoi cinquante ans… Là où on ne sourit plus, c'est quand la personne qui vous raconte cela vous dit que, déjà, ses parents et ses frères et sœurs sont tous morts, qu'elle a eu le temps de faire une fille, maintenant assez grande pour comprendre ce qui arrive (à seulement sept ans) et qu'on vient de lui découvrir une maladie sanguine rare qui devrait la tuer en quelques mois ! De quoi vous glacer le sang !

Pour cette personne aussi, nous avions choisi de travailler sur ce qui semblait être une « loyauté familiale » fatale.

De fait, cette histoire se déroulait il y a une dizaine d'années et la dame est aujourd'hui guérie et bien vivante. Elle s'est même découvert un « don » pour guérir les autres (cf. p.463).

Le symbole du « lien » ayant été exprimé par Monique, ma patiente actuelle, il m'avait été très facile de faire comme si ce « lien » avait une réalité plus concrète que métaphorique. Une réalité si concrète, d'ailleurs, que le rompre la guérirait.

J'allais donc hypnotiser Monique pour lui permettre de percevoir l'invisible : le *lien assassin* qui forçait son destin et allait tuer son enfant, comme il en avait tué bien d'autres.

Remarquez bien qu'il était de peu d'importance pour moi, si je sais rester neutre, de croire ou de ne pas croire à toute cette histoire… si je fais le nécessaire pour qu'elle finisse bien. Un thérapeute n'a pas à juger son patient.

« Pouvons-nous utiliser le bracelet que vous portez au poignet ? Bien… Retirez-le et gardez-le tenu entre le pouce et l'index… le regard fixé sur le bracelet, comme ça. Bien… »

Une idée venait de me traverser l'esprit. Monique portait un bracelet fait de cuir et de grosses perles qui restait arrondi lorsqu'elle le portait entre ses doigts.

« Voilà… Veillez à bien garder les paupières ouvertes tant que c'est possible et… fixez le bracelet… C'est bien… Vous allez maintenant laisser doucement… glisser le regard dans l'ouverture du bracelet, cet anneau qui forme un passage… invisible… et votre regard peut commencer à devenir plus flou, comme lorsque vous… voyez l'air onduler… comme lorsqu'il fait très chaud, au-dessus d'une route… l'air ondule …et glisse, comme un voile… que votre regard peut pénétrer et traverser… Fixez bien… fixez bien… fixez bien le passage …et laissez-vous entrainer à travers… *(les paupières clignent maintenant rapidement)* Gardez les paupières ouvertes tant que c'est possible, car lorsqu'elles se fermeront, vous… passez à travers la porte... *(les yeux se ferment)* Voilà !... Passez à travers cette porte… et ouvrez grands les yeux de l'esprit… Paupières fermées… Esprit ouvert… Paupières fermées… les yeux de votre esprit, grand ouverts… car plus votre esprit s'ouvre et plus les paupières restent naturellement hermétiquement closes, comme soudées… lourdes… comme la tête *(la tête de Monique tourne sur elle-même, ce qui ne doit pas être très confortable, je vais l'alourdir afin qu'elle repose sur sa poitrine)*... plus lourde… plus louuuurde… et la sensation calme le corps… et l'esprit *(je pose la main sur le dessus de la tête de Monique, qui s'arrête aussitôt de bouger et vient doucement se reposer sur la poitrine ; Monique respire amplement et je vois son cœur battre la chamade et faire palpiter le tissu de son chemisier)*... Calme… le corps… calme… tranquille… et le cœur bat fort et solide… calme… fort et solide… caaaalmmme… tranquille… Voilà… »

Le bracelet était tombé par terre et Monique était en transe.

« Et l'esprit s'envole maintenant juste un peu... s'envole maintenant juste un peu... ce qu'il faut pour prendre le recul ...et voir... la *lignée*... voir... la *lignée*... Ce qui relie Monique à toutes les femmes de sa famille... Voir... la *lignée* jusqu'à son commencement... Et ça ne sert à rien de voir les choses qui ne servent à rien... comme les visages ou les gens ...car ce ne sont que des maillons anciens... Juste voir... la *lignée*... et me dire en quelques mots, simples... à quoi ça ressemble ? Qu'est-ce qu'il y a là ?... A quoi ça ressemble ? »

Les lèvres de Monique se mirent à bouger, mais rien n'en sortit. La femme s'agitait un peu, cette fois je la laissai faire.

« Oui ? fis-je pour l'encourager. Bien laisser la gorge respirer... et faire passer l'air dans la bouche... pour bouger la langue et faire des mots... Bien articuler... Mieux... Plus fort... Allez !... Allez !!... (les lèvres bougent encore). Oui ?

- C'est bleu...
- C'est bleu ?
- Un tourbillon bleu... très grand...
- C'est bleu, très grand... comment ?
- Jusqu'à l'horizon.
- Jusqu'à l'horizon ? Et c'est large ? Ou c'est long ?
- C'est long... tout bleu... Je ne vois pas le début.
- C'est bien... bien comme ça... Et comment c'est accroché à Monique ? C'est accroché à Monique ?
- Je suis dedans.
- *Elle* est dedans ? Restez bien avec moi... Bien au-dessus de tout ça... *Elle* est dedans ? *Vous* le voyez d'ici ?... Est-ce que c'est bon pour elle de continuer sans le bleu ? Est-ce qu'elle peut vivre plus loin, tant qu'elle veut, sans le bleu ?
- (secoue la tête) Il faut autre chose...
- Bien sûr, il faut toujours autre chose, et vous pourrez lui donner tout à l'heure... Alors, elle peut vivre sans le bleu, juste pour elle, sa famille et ceux qu'elle aime ?
- (le corps a un spasme) Oui...

- Oui… c'est bien… Parce qu'aujourd'hui, Monique se détache du grand tourbillon allongé bleu… Car tout ce qui a un début a une fin… et c'est la fin du grand tourbillon bleu… la fin… de cette ligne bleue… Vous le voyez bien ?

- (bouge un peu la tête, je présume un « oui »)

- Décrivez-moi… Parlez pour que cela devienne vrai.

- Il y a une nouvelle ligne, toute en or, lumineuse… Ça se décroche du bleu… mais le bleu la suit. Je n'arrive pas à l'empêcher.

- Vous n'avez pas besoin de l'empêcher. Aujourd'hui, vous le voyez, la ligne or s'est détachée de la ligne bleue… Elle avait toujours été là, la ligne d'or, vous le savez ça… Elle avait toujours été là, même si on ne la voyait pas… Et aujourd'hui, elle devient libre… indépendante et libre… C'est comme une autre naissance… à vous-même… Libre… et pure… Alors, il faut laisser la ligne en or, lumineuse, grandir et s'élancer vers l'avenir… Il faut surtout la laisser s'appuyer sur la passé, car c'est comme cela que le passé reste à sa place… C'est comme une frontière. Il y avait du bleu, et puis ça fait comme une fissure, c'est ça hein ?... Et ça continue en lumière, or…

- (hoche encore la tête)

- Un tout petit espace, comme entre deux aimants qu'on n'arrive pas à coller ensemble… Impossible !... Parce que si la ligne bleue et la ligne or étaient si différentes, opposées, alors elles pourraient s'attirer… Mais elles sont du même sang, de la même polarité, et deux aimants *plus* ou deux aimants *moins*, ça se repousse… et rien ne peut les faire se coller… C'est ainsi… Alors, la faille entre les deux lignes est comme une ligne de sauvegarde… et votre ligne d'or s'appuie sur cet espace pour s'élancer… vers l'avenir… et grandir… Un long bout de temps en bleu, et maintenant un long bout de temps en or, lumineux. Et vous venez de commencer ce chemin doré. »

Prudent, je n'avais pas voulu proposer à Monique une métaphore de rupture plus radicale. En jouant la carte de la *continuité différente*, j'étais sûr de lui plaire.

« Désormais, votre chemin a changé… et celui de votre fils aussi… Avez-vous une fille ?

- (fait signe que oui, de la tête) Hmmm…

- Vous rendez-vous compte du cadeau inestimable que vous venez de lui faire, ainsi qu'à toutes les femmes de *votre* lignée ? Désormais, la malédiction est levée. Plus rien ne sera jamais pareil. Vous êtes libre et elles sont toutes libres… Elles… et leurs enfants… Libres ! »

Monique ne s'attendait certainement pas à ce genre de séance d'hypnose lorsqu'elle était entrée chez moi… Elle repartit sans me reparler de sa dépression, tant l'expérience qu'elle venait de vivre avait été forte.

Je la revis un mois après. Son médecin lui avait retiré ses médicaments et la dépression semblait être partie « toute seule ». Mais la bonne nouvelle venait de son fils.

« Je vous promets que je ne lui ai pas parlé de notre rencontre. Il n'aurait pas compris. Le professeur qu'il allait voir était surpris de le trouver en si bonne forme, il a demandé de nouvelles analyses… Il parle de rémission spontanée. »

Le cancer de son fils s'était volatilisé !

D'aucuns y verront pure magie. Les autres, portés sur des explications plus rationnelles, penseront avec justesse que la dépression de la maman était due au stress de l'inéluctable perte de son fils. Soulagée de sa « malédiction », elle avait pu guérir facilement. Le changement de croyance de la maman avait ensuite modifié ses comportements envers son fils, ce qui avait modifié le substrat psychologique de sa maladie et provoqué ainsi sa guérison à lui.

C'est possible… Tout est possible !

~oOo~

44 ans de dépression

La dame était assez forte de stature, mais elle pleurait tout le temps. A vrai dire, il semblait bien qu'elle pleurait depuis... quarante-quatre ans ! Depuis la mort de son père, devant elle, alors qu'elle n'avait que onze ans.

Au moins, la question de savoir d'où provenait la dépression de cette femme ne se posait pas : son père avait été renversé par une moto devant la maison familiale, et la petite fille d'alors avait assisté à (presque) toute son agonie.

Le problème, en plus du traumatisme indéniable, venait du « presque », car la fillette avait sa chambre juste au-dessus de la salle à manger et, à l'époque, à la campagne, les gens de sa famille n'avaient pu joindre un docteur et avaient étendu le blessé sur la table de la salle à manger... La fillette avait donc entendu son père agoniser toute la nuit depuis sa chambre !

Mais, au petit matin, le papa avait disparu. Quand elle avait demandé où il était passé, on lui avait alors expliqué que « papa est parti travailler » ! Et ce n'est que deux jours plus tard, au cimetière, qu'elle découvrit l'horrible vérité...

La fillette avait d'abord été anorexique, jusqu'à l'âge de seize ans, avant de sombrer dans la dépression.

Toute une vie de dépression !

Clin d'œil amusant, elle s'était mariée et son mari, chauffeur d'autobus, travaillait dur alors qu'elle restait tranquillement à la maison grâce aux allocations (en France, la dépression grave peut être considérée comme un handicap et les personnes qui en souffrent sont indemnisées). Ainsi, le cher mari s'était un jour durement blessé le dos au travail, en voulant soulever un objet lourd... et il avait « gagné » ses indemnités de travailleur handicapé. Le couple était donc à la fois libre de tout travail et rémunéré par l'Etat ! Rien de très motivant pour changer et guérir.

Pourtant, la solution paraissait simple : il fallait que cette femme accomplisse ce qu'elle n'avait pu accomplir : assister son père dans ses derniers instants. L'accompagner.

Après une bonne discussion sur l'opportunité de guérir par rapport aux allocations de l'Etat, nous pûmes commencer. Il n'y avait plus d'obstacle, le couple était désormais à la retraite.

Sûr de ma solution, j'optai pour une régression hypnotique.

« Nous allons d'abord vérifier l'origine réelle de la dépression, expliquai-je, en remontant le temps jusqu'à la source de tout cela… J'aimerais juste que vous soyez le plus neutre possible et que vous laissiez les souvenirs et les perceptions revenir à vous plus comme on peut avoir des intuitions que par une réflexion logique et consciente. D'accord ?... J'aurais d'ailleurs besoin pour cela d'ancrer le sentiment dans les mémoires du corps… Ça se fait juste en posant un appui sur le genou ou le poignet… Où est-ce que c'est d'accord pour vous ? Là sur le genou ? OK. »

Le mari, qui était venu assister à la séance avec sa femme, jusque-là plutôt discret, se trémoussa sur son siège. Il n'aimait apparemment pas trop l'idée qu'on puisse mettre la main sur les genoux de sa femme ! Même si j'avais moins de trente ans à l'époque et qu'elle en avait plus de soixante.

« Monsieur, nous allons avoir besoin de votre aide, fis-je donc en réponse à la gêne du mari… Vous avez entendu que j'avais besoin de stabiliser le sentiment de votre femme afin que celui-ci, d'une manière plus émotionnelle que mentale, nous aide à retrouver la vraie source de tout cela… Voulez-vous bien vous approcher afin de poser la main à l'endroit que votre femme vient d'indiquer, tout à l'heure, quand je vous le dirai ? Il faudra maintenir un appui stable, sans changer de force ni d'endroit, et l'enlever et le remettre quand je vous ferais signe. Ça va pour vous ? »

L'homme, rassuré et content de participer au *sauvetage* de sa femme, prit position, prêt à agir ! Il était encore plus grand que sa femme et ses mains faisaient bien deux fois la taille des miennes. Je n'avais donc aucune raison de le vexer !

« On y va ? »

Les deux me donnèrent leur accord en même temps.

« Alors, c'est parti : madame, voulez-vous simplement fermer les yeux et vous remémorer la *dernière fois* où vous vous êtes sentie déprimée… »

Ce serait facile, elle pleurait toute la journée ! J'avais pris le parti de produire un état modifié de conscience durant le processus – et non avant, comme il se fait d'ordinaire – ceci afin de produire un plus grand contraste entre l'état actuel de ma patiente (considéré comme déjà « altéré ») et son état physique et moral après l'expérience, si tout se passait bien. Je ne ferais ainsi pas que la sortir de transe. A la fin de notre rencontre, lorsqu'elle *reviendrait à elle-même*, elle le ferait littéralement, regagnant par là même la joie de vivre.

Voici donc que ma patiente recommençait à pleurer.

« Allez-y, monsieur, placez votre main ici et maintenez un appui ferme et fixe. Cela va accrocher ce qui est dans votre femme et la fait tant pleurer… Vous entendez, madame, votre mari bloque ce qui vous fait souffrir… vous pouvez *laisser partir* ce mauvais sentiment… afin de permettre à votre esprit profond, à toute la mémoire, de vous guider jusqu'à un autre souvenir, ayant la même origine… la même source. »

Vous reconnaissez un processus que nous avons déjà utilisé dans certains exemples de ce livre. Il nous sert ici à être sûrs de l'origine des symptômes de la dame, même si elle paraît évidente. Parfois, l'intellect bâtit des théories auxquelles la personne adhère si fortement qu'elle en devient convaincante, égarant ainsi le thérapeute et la thérapie. L'Inconscient, au moins, ne ment et ne se trompe jamais.

Mais notre voyage à travers les mémoires de ma patiente nous conduisit tout de même à la mort du papa et la femme se retrouva à l'âge de onze ans… Emotions !

L'origine de la dépression de ma patiente paraissait évidente depuis le début, mais ce n'est pas toujours le cas chez d'autres personnes, avec qui on peut douter de la réalité de l'expérience soi-disant traumatisante. Un psy bien intentionné mais pas assez neutre dans ses interprétations peut, sans le faire exprès, créer chez son patient ce que l'on appelle un *False Memory Syndrom* (littéralement : syndrome de fausse mémoire). Un faux souvenir ! A priori, ce psy là devrait retourner à l'école, car il existe des moyens techniques pour retrouver avec la personne ce qui se rapproche au plus près de la vérité, des évènements réels. Nous en reparlerons. Il sera parfois important de pouvoir refaire vivre son passé à la personne de telle manière que, s'il ne s'y est rien produit de particulier, elle s'en rende compte elle-même.

On peut avoir les symptômes d'un traumatisme seulement imaginé – et les psys sont souvent, malheureusement, à la source de ses malencontreuses interprétations. D'où l'importance suprême d'être clair en soi-même et de bon niveau technique quand on veut faire profession d'aider son prochain !

Dans le cas présent, il n'y avait pas vraiment à se tromper, ce qui n'empêche pas de faire les choses correctement :

« Et où êtes-vous, maintenant ?

- (d'une petite voix) Dans ma chambre…
- Et il est où, papa ?
- Il s'est fait mal.
- Il est où ?
- En bas, avec maman.
- Et toi, tu ne veux pas être avec lui ?
- Si, mais les grands m'ont dit de monter.
- Et ils t'ont interdit de redescendre ?
- Non… Je peux ?
- Tu veux ?
- Oui… Je crois que papa, il va mourir.
- Mince ! Oh, je suis désolé… Va vite le rejoindre, alors. »

L'approche était, certes, un peu directe, mais nous n'avions pas trente-six solutions. La petite fille avait été marquée toute sa vie de ne pas avoir assisté son père dans ses derniers instants, nous n'allions pas reproduire la scène.

Cette fois, la petite fille tint la main de son père toute la nuit, jusqu'à son décès aux premières heures du jour.

Elle pleura beaucoup – toutes les larmes versées pendant plus de quarante ans trouvaient enfin leur raison. Et puis, elle se calma étrangement. Son papa s'en allait "dans les étoiles".

A ce moment-là, la séance d'hypnose bascula sur un traitement de deuil, comme nous en avons déjà vu, et la petite fille continua d'accompagner *en esprit* l'âme de son père qui s'envolait, jusqu'à lui dire adieu :

« Je vois plein de gens… J'ai l'impression que papa les aime et qu'ils aiment aussi beaucoup papa. Oh… !

- Que se passe-t-il ?
- Papa m'a lâché la main.
- Il va être heureux ?
- (avec une petite moue) Oui…
- Demande-lui un souvenir de lui, quelque chose qui t'aidera tous les jours, quand tu en auras besoin. »

Du coin de l'œil, je vis ma patiente tâtonner à la recherche de quelque chose. Son mari approcha sa main, qu'elle prit. Au-delà du transfert évident, c'était touchant.

« Ça vient de là, quand on dit *voir le bout du tunnel* ? fit la femme d'une voix plus adulte. C'est plein de lumière, vraiment beau… C'est un paysage resplendissant.

- N'en aviez-vous jamais rêvé ? lui dis-je, reparlant cette fois à ma patiente et non plus à la petite fille, puisqu'elle semblait revenue à elle.
- Peut-être que si, confirma-t-elle. Ça ne m'est pas étranger.
- Comment vous sentez-vous ?
- Bien. »

A ces mots, elle s'écroula en sanglot, comme pour relâcher

toute la pression de l'expérience. Elle tenait fort son mari par la main et lui, gros nounours, pleurait aussi à chaudes larmes.
Je me reculai pour les laisser entre eux.

Enfin apaisée, la dame rouvrit les yeux et me serra longuement les mains, en guise de remerciement silencieux.
Je sus qu'elle allait mieux trois semaines après, lorsqu'elle sonna chez moi à l'improviste, toute souriante, les bras chargés d'un olivier en pot à mon intention !
De ce jour, elle avait retrouvé le goût de la vie et un sourire qui l'avait attendue pendant quarante-quatre ans.

Nous nous revîmes quatre autre fois, afin que je l'aide à établir un nouvel équilibre de vie, ce qui n'est jamais facile quand on a toujours vécu malade, ni pour la personne elle-même, ni pour son entourage proche et familial. Il faut souvent faire le médiateur entre la personne guérie et la famille qui se plaint de ce changement « intolérable » !
Pour l'anecdote, deux mois plus tard, c'est le mari que je vis arriver en consultation. Sa femme avait tellement changé qu'il somatisait : un eczéma s'était développé partout à la racine de ses cheveux ! C'est qu'il s'était marié avec quelqu'un qui lui faisait ses repas sans rien dire ni rien demander, qui lui laissait choisir quelle chaîne de télé regarder le soir, etc. Ce n'était plus le cas maintenant, ce qui le perturbait beaucoup !
Une bonne discussion (pour l'esprit) et une petite séance d'hypnose (pour le corps) suffit à remettre les choses en place et chasser le stress à l'origine de l'eczéma.

Et ils vécurent heureux.

= 10 =
FLEUR OUBLIE QU'ELLE A FUME UN JOUR

Si la Nouvelle Hypnose permet de traiter des cas lourds comme ceux que nous venons de voir, elle se penche avec autant de succès sur des « petits soucis » tels que la tabagie ou la timidité, afin d'améliorer le quotidien de chacun.

Grâce aux outils légués par Milton Erickson, sophistiqués par les praticiens de la Nouvelle Hypnose, et un ensemble de présupposés, d'*idées clés* sur la vie, les interventions en hypnose sont devenues plus faciles, légères et rapides, apportant à qui en a besoin un changement profond et durable.

C'est ainsi que Fleur oublia qu'elle avait, un jour, fumé.

« Joli prénom, fis-je à la demoiselle à la longue chevelure brune qui venait de prendre place dans mon fauteuil de cuir vert.

- Ce n'est pas toujours facile à porter, répondit-elle. On attend toujours de moi patience et douceur, et j'ai comme tout le monde mes humeurs. »

La demoiselle avait du caractère !

« En quoi puis-je vous être utile ? lui demandai-je en me reculant légèrement pour lui signifier que j'avais compris son message et que nous entrions désormais dans le vif du sujet.

- Je viens pour arrêter de fumer. J'ai entendu dire que l'hypnose pouvait aider.

- Oui, c'est le mot juste. L'hypnose est une aide précieuse pour arrêter de fumer, car elle permettra à votre corps, dès que vous aurez décidé d'arrêter de fumer, de redémarrer ses automatismes et de se débarrasser plus rapidement des toxines qui l'encrassent. Cela ne vous obligera pas à arrêter, mais cela vous y aidera en rendant tout plus facile lorsque vous arrêterez d'acheter des cigarettes et de les mettre à la bouche. »

Certaines personnes croient que l'Hypnose va les forcer à arrêter de fumer. Nous en avons déjà parlé : bien heureusement, personne ne peut vous obliger avec l'Hypnose à faire quoi que ce soit que vous ne vouliez pas, contre votre gré. Si tel était le cas, nous n'aurions plus qu'un dictateur pour gouverner la planète ! Mais, nous gardons tous notre libre-arbitre.

Maintenant, il existe des méthodes hypnotiques basées sur le dégoût et qui fonctionnent pour environ 25% des cas, et dont l'efficacité durable n'a jamais pu être mise en évidence. Cela fait beaucoup de défauts pour une méthode : moins d'heureux élus et pas de succès définitif sûr...

Il vaut mieux s'accrocher aux motivations profondes de la personne, quitte à aller les chercher si celle-ci ne les a pas vraiment au moment de la séance, et axer le travail de changement sur des choses essentielles, voire existentielles pour la personne. Le succès sera alors assuré, définitivement.

Vous fumez ? Et vous aimez cela, n'est-ce pas ? Alors, pourquoi arrêteriez-vous ? Pas pour une meilleure santé, en tous cas, sinon vous ne seriez pas en train de fumer en ce moment... Eh oui, tout le monde sait que la cigarette n'est pas des meilleures pour arranger la santé, et pourtant plein de gens fument encore. Une meilleure santé n'est donc pas un argument valable contre le plaisir. Les gens peuvent arriver à se tuer pour plus de plaisir, par exemple avec la cigarette.

Non, il faut trouver autre chose, et c'est en faisant la séance d'Hypnose sur l'atteinte de ce « quelque chose » de suprême pour la personne qu'elle stoppera la cigarette. Ce sera peut-être pour la santé de ses enfants, ou pour regagner la liberté, aliénée par les substances addictives que les fabricants de cigarettes ajoutent à leurs produits pour *fidéliser* leur clientèle. Regardez sur un paquet de cigarette : comme tout produit, la composition est obligatoirement indiquée ; vous trouverez alors certainement dans vos cigarettes des *agents de saveur*, le nom politiquement correct des additifs destinés à vous rendre « accro » à la marque ; c'est une stratégie de marketing biologique découverte par une célèbre marque de boisson gazeuse et utilisée depuis la seconde guerre mondiale. Or, quand la personne découvre à quoi elle est véritablement droguée, non au tabac mais au « marketing », ça lui donne souvent la force d'arrêter de se faire duper !

D'autres encore cesseront de fumer pour être sûr de vivre assez longtemps pour aller jusqu'au bout d'une mission de vie. Un chercheur pour ses recherches, quelqu'un qui travaille dans l'humanitaire pour les personnes qu'il aide, etc.

Ce n'est qu'une fois cet « objectif supérieur » mis à jour que la séance d'Hypnose pourra commencer. Elle traitera de l'atteinte de cet objectif – qui implicite l'arrêt du tabac – mais il ne sera plus directement question de la cigarette, qui disparaîtra simplement pour permettre l'atteinte du but ultime.

Ainsi, 99% des fumeurs arrêteront la cigarette en une seule séance d'Hypnose.

Une année, j'ai compté combien j'avais aidé de personnes à arrêter de fumer. Il y en avait plus de 500 ! Cela avait été mon année anti-cigarette : presque la moitié de mes consultations ! Eh bien, sur toutes ces personnes, seulement 2 n'ont pas arrêté de fumer en une seule séance. La première était un maître d'hôtel fort sympathique qui appelait sa cigarette « mon amie ». Il s'entendait moyennement avec son épouse et la cigarette était pour lui un refuge, en même temps qu'elle l'aidait à se déstresser. Il fallut trouver avec lui une autre « amie » avant qu'il n'arrête, et aussi un moyen de travailler moins et de baisser son niveau professionnel de stress.

La seconde personne était une dame d'origine russe qui avait découvert la cigarette en arrivant en France pour raisons politiques. Celle-ci était devenue le symbole de sa nouvelle liberté. Et vous n'enlevez pas comme ça pareil symbole !

Plus récemment, je rencontrai une dame qui prétendait vouloir arrêter de fumer. Je la regardai avec de grands yeux ronds : elle avait les cheveux coupés « à la garçonne », comme les femmes des années Charleston, et elle portait en permanence à la bouche un élégant porte-cigarettes qui complétait son identité très particulière. Arrêter de fumer l'aurait privée d'un trait essentiel de sa personnalité extérieure et je doutai qu'elle fût prête à pareil changement !

Je n'eus pas l'occasion de travailler avec elle pour cela, mais il ne me semble pas que cette dame aurait arrêté la cigarette. Elle faisait trop partie d'elle, de son *personnage.*

Mis à part semblables cas, plutôt exceptionnels, toutes les personnes que je reçois pour arrêter de fumer stoppent la cigarette du premier coup, à la première séance.

Ce qui ne veut pas dire qu'ils le font en sortant de chez moi ! Ce serait contraire à ce que je vous ai expliqué en début de chapitre : l'Hypnose permet à ceux qui souhaitent arrêter de fumer de le faire *quand* ils le décideront. Et ce peut être tout de suite, demain ou dans six mois, peu importe.

C'est ce que j'expliquai à Fleur :

« L'Hypnose enclenchera en vous les processus qui vous permettront d'arrêter sans difficulté. Bien sûr, en ce qui concerne le moment d'arrêter, c'est-à-dire de ne plus prendre de cigarette, cela restera de votre libre-arbitre. L'Hypnose ne permet pas de vous bloquer les bras au niveau du coude, afin de vous empêcher de porter une cigarette à la bouche !

- J'avais bien compris, fit-elle en riant.

- Alors, pas besoin de vous stresser, de vous *mettre la pression.* Nous enclenchons ensemble le processus et *vous* arrêtez ensuite quand bon vous semble. »

Fleur avait mis à jour son *objectif supérieur*, qui était de participer à une Terre meilleure. Je débutai donc une induction tranquille, que je comptais faire suivre d'une métaphore. Je verrais laquelle le moment venu…

Plus l'induction avançait, et plus la jeune femme aux longs cheveux se penchait sur le côté. Je l'accompagnai un moment dans ce mouvement, avant de devoir arrêter, faute de la souplesse nécessaire. Je me demandais bien, d'ailleurs, comment elle-même faisait pour tenir aussi longtemps dans cette curieuse position sans se faire mal... Ses cheveux en étaient venus à toucher par terre, sur le côté du fauteuil.

Et c'est ce qui me donna l'idée de la métaphore.

« Il y avait un bel endroit sur Terre... un petit bout de forêt, comme une ronde clairière, où autrefois poussaient les plus jolies fleurs sauvages que l'on ait vu... Cet endroit de paradis était malheureusement touché par je-ne-sais quel mauvais sort, car il s'était comme... asséché... et plus rien n'y poussait correctement... Les plantes trainaient leurs feuilles autrefois fières et fertiles sur le sol poussiéreux... »

Allusion aux cheveux de la belle, trainant par terre.

« Pourtant, vint un jour un simple jardinier, qui s'éprit de ce coin de nature et décida de le remettre en état... Pour sûr qu'il travailla, dur, chaque jour... Et chaque nuit, il en rêvait... Et comme si la nature avait su lire ses rêves, le petit coin de forêt reverdit... Doucement... Et les plantes commencèrent à retrouver leur force... La sève à circuler de mieux en mieux dans les fines tiges aux mille nuances de couleurs vertes... »

Et je poursuivai ma métaphore, guettant un signe bien concret chez ma patiente : j'espérais qu'à l'écoute du récit, son corps se redresse, en parallèle des plantes retrouvant leur santé dans mon histoire. C'était ambitieux, mais cela fonctionna à merveille ! La jeune femme se redressait doucement, au rythme des soins métaphoriques prodigués par le jardinier.

Habituellement, quand une personne en hypnose se met dans une position inconfortable, on pose la suggestion que le corps bouge ou se redresse, que le cou tienne la tête bien droite sur les épaules ou le tronc bien en équilibre sur le siège, afin d'éviter un quelconque inconfort. Ici, je pariai sur une réaction de ma patiente synchronisée à mon histoire thérapeutique. C'était bien sûr un risque : ma séance pouvait fort bien fonctionner par effet de suggestion, et que la jeune femme en ressorte toute courbaturée car le corps n'aurait pas bougé d'un iota ! Mais le corps de Fleur suivit bel et bien la suggestion, me donnant l'indication de l'efficacité de ma métaphore, et commença à se redresser.

C'était très beau à voir. Comme d'assister à la renaissance d'une véritable fleur, assoiffée et tombée par terre, en train de retrouver la vitalité et la force, et de se redresser.

La séance toucha à sa fin et la jeune femme rouvrit doucement les yeux :

« Bien, et quand fera-t-on de l'hypnose, alors ? » demanda-t-elle dès qu'elle fut suffisamment réorientée.

Je la regardai un instant avec le plus grand étonnement. Se moquait-elle de moi ? Ou avait-elle vraiment oublié tout ce que nous venions de faire ?

« Parce que c'est bien beau de parler, comme font tous les psys, mais je suis venue vous voir précisément pour éviter cela et agir vraiment. On m'avait dit que vous pratiquiez l'hypnose… Me suis-je trompée ? »

Apparemment, elle ne faisait pas semblant.

« Non, on vous a bien renseigné, répondis-je enfin, et je pensais que nous en avions fait, complétai-je prudemment.

- Pas pour l'instant, en tous cas, ou alors il va falloir m'expliquer ce que vous appelez de l'hypnose. »

Amnésie complète de la séance. C'était la première fois que je voyais cela à ce point-là !

Lorsque l'Inconscient d'une personne fait une amnésie sans qu'on lui ait demandé, c'est qu'il doit avoir une très bonne raison. Bien que j'ignore tout à fait laquelle, je me devais de respecter son choix et de ne plus rien faire pour tenter de lever le voile de la mémoire de Fleur.

« Se reverra-t-on la semaine prochaine ? fis-je simplement.

- Si on fait de l'hypnose, oui.
- Je vous le promets ! » m'avançai-je imprudemment.

Car la jeune femme revint la semaine suivante :

« Bonjour, alors dites-moi ce qui a changé pour vous depuis la semaine dernière ? Vous fumez encore ?

- Comment ça, fumer ? s'exclama Fleur. J'ai arrêté depuis une dizaine de jours, je pensais vous l'avoir dit… »

Première nouvelle !

« Et j'espère que cette fois-ci nous traiterons en hypnose mes soucis relationnels avec ma mère. »

Deuxième nouvelle !!

« Puis-je me permettre de vous demander de me résumer la situation ? tentai-je avec un instant d'hésitation.

- On ne va pas encore en parler toute l'heure !
- Bien sûr que non, assurai-je comme si toute cette conversation était normale. Je souhaite juste vérifier la manière dont vous exprimez la situation, par rapport à la semaine passée, et on y va tout de suite. »

Rassurée, la jeune femme me résuma la (nouvelle) situation et je n'eus que ce peu de renseignements pour aborder une seconde séance d'hypnose.

Dois-je vraiment vous raconter la suite ?... Fleur s'effondra sur le côté. J'utilisai à nouveau une métaphore en lien avec son état physique, afin d'avoir un indicateur visible de l'avancée de ma thérapie inconsciente, et lorsque la jeune femme se fut redressée, elle oublia encore tout à son réveil.

« Je dois vous avouer que je suis franchement déçue » fit-elle, apparemment réellement dépitée.

Perplexe face à la situation, je ne dis mot et la conviai à une nouvelle séance, la semaine suivante.

Quelques jours plus tard, un appel téléphonique m'avertit que Fleur annulait son troisième rendez-vous : elle ne fumait plus, s'entendait bien avec sa mère, mais nous n'avions jamais fait d'hypnose, alors elle ne comptait pas poursuivre !

Je ne revis jamais pareil cas d'amnésie spontanée.

Bien que l'histoire puisse paraître cocasse ou incroyable, la jeune femme guérit à chaque fois en une seule séance. Ses soucis n'étaient certes pas très graves non plus, mais tout de même. Qu'elle m'en veuille de ne soi-disant jamais avoir fait d'hypnose n'était finalement pas très important, puisque tout avait si bien fonctionné. Et puis, j'avais vécu une si curieuse expérience. Je découvrais un peu plus les bizarreries de l'esprit humain, parfois si complexe, parfois si étrangement et simplement mécanique.

Corinne perd sa phobie et découvre le bonheur

A cette époque de ma vie, je me formais en Programmation Neuro-Linguistique (PNL) auprès de Richard Bandler, son principal créateur. Je connaissais l'approche de nom, elle était sensée avoir mis à jour l'intuition et le génie de thérapeutes hors du commun, principalement Milton Erickson, ce qui ne pouvait que m'intéresser. Toutefois, je ne comprenais rien à ces techniques et à leurs appellations barbares.

Après avoir rejeté un temps la PNL, comme bien des éricksoniens, je décidai d'aller me former à la source, afin de vraiment comprendre ce qui faisait la puissance de cette approche, si incompréhensible pour moi de prime abord.

Dès la première démonstration de Richard Bandler, je découvris une des causes de mon incapacité à obtenir des résultats thérapeutiques avec la PNL : Bandler mettait les gens en état de transe hypnotique avant d'appliquer sa technique ! Où était-ce indiqué dans les livres français de PNL ? Nulle part ! Je comprenais mieux pourquoi cela ne marchait pas. John Grinder, co-fondateur de la PNL, aimait à dire que rien n'était impossible à atteindre si on se mettait dans *le juste état de conscience.* Pourquoi ne pas avoir dit franchement qu'il parlait d'hypnose ? Peut-être pour ne pas effrayer son public avec le mot « hypnose », souvent mal compris ?

Quoi qu'il en soit, je voyais Richard Bandler mettre les gens en transe hypnotique toute la journée. Il ne faisait plus aucun doute maintenant que PNL et Hypnose avaient été malencontreusement dissociées et que les techniques PNL reposaient essentiellement sur des structures hypnotiques.

Un jour, en formation, Richard Bandler appliqua une technique appelée « recadrage ». J'en connaissais la version livresque, qui n'avait jamais donné aucun résultat avec mes patients, mais celle-ci était très différente, très hypnotique. La personne ne participait consciemment en rien et toute la technique thérapeutique se déroulait en accord avec l'Inconscient de la personne traitée et ses différentes strates psychologiques. On pouvait même « voir » l'Inconscient travailler pour la personne, localiser la source de son problème, rechercher des solutions, en choisir finalement une qui lui convenait, grâce à des mouvements inconscients du corps de la personne. Autrement dit, le thérapeute pouvait poser des demandes à l'Inconscient et obtenir une réponse très concrète, visible et vérifiable par tous, lorsque la solution avait été mise en place ! Une révolution technique !

Je m'empressai de noter, point par point, la procédure thérapeutique démontrée par Richard Bandler, bien plus complète lorsqu'il la pratiquait que ce qui était décrit dans les livres… et je ramenai cela chez moi, en France.

Ne me manquait plus qu'un patient avec qui essayer ma fameuse technique.

Il est révélateur de noter que ce « recadrage hypnotique », puisque fonctionnant seulement avec et grâce à l'Inconscient, ne nécessitait pas du tout de compréhension consciente – ni de la personne accompagnée, ni du thérapeute lui-même.

Ainsi, lorsque pour la première fois j'ai eu occasion de mettre en pratique cette procédure, j'en connaissais les différents points stratégiques et techniques, mais je n'avais encore aucune compréhension de leur raison d'être.

Agir pour comprendre, comme le bébé qui apprend à marcher en essayant de se mettre debout, voilà le moteur profond de tout apprentissage efficace.

Si, au contraire de cela, vous essayez de comprendre avant d'agir, selon la norme intellectuelle établie, alors vous serez forcément limité par vos pensées, compréhensions et convictions. Comprenez bien que la pensée est à la source de toutes choses ; elle détermine tout ce que vous *pensez* pouvoir faire… ou ne pas pouvoir faire ! Sans aucune connotation religieuse, on pourrait appeler cela vos « croyances » sur ce qui vous est accessible ou non dans la vie.

Vous pensez pouvoir réussir ? Eh bien, le croire vous facilitera la vie et votre prochaine réussite.

Vous pensez ne pas pouvoir réussir ? Alors vos pensées elles-mêmes vous mettront des obstacles sur le chemin de la réussite espérée, parfois même jusqu'à vous faire échouer.

La seule manière de contourner ce problème est d'agir *comme si vous ne pouviez que réussir* !

L'acte posé, votre cerveau l'enregistrera et se fera à l'idée qu'il est possible. C'est seulement comme cela que vos pensées changeront et vous offriront enfin la conviction que, oui, vous pouvez réussir.

Le *faire* d'abord ; s'en convaincre ensuite ; comprendre plus tard, si on y tient vraiment.

Notez bien, toutefois, que « faire » n'est pas « essayer » ! Car un essai porte le doute en soi, et si vous agissez pour tenter de vous convaincre et non pour réussir, alors vous n'obtiendrez que le fruit porté par votre action, à savoir : espoir et doute, à la place de conviction et réussite.

Agissez en premier lieu, mais agissez pour réussir, non pour essayer si cela fonctionne. Ensuite, votre esprit suivra.

C'est la seule façon d'ajouter des options à votre système de pensées. Pour croire à quelque chose, commencez par agir comme si cette chose existait *déjà* pour vous.

C'est ce que je fis avec Corinne, petite femme pleine d'énergie, aux cheveux blonds coupés en brosse et aux grands yeux bleus, fixés sur moi.

Corinne venait me voir pour traiter une agoraphobie. Allais-je lui proposer « d'essayer quelque chose, pour voir », ou bien appliquer avec elle une technique thérapeutique efficace immédiatement dans sa situation ?

Mettez-vous à la place de Corinne. Vous n'auriez pas aimé que l'on fasse des expériences sur vous ! Je n'avais donc pour seul choix que de réussir, ce qui présupposait de suivre le processus de Richard Bandler *comme Bandler* lui-même l'aurait fait, techniquement, bien sûr, mais surtout avec la même conviction, la même détente, le même humour et la totale conviction du résultat positif à venir !

Souvenez-vous du médecin de la page 95, qui donne un médicament à son patient en croyant qu'il s'agit d'un placebo. Le fait de croire que le médicament serait sans effet avait désactivé l'efficacité thérapeutique du produit pour le patient ! Alors qu'au contraire, le placebo (pris par erreur par le médecin pour le vrai médicament) allait donner de vrais bons résultats. Vos croyances et convictions sont primordiales lorsque vous agissez – et pas seulement en thérapie.

J'avais foi en ma technique ; je la savais efficace *aussi* parce que je l'appliquais avec une totale conviction : cela ne pourrait donc *que* fonctionner.

Corinne me fixait dans les yeux, de son regard clair. Elle ne cillait pas. Par chance, étant entraîné en Hypnose Classique à ne pas cligner des yeux pour fixer les gens droit dans les yeux, je soutenais le regard de ma patiente. Et elle me fixa comme cela pratiquement vingt minutes, jusqu'à ce que ses paupières se ferment enfin !

Par ailleurs, je l'avais conduite en hypnose grâce à une induction très ordinaire, et j'avais induit chez elle une forte impression de légèreté dans son bras droit.

« C'est curieux, murmura la jeune femme, je vois en esprit mon corps éthérique qui se détache de moi. »

Corps éthérique ? Houlala !

« C'est tout à fait normal, assurai-je d'un ton ordinaire, par contre il est curieux que vous le voyiez… Sentez-vous, là, que je le saisis pour l'élever davantage ? »

Plutôt que nier la perception de la jeune femme, j'allais l'utiliser. Je fis mine de saisir quelque chose dans l'air – afin de m'aider à agir avec la plus complète conviction et je soulevai ce bras invisible de la même manière que je l'aurais fait avec un bras de chair et d'os, pour induire une lévitation.

« Oh, mon bras bouge tout seul ! » fit Corinne.

De fait, le bras bien solide et concret de la jeune femme venait de bouger. Il se soulevait exactement de la même manière que si je l'avais saisi par le poignet.

Je continuai de monter ce que j'avais invisiblement attrapé et, bientôt, le bras réel fut suspendu en l'air.

Corinne était maintenant bien profondément en transe. Je commençai à suivre, par cœur et évidemment moins bien que je ne pourrais le faire aujourd'hui, la technique PNL observée chez Richard Bandler. C'était certainement peu créatif, par rapport aux séances improvisées, sur-mesure, que j'offrais habituellement à mes patients.

Encore maintenant, cette technique dite de Recadrage me paraît très mécanique. J'ai d'ailleurs appris à la camoufler dans une métaphore thérapeutique, par exemple. Toutefois, il est indéniable qu'elle est efficace en l'état : une quinzaine de jours après notre unique séance, Corinne revint me voir.

« Il faut que je vous dise, commença-t-elle d'un ton tragique.

- Quoi donc ? répondis-je, inquiet.

- Oh, il faut que je vous dise… reprit-elle, effondrée.

- Mais quoi donc ? insistai-je.

- Tout va merveilleusement bien ! s'exclama-t-elle en se redressant, les yeux et le visage éclatants.

- Oh, vous m'avez fait peur ! répliquai-je. Il ne faut pas me faire cela, j'ai le cœur sensible !

- Et vous savez quoi ?

- Bien, non…

- Non seulement je peux aller et venir où je veux. Plus de phobie. Mais mes quatre plus gros problèmes dans la vie se sont réglés pour ainsi dire tout seul. Je ne savais pas que ce serait possible un jour ; je m'étais faite à l'idée de vivre toujours avec… Je crois que j'ai atteint le bonheur avec un grand B. »

Voilà une phrase probablement très bête quand elle est sortie de son contexte, ou lorsqu'on la lit de façon détachée, mais je peux vous garantir que la joie et la sincérité de Corinne m'ont marqué à vie et que je me souviens avec force du moment où elle me dit avoir atteint le bonheur.

Avoir participé à aider une personne à être plus heureuse est une chose magique, indescriptible.

Je suis timide, mais je me soigne

Continuons avec un autre exemple d'application d'une technique de Programmation Neuro-Linguistique en hypnose, pour vous montrer qu'il est très possible de changer de vie et de surmonter des problèmes psychologiques, certes pas d'ordre psychiatrique, mais suffisamment graves et handicapants pour gâcher toute une vie – et cela, très facilement.

Le schéma PNL qui permet de *générer un comportement nouveau*, lorsqu'il est baigné d'hypnose, devient une structure extrêmement puissante de changement. Certaines subtilités permettent même de vérifier en cours d'intervention l'adéquation et l'accord entre les désirs conscients et ceux qui proviennent de l'Inconscient. On *voit* littéralement si la personne est en pleine harmonie avec elle-même.

Dit comme ça, cela peut paraître étrange ou improbable, mais c'est pourtant très simple à appliquer.

A ce propos, l'objet de ce livre n'étant pas technique, si vous désirez apprendre l'hypnose et pratiquer par vous-même, vous trouverez un résumé des formations que je donne dans le livre de référence « Hypnose », avec les explications relatives aux structures, et chaque procédé expliqué point par point.

Je recommande d'ailleurs aux personnes débutantes dans ce domaine de veiller à apprendre l'Hypnose et la PNL dans le même temps, car l'Hypnose en tant qu'état ne sert à rien en elle-même : il faut en faire quelque chose. Et la PNL, comme nous l'avons vu, ne fonctionne qu'à cause des principes hypnotiques qu'elle contient. Sans mise en état d'hypnose de la personne, comment pourriez-vous profiter des mécanismes hypnotiques qui rendraient votre intervention efficace ?

Les personnes déjà formées en PNL et qui viennent apprendre ensuite l'Hypnose avec moi regrettent toutes amèrement de ne pas avoir suivi un enseignement cumulé, car lorsque vous savez pratiquer « la PNL en hypnose » ou « l'hypnose avec la PNL », vous ne faites plus jamais l'un sans l'autre ! Ce qui est dans le cours naturel des choses, puisque la PNL est la modélisation de Milton Erickson, la recherche et l'imitation du savoir-faire du meilleur hypnothérapeute que le monde ait connu… Il est normal qu'elle se pratique donc en état d'hypnose !

En plus des structures techniques, un hypnothérapeute complet saura agir avec instinct, comme nous l'avons vu au premier chapitre, et aussi à la manière d'Erickson, comme au second chapitre. Il saura idéalement encore intervenir au niveau de l'Inconscient comme à celui de la Conscience de la personne, ainsi qu'il est possible de le faire en Hypnose Humaniste, objet du dernier chapitre de cet ouvrage.

Mais, trêve de discours technique, revenons à notre cas : François souffrait d'une timidité si intense qu'il n'osait pas me regarder, moi son thérapeute. Il contemplait la moquette avec la plus grande attention, si bien que je dus me mettre à genoux devant lui pour saisir son regard fuyant et lui sourire.

Je savais bien qu'en agissant ainsi je le mettais encore plus mal à l'aise, mais quand vous voulez arracher une épine vous ne l'évitez pas. Bien au contraire, vous la saisissez fermement. Et c'est ce que je faisais, en m'assurant de l'avoir tout entière, avec la meilleure prise possible.

Au bout de quinze minutes de ce petit jeu – moi à genoux suivant de gauche à droite le regard apeuré de François – celui-ci leva enfin la tête, « timidement », j'allais dire…

François était un homme de quarante-cinq ans, père de famille et doté d'un bon métier. Sa timidité maladive avait toujours été un grand handicap pour lui.

« Alors, dites-moi, maintenant que l'on peut parler entre hommes, lui dis-je, quelles sont les choses qui vous font le plus peur ?

- Oh… Tout ce qui représente une autorité, d'abord.

- Mais vous ne vouliez pas me regarder, moi. Pourtant, je ne suis pas une autorité, fis-je avec un sourire en le fixant droit dans les yeux, sachant bien qu'il pensait le contraire.

- (rougit encore plus) Et il y a les inconnus… Les femmes, surtout, continua-t-il afin d'éviter de me répondre.

- Toutes les femmes ? demandai-je. Même votre femme ?

- Non, ma femme, je la connais… comme mes deux filles.

- Donc, toutes les femmes sauf votre femme et vos filles. Ben, alors… lesquelles ?

- (avec un petit sourire) Vous savez… les jolies femmes.

- Parce qu'elles sont moches, vos filles et votre femme ?

- Non ! Je n'ai pas dit ça ! se défendit-il.

- Ben, je crois que si. »

Je voulais l'amener à se confronter à moi. Puisqu'il me prenait pour une figure d'autorité, cela pourrait nous servir de premier terrain d'exercice. Il me fallait le mettre « hors de lui », puisque « lui » était timide.

Après un bon quart d'heure de ce traitement de choc, il était prêt pour l'induction hypnotique ; suffisamment excédé et pourtant incapable de me répondre vraiment, coincé qu'il était par sa timidité. J'avais sensibilisé au mieux la dissociation qui existait naturellement en lui entre « ce qu'il était » (timide) et « ce qu'il aurait voulu être » (son vrai Soi).

L'induction hypnotique allait achever cette dissociation.

« Vous sentez comme vous respirez vite ? Vous êtes tout rouge ! Comme en arrivant… Il fait chaud, hein ? »

Le pauvre hochait la tête sans rien dire.

« Vous sentez en vous ce qui bloque votre gorge ? C'est de ça dont vous voulez vous débarrasser, n'est-ce pas ?... Alors, laissez-le s'échapper de vous… Fermez les yeux et soufflez ce truc hors de vous… Allez, faites-le sortir ! »

François commença à souffler, presqu'en râlant tellement sa respiration était rauque. Il ne lui fallut pas longtemps pour m'oublier et entrer dans ses émotions.

Première étape de l'induction hypnotique : la focalisation sur une expérience. Deuxième étape : l'absorption dans cette expérience. C'était fait. Troisième et dernière étape : la dissociation entre ici et maintenant et l'imaginaire, le monde des émotions ; la séparation entre Conscient et Inconscient.

François était si bien entré dans le jeu qu'il ne se rendait plus compte de ce qu'il faisait. Il était *ailleurs*… C'est déjà un état modifié de conscience (EMC), son corps entier montrait les prémices de l'entrée en un véritable état d'hypnose.

Parfois, quand on souffre, il ne suffit de rien d'autre que de se plonger davantage encore dans sa souffrance pour tout oublier. Et si vous cherchiez l'épine à retirer, alors vous l'avez juste devant vous. Plus besoin de chercher.

Toute souffrance est due à l'Inconscient – voilà pourquoi il sait quoi et comment faire pour la réparer – qu'elle soit physique, liée au corps, ou émotionnelle, ou bien encore mentale. Et l'hypnose traite directement avec l'Inconscient.

« Vous savez, articula-t-il entre deux souffles, je suis prêt à tout pour changer, même à tenter l'hypnose.

- Je vois cela, assurai-je, commentant sans lui dire son visage porteur de tous les signes de la transe hypnotique.

- Allez-vous me transformer intérieurement, comme vous m'avez dit tout à l'heure ? »

Je lui avais donné le nom de la technique que je comptais appliquer avec lui, la Transformation Hypnotique Intérieure. Le nom lui avait bien plu !

« *Vous* allez vous transformer, oui, rectifiai-je. Et parmi toutes les choses dont je pourrais parler, certaines seront pour votre Inconscient et d'autres pour vous... Voilà pourquoi si vous ne comprenez pas ce que je veux, cela n'a pas d'importance – car ce n'est pas toujours à vous que je parle. J'aurai parfois besoin de votre avis à vous, François, et d'autres fois votre corps exprimera les décisions de votre esprit profond. Vous ne vous en rendrez pas compte, mais si vous étiez à ma place, ce serait visible et évident pour vous. Ainsi mon rôle sera de vous tenir informé de ce qui se passe en vous, et de vous guider dans ce voyage. D'accord ?

- D'accord, fit doucement l'homme en baissant involontairement la tête, comme s'il s'assoupissait.

- C'est très bien, dis-je en m'adressant à l'Inconscient. Alors, j'ai besoin d'abord que l'esprit profond de François aille rechercher l'ensemble des comportements physiques et des pensées, des émotions et des idées aussi, qui sont à l'origine de tout ce qui le préoccupe et le bloque... »

Presque aussitôt, la tête de François donna un petit coup en avant, comme si les muscles du cou avaient eu une faiblesse vite reprise. Cela pouvait être le signal de l'Inconscient pour un "ok, c'est fait". J'allais m'en assurer.

« Et en toutes choses, il y a du bon à garder, que François le comprenne ou non... et moi non plus... Et l'Inconscient peut très bien comprendre cela et garder pour François tout le bon des anciens schémas de comportement et de pensée... comme découvrir tout le bon et le mettre de côté, là où cela pourra resservir, plus tard, quand François en aura besoin. »

Je n'avais pas fini ma phrase que la tête de l'homme donnait la même petite secousse. Je bougeai au fur et à mesure de la même manière, respirant et vibrant au rythme de François.

« C'est fait ? » demandai-je comme si je n'avais pas vu le signal. Et à nouveau la tête hocha un petit coup. C'était donc vraiment le signe inconscient ! J'allais pouvoir continuer d'appliquer ma technique.

Et c'est ainsi que François vécut sa première transe hypnotique, avec enthousiasme, un bras suspendu en lévitation afin de stabiliser son état d'hypnose.

J'obtins de son Inconscient qu'il fasse émerger de nouveaux schémas de comportement et de pensée, plus adaptés à la vie que François désirait. L'Inconscient est très créatif, aussi s'il ne possède pas un mécanisme de vie, il le copie sur un modèle existant ou l'invente, purement et simplement – ce qui est très pratique pour la thérapie, mais un peu moins lorsque la personne fabule ou devient paranoïaque !

Pour ce qui nous concerne, François vit apparaître en son esprit un nouveau Lui-même, plus assertif, plus *viril* (sic)... Il se vit et s'entendit agir, de loin, afin d'avoir toutes possibilités de superviser et corriger ce qu'il allait devenir.

Je voyais au fur et à mesure son Inconscient réagir, ce qui me permettait de vérifier l'harmonie intérieure, entre ce que François me racontait consciemment de son expérience et ce qu'exprimait son Inconscient : si François avait été content d'une situation et que l'Inconscient m'avait envoyé un signal négatif, j'aurais su que « quelque chose » clochait.

Ce ne fut pas le cas, et François plongea en hypnose dans son nouveau Lui-même, qu'il essaya comme on essaie un vêtement, pour l'ajuster, le mettre à sa mesure. Je le poussai même à s'inventer et à vivre les pires situations sociales !

Lorsque tout convint à François, je demandai à son Inconscient de faire pour lui une chose extrêmement rusée :

« Cher Inconscient...

- (petit signe de tête en réponse)

- J'aimerais que vous découvriez tout ce qui poussait François à penser, ressentir et agir comme il le faisait autrefois, tous les déclencheurs de ses anciens comportements ...(signe de tête) voilà... et que vous accrochez maintenant à ces dizaines, centaines ou milliers de petites choses du quotidien... la nouvelle façon de vivre de François... Ainsi, le quotidien, au lieu de faire rechuter François, sera précisément ce qui entretiendra son nouveau bien-être... Ainsi, ce sont tous les déclencheurs des anciennes habitudes qui provoqueront automatiquement les nouvelles habitudes ! »

Ne serait-ce pas magique autant qu'imparable ?

François venait d'assez loin, alors nous avions convenu d'une seconde rencontre, quarante-huit heures plus tard. François allait donc devoir affronter Paris, seul.

Deux jours après, c'est un homme véritablement transformé que je retrouvai. Il était rayonnant !

François passa l'heure de cette deuxième séance à me raconter ses aventures parisiennes et, notamment, la manière dont il avait abordé pour demander sa route – en sortant de chez moi – un policier : un inconnu dans la rue, donc... figure d'autorité ! D'une pierre deux coups !

Plus tard, il s'était même arrêté dans un bar avec son plan, encore une fois pour se faire confirmer son chemin. Il avait immédiatement sympathisé avec les clients de l'établissement qui l'avaient retenu pour boire un verre.

François s'était ainsi prouvé de manière indéniable qu'il était devenu un autre homme : vraiment Lui-même.

Nous naissons tous avec la possibilité de devenir Celui ou Celle que nous sommes vraiment.

La jeune fille violée sèche ses larmes

Afin de conclure ce rapide aperçu des possibilités de l'hypnose lorsqu'elle mêle les techniques logiques de la PNL, voici l'histoire de Fanny, dramatiquement violée par son oncle deux jours avant que je ne la voie.

Heureusement, il ne s'agissait pas de ce genre de viol où l'agresseur meurtrit sa victime, voire la tue. L'oncle pervers avait mis ses doigts avec insistance là où il n'aurait jamais dû ne serait-ce que poser les yeux... Cela s'était passé le dimanche précédent et la petite demoiselle de onze ans pleurait depuis sans relâche. La maman voulait bien sûr porter plainte et elle voulait pour cela un avis psychologique.

« Mais vous me permettez de parler un peu à Fanny, afin de l'aider à surmonter ce qu'elle a vécu.

- Pourquoi faire ? rétorqua la maman. J'ai juste besoin que vous m'écriviez sur un papier à entête que ma fille est traumatisée, pour la gendarmerie.

- Vous savez, insistai-je, je n'ai pas l'habitude de recevoir une fillette en pleurs et de la laisser repartir dans le même état.

- Faites-moi donc d'abord le papier que je vous demande. »

La maman paraissait n'avoir aucune illusion quant aux éventualités thérapeutiques de mon intervention. Elle voulait son papier, point. Je pris donc le temps de parler un peu avec Fanny, sans aborder ses souvenirs directs ou ses sentiments, afin que la maman ne me suspecte pas d'essayer d'aider sa fille contre son avis... Etrange situation pour moi... Puis, je lui fis son document, sur mon ordinateur.

Lorsqu'elle eut enfin ce qu'elle voulait, je profitai de ce qu'elle devait me régler la consultation pour lancer quelques phrases en apparence anodines à la petite Fanny, toujours en pleurs. J'allais essayer de travailler discrètement ses *submodalités*, c'est-à-dire la manière dont elle avait encodé en elle les mauvais souvenirs du dimanche passé.

Pas besoin d'induction hypnotique quand la personne est déjà visiblement en *état modifié de conscience* – hors de son état psychologique habituel.

De plus, les enfants et adolescents sont encore en bonne partie connectés à leurs ressentis intérieurs, ce qui rend l'hypnose très facile à utiliser avec eux.

L'un dans l'autre, je captai l'attention de la petite Fanny pendant que sa mère établissait un chèque à mon ordre :

« Tu as vu tous les diplômes que j'ai là (en montrant le haut du mur à ma gauche, en un geste anormalement lent, ce qui eut pour effet de faire lever les yeux de la jeune fille, les sortant ainsi de la position – vers le bas et la droite – dans laquelle ils paraissaient soudés depuis le début de l'entretien, position qui correspond au *kinesthésique*, aux douleurs et sentiments)… Je n'ai plus de place pour en mettre d'autres ! »

Ce qui était vrai, mes quelques diplômes étaient accrochés au mur depuis le bord de mon bureau jusqu'au plafond.

Fanny jeta un rapide coup d'œil puis me regarda, moi, avec un air navré. Aussitôt, je pointai du doigt le cadre le plus haut pour lui faire relever encore les yeux.

Les mouvements des yeux d'une personne trahissent son fonctionnement cérébral. C'est un phénomène découvert à la fin du XIXème siècle et qui fut utilisé concrètement par la PNL. C'est ainsi que pour *sortir* la personne des mauvais sentiments dans lesquels elle peut être *plongée*, il faut trouver le moyen déjà de lui faire *sortir* les yeux de là où ils sont *plongés* (en bas et à sa droite). On peut ainsi aider une personne à retrouver ou à se débarrasser d'une image intérieure, une pensée ou un son, une sensation, etc.

Fanny haussa des épaules pour me signifier qu'elle se fichait de mes diplômes – ce dont elle avait bien raison ! Pourtant, sans en démordre, je commentai mes « nombreux diplômes » d'un air satisfait. Je l'empêchais, en attirant son attention, de replonger dans ses mauvaises pensées.

« Tu me diras, poursuivis-je, je pourrais bien mettre d'autres diplômes ici (en montrant le mur à ma droite où s'ouvrait une fenêtre)… Ah, mais *ça n'irait* pas !... Ils *s'en iraient* par la fenêtre (avec un geste évocateur)… Je ne les *reverrais jamais* plus… Et, je ne sais pas… (tourné vers la lumière, pour maintenir l'attention de la jeune fille) Tu sais ce que ça fait, quand tu perds quelque chose que tu croyais solidement attaché à toi… *Ça s'éloigne*… tellement… que, parfois, si tes yeux sont un peu *brouillés* (allusion à ses larmes), ça peut même devenir *tout flou*… et comme *ça s'éloigne* encore… un moment… *tu ne vois plus* du tout où *c'est parti* ! »

La jeune fille regardait la fenêtre d'un air songeur. Elle ne comprenait probablement rien à mon petit discours ; car en hypnose, on ne parle pas à la logique ou au conscient de la personne. On donne des directives à l'Inconscient. Et que venais-je de demander à l'Inconscient de Fanny ? Je lui avais montré des choses pénibles, dans un coin sombre (pas de fenêtre). Je les avais soulevées dans les airs (sorties du corps, entrées dans le domaine mental/visuel/contrôlable) puis transportées vers la lumière… où ces choses pénibles ce sont dissous, par éloignement et brouillage visuel.

Par analogie, j'espérais que ce qui était « sous les yeux » de Fanny (dans le *kinesthésique*, en bas à sa droite) avait suivi le mouvement et s'était dissipé dans la clarté de la fenêtre.

« Boh ! ajoutai-je rapidement en voyant que la maman achevait d'écrire son chèque, de toutes manières, tout cela ne sert qu'à ennuyer les gens… C'est vrai, hein ?

- (la jeune fille acquiesça, sans trop savoir pourquoi)

- Ben oui, c'est du passé… et à quoi ça sert, le passé, les vieilles choses ?... Moi, je dis : à rien (geste de la main par-dessus mon épaule, vers l'arrière). C'est vrai, non ? »

Je tournai aussitôt la tête vers la maman, qui se rendait juste compte que j'avais dit quelque chose durant la minute et demie de ses travaux d'écriture.

Les submodalités sont les détails d'encodage cérébral de nos expériences visuelles, auditives et physiques. Une image peut par exemple être panoramique ou toute petite, bien nette ou très floue, colorée ou en noir et blanc, fixe ou en film, etc.

Si vous modifiez l'encodage d'un souvenir, que peut-il bien se passer ? Soit vous en améliorez la perception et la personne vivra encore mieux son souvenir ; soit vous en perturbez la perception, et la personne aura beaucoup de difficulté, voire l'impossibilité, de retrouver le fameux souvenir…

Et comment pouvez-vous être malheureux à cause d'un souvenir que vous n'avez plus ? Il n'est pas enfoui ou caché en vous, là où il pourrait distiller son venin ni vu ni connu, non : il a disparu ! Vous ne le sentez plus… Terminé !

Il est également intéressant de noter qu'effacer une mémoire inconsciente n'efface aucunement la *leçon* qu'a pu tirer la personne de cette expérience. En fait, suivant la compréhension de l'Hypnose Humaniste, qui accepte l'idée d'une Conscience supérieure, vous venez de débarrasser l'Inconscient d'une épine. Le disque dur est nettoyé du virus qui l'empêchait de fonctionner au mieux… mais l'informaticien a bien noté ce qui venait de lui arriver, il s'en souvient. Son ordinateur (le corps, l'Inconscient) est à nouveau sain et a retrouvé la paix, et lui (la Conscience supérieure) sait ce qu'il a vécu et comment faire pour que cela ne recommence jamais.

Car, s'il n'existait que notre petit conscient (perception des choses) et l'Inconscient, en effaçant un souvenir comme je l'avais fait avec Fanny, la personne aurait dû avoir une amnésie de l'expérience – or, il n'en fut rien : la personne est soulagée (l'Inconscient va mieux) mais *elle* (Soi, Conscience supérieure) se souvient très bien qu'il lui est arrivé quelque chose.

Enfin, le travail avec les submodalités est bien évidemment possible hors transe hypnotique, mais celle-ci est inévitable lorsqu'il s'agit de mettre à jour des déclencheurs inconscients – et ils le sont pratiquement toujours en thérapie.

Avec Fanny, vu l'impossibilité de faire une séance normale, vu qu'elle connaissait très bien (et pour cause) la source de ses problèmes, et vu qu'elle n'était, en plus, pas dans son état ordinaire, donc dans une sorte d'*état modifié de conscience*, il n'y avait pas besoin d'hypnose formelle. J'avais donc tenté avec elle d'appliquer ce qui, statistiquement, fonctionne le plus souvent dans le cas d'une mémoire traumatique encodée en images : déplacement hors zone sensible, éloignement, brouillage, jusqu'à disparition de la perception négative.

Est-ce que cela avait fonctionné ? Aucune idée, mais Fanny ne pleurait plus (sa maman m'avait dit qu'elle pleurait sans discontinuer depuis deux jours…). Alors ?

Quelques jours plus tard, la maman de Fanny me téléphone :

« Qu'avez-vous fait à ma fille ?? criait-elle.

- Oh, excusez-moi mais vous savez bien que vous n'avez pas voulu que je fasse quoi que ce soit. Je n'ai rien fait. Mais que lui arrive-t-il ? Dites-moi… elle ne va pas bien ?

- Si on veut : elle ne veut plus porter plainte contre son oncle ! Elle dit que tout ça c'est du passé… »

Je souriais jusqu'aux oreilles. Heureusement que la chère maman n'était pas là pour me voir ! Mon intervention, bien que faite avec approximation, avait porté ses fruits.

« Bien. Passez-la-moi, je vais arranger cela. »

La maman donna le combiné à sa fille, que je félicitai pour avoir su apprendre d'un évènement qui en aurait traumatisé plus d'une à vie et grandir avec tant d'aisance et de rapidité ; puis je lui expliquai que ce n'était pas parce qu'elle allait mieux maintenant que son oncle ne devait pas être puni.

« Si un enfant fait une bêtise, même si on l'aime et que l'on a réussi à réparer, il faut quand même le punir un peu, pour qu'il ne recommence jamais, avec personne. Tu comprends ? »

Fanny surmonta son épreuve, qu'elle oublia vite, et l'oncle fut porté devant la justice, comme il se doit.

= 11 =
GUIDEE PAR LES ANGES

Milton Erickson se méfiait du fait de discuter de la thérapie avec ses patients, arguant de l'opinion, compréhensible, que la personne – une fois informée de la stratégie du thérapeute – pourrait trop facilement la détruire par une résistance logique et consciente. Erickson estimait que la plupart des maux proviennent de ce que « le conscient essaie de faire ce que l'Inconscient aurait mieux fait », ce qui est souvent vrai. Alors, il n'expliquait jamais rien à ses patients et pratiquait une hypnothérapie quasi uniquement inconsciente. Changer d'abord, comprendre ensuite… si on y tient vraiment !

Si cette position stratégique se défend et a des avantages thérapeutiques (pas de résistance possible), elle a aussi ses désavantages, notamment en ce qui concerne les symptômes ayant pour origine un problème existentiel. Car, alors, si la personne ne *comprend* pas vraiment ce qui lui arrive, bien que possiblement soignée par une bonne technique thérapeutique, elle n'est pas *guérie* et le message de la « mal a dit », non pris en compte, ressurgira ailleurs sous une forme ou une autre.

Dans des soucis autres qu'existentiels, une compréhension uniquement inconsciente peut suffire : le conscient est mis à l'écart, le temps que l'Inconscient apprenne à agir différemment ; la personne guérit et reprend ensuite sa vie ordinaire.

Par contre, si la maladie provient d'un manque d'alignement personnel dans sa propre existence, si la personne ne marche pas sur le chemin qui est le sien, le mal-être accumulé, s'il est intense, peut mener à une fin de vie précoce et inéluctable.

C'est cette dimension existentielle qu'a pris en compte la Nouvelle Hypnose et qui touche à son apothéose en Hypnose Humaniste où elle est la base essentielle de travail.

Voilà pourquoi, dans ces pratiques modernes, la qualité de vie de la personne importe autant que sa santé physique. On retrouve cela en évidence dans les accompagnements hypnotiques autant que dans l'esprit qui anime le thérapeute lui-même.

Il est alors évident que la Nouvelle Hypnose, bien que basée sur les outils et techniques d'Erickson, est fondamentalement différente, plus douce, plus émotionnelle, plus profonde, au sens humain, spirituel et noble de ce terme.

L'auto-hypnose est une forme précoce de contrôle de l'Inconscient par la conscience même de la personne. Une des premières manières, historiquement, que les êtres humains ont eues de reprendre leur vie en main, jusqu'alors laissée aux commandes d'un Inconscient par nature incontrôlable.

Avant le début du XIXème siècle, l'autosuggestion n'existait pas, pour la simple et bonne raison que la psychologie de l'époque reconnaissait seulement notre esprit conscient et notre esprit Inconscient, profond. Donc, soit la personne restait consciente – et elle n'était alors évidemment pas en hypnose – soit elle passait en mode inconscient et, par définition, elle ne pouvait bien sûr plus contrôler son état.

Or, on s'aperçut qu'un auto-contrôle était possible, pour on ne sait quelle raison… L'avenir verra apparaître, notamment en Hypnose Humaniste, la notion de Conscience majuscule, hors de l'Inconscient et du conscient lui-même, et par là même capable de contrôler l'un comme l'autre.

Ce niveau supérieur d'existence explique notre faculté à faire de l'auto-hypnose et d'envoyer soi-même balader son conscient pour libérer l'Inconscient – et aussi le phénomène étrange d'être conscient de ses rêves (« tiens, je rêve ») car, de toute évidence, on n'est plus éveillé lorsque l'on dort, et si nous étions seulement *inconscients*, comme assommés, alors nous ne pourrions pas savoir que nous rêvons !

Il existe donc bien un troisième niveau d'être ; et c'est cette Conscience qui est à l'œuvre en auto-hypnose.

Retrouver et utiliser la conscience de soi est un des piliers de la Nouvelle Hypnose et de l'Hypnose Humaniste, chacune à leur manière :

- En Nouvelle Hypnose, la personne est amenée à l'autonomie par l'auto-contrôle de son Inconscient, qui restera toutefois *non-conscient*, contrôlé mais toujours hors de perception consciente. L'auto-hypnose est le summum de cette autonomie. En effet, pour la plupart des situations de vie, la seule chose qui amène la personne chez un thérapeute est le fait qu'elle ne sache pas quoi faire pour résoudre son problème. Si elle avait été éduquée depuis l'enfance à se servir de ce qu'elle est, de son propre esprit, de son corps, elle n'aurait plus que très rarement besoin d'un professionnel.

Grâce à l'auto-hypnose, dès que la personne a compris comment agir sur elle, elle est libre !

- En Hypnose Humaniste, le thérapeute devient un guide, un initiateur-pédagogue, qui conduit la personne à devenir au mieux du possible « un-consciente », c'est-à-dire unifiée à ce qui fut son Inconscient, rendant ainsi cette appellation absurde puisque plus rien en elle n'est alors *inconscient* – bien que les phénomènes puissent rester automatiques ! Et c'est en état de *conscience* que le travail de changement est réalisé, par la personne elle-même. Nous en parlerons plus tard.

La personne qui sait pratiquer l'auto-hypnose a donc en main la possibilité de demander ce qu'elle veut à son esprit inconscient. En Nouvelle Hypnose, domaine qui nous intéresse ici, la personne n'est pas consciente du contenu et des mécanismes de cette part profonde d'elle-même, mais elle peut obtenir des signes visibles et sensibles de réponse.

Evidemment, la teneur des réponses et résultats possibles est interdépendant du niveau de sagesse et de connaissance de soi de la personne, l'Inconscient gardant toujours le privilège de la protection physique et psychologique de la personne. Ce qui peut sembler une limite est ainsi une protection.

Corollaire à tout cela : en Nouvelle Hypnose, le thérapeute fait plus que s'adapter à ses patients, il accepte littéralement ce qu'ils amènent dans le travail de changement, aussi bizarre ou contraire aux propres croyances du thérapeute que ce soit.

Si la personne est athée, nous le serons aussi, si elle est religieuse, nous serons religieux – et de sa religion à elle. Si elle croit aux fées et aux lutins ou à la réincarnation, nous y croirons de la même manière.

Et Françoise croyait aux anges.

Petite femme aux cheveux courts et aux yeux clairs, Françoise était une anthologie vivante du malheur ! Calmement et presque comme si tout cela était ordinaire, Françoise me raconta sa vie… Il lui était tout arrivé ; rien dans son existence n'avait été normal. Une maladresse de la sage-femme lui valut une fracture du crâne le jour de sa naissance. Elle aurait pu mourir quelques minutes après avoir vu le jour pour la première fois. Enfant, elle fut de ces enfants pâles et toujours fragiles, mais elle ne se plaignait jamais. Adolescente, elle attrapa une maladie rare et fut envoyée loin des siens, en cure. Malgré des soins approximatifs, elle finit par se remettre, suffisamment pour poursuivre ses études.

Peu de soutien familial, des amours quasi-inexistants. Plus tard, un mari banal et fuyant. La joie aurait pu venir de ses enfants. Eh non ! Car certaines personnes semblent maudites. Elle me raconta son premier accouchement, à peine croyable.

« Effectivement, vous semblez être poursuivie par le mauvais sort, lui dis-je, mais vous m'avez dit avoir deux filles.

- Pour ma deuxième, ajouta Françoise, un problème de fermeture du col m'obligea à rester alitée dès le quatrième mois, avec un système de protection intra-utérin afin d'éviter un accouchement prématuré et la mort du bébé. Enfin, le médecin estima qu'une césarienne serait plus prudente, mais une des apprenties sages-femmes a confondu les grammes et les milligrammes en me faisant une piqure et cela a arrêté d'un coup le cœur de la maman et du bébé. Heureusement, tout était prévu pour le sortir d'urgence, mais le temps qu'on fasse repartir le cœur, la jeune apprentie m'avait repiquée avec son produit destiné à augmenter les contractions et j'avais fait un second arrêt cardiaque. J'ai failli perdre mon enfant, mais je m'en suis sortie... Je m'en sors toujours. »

Voilà ce que Françoise répétait après chaque anecdote : *je m'en sors toujours*.

Le reste de sa vie était un récit à peine croyable des troubles physiques les plus étranges qu'un être humain puisse souffrir.

A chaque fois, Françoise avait recouvré ses forces et guéri. J'écoutais parler cette femme, décontenancé par l'intensité profonde de son calme. Tout allait toujours bien pour elle, quoi qu'il arrive. Elle avait une foi absolue en la vie.

Sa dernière aventure était un coma de plusieurs mois, survenu apparemment sans raison, d'où elle était sortie alors que ses médecins préparaient déjà l'autorisation de don d'organes... Et maintenant, elle avait un cancer généralisé. Ça ne semblait pas l'étonner.

Le regard de cette femme d'apparence anodine me paraissait étrangement profond, comme joueur, malgré la situation. Elle surfait sur la vie. Oui, il devait y avoir une *raison supérieure* à une vie pareille. Elle n'était pas un être ordinaire... Comment imaginer un esprit aussi pur et aussi accablé ? Je lui expliquai très honnêtement mon sentiment et nous discutâmes une bonne moitié de l'heure, réservant la deuxième partie pour un *voyage en esprit*. Afin de correspondre aux caractéristiques d'un accompagnement de Nouvelle Hypnose, je guidai Françoise vers son « être supérieur », suivant la philosophie propre à l'Hypnose Humaniste, mais en conservant la dissociation d'esprit de l'hypnose habituelle :

« Il y a *quelque chose* en vous qui vous guide, n'est-ce pas ? »

[question présupposant une différence entre elle et cette partie ; en Hypnose Humaniste nous aurions demandé à Françoise d'accéder à sa « plus grande et belle partie d'elle-même », Ce Qu'Elle Est vraiment]

« Oui, j'ai toujours senti cette force en moi, répond Françoise, comme une présence, un soutien. »

[Françoise répond dans le cadre de ma question, en exprimant une séparation entre elle et la « force » qui l'aide. Cette manière de faire est plus douce pour certaines personnes, qui n'ont pas encore accepté ou pris conscience de leur responsabilité dans ce qui leur arrive au quotidien]

« Alors, fermez les yeux, afin d'ouvrir votre esprit, et allons à la rencontre de cette présence, si vous le voulez bien. »

Françoise clôt les paupières et prit spontanément une large inspiration – indice concret de cette prise de contact avec les choses invisibles qui nous font et nous guident, ainsi qu'en témoigne l'expression « avoir l'inspiration » en ce qui concerne notre créativité : on l'aspire littéralement en nous.

« Voilà… et en même temps que vous prenez profond en vous l'air qui vous entoure… chargé de tout ce qu'il contient de force et d'énergie pour vous… l'œil de votre esprit peut s'ouvrir afin de contempler la Vie, en vous et au-delà de vous. Juste laissez venir ce qui vient… images… impressions… pensées ou sonorités… odeurs peut-être… ressentis.

- Je me sens plus légère.

- Plus légère… c'est bien… Notez comme la respiration continue de manière automatique… prenant plus de cette légèreté et de cette force à l'inspiration… et vous nettoyant de tout ce qui vous alourdissait, à chaque souffle… Et gardez votre Intention dirigée vers la Vie elle-même, bouillonnante et vibrante… et de plus en plus subtile… fine… épurée… et lumineuse… au fur et à mesure où votre esprit s'élève vers elle… Ressentez comme votre Intention vous propulse, tout autant que la Vie vous attire à elle… …Dites-moi ce qui vous vient… ce que vous ressentez ou vivez… Dites-moi.

- Il y a une sorte de point… une lumière bleutée.

- Une lumière bleutée ?... Vous allez vers elle ?

- Le bleu colore très légèrement le noir qui m'entoure, je ne m'en étais pas aperçu… C'est comme le rayonnement du point que je vois… Ses ailes.

- Ses ailes ?
- Ça y est. Je suis avec la lumière…
- Bleutée ?
- Oui… (une larme se décroche du coin de son œil)
- (après un instant) Décrivez-moi…
- Je ne peux pas… …C'est tellement d'Amour…
- Tellement d'Amour ?…
- C'est mon ange.
- Votre ange ?
- Oui… en fait, je sens une présence nombreuse… Une grande force.
- Et c'est cette force qui vous protège ?
- (fait « non » de la tête)
- (j'attends un moment, puis insiste) Dites-moi…
- Je suis comme eux.
- C'est-à-dire ?
- Je suis comme eux.
- Vous êtes un ange ?
- Non, je suis comme eux. Une Présence. »

Je comprends que la *force* que Françoise a rencontrée est ce qui la protège, en quelque sorte, et qu'après avoir eu la sensation d'une entité séparée d'elle, Françoise expérimente le fait de ne plus être qu'Une avec elle – d'où sa difficulté à me décrire plus précisément ses impressions, sa place ou son rôle.

Que l'on accepte la réalité de telles *forces* ou *présences* ou que l'on interprète l'expérience de Françoise comme un contact avec son Inconscient (ou autre chose) importe peu en thérapie, puisque l'essentiel est que Françoise ait trouvé un levier thérapeutique – qu'il soit réel ou symbolique.

« Vous sentez-vous vous régénérer plus vite en leur présence, ou plutôt quand vous êtes comme eux ?

[suggestion impliquant la présence ressentie et/ou le fait d'être unie à cette présence, et qui présuppose un effet thérapeutique spontané]

- Oui, je suis bien.

- Ok, c'est parfait… Et y a-t-il quelque chose que vous ayez à faire ? Quelque chose de spécial ?
- Je veux savoir ce qui m'arrive…
- Vous voulez savoir ce qui vous arrive maintenant ?
- Non, ce qui m'arrive depuis le début.
- Pourquoi vous étiez souvent malade ?
- (silence… …après un moment, elle bouge)
- Oui ?
- Non, je ne pense pas, fit-elle, comme pour elle-même.
- Dites-moi…
- (sourire) J'ai l'impression… non…
- Allez, dites-moi, je ne dirai rien à vos amis ! insistai-je encore sur un ton plaisant.
- Ça me fait l'effet d'être venu ici pour aider toutes ces maladies à évoluer.
- Comment ça, à évoluer ?
- Comme si à chaque fois que je guérissais, il y avait un peu moins de maladies sur Terre.
- Eh bien, c'est au moins statistiquement vrai. Et ?...
- (avec émotion) C'est ma mission. »

C'était exactement ce que j'avais ressenti lors de l'entretien préliminaire avec Françoise : comme si elle était une sorte d'âme plus élevée que la moyenne, venue accomplir une sorte d'œuvre. Il n'était absolument pas normal de voir une femme avec autant de sagesse souffrir d'autant d'afflictions. Ses yeux brillaient d'une lumière si profonde…

« Et vous ne le saviez pas avant ? demandai-je.
- Je ne pouvais l'accepter.
- Vous savez ce que vous avez à faire, alors, maintenant ?
- Oui, je vais guérir et puis passer à autre chose.
- Et votre mission ?
- Je ne sais pas… j'avais à comprendre quelque chose… Je ne pourrais pas vous dire quoi… Mais, maintenant, j'ai la réponse en moi… Je peux passer à autre chose. »

Je profitai du reste de notre temps pour apprendre à Françoise l'auto-hypnose, afin qu'elle puisse recontacter son *état ressource* autant que souhaité, de manière autonome.

Lorsque je pus vérifier qu'elle entrait et sortait de transe hypnotique avec facilité, et qu'elle était capable de retourner à sa « présence » comme elle le voulait, nous nous dîmes au revoir. Je comptais bien la laisser achever sa guérison par elle-même. Nous nous reverrions lorsqu'elle le jugerait utile.

Je revis mon angélique patiente un mois et demi après. Elle avait pratiqué quotidiennement l'auto-hypnose, s'en servant pour « rejoindre ses anges » ! Quoi que j'en pense, elle était toute sourire et exhibait à bout de bras une lettre de son médecin pour le radiothérapeute : plus besoin de traitement, disait le courrier du spécialiste à son collègue, le cancer de madame était terminé. Rémission spontanée spectaculaire !

J'aime les rémissions *spontanées* !

Françoise profita de vacances méritées aux Antilles, avec sa fille, et revint me voir pour que je l'aide à « changer son étoile », entrer dans une nouvelle vie – une « re-mission » après sa rémission – ce que les techniques d'Hypnose Humaniste permirent en quelques séances de plus.

~oOo~

Notez avant que nous ne continuions que je parle souvent de cas réglés en une seule séance. Ce sont les plus spectaculaires et il est important de savoir qu'ils existent pour s'ouvrir à la magie d'une telle possibilité. Maintenant, si la situation exige trois, quatre ou quinze consultations, nous les ferons.

Un « traitement en une séance » est le résultat de mois ou d'années de maturation chez la personne. Le thérapeute n'est qu'un déclencheur, *au bon moment*.

De même, je suis heureux de suivre et d'aider, par téléphone ou email, la personne en période de changement, afin qu'elle intègre au mieux ce qu'elle a vécu durant la consultation.

Anne et Eva se refont un squelette

J'aimerais maintenant vous montrer comment des personnes comme vous et moi, connaissant les clés de leur esprit, et grâce à l'auto-hypnose, purent s'aider dans la guérison de maladies ou d'accidents graves.

Cet été-là, Eva avait présumé de ses forces, car la chute qu'elle fit en ski nautique faillit lui être fatale. La jeune femme avait suivi mon cours d'Hypnose quelques mois auparavant. Thérapeute fort compétente, elle connaissait bien le fonctionnement de l'esprit et elle avait appris à se connaître elle-même. Pourtant, lorsqu'elle reprit conscience à l'hôpital, l'équipe médicale ne prévoyait pas de la voir remarcher un jour. Commença alors pour Eva un combat de chaque jour : elle allait ressouder mentalement tout ce qui était cassé en elle, tout remettre en ordre et retrouver l'usage de son corps !

C'est là qu'intervient la magie de l'Hypnose. Vous avez déjà eu mal aux dents ? On a le réflexe de mettre la main contre la mâchoire, là où on a mal… En vain, car cette main posée soulage mais n'enlève pas vraiment la douleur.

En Hypnose, après l'induction hypnotique, on peut induire une lévitation de la main, que l'on engourdira par suggestion. Lorsque cette main viendra se poser contre la mâchoire, ce sera alors comme un coup d'extincteur sur le feu douloureux. Pschiiiiit ! Plus rien ! D'un coup… L'acte réalisé en Hypnose a une efficacité impossible en état ordinaire de conscience.

Eva n'allait donc pas simplement *imaginer* que ses multiples fractures, à la colonne vertébrale, aux cervicales, allaient se résorber, se remettre toutes seules. Elle le ferait en transe hypnotique, ce qui permettrait à sa pensée de se réaliser, de devenir réelle. Et elle allait le faire sans relâche, trois à cinq fois par jour, et parfois plus !

Ceux qui guérissent ont avant tout la volonté sans faille de guérir. Ils se savent, se voient et se sentent *déjà* guéris.

La guérison alla plus vite qu'Eva ne l'aurait pensé. Ses exercices pluriquotidiens d'auto-hypnose fonctionnaient apparemment très bien. Elle put rapidement quitter l'hôpital et retourner chez elle, au premier étonnement de ses médecins.

Mais elle ne s'arrêta pas là. Lorsque je la revis en formation, Eva portait en permanence un énorme corset de plâtre... Malgré le poids, la douleur, ses difficultés à bouger comme à parler, Eva restait rayonnante. Elle savait qu'elle réussirait.

Ainsi vint le jour où la jeune femme put se libérer de sa gangue, pratiquement sans aucune séquelle de son accident.

Eva étonna ses médecins en retrouvant toute sa mobilité. Vous pourriez la croiser un beau jour sans jamais vous rendre compte que cette femme au caractère bien trempé avait failli rester paralysée à vie. Tout à fait comme Anne, d'ailleurs...

Durant l'une de mes formations, plusieurs de mes élèves me poussèrent à aller interroger discrètement Anne, sophrologue amateur, sur ce qu'elle avait fait depuis le début de son cursus avec moi. Il paraît qu'elle était arrivée à moitié paralysée.

Anne était une femme dans la quarantaine, discrète et toujours souriante. Elle prenait un café à la table des pauses lorsque je m'approchai d'elle pour prendre de ses nouvelles :

« Tout se passe bien, Anne ?

- Oui oui, comme toujours... Oh, il faut que je vous remercie pour la formation !

- Quelque chose de spécial ? demandai-je en lui tendant la perche, curieux de son histoire.

- Sans vous, je ne serais pas là...

- Il ne faut peut-être pas exagérer, Anne. Que voulez-vous dire ?

- C'est-à-dire... quand j'ai commencé cette formation en Hypnose, c'était pour moi le dernier espoir... Il y a un an et demi, j'ai fait une grave chute de cheval, en voulant sauter un obstacle. L'hôpital où j'ai été amenée en urgence n'a pas su diagnostiquer une fracture du sacrum et de la 3ème lombaire.

Ils m'ont renvoyée chez moi sans traitement, mais cinq jours après ma jambe droite était entièrement paralysée, ainsi que le fonctionnement de mes viscères et une grande partie de mon côté droit... Là, j'ai été hospitalisée en urgence, et on m'a laissé comprendre qu'une erreur de diagnostic avait été faite et que je ne remarcherais jamais plus.

- Oh !... »

Je regardai Anne, les yeux ronds, ne sachant que lui dire. Elle était là, debout devant moi.

« Grâce à ma formation en sophrologie, poursuivit Anne, je travaillais tous les jours sur moi et je suis parvenue à recouvrer une bonne part de mes fonctions vitales, mais je suis restée quand même paralysée de tout le côté droit. C'est là que je me suis inscrite à votre formation... A vrai dire, je n'y croyais qu'à moitié, mais c'est durant le niveau « Technicien » que tout a basculé ! Un de mes collègues de stage me faisait un exercice, pour s'entraîner – ce devait être celui sur les submodalités. Je *nettoyais* mon accident en gommant le souvenir de la chute, quand une sensation à la fois glacée et brûlante est descendue dans ma poitrine, à droite, comme un filet d'eau !!... Cela faisait un an que je ne sentais absolument plus rien de ce côté-là ! Vous pensez mon excitation !

- J'imagine ! répondis-je en songeant que j'aurais aimé être le témoin de ce moment magique.

- J'ai eu alors une intuition géniale, car nous n'avions pas encore vu cette technique en formation : j'ai remplacé l'espace imaginaire en moi, vidé par la scène, par la scène telle qu'elle aurait dû se passer. Un parfait saut d'obstacle. »

Je restai admiratif de son inventivité. Anne avait su exactement quoi faire, sans que personne ne lui explique.

« Pensez que je ne me suis pas arrêtée là ! J'avais une énergie folle, je n'en dormais plus la nuit : je m'enregistrais des inductions hypnotiques et je les écoutais chaque jour tout en me faisant d'autres inductions, pour multiplier l'effet ! »

Alors qu'Anne me racontait son histoire, soit quelques mois à peine après le début de sa formation en Hypnose, elle était en pleine forme, souriante, et personne n'aurait pu soupçonner qu'elle avait un jour été paralysée !
Son diplôme en poche, Anne ouvrit un cabinet de consultations en Hypnothérapie, où elle reçoit désormais les gens qui peuvent profiter de son expérience.

Alors qu'elle revenait en tant que « Personne Ressource », durant une autre de mes formations, je racontai son histoire à mes élèves du moment.
« Incroyable, n'est-ce pas ? conclus-je. On raconte toujours des guérisons merveilleuses, mais on ne voit jamais les personnes à qui c'est arrivé. Aujourd'hui, nous avons de la chance, Anne est parmi nous… »
Et c'est en présentant Anne à mes élèves stupéfaits et émus que Franck se leva pour témoigner à son tour.

Franck libère son corps

Franck était un grand et beau jeune homme, carré d'épaules, au regard rieur et au sourire séduisant. Je l'avais convié à m'assister pour une démonstration, quelques jours auparavant, et tout le monde avait pu constater son entrain et sa bonne humeur. Quel surprise de le voir se lever pour témoigner :
« Voilà, moi aussi j'ai une histoire pour illustrer le cours de ce matin. Il y a plusieurs années de cela, je suis subitement tombé paralysé de tout le côté droit, comme Anne… Alors qu'on m'emmenait à l'hôpital, j'ai fait un nouveau malaise et tout mon côté gauche s'est paralysé aussi. Je ne pouvais plus bouger que les yeux !... On avait d'abord cru à une attaque cérébrale, mais que la paralysie soit passée des deux côtés à la fois, ce n'était pas normal… On m'a fait d'autres analyses et on s'est aperçu que j'avais une sclérose en plaque foudroyante. On m'a dit que je serais paralysé toute ma vie.

Ça, c'était impossible !... Après les premiers jours d'abattement, je me suis dit que je ferais à nouveau du surf, que je sortirais encore avec des filles, que je vivrais ! »

Bouche bée, tout le monde s'était retourné vers Franck, qui était debout dans le fond de la salle. Comme tous, je ne revenais pas de ce que nous racontait ce grand et fort jeune homme, que nous connaissions tous pour être plutôt sportif. Après les histoires d'Eva et d'Anne – et après avoir vu Anne en chair et en os, surtout – le fait que l'un d'entre eux témoigne spontanément électrisait la salle.

« A l'époque, je vivais loin de France, continua Franck, alors j'allai sur internet. On m'aida à chercher tout ce qui existait à propos de la méditation, que je pratiquais déjà, et surtout au sujet de l'Hypnose, que je ne connaissais pas mais qui m'attirait beaucoup... J'ai trouvé sur différents sites internet de très bonnes critiques du livre d'Olivier Lockert, "Hypnose" et je l'ai acheté par correspondance... Je crois que j'ai mis en pratique presque tout le livre !... Je n'avais que ça à faire. Je voulais remarcher, refaire du sport... Vivre !

Et voilà, conclut simplement Franck, comme à la fin d'un tour de magie, quand tout le monde a encore les yeux grand ouverts et le souffle coupé. Je suis là, debout et en pleine forme. »

Quelqu'un dut sortir de transe, car on commença à applaudir et, bientôt, c'est toute la salle qui battait des mains, riant et pleurant, de l'émotion plein les yeux.

Guérir de maladies aussi graves est toujours un miracle, et il faut des êtres hors du commun pour braver la matière avec la seule force de l'esprit. Mais ces êtres nous montrent que la magie est possible. Elle existe ! Ils nous montrent la voie.

Et nous pouvons tous, à notre façon, être hors du commun.

~oOo~

Grégoire reconstruit son système immunitaire

Pour parachever ce chapitre sur l'auto-hypnose, voici le récit de l'histoire de Grégoire, petit homme aux cheveux gris et aux yeux clairs, cachés derrière ses fines lunettes d'informaticien. Les aléas de la vie avaient fait de lui une des premières victimes du Sida. Il se battait contre le virus depuis près de vingt années quand je le rencontrai à l'occasion de l'une de mes formations en Hypnose.

Grégoire resta lui aussi très discret durant son apprentissage de l'Hypnose et ce n'est que quelques temps après la toute fin des cours que j'appris quel prodige il avait réussi.

Grégoire s'apprêtait à fêter ses « vingt ans de maladie » ; je lui suggérai qu'il serait certainement bien plus joyeux de pouvoir fêter une guérison ! C'est là qu'il me confia être séropositif et m'expliqua les nombreuses thérapies alternatives tentées pour doper le fonctionnement de son système immunitaire. Chaque technique fut comme un pas en avant, mais aucune approche ne sut pousser Grégoire à la guérison espérée. Son état de santé était stable, mais il ne devait la vie qu'aux multiples médications.

Ce que Grégoire souhaitait vraiment, c'était de se débarrasser de ses médicaments. Pouvoir vivre une vie presque comme les autres… et il avait espoir en l'Hypnose pour cela.

Comme Franck, dont nous venons de parler, Grégoire pratiquait la méditation, aussi lui fut-il facile de se plonger en auto-hypnose, sitôt qu'il en eut compris et expérimenté le fonctionnement. Ces états de conscience sont très proches.

De plus, alors qu'un hypnothérapeute doit avoir l'intuition des phrases justes à prononcer à l'attention de la personne qu'il guide, lorsque vous pratiquez l'auto-hypnose vous êtes votre propre thérapeute. Il est alors forcément plus facile pour vous de penser les choses les plus adaptées à votre état !

Afin d'éviter l'écueil de suggestions directes inadéquates, un hypnothérapeute éricksonien apprend à poser des suggestions indirectes, en allusion, ambiguës, à sens multiple, voire carrément vides de sens – simplement porteuses d'une *direction de sens*, un schéma qui guide la compréhension de la personne, sans pour autant lui dicter ladite compréhension :

« Car il y a dans votre vie peu de personnes si importantes qu'elles déterminent, par leur présence ou leur absence, par leurs paroles et leurs silences, la qualité de votre vie à vous. »

Voilà le type de phrase, apparemment creuse et pourtant très forte émotionnellement, que prononcerait un hypnothérapeute éricksonien. Le patient pensera naturellement un peu plus loin que la phrase entendue : à son père ou à sa mère, à son compagnon, sa compagne, à un ami perdu ou à tout autre… Et une bizarrerie du cerveau humain fera qu'après la séance d'hypnose, la personne jurera sur ce qu'elle a de plus précieux que *vous* avez parlé de son père ou de sa mère, de son compagnon, de sa compagne, de son ami ! Elle l'a *entendu* !

En fait, l'hypnothérapeute n'aura jamais prononcé de paroles aussi précises – et pour cause : il ne savait pas du tout quelle était la personne importante en question !…

Eh bien, en auto-hypnose, vous pouvez penser directement à ce que vous voulez. Nul besoin de technique compliquée, de langage hypnotique à multiples niveaux. Vous savez bien ce qui vous fait mal, vous y pensez – le reste se fait tout seul !

Par contre, si vous pouvez facilement cibler la *zone* de travail, ce qui souffre en vous, les personnes éventuellement impliquées, etc., vous ne devez pas donner vous-même la *solution*. Sinon, à quoi bon pratiquer l'auto-hypnose ?

Si vous avez la solution en tête, pourquoi aller la demander à votre Inconscient ?... L'énoncé de votre désir, votre besoin ou votre objectif doit être le plus précis possible, mais le chemin par lequel vous pouvez y arriver doit rester ouvert.

Laissez faire votre Inconscient ; faites-lui confiance !

Ainsi, Grégoire ne tenta pas de découvrir par quel moyen son système immunitaire pourrait mieux fonctionner.

Le fait même de s'intéresser à son système immunitaire aurait déjà été une erreur – car rien ne disait que la solution devait venir de là, précisément. Peut-être existait-il d'autres manières d'être en bonne santé, dans sa situation ? Le risque de trop de précision est de se fourvoyer dans une impasse, de demander au corps de faire quelque chose d'impossible.

Il en est de même dans la vie. Si mon objectif est d'être heureux et que cela passe pour moi par l'achat d'une très jolie maison, et que celle qui hante mes désirs est celle-là, là-bas, où habite déjà toute une famille… dois-je souhaiter le départ de toute la famille ? Et pour quelle raison ? Mon bonheur doit-il passer avant celui des autres ?

Je n'ai pas de réponse à ça, mais il sera très certainement beaucoup plus efficace de souhaiter « être heureux », sans autre précision, laissant le reste en sous-entendu vague. Alors, peut-être rencontrerai-je une personne qui changera ma vie, la personne en question m'emmènera bien loin de ma région d'origine (et de la maison rêvée), pour commencer une vie nouvelle… dans l'ancienne maison de famille de l'être qui partage désormais ma vie… Une maison encore plus belle que celle de mes rêves, ce qui me comblera au-delà de mes plus fous espoirs. J'aurai alors et mon « âme-sœur » et un lieu de vie idéal. Si je m'étais entêté à vouloir coûte que coûte naviguer à contre-courant de la vie, qu'aurais-je obtenu ? Peine et frustration… Que d'efforts inutiles !

Grégoire demanda donc « la santé » à son corps et à son esprit global, avec l'intention implicite de faire ce qui convenait pour l'atteindre… et à la surprise générale, c'est ce qui arriva. Les mois passaient et les CD4 revenaient à la normale. Il suffisait à Grégoire de constater, analyse après analyse, comme si cela avait été la chose la plus naturelle du monde, que son état de santé s'améliorait constamment.

Après tout, il n'était pas mort ! Quelque chose en lui savait donc rester en vie. Un peu comme une personne toujours en découvert bancaire, toujours « dans le rouge », mais jamais de là à être interdite bancaire. Tantôt plus riche, tantôt plus pauvre, en dessus ou en dessous de zéro, mais jamais définitivement en zone rouge. *Quelque chose* la protégeait de la faillite complète, lui permettant chaque mois de se renflouer, bon gré mal gré. Il devait donc être possible de fixer la *zone rouge* un peu plus haut, de mettre la barre sur 100 ou 1000 et de voir ce qui se produirait… Le même mécanisme de survie agirait désormais pour maintenir le niveau du compte bancaire autour du 100 plutôt que du zéro. Et après quelques mois de cela, il suffirait de se libérer de l'accroche à un nombre précis pour constater simplement que « le compte bancaire se stabilise, non pas à 100 ou 1000, mais chaque mois un peu plus haut que le mois précédent » …Et cela fonctionne !

La santé de Grégoire fit de même : elle se stabilisa chaque mois toujours un peu plus haut, un peu mieux, jusqu'à être en permanence bonne, et même très bonne. Grégoire pratiquait son auto-hypnose quotidienne, agrémentée d'une recherche permanente d'amélioration personnelle, sur sa vie familiale passée, son éducation, ses loyautés par rapport à ses parents, ses relations aux autres et à lui-même, et toute la charge que nous traînons tous et qui alourdit ou bloque nos vies.

Son allègement personnel permit l'efficacité de l'auto-hypnose. Tout son système corps-esprit changea et Grégoire retrouva la santé – toujours séropositif, mais fort et serein.

Grégoire fêta donc dignement ses vingt années d'évolution personnelle, fier, heureux et en pleine santé. Il témoigna de son parcours dans de nombreuses émissions télé et radio, dans la presse et sur internet, afin de montrer l'exemple : oui, tout est possible à qui travaille en harmonie avec soi-même !

= 12 =
ANTONIO RETROUVE SA LANGUE NATALE

L'Hypnose Classique, baptisée, pratiquée et théorisée par des médecins (Braid, Bernheim, Charcot…) reste en grande partie réservée aux applications médicales, tout comme l'Hypnose Ericksonienne. Il faut dire que l'intérêt pour les approches de Développement Personnel dut attendre que les guerres finissent et que le niveau d'éducation et de vie des populations occidentales augmente… Ce n'est donc qu'avec les années 60 que l'Hypnose s'ouvre à la qualité de vie des personnes, et par la même occasion à un plus vaste public que celui des thérapeutes et de leurs patients. Et ce n'est qu'à l'aube des années 80 que la Nouvelle Hypnose est baptisée par un hypnosexologue américain, Daniel Araoz. Elle est donc toute récente et encore souvent confondue avec l'Hypnose d'Erickson.

Vous avez lu dans ce chapitre que la Nouvelle Hypnose couvre nombre d'applications médicales ou psychologiques, à sa manière à elle. Découvrons maintenant quelques histoires où la Nouvelle Hypnose permit à des gens qui ne souffraient de rien de particulier de vivre mieux, d'améliorer la qualité générale de leur vie, leur satisfaction ou leur confort de vie.

Si ce n'est pas encore fait, vous comprendrez que l'hypnose n'est pas affaire de don, d'un thérapeute « hors du commun » qu'on ne peut qu'admirer ou envier, mais qu'elle est une *clé*, un savoir indispensable à chacun, qui dépasse largement le cadre d'un simple « outil », et que tout le monde peut se découvrir soi-même et utiliser les pouvoirs de son esprit… Voilà aussi pourquoi je vous conte les cas de mes élèves, apprentis hypnotiseurs de tous horizons et de tous niveaux sociaux.

Antonio était un vigoureux gaillard, au profil généreux et à la large moustache. Imprimeur de formation, il pratiquait l'Hypnose pour son simple plaisir, pour mieux se connaître et pour comprendre ses semblables et la vie.

Je rencontrai Antonio au cours d'une formation à laquelle participait également une de mes anciennes patientes, Perla, petite dame au fort caractère, d'origine argentine, qui avait littéralement métamorphosé son existence en quelques consultations, stoppant une maladie grave, guérissant de son passé, changeant de travail et retrouvant la garde de son fils unique.

Un soir, Antonio vint me trouver pour me demander mon aide : il m'expliqua être d'origine espagnole et avoir été élevé en France, suite au déménagement de ses parents. De toute la famille, il était le seul né en France et n'avait ainsi jamais développé l'accent de ses parents. De fait, aujourd'hui, il ne parlait plus du tout espagnol et voulait savoir si je pouvais l'aider à retrouver sa langue d'origine.

« Mais as-tu déjà parlé espagnol ? lui demandai-je.

- Bien sûr, dès que j'ai su parler… Voici ce qui s'est passé. C'était pour mon cinquième anniversaire. Toute la famille était là et il y avait un gros gâteau sur la table, rien que pour moi. J'étais très fier et heureux de ma fête et mon père me fit grimper sur la table pour que je chante une chanson – ce que je fis avec beaucoup de plaisir… Mais à peine avais-je commencé à chanter que toute la table se mit à rire ! Ils se moquaient de moi à cause de mon accent français !!... Vous pensez que ça m'a vexé ! Je suis parti, furieux, pleurer dans ma chambre et, ce jour-là, je me suis promis que plus jamais je ne parlerais espagnol… Et c'est ce que j'ai fait.

- Et maintenant, vous aimeriez retrouver vos origines. Je comprends. Alors, la bonne nouvelle, c'est que les recherches prouvent que le cerveau stocke dans notre mémoire à long terme tout ce que nous avons utilisé dans notre vie durant au moins trois ans. Donc, ayant parlé espagnol jusqu'à cinq ans, ce savoir doit effectivement être caché quelque part en vous… Si vous m'aviez dit : je veux parler russe mais je n'ai jamais entendu ni parlé cette langue de ma vie, là il y aurait eu un gros souci. L'Inconscient a beau être très fort, il n'a pas la science infuse. Il ne peut ressortir que ce qu'il a en lui ! Un guitariste qui voudrait s'améliorer à la guitare pourrait utiliser l'Hypnose avec efficacité, mais un non-guitariste devrait tout de même apprendre – en plus de l'Hypnose – les positions des mains, la technique, etc. Tout cela ne s'invente pas. Si on ne l'a pas en nous, on ne l'y trouvera pas par miracle !

- Mais moi, je parlais espagnol, répliqua Antonio.
- Et c'est pour ça qu'on a une chance de réussir ! »

J'expliquai ensuite à Antonio que le contexte de la formation n'était absolument pas adapté à la thérapie et que s'il voulait un accompagnement personnel, je pourrais lui indiquer quelques bons praticiens. Je ne voulais pas mélanger mon rôle d'enseignant et celui, fort différent, de thérapeute ou de coach.

La vie nous facilita la tâche car, le lendemain, j'enseignai au groupe la technique de Remodélisation d'Histoire de Vie, à base de régression, tout à fait adaptée au cas d'Antonio.

Sans l'en avertir, j'allai trouver Perla. Etant argentine, elle parlait couramment espagnol. Je lui demandai de s'arranger pour travailler avec Antonio :

« Il faudrait commencer l'induction hypnotique en français et, dès qu'Antonio aura atteint l'âge de cinq ans ou moins, commencer à placer quelques mots en espagnol, doucement, jusqu'à ce que vous arriviez à ne plus parler qu'en espagnol. Avec un peu de chance, il ne s'en rendra même pas compte ! »

Et c'est ce qui arriva.

Perla avait le culot nécessaire pour tenter l'expérience alors qu'elle pratiquait cette technique pour la première fois. Avec son caractère chaleureux et enjoué, elle n'eut aucune peine à décider Antonio de travailler avec elle et je la vis, de loin, se lancer dans l'induction hypnotique avec grande résolution.

La personne en état d'hypnose, et qui plus est en régression hypnotique, doit sentir votre force et votre assise, un peu comme on teste l'arceau de sécurité qui bloque nos genoux sur un « grand huit » : si l'arceau bouge ou, pire, s'ouvre ! on descend tout de suite du manège, affolé. Et c'est bien normal.

Il en est de même en thérapie. Beaucoup de gens testent leur thérapeute, pour vérifier qu'il a la solidité nécessaire, l'assurance et la maîtrise indispensables quand on s'apprête à plonger au fond de soi. On sait qu'on va à l'encontre de choses que l'on a toujours redoutées et, si on le fait aujourd'hui, c'est uniquement parce qu'on se sent bien accompagné !

Perla avait compris cela et, bien qu'elle faisait une tête de moins qu'Antonio, et trois fois moins en largeur, elle maniait son patient avec l'aisance d'une professionnelle.

Antonio entra donc en régression hypnotique. Personne autour ne s'étonna d'entendre Perla parler espagnol, étant donnés ses origines et son accent marqué, et le prénom évocateur d'Antonio. Ce que les autres participants à la formation ne savaient pas, c'est qu'Antonio n'était pas sensé comprendre ce que disait Perla, ayant « perdu » son espagnol.

Mais la séance était tranquille et suivait son cours comme si de rien n'était. Perla ne parlait maintenant plus qu'en espagnol et commença à ramener Antonio au présent tout en continuant à parler espagnol. L'idée était de ramener ainsi ses compétences linguistiques passées.

« ¿ Como estas ? demanda enfin Perla, la séance terminée.

- Muy bien, gracias, répondit Antonio sans y penser.

- ¿ Hablas español ahora ? fit remarquer la jeune femme.

- ¡ Oh ! »

Notre gaillard en pleurait ! Il avait travaillé sur un problème inventé, pour l'exercice, et n'avait effectivement pas remarqué le passage à l'espagnol ! Le soir après la formation, très fier, Antonio m'attendait à la sortie de l'établissement. Il me chanta une chanson en espagnol pour me prouver sa réussite.

De ce jour, Antonio put reparler en espagnol. Bien sûr, comme quelqu'un qui n'était pas monté à vélo depuis très longtemps et vacille un peu à la reprise, il mit un peu de temps à retrouver sa fluidité de langage, mais il parlait !

Nous n'oublions rien ; des trésors gisent au fond de nous, et il suffit parfois d'un simple coup de pouce pour les libérer.

Stéphane retrouve 20db d'audition

L'avantage de faire confiance à son Inconscient est qu'il n'y a pas besoin de comprendre, ni même de réfléchir, pour accéder à ses ressources. Il m'arrive par exemple couramment de découvrir ce que je dis (ou écris !) *après* l'avoir dit (ou écrit). Dans un de mes romans, toute la fin est différente de ce que je pensais écrire – bien que le final ait été le but premier de l'écriture de ce livre, l'occasion pour moi de présenter une clé importante de la vie, ce qui me fut « dicté » lors de l'écriture du chapitre de conclusion était entièrement nouveau pour moi ! Je dus même ajouter un chapitre imprévu pour expliquer ce qui pour moi était aussi une découverte !

Trois années me furent nécessaires pour découvrir à quel point ce que j'avais écrit ce jour-là dans mon livre était juste.

C'est la même chose en consultation ou durant mes cours, où parfois j'ouvre la bouche sans savoir du tout ce qui va en sortir – ce qui est très stressant au début ! C'est pourtant la meilleure manière d'actionner son intuition, en connexion directe avec les courants de la Vie et avec le moins possible d'intervention du mental ou de la logique. J'apprends à chaque fois de nouvelles choses, plus précises, plus efficaces ou plus exactes que ce que j'aurais pu dire ou écrire par moi-même, en réfléchissant ou avec la meilleure volonté.

Ne dit-on d'ailleurs pas : « si j'avais voulu le faire exprès, je n'aurais pas mieux fait » ?

Laisser faire son Inconscient est donc la première chose que nous apprenons en formation, dès le premier jour. L'intuition est le premier et plus important outil d'intervention.

C'est par le même mécanisme que je réponds aux questions souvent très pertinentes de mes patients et de mes élèves.

Ainsi, un jour, un jeune éducateur me demanda comment pratiquer l'Hypnose auprès de personnes malentendantes (bonne question !) et en particulier, comment faire du *saupoudrage* en langage des signes (très bonne question !!). Le saupoudrage est une technique qui permet de cacher, par diverses astuces de langage, des suggestions hypnotiques à l'intérieur de textes variés, hypnotiques ou non. Disons que dans ses applications les plus subtiles, c'est une forme de langage subliminal, comme il existe les images subliminales, cachées dans la multitude des images qui forment un film.

Autant dire qu'il paraissait difficile d'appliquer en langage des signes une technique de communication aussi subtile... C'est donc avec étonnement que, malgré ma perplexité à l'écoute de la question, je répondis aussitôt au jeune homme :

« C'est facile, les personnes que vous guidez lisent-elles sur les lèvres ? Oui ? Bon, alors pour l'induction hypnotique demandez-leur de fixer votre bouche, tout en continuant de regarder vos mains en vision périphérique – trouvez un prétexte. Ainsi, vous obtiendrez la *focalisation*, qui est la première étape d'une induction hypnotique. Peu après, vous commencerez à embrouiller votre communication en langage des signes, en écartant les bras, en oubliant certains gestes, etc. ce qui vous apportera la confusion nécessaire à toute bonne induction hypnotique éricksonienne... La personne devra décupler sa concentration pour vous suivre, et vous l'aurez ainsi *absorbée* dans l'expérience, ce qui est la seconde étape d'une induction hypnotique... Pour la dernière étape, vous pourrez utiliser le saupoudrage, justement, à la manière du pendule des anciens, en recentrant vos gestes, de plus en plus calmes, et en faisant attention à garder vos mains à égale distance entre vous et la personne *sauf* pour « marquer » certains mots dans l'Inconscient de la personne – là vous avancerez vos mains un peu plus vers son visage. Pas assez pour que cela puisse être repéré, mais suffisamment pour que l'Inconscient le remarque. Ensuite, il vous suffira d'approcher de cette façon les mots du visage de la personne, qui formeront ainsi les suggestions hypnotiques de votre choix. Voilà ! L'Inconscient de la personne prendra le pas sur le fonctionnement conscient, et celle-ci entrera en transe hypnotique. »

Le jeune éducateur était ravi de la technique et moi j'étais très content de l'avoir apprise ! Il me raconta quelques semaines plus tard le succès de ses expériences d'Hypnose avec les personnes malentendantes qu'il aidait.

J'eus aussi l'occasion d'expliquer cette façon de faire à l'un de mes ex-élèves, thérapeute et formateur, qui l'expérimenta aussi avec succès auprès d'une patiente malentendante.

Si je n'avais pas osé laisser répondre mon Inconscient et que j'avais expliqué à mon élève ce que je savais faire, logiquement, d'expérience, nous n'aurions rien appris, ni lui ni moi.

Lorsque Nicole me parla de son fils Stéphane, malentendant, je lui expliquai aussi ma technique. Elle voulait savoir si l'Hypnose pouvait aider son fils à mieux entendre…

« Mieux entendre ? fis-je avec circonspection. Vous savez, l'Hypnose n'est pas une panacée universelle, capable de miracle sans qu'on ait quoi que ce soit à faire, ou dans des cas impossibles, génétiques ou de naissance… Il faut être logique. Si j'ai un désordre intestinal, je prends des médicaments ; si je me suis cassé le bras, je vais me faire mettre un plâtre à l'hôpital ; si je suis chauve ou si j'ai les pieds plats, eh bien je crains que ce soit pour la vie… Ce n'est pas l'Hypnose qui va me faire repousser les cheveux ou modifier mon squelette !... J'ai eu, un jour, un patient chauve qui voulait faire repousser ses cheveux ; il s'avéra qu'il souffrait d'une pelade, un choc émotionnel suite à son divorce. Là, ça va, c'est de notre domaine, celui de la psychologie et des choses de l'esprit... Que disent les médecins qui s'occupent de votre fils ?

- Ils disent que son audiogramme présente un creux anormal dans les fréquences moyennes, et qu'il ne devrait pas. J'ai l'impression qu'il y a des choses qu'il ne veut pas entendre...

- Oui, c'est possible. Et en même temps, il faut se méfier des interprétations rapides, basées sur des clichés. Se plaint-il de quoi que ce soit ? Je veux dire, avez-vous remarqué que son comportement ait changé ou s'est-il passé quelque chose de remarquable dans la famille, ces deux dernières années ?

- Pas que je sache...

- Mais votre médecin pense que son audiogramme n'est pas conforme à ce qu'il devrait être, sans raison physique ?

- Oui...

- Bon... Alors, en théorie, l'Hypnose ne permet pas de changer quelque chose qui est naturellement cassé. Stéphane est malentendant depuis toujours, n'est-ce pas ?

- Oui, depuis sa naissance.

- Donc, son audition est normale, pour lui. J'entends par là qu'une personne qui voit correctement de ses deux yeux et qui perd la vue souffre d'un problème ; celle qui est née aveugle possède un handicap, c'est sûr, mais pour elle son état est habituel. Elle l'a toujours connu. Elle est née comme ça.

- Je comprends.

- Donc, vous ne pourrez pas modifier ce qui est normal pour Stéphane. L'Hypnose aide la nature à reprendre son cours normal. Une femme qui s'est bloquée psychologiquement au moment de la croissance de sa poitrine peut avoir de petits seins. En libérant les émotions bloquées, la thérapie libèrera son développement physique et son tour de poitrine augmentera. Ça, ce n'est pas un miracle, c'est normal. C'est la nature qui reprend son cours. Stéphane entendra peut-être mieux, de la même manière, si son déficit auditif est anormal et que l'on parvient à rectifier ce qui coince. Vous comprenez ?

- Oui, tout à fait. Je n'attendais rien de particulier, commença à se justifier la maman…

- Les miracles sont possibles, dis-je en l'interrompant, je suis bien placé pour le savoir, mais il faut rester lucide. C'est la raison de cette petite mise au point. Tenez, un de mes élèves en Suisse était pilote d'avion, pour l'armée je crois. Un jour, il s'écrasa avec son avion. Il faisait des acrobaties, je pense, en tous cas des choses risquées et il était possible que cela tourne mal. Il se sortit de justesse de l'accident, mais ses tympans furent gravement touchés, physiquement et de manière irréversible. N'ayant plus le niveau auditif nécessaire, il fut interdit de vol, ce qui lui était insupportable. Qu'à cela ne tienne, il développa d'autres centres d'intérêt, dont l'Hypnose. C'est après sa formation qu'un ami hypnothérapeute suisse et lui tentèrent tout de même de réparer ses tympans endommagés… et le miracle se produisit, car il retrouva suffisamment d'audition pour obtenir à nouveau l'autorisation de voler ! Ça, c'est un miracle, car les dommages étaient physiques et les mécanismes de l'oreille ne sont pas sensés pouvoir se reconstruire. Mais cela s'est produit… Donc, si le minimum logique le permet, la seule règle à retenir est *Qui ne tente rien n'a rien !* Et agir avec entièreté et détermination, comme si vous ne pouviez que réussir – tout en gardant le fusible protecteur, tout au fond de vous, de savoir que vous êtes en train de tenter un miracle et qu'il est possible que rien ne se produise… Si vous ne faites rien, il n'arrivera rien, c'est sûr ; si vous agissez, il arrivera *peut-être* quelque chose. »

Nicole réfléchit une bonne minute avant de répondre :

« Ma logique me dit que Stéphane n'entendra jamais comme tout le monde. Je ne m'attends à rien de ce côté-là. Mais ce creux auditif, ça je suis sûr qu'on peut y faire quelque chose !

- Alors, cela fonctionnera ! » affirmai-je avec conviction.

Nicole repartit chez elle après sa semaine de formation. Je ne la revis que plusieurs mois plus tard. Elle se présenta avec deux audiogrammes : le premier, daté d'une année, montrait le creux d'audition dans le médium de son fils Stéphane ; le second présentait une courbe basse, typique d'une personne malentendante, mais la courbe était régulière. Le creux dans le médium avait disparu !

« Félicitations ! lançai-je avec enthousiasme. On dirait que cela a fonctionné comme vous l'aviez prédit. Comment avez-vous fait ?

- A vrai dire, je n'ai rien fait de spécial. Stéphane était d'accord pour essayer l'Hypnose, et comme je sortais de formation, j'avais une excuse toute trouvée : il fallait que je m'entraîne ! Mais nous n'avons fait que trois séances, assez espacées d'ailleurs. La première fois, c'était facile, je lui racontais ce qui me venait, sans technique particulière… Par contre, les séances suivantes, je ne savais plus trop quoi lui dire.

- Quand ça ne sort plus, expliquai-je, c'est souvent qu'il n'y a plus rien d'important à faire pour la personne.

- C'est probablement vrai, parce qu'à l'audiogramme de cette année, le creux dans les fréquences moyennes avait disparu. Stéphane a tout de même gagné 20dB d'audition ! Le spécialiste a dit que c'était une amélioration très inhabituelle ! Alors, je ne sais pas si cela vient de l'Hypnose…

- Et du fait que maman et son fils se soient aussi rapprochés.

- Oui, ça peut avoir joué, effectivement.

- L'important, c'est que Stéphane entende mieux.

- C'est vrai, cela a changé sa vie. Il est plus confiant, plus ouvert. Il ramène des copains à la maison… »

Nicole souriait jusqu'aux oreilles.

Voilà ! Trois petites séances d'Hypnose pour plus de bonheur au quotidien. Il aurait été dommage de s'en priver !

~oOo~

Adieu acouphènes

Restons dans le domaine de l'audition pour montrer que, lorsque la vie reprend son cours, beaucoup des phénomènes parasites qui forment les maladies disparaissent.

C'est un peu comme un train qui roulerait à côté de ses rails : il avance moins vite, dépense trois fois plus d'énergie pour faire le même chemin, et mal en plus ; tout le monde est secoué à l'intérieur et le convoi risque de se renverser à tout moment. Alors que, lorsque le train est sur ses rails, tout va si facilement ! Plus besoin de réfléchir, on est comme guidé, les directions changent pour le mieux sans qu'on y pense. Plus besoin de forcer, la route est facile. On dépense moins d'énergie pour aller plus vite et plus loin. Les évènements et bonnes rencontres arrivent « comme par hasard ». Bref, c'est le paradis !... C'est la raison pour laquelle il est si important de trouver sa voie, ses *rails* à soi – et d'être très vigilant à ne plus les perdre, car il est beaucoup plus difficile de retrouver son chemin que de rester tranquillement dessus ; en montagne par exemple, quand on est parti marcher dans l'herbe autour, on ne voit plus où est le chemin. Il est facile de se perdre !

Les ennuis de la vie sont là pour baliser le Chemin et nous en indiquer la présence. On trébuche lorsqu'on touche les bas-côtés de la voie. Avec un peu de pratique, il est facile de rester au milieu de la route qu'on s'est tracé, en tâtonnant doucement pour savoir où l'on se trouve et sentir les virages.

Malheureusement, le monde avance en aveugle et quitte sa route sans même s'en rendre compte. Et il n'y a plus qu'à réparer les dégâts quand on se retrouve abîmé au fond d'un ravin, parfois si profond que la lumière elle-même semble avoir disparu. Les maladies et autres échecs sentimentaux ou professionnels sont nos ravins... On n'y tombe pas tout seul, d'un coup, sans avertissement. Ils sont visibles de loin ! Les indices sont nombreux avant l'accident. Pourquoi attendre de changer sa route quand on pressent qu'elle finit mal ? A cause de l'habitude ? De la routine ?... Danger !

Un jour, je reçus en consultation une femme mariée à un malentendant. Elle se plaignait qu'elle et son mari « ne s'entendaient plus »… et elle venait pour des acouphènes !

Si ça, ce ne sont pas des indices !!

Plutôt qu'essayer de panser une jambe de bois, je lui expliquai mon point de vue sur sa situation – de façon neutre et factuelle : un alignement de faits, que cette femme venait à l'instant de m'énoncer sans prendre conscience de ce qu'elle disait, et qui révélaient son mal-être... et donc la cause de ses acouphènes. La femme prit conscience, littéralement, et sortit de chez moi avec un rapide merci.

Quand je la revis, quinze jours après, elle me raconta être partie de chez moi directement pour le bord de la mer, où elle s'offrit une bonne semaine de repos ! Son mari, profitant de son handicap, se faisait tranquillement entretenir et était devenu une sorte de tyran domestique. Sans nouvelle de sa femme (il ne savait pas non plus qu'elle était venue me voir), et seul à la maison, il avait cruellement pris conscience de l'importance de sa compagne dans sa vie, aux niveaux pratique et affectif, et avait dû apprendre à se débrouiller seul.

Au retour de ma patiente, le mari était transformé, beaucoup plus amoureux et attentif à sa femme, conscient du partage des tâches nécessaire dans un couple… et les acouphènes de madame s'étaient « curieusement » volatilisés durant la semaine de vacances, pour ne plus jamais réapparaître.

Les livres de thérapie fourmillent d'exemples de guérisons dues au fait que les gens ont commencé à prendre leurs malheurs comme des indicateurs de la voie à suivre.

Une fois sur vos rails, le chemin sous vos pieds, les ennuis disparaissent comme par enchantement. En fait, ils ne servaient qu'à vous ramener chez vous…

Les personnes qui se forment en Hypnose savent bien qu'ils ne sont pas en stage de développement personnel, et encore moins en thérapie ; mais il paraît impossible d'acquérir correctement une pratique comme l'Hypnose sans changer soi-même. Cela se fait tout seul, presque sans y penser, au fil des leçons, des discussions et des exercices, et c'est probablement ce qui est arrivé à Ingrid durant sa première semaine de cours.

Nous venions d'achever le niveau *Technicien en Hypnose* et Ingrid, toute jeune femme peu accoutumée à rester aussi long-temps éloignée des siens, téléphona à sa maman pour lui donner des nouvelles et raconter ses aventures hypnotiques.

Il n'est pas évident, avec l'aura sulfureuse que possède encore l'Hypnose, d'annoncer à son entourage que l'on part apprendre à mettre les gens en transe, loin de chez soi, pendant plus d'un mois consécutif. Les médias commencent à diffuser une meilleure information à propos de l'Hypnose et on s'éloigne doucement – du moins, il faut l'espérer – de ces temps où tout ce qui permettait aux populations de mieux vivre et de penser par elles-mêmes était interdit, comme en ex-Union Soviétique, en Chine, et encore aujourd'hui dans nombre de pays dictatoriaux où l'usage de l'Hypnose est strictement réservé aux seuls médecins (tout comme la méditation, le yoga, les arts martiaux et tout ce qui ouvre à un tant soit peu de développement personnel ou spirituel).

La maman d'Ingrid, rassurée par le récit de cette première semaine, lui demanda des nouvelles de ses acouphènes :

« Tu pourrais d'ailleurs peut-être en parler à ton formateur. Il connaît certainement un moyen de soigner ça, fit-elle.

- Oh, attends… murmura Ingrid, étonnée et pensive… Je ne les entends plus.

- Quoi donc ? demanda la mère.

- Mes acouphènes… Je ne les entends plus ! Ça faisait des années que cela ne m'était pas arrivé ! Ils sont partis !! »

Etonnant, ce qui arrive, quand on retrouve son chemin !

Ingrid n'avait rien fait de spécial, cette semaine-là, hormis apprendre à être plus attentive aux autres, aux signes de la vie, à son intuition. Elle découvrait un véritable art de vivre.

Ingrid marchait enfin sur son Chemin et les cailloux qui le bordent cessèrent de l'ennuyer.

Adieu lunettes

Petite *mise au point* par rapport au récit précédent, puisque nous abordons le domaine visuel : la métaphore du chemin ne doit pas vous faire croire que ce qui vous arrive actuellement, si vous vous sentez perdu, ne fait pas partie de votre évolution. La vie est très souvent paradoxale, ainsi que les vérités qui la décrivent. L'une d'elle énonce que la route que vous parcourez pour trouver votre Chemin fait partie du Chemin lui-même – ou, si vous préférez : rien n'arrive par hasard et tout converge vers votre accomplissement.

Nul besoin de se désespérer, donc. Gardez simplement soigneusement en vous que les épreuves que vous traversez peut-être en ce moment, aussi pénibles soient-elles, sont les marches – certes, parfois un peu hautes – qui vous permettent d'accéder à votre plus grand et meilleur Vous-même.

C'est le principe même de la résilience et, pour en profiter, il s'agit « simplement » (et c'est le défi) de survivre aux épreuves, de se transcender soi-même. Alors, comme le disait Alexandre le Grand, paraphrasé par Nietzsche : *tout ce qui ne nous tue pas nous rend plus fort*, plus sage et plus heureux.

Henri, quant à lui, était très loin de ces considérations. Il suivait son mois de formation, comme l'avait fait Ingrid, prenant plaisir aux exercices pour ce qu'ils étaient, sans bien encore savoir comment il les appliquerait professionnellement ou personnellement. Il était scénariste, auteur des histoires de ces films qui occupent vos soirées télévisées, et espérait trouver avec l'Hypnose d'autres voies d'inspiration.

En attendant, de manière très pratique, il concentrait ses efforts sur ses yeux. Il fallait bien trouver un sujet aux exercices d'apprentissage de la formation !

Henri s'était fait opérer au laser, afin de quitter les lunettes qui trônaient sur son nez depuis bien trop d'années. Miracle de la médecine moderne, l'opération des rétines avait fort bien fonctionné et, après une courte période de rémission, il avait 8/10 aux deux yeux. Il pouvait vivre presque toujours sans lunettes. Petite déception, tout de même, bien qu'il en fût prévenu, de ce que ses yeux ne soient pas à 10/10 après l'opération. Mais c'était déjà formidable, rationnalisait-il…

Et puis, une fois en formation, la devise *Qui ne tente rien n'a rien* le persuada d'essayer tout de même de travailler sur sa vision. Il en fit donc son cheval de bataille et le moindre exercice, bien que souvent hors de propos, était prétexte à améliorer sa vue et gagner les deux dixièmes manquants.

Tout comme Ingrid, Henri ne découvrit pas d'exercice miracle ou une technique parfaite pour travailler sur ses yeux. Non, il demanda simplement encore et encore à son Inconscient de corriger ses yeux. C'était son *idée derrière la tête* permanente, son leitmotiv.

Pourquoi répéter sans cesse ? me direz-vous. Parce que l'Inconscient, si complexe et puissant qu'il soit, a le niveau mental d'un enfant de 6 ans. En d'autres termes, il apprend très vite, mais il faut parfois lui répéter souvent les choses. Et de manière simple et imagée. L'esprit comprend et change très vite ; l'Inconscient est un peu plus lent, et le corps encore un peu plus lent. Quand on travaille sur ces deux derniers niveaux, il faut donc répéter inlassablement. Mais cela paie ! Car au bout de son mois de formation, passé sans lunettes, Henri avait regagné sa vision d'adolescent : 10/10 !

Depuis, lorsque Henri se stresse ou fatigue, sa vue baisse : des deux dixièmes gagnés. Lui aussi a donc son signe d'avertissement, la balise qui lui indique de rester sur son chemin.

Il suffit que sa vue faiblisse pour que Henri perçoive l'alerte et prenne conscience de ce qui ne va pas dans sa vie. Il n'a plus ensuite qu'à rectifier son erreur de direction : faire un meilleur choix, oser s'affirmer, abandonner une décision prise à la hâte, etc. pour que sa vision retrouve ses 10/10.

La vie est pleine de signes qui vous guident sur votre Chemin. Et le premier et meilleur signe est… vous-même.
Souvenez-vous : « Connais-toi toi-même et tu connaîtras l'univers et les dieux » !

Guillaume est un génie

Un de mes élèves me demanda un jour si je pouvais aider son fils, Guillaume, à préparer ses examens de fin d'année. Il avait tout juste dix-huit ans. Ce genre de demande est courante vers le mois de mai, pour les adolescents qui se préparent au baccalauréat, lorsque la pression scolaire devient trop intense. J'acceptai donc.

Guillaume se présenta comme un jeune homme de bonne famille, habillé et coiffé de manière classique, ouvert à la pratique de l'Hypnose à cause de son père qui avait abreuvé toute la famille des récits de ses apprentissages hypnotiques, mais pourtant presque trop policé.
« Avez-vous déjà expérimenté l'hypnose avec votre père ? demandais-je à Guillaume.
- Non. Mais j'aurais pu, avec tout ce que mon paternel nous a raconté, j'en connais déjà beaucoup sur le sujet.
- Plus qu'à mettre tout ça en pratique, alors… D'abord, il faut définir un objectif : même le meilleur archer ne peut mettre dans le mille… s'il n'y a pas de cible !
- Ben, a priori, c'est surtout pour les nerfs.
- Le stress ?
- Oui, je flippe trop. Je me rends malade…

- Oui, c'est à peine mieux que de ne pas travailler. Disons qu'il ne faut pas en faire trop, pas se saturer.
- C'est que je vais droit dans le mur. Pour l'instant, je suis cinquième de ma classe, mais en partant de la fin !
- Effectivement, fis-je avec un clin d'œil. On se fait une petite expérience d'hypnose, alors ? »

Guillaume voulait se déstresser et j'avais aussi compris que ses résultats scolaires n'étaient pas au mieux. Cela allait me permettre de jouer un peu !

D'abord, l'induction hypnotique. Je me souviens qu'à mes débuts, je craignais de travailler avec les adolescents – d'abord parce que je n'étais pas loin d'avoir le même âge, et ensuite parce que j'imaginais qu'ils seraient plutôt rebelles aux suggestions, qu'ils « résisteraient », si on peut dire.

En fait, ma première consultation avec un adolescent me démontra qu'au contraire les jeunes étaient d'excellents sujets d'hypnose, si on savait les prendre. Le côté joueur, confus et emmêlé de la Nouvelle Hypnose se mariait à merveille avec le travail avec les adolescents et à mon heureuse surprise, les séances d'Hypnose fonctionnaient toujours très bien avec eux. Bien qu'elles fussent parfois rocambolesques – comme cette fois où l'adolescent me tourna littéralement le dos, grâce au siège pivotant de mon fauteuil, et où je menais toute la thérapie en observant les réactions… de la maman ! Désolée de la réaction de son fils, elle ne pouvait le quitter des yeux et réagissait immédiatement au moindre de ses gestes. L'ado entra ainsi en transe, avec moi dans son dos, et la séance se passa si bien que ce fut lui qui insista ensuite pour revenir me voir en consultation !

Guillaume, très participatif, entra rapidement dans une transe assez profonde. Je provoquais chez lui une lévitation du bras ; ses gestes étaient si rapides que je sus qu'il réagissait aux suggestions hypnotiques de manière littérale, c'est-à-dire en prenant mes paroles au pied de la lettre.

Par exemple, quand je lui suggérai que sa main allait *s'élever jusqu'à venir toucher le visage*, au lieu d'un simple contact du bout d'un doigt, comme il se fait habituellement au moment de la rencontre de la main et du visage, Guillaume se mit à se palper la tête sous toutes les coutures : « toucher le visage ». Il le faisait sans s'arrêter. C'était une réaction automatique de l'Inconscient, preuve de la grande suggestibilité du jeune homme.

La transe hypnotique étant bien installée, je commençai mon intervention à la manière de Milton Erickson, en faisant imaginer à Guillaume le passage de ses examens, une projection dans l'avenir destinée à distraire l'esprit conscient par mille détails de la salle. En faisant en sorte, par suggestions post-hypnotiques, que le mental n'interfère pas le jour J avec l'activité inconsciente, la mémoire pourrait faire son œuvre et remplir tranquillement les feuilles d'examen :

« Et vous remarquerez comme vos pas résonnent curieusement sur le sol, lorsque vous rejoindrez votre salle, malgré le brouhaha sourd des gens autour de vous.... D'ailleurs, vous tâcherez de vérifier s'il n'y a pas une plinthe, courant le long des murs – ce qui est d'usage quand on veut habiller joliment la liaison entre le plancher et les murs... Ce qui explique peut-être pourquoi les gens marchent tous dans la même direction, ou presque, et vous avec... Et ce bruit grinçant des chaises qui se tirent et reprennent leur place, avec un poids supplémentaire... Et les visages concentrés des personnes présentes, occupées à leur travail... dans un silence presque palpable, parce qu'en fait plein de petits bruits... Et pendant que votre esprit logique est curieux de savoir si dans cette pièce aussi il y a une plinthe... et du visage si sérieux de tous ces gens... le bruit des respirations... pendant ce temps, votre main parcoure la feuille, transcrivant sans relâche les réponses à des questions que vous avez à peine remarquées consciemment... et que vous vérifierez simplement quand tout sera fini. »

Erickson témoigne de nombre de personnes qu'il a ainsi aidé à surmonter leur stress, en impliquant leur mental dans une banale activité d'observation, pendant que leur Inconscient travaille à l'abri des pensées négatives de peur ou de doute.

Lui-même pratiquait ainsi en consultation et il racontait qu'il lui arrivait fréquemment de devoir relire ses propres notes pour découvrir ce qu'il avait fait avec son patient !

Il faut dire que, souffrant beaucoup, Milton Erickson passait sa vie en état d'hypnose, pour calmer la douleur. Il était normal, ou du moins compréhensible, qu'il pratique dans ce même état de conscience, plus inconscient que conscient.

Vous-même n'avez pas besoin de perdre conscience pour laisser faire votre Inconscient, si vous êtes ami avec lui et d'accord pour le laisser faire. Au contraire, faites autre chose de complémentaire pendant qu'il travaille !

C'est sur cette idée – et voyant que Guillaume recevait bien ce que je venais de lui raconter – que j'osai franchir un cran supplémentaire de suggestion hypnotique.

Selon certaines croyances, à la base notamment de la pratique de l'Hypnose Humaniste, notre esprit ne se limite pas à de simples échanges électromagnétiques dans l'organe gélatineux et grisâtre qui nous sert de cerveau. Nous serions *plus* que ce qu'il y paraît au niveau physique. Ainsi, nos pensées nous dépasseraient – autant que les pensées de tout un chacun – et c'était là que je voulais en venir avec Guillaume, afin de l'aider à ma façon à remonter son niveau scolaire :

« Et pendant que votre regard parcourt la salle, vous pouvez commencer à deviner... à ressentir, même... toute cette énergie en effervescence... C'est que tout le monde dans cette salle pense et travaille à la même chose !... Toutes ces pensées, comme des dizaines et des milliers de petites bulles qui s'élèvent dans les airs, au-dessus des têtes... Vous avez déjà vu les photos de ces élèves en manque d'inspiration, mordillant leur stylo, le regard perdu dans les airs... On sait inconsciemment où aller chercher l'information !... Et *vous* le savez maintenant très consciemment… Comme des volutes de fumée, bleutée… toutes ces pensées… Chacun a une partie de la réponse… personne n'a véritablement l'ensemble… *Vous* pouvez inspirer légèrement pour vous imprégner de toutes ces informations, sans même y faire attention… L'inspiration, celle des poètes et des génies…. L'air de la salle en est plein ! Alors que la main écrit sans relâche, transcrivant de manière continue ce que votre esprit perçoit et emmagasine. »

Je poursuivis un moment sur le même ton, décrivant les pensées des participants comme émanant de leur être, emplissant la pièce, et Guillaume qui s'en remplissait instinctivement, comme si tout cela était l'évidence même.

Ensuite, j'aidai le jeune homme à faire un peu de nettoyage intérieur, symboliquement :

« Et puis, c'est un peu comme quand on sait que l'on rêve… *Qui* observe ? Pas notre petit mental, puisqu'il dort… Pas notre Inconscient, puisqu'il est, par définition, inconscient et que, de toutes manières, c'est souvent de lui que viennent les rêves – on ne peut pas s'auto-observer de dedans, il faut une position de recul pour cela… Oui, il y a autre chose en nous… un plus grand Nous-mêmes… Et vous pouvez vous observer, Guillaume, comme on observe quelqu'un d'autre… Vous pouvez voir celui que vous êtes, dans cette salle, se souvenir et écrire, respirer, intégrer et écrire… encore et encore… jusqu'à ce que le travail soit fait… Et vous pouvez vous voir comme par transparence… Et s'il y a en vous des choses noires ou bouchées, des blocs cassés ou coincés, comme des bulles sales dans un beau bloc de cristal pur : enlevez-les, nettoyez-les, réparez ce qu'il y a à réparer, faites circuler ce qui bouchonne. Faites-le avec vos mains, comme si des rayons de lumière sortaient du bout de vos doigts : entrez dans le cristal et faites ce qu'il faut pour que la silhouette devienne pure et belle… Allez-y, prenez tout le temps nécessaire. »

Enfin, je vérifiai que Guillaume était correctement *branché* aux sources mêmes de la Vie :

« Ok, c'est fait ?... Alors reprenez votre silhouette… et sentez comme vous êtes bien mieux maintenant… Plus léger, plus serein… Comme vous respirez mieux… Voilà… Et j'aimerais maintenant vous demander de sentir l'énergie de votre ventre se durcir, devenir plus dense et plus forte… ça fait durcir aussi les abdominaux, voilà… C'est bien… Et vous pouvez la faire tournoyer, encore et encore, très très vite, comme une petite galaxie intérieure… Allez-y !... Ok, alors maintenant il y a comme deux rayons lasers qui vont partir de cette boule d'énergie dans le ventre, jusque dans les jambes, tout au bout des pieds, même… jusque dans les orteils… et même encore plus loin… Les deux rayons lasers partent à toute vitesse dans le sol, et s'enfoncent, très très loin, comme au centre de la Terre, où ils vont se nouer, s'ancrer, s'enraciner, et permettre à toute l'énergie puissante, vibrante et tellurique de la planète de remonter en vous… Voilà… à travers les jambes, et jusque dans le ventre… Très très bien. Et de la galaxie tournoyante de votre ventre part aussi un vaste et beau rayon lumineux, vers le haut, à travers la poitrine, la nuque et la tête, jusqu'au sommet du crâne, vers le ciel… Le rayon part si loin vers l'infini qu'il s'enfonce et s'ancre lui aussi très puissamment à la Source de tout ce qui existe… la Vie elle-même… Et ce rayon de lumière s'élargit et s'ouvre, comme un tube… par lequel redescend vers vous et en vous la pure Lumière de la Création… Une énergie incroyable… qui descend jusque dans votre ventre… remplit votre corps, votre esprit… et vient se mêler à l'énergie de la Terre, au cœur de votre galaxie… tournoyante.

« C'est quelque chose qui grandit tellement en vous que cela vous dépasse bientôt, venant d'abord affleurer… à fleur de peau… comme si la Lumière sortait de vous… et rapidement la Lumière vous dépasse et vous entoure, attirant à vous plus de Lumière encore… vous protégeant, aussi… Voilà. »

Pour une première séance d'hypnose, Guillaume était servi ! Je mis un bon moment à le ramener à la réalité matérielle. Cette première et unique rencontre se termina ainsi sur quelques suggestions post-hypnotiques, destinées à ancrer les apprentissages hypnotiques dans la vie quotidienne du jeune homme, au-delà des seuls examens. Et il repartit chez lui.

C'est son père qui m'annonça la bonne nouvelle, seulement à la rentrée suivante :

« Alors que Guillaume était quarante-cinquième sur cinquante de sa promotion au moment où il était venu vous voir, m'expliqua le papa, il a été reçu à son concours d'entrée à l'Ecole Supérieure de Physique, cinquième sur cinquante !

- Un concours d'entrée ? Je n'avais pas compris cela ! J'ai cru que Guillaume passait le bac !

- Pas du tout. Maintenant, il fait de la recherche, tout ce qu'il aime. Mais il a beaucoup changé. Ça lui fait un peu peur, d'ailleurs ; il faudra que vous lui parliez pour le rassurer.

- Pas de souci, assurai-je.

- C'est que depuis son expérience d'hypnose, Guillaume parvient à résoudre, avec ses professeurs, des problèmes de recherche sans raisonnement logique. C'est-à-dire qu'il pense de manière symbolique. Il dit qu'il voit des choses dans l'espace et qu'il lui suffit de les assembler pour en déduire la réponse ! Et c'est qu'il résout des équations, comme ça ! »

On dirait que ma petite métaphore avait fait son effet !

Je rassurai le papa, ainsi que Guillaume, que je vis un peu plus tard et qui me confirma sa nouvelle manière de penser. Les réponses « lui venaient », il ne savait pas d'où…

De plus, il avait changé de coiffure (il était hirsute, à vrai dire !) ainsi que ses habitudes vestimentaires, très à la mode.

Guillaume découvrait *Qui Il Est*, à tâtons, plus en phase avec lui-même et la vie, et poursuivait ses études avec succès.

Lucy devient soleil

Concluons ce grand chapitre sur la Nouvelle Hypnose par un petit mot sur les couples et l'évolution personnelle.

Le regard doux sous une boule de cheveux mi-longs, il ressortait de Lucy comme une impression de force retenue, ou de timidité. Même sans bien la connaître, il était aisé de deviner que la jeune femme souffrait des restes d'une éducation sans doute un peu trop répressive, qui ne lui avait pas permis de s'épanouir. Elle semblait se mettre toujours au second plan, choisissant même pour amies des personnes de plus bas niveau social ou culturel, comme pour se confirmer une appartenance inférieure à la sienne.

Lucy travaillait dans le domaine de la formation professionnelle ; elle recherchait donc en l'Hypnose des outils de communication pour son travail, rien de plus. Pourtant, il était difficile de ne pas lui demander pourquoi elle se rabaissait ainsi, afin de travailler sur cette limitation et l'en libérer.

Mais nous étions en formation, et la formation n'est pas de la thérapie. Je laissai donc les choses se faire, offrant seulement les suggestions générales de changement et de mieux-être dont j'ai l'habitude dans mon cours, spectateur des changements psychologiques et comportementaux de la jeune femme.

Comme Ingrid, dont nous avons parlé un peu plus tôt, Lucy avait choisi de ne d'abord s'inscrire qu'aux sept premières journées de la formation, « pour voir ». Elle repartit chez elle après cette semaine d'Hypnose si positivement transformée que son mari ne la reconnut pas ! Elle était rayonnante, plus douce, plus attentive, plus patiente avec lui et leurs enfants…

Lucy s'était découverte. Durant la semaine, elle avait fait un rêve où elle s'était vue soleil, resplendissante. Le contraste avec sa vie actuelle l'avait d'abord atterrée, effondrée, et puis elle avait pris la décision de devenir ce soleil : elle-même !

Génial ! pourrait-on penser de prime abord…

Ce serait sans prendre en considération qu'un couple, comme une famille, est un Tout, et que si un de ses éléments évolue, c'est tout un écosystème qui se disloque ! Le mari mit dix mois à se remettre de la métamorphose de sa femme !!

Au début, elle était à tel point joyeuse au quotidien qu'il était persuadé qu'elle avait un amant !... Et la situation empira quand Lucy repartit à Paris pour suivre le reste de sa formation !

Or, la jeune femme n'avait d'autre relation qu'avec elle-même – ce qui avait déjà de quoi bouleverser n'importe qui.

Lucy acheva tout de même sa formation en Hypnose, mais dut tempérer ses ardeurs au changement afin de laisser le temps à son mari d'évoluer avec elle.

Je conseille toujours aux personnes qui vivent en couple de travailler à deux leur développement personnel. Pas forcément faire tous les deux la même chose, mais veiller chacun à progresser en harmonie avec son ou sa conjointe.

Souvenez-vous de la blague de l'homme qui cherchait la femme parfaite, laquelle cherchait – malheureusement pour lui ! – l'homme parfait : quand l'un change, l'autre doit faire de même sans quoi on court le risque que celui ou celle qui a travaillé à s'améliorer ne supporte plus l'autre, reconnaissant en celui-ci les vieux schémas négatifs dont la personne vient juste de sortir. L'autre devenant le témoin et le rappel quotidien du passé, sa présence et sa manière de vivre deviennent rapidement insupportable et la séparation semble devenir la seule solution évidente pour sortir de l'enfer…

Il vaut mieux vivre à deux qui sentent mauvais sans s'en rendre compte, plutôt que l'un retrouve la propreté et son odorat et s'en mette à détester son compagnon ! Remarquez que cela vaut dans les deux sens. Vous connaissez peut-être l'allégorie de cet égoutier qui ne vivait que pour son métier, dans une puanteur insoutenable ? Un jour l'égoutier se prend de vouloir sortir de son trou et visiter les quartiers chics…

Au hasard de sa promenade, il entre dans une parfumerie, emplie des flagrances les plus délicates et enchanteresses. Mais voilà que l'égoutier s'effondre d'un coup, évanoui ! On appelle alors de toute urgence ses amis égoutiers qui le raniment à l'aide d'un seau de « bonne eau » des égouts.

Morale de l'histoire : on est bien dans sa propre odeur et on s'entoure des gens qui sentent comme nous !

C'est ainsi que le mari de Lucy ne reconnaissait plus sa compagne, la trouvant détestable bien que, de l'avis de tous, elle s'était merveilleusement améliorée.

On ne se met pas ensemble par hasard. Nos Inconscients s'attirent, reconnaissant chez l'autre ce qui nous équilibre. Il y a complémentarité de caractère. Nous comblons le mal de l'autre, et l'autre comble notre mal.

Avant d'avoir guéri leurs blessures d'enfance et être parvenus à une honnête connaissance de soi, à une existence consciente, c'est ainsi que les hommes et les femmes se mettent en couple.

Comme deux plaques continentales qui perdent leur équilibre, le changement de l'un va donc créer des frictions tectoniques et engendrer les pires tremblements de terre et autres éruptions volcaniques, jusqu'à ce que quelque chose change… Rupture ou mise en place d'un nouvel équilibre.

Il faut connaître ce mécanisme pour ne pas s'étonner des disputes qui arrivent quand l'un ou l'autre évolue, et avoir la patience compréhensive de laisser passer un peu de temps pour que les deux partenaires se nivellent, retrouvent une autre harmonie – ceci sans rompre précocement, au risque de tout perdre par impatience.

Bien entendu, pour celui ou celle qui a changé, il ne s'agit pas de régresser. C'est à l'autre d'avancer ; ce qu'il ou elle niera dans les premiers temps. C'est normal. Question d'ego. Et celui qui a évolué ne peut aider son ou sa partenaire dans ce chemin, car cela maintiendrait sa position de « celui qui sait » et empêcherait la mise à niveau, à égalité. Il faut donc laisser l'autre faire son chemin, lui faire confiance, l'aider discrè-tement… Encore faut-il qu'il ou elle en ait la volonté !

Voilà pourquoi il est important, dans un couple, que les deux travaillent sur eux (ou pas du tout !), que ce soit un esprit commun, une manière de vivre.

Et cela ne vaut pas qu'en développement personnel. Par exemple, si l'un fait attention aux mauvais ancrages de la vie quotidienne, à garder toujours un regard neuf, comme au premier jour… et pas l'autre : au bout du compte, l'un sera toujours amoureux quand l'autre se sera blasé, englué dans la routine, l'amour tué par excès de grisaille… et, au moment du divorce, ce sera encore pire que de n'avoir rien fait, car la séparation ne viendra que d'un seul, laissant en plan celui ou celle qui avait fait avec ténacité le travail quotidien nécessaire pour – justement – rester toujours amoureux !

Mais on ne peut forcer l'autre, ni le faire évoluer avec nous ; il faut donc « bien se trouver ». Alors, vous pourrez travailler sur vous, devenir jour après jour un peu plus *Ce Que Vous Etes* vraiment ; l'autre, reflet de vous-même, partenaire sur le chemin, non pas en fusion mais associé de route, fera de même.

Et ce sera le paradis !

Cela n'empêchera pas les ennuis d'arriver, mais vous serez deux pour les affronter, vous en comprendrez les sources et les motivations (des clés pour vous faire avancer), ce qui vous permettra de les transcender plutôt que les subir passivement.

Et puis, il y aura aussi moins d'ennui et plus de bonheur !

Marche après marche, vous avancerez à deux sur vos chemins respectifs, partenaires d'évolution, tous deux conscients et pratiquants des choses de la vie.

A VOUS, MAINTENANT !

Où en êtes-vous de votre cheminement personnel ? Avez-vous mis en pratique les différents exercices, techniques ou psychologiques de ce livre ? Les astuces disséminées dans les récits ? Commencez-vous à ressentir qu'il vous est possible de voir, d'entendre et de ressentir bien plus de choses, grâce à plus d'intuition et à un vrai contact avec votre Inconscient ?

Nous allons franchir une étape. Vous allez maintenant vous entraîner à devenir « Un-Conscient » : non plus seulement *faire confiance à votre Inconscient*, comme le suggérait Milton Erickson, mais avoir une relation directe avec lui. Qu'il devienne plus que votre meilleur ami : une véritable part de vous, réunifiée. Cette reconnexion, lorsque vous l'atteindrez, sera votre accès à une conscience plus vaste, de vous et de tout ce qui vous entoure, telle que nous la développerons dans le chapitre suivant sur l'Hypnose Humaniste.

Les exercices précédents de ce livre étaient relativement abordables. Ici, ils deviennent plus difficiles, non techniquement, mais parce qu'ils touchent à votre vie entière.

1. Prenez la direction de votre existence : découvrez comment votre Inconscient dirige votre vie !

Vous souvenez-vous du dernier point à travailler dont je vous parlais page 174 dans le chapitre « A vous maintenant » sur l'Inconscient ? J'y écrivais que l'Inconscient vous rend la vie confortable et qu'il vous protège, refoulant les soi-disant mauvaises choses et dirigeant votre attention loin de ce qui pourrait vous déranger… Maintenant que vous avez grandi, reconsidérons cette fonction sous un jour différent.

Je vous disais que vous pouviez devenir le « patron » de votre Inconscient, son *directeur*, celui qui donne la *direction*. Dans le chapitre précédent, nous avions limité cette notion à donner des instructions à l'Inconscient – et je vous avais expliqué comment le faire assez facilement.

Toutefois, il y a une différence entre choisir la direction vers laquelle notre surf avance sur la vague et pouvoir carrément diriger la vague elle-même ! J'aimerais vous faire comprendre qu'en faisant des choix parmi ceux qui s'offrent à vous dans un système donné, vous ne modifiez pas le système, vous jouez avec. J'aime cette citation qui dit qu'on n'a pas inventé l'électricité en peaufinant la bougie ! Quand un système ne donne pas le résultat souhaité, il ne sert à rien de tenter de l'améliorer, il faut le changer. On peut réparer une voiture pendant des années, mais il arrive un moment où il faut tout de même en acheter une autre. En informatique, cela va encore plus vite… Bon nombre des gouvernants de notre planète n'ont pas encore compris cela, qui nous promettent des merveilles sans comprendre que ces nouveautés ne peuvent émerger d'un système ancien, obsolète. Quand tous les bouts sont en miettes, il faut tout mettre à plat et changer.

Souvenez-vous de la femme mariée à un malentendant : elle et son mari ne s'entendaient plus, et elle venait consulter pour des acouphènes ! Son système de vie était inadapté. Tenter de la soigner dans ces conditions revenait à vouloir cuisiner un plat sans les bons ingrédients. Cela ne fonctionnerait jamais. Il est impossible de faire du neuf avec de l'ancien.

Pour créer le nouveau, il faut changer le système, modifier les ingrédients. Or – et c'est la mauvaise nouvelle du jour – c'est votre Inconscient qui gère les ingrédients de votre vie. Pas vous. Et d'où viennent ces ingrédients, qui déterminent vos pensées et vos émotions, vos actions et réactions à toutes choses de votre existence ? D'évènements de votre enfance si éloignés que vous les avez oubliés, si vous les avez jamais connus consciemment !... Voici votre libre-arbitre.

Non seulement votre Inconscient choisit vos pensées et actes, mais aussi les personnes avec lesquelles vous vivez, le métier que vous exercez, la qualité de vos relations personnelles et professionnelles, le schéma de votre vie tout entière, ce que vous avez peut-être pris jusque-là pour une suite de coïncidences… Tout ne sert qu'au dessein inconscient de vos loyautés familiales – et vous passez votre vie à reproduire ou fuir (deux facettes d'une même médaille) l'exemple de papa ou de maman, à réagir des années après à ce qu'ils vous ont fait ou non, dit ou non, et comment vous y avez réagi à l'époque.

Sachant qu'eux-mêmes ont vécu leur vie, et vous ont donc éduqué selon les schémas qu'ils avaient hérités de leurs propres parents, voyez dans quel bourbier tout le monde est !

N'allez pas croire que parce que votre enfance a été heureuse vous allez échapper à ce corset invisible, qui enserre et restreint nos vies. Il suffit d'un rien, généralement d'une banale interprétation d'enfant, pour faire basculer et conduire l'existence dans une direction et un schéma que *vous*, adulte et libre pensant, n'aurez absolument pas choisi : petit garçon, vous croisez le regard de votre papa qui admire une jolie femme, et voilà l'enfant qui en déduit très inconsciemment que son père trompe sa mère. Résultat, il se mariera avec une jolie femme et la trompera, « pour faire comme papa », ceci parfaitement inconsciemment. Cela implique une manière d'être et de penser, un type de relations masculines et un autre type de relations féminines, le "choix" d'une partenaire qui correspondra à ce schéma, c'est-à-dire qui aura le besoin complémentaire, celui de la « femme trompée » – car la vie ne lèse personne et s'arrange pour que *Qui se ressemble s'assemble.*

Bref, la vie entière de cet homme, peut-être d'un naturel fidèle, sera modelée par un schéma qui ne lui appartient pas.

Je vous laisse imaginer la suite de ce genre de vie : divorce, relations multiples, années de solitude ou de malheur… Tout ça parce que notre « cher Inconscient » aura compris quelque chose de travers, étant enfant ! Formidable !!

Bien sûr, si l'évènement s'est réellement produit, qui plus est s'il a été caché (non-dits familiaux) vous obtenez le même résultat. L'enfant perçoit et réagit ensuite, une fois adulte.

Il y a encore mieux ! Prenons l'exemple d'une personne qui vous dit ne pas avoir été désirée, ou que sa mère ne l'aimait pas (ou son père), etc. Eh bien, il est possible que l'enfant ait *cru* qu'on ne l'aimait pas alors que ses parents l'aimaient vraiment, qu'ils s'étaient comportés de façon normale et avaient fait tout ce que de bons parents font, selon eux !... Mais l'enfant, lui, n'a pas ressenti l'amour de ses parents.

C'est le comble ! C'est vraiment *Faites vous-mêmes votre malheur* ! Il n'y a absolument rien d'autre à la base, qu'une interprétation… Car nous sommes davantage qu'un bloc inconscient programmé par la vie et notre éducation, nous sommes aussi une conscience individuelle qui a ses propres caractéristiques, quelles que soient l'éducation, la famille et la vie vécue. On peut donc juger une chose différemment de nos parents ; par exemple : *quels comportements ont les parents aimants*. Et si les nôtres n'agissent pas selon notre idée de la chose, on en vient à se croire mal-aimé alors qu'il n'en est rien. Et énormément de gens entrent dans ce cas de figure, s'imaginant des choses sur leur passé, des choses qui n'ont existé que dans leur tête.

Evidemment, s'agissant d'interprétations et de croyances sur la réalité, vous n'arriverez jamais à convaincre quelqu'un qu'il se rend malade tout seul, sur la base de faits imaginaires mal-interprétés… En thérapie, on traitera donc les soi-disant malheurs vécus comme réels. Le client a toujours raison !

Alors, bien sûr, vous pouvez diriger votre Inconscient, c'est-à-dire lui indiquer telle ou telle autre direction, mais *vos perceptions et pensées sont déterminées par votre Inconscient* – et vous ne pouvez choisir quelque chose dont vous ignorez l'existence. Le mécanisme de protection rassurant vous enferme dans une illusion, vous coupant d'une réalité dont vous ne savez rien. Vous êtes piégé ! Vos soi-disant "choix" seront toujours ceux que vous offrira l'Inconscient.

Vous ne dirigez donc jamais vraiment l'Inconscient ; vous ne faites que tourner dans un cercle vicieux dont il est le maître.

Heureusement, la vie vous offre une porte de sortie vers votre liberté : la *prise de conscience* ! L'être humain est capable d'abstraction. Il peut réfléchir sur lui. Il peut *prendre* conscience (littéralement). Ce phénomène de réunification psychologique vous permet de sortir momentanément de l'emprise de vos schémas habituels pour les considérer au mieux de ce qu'ils sont et décider si vous les acceptez ou non.

Ne soyons toutefois pas trop optimistes sur cette neutralité. On aime nos illusions. Il vaut mieux se faire aider d'une personne neutre pour se découvrir (retournez voir page 67, pour travailler avec *les autres comme reflet de soi*). Et par « neutre », il va de soi qu'il ne s'agit de personne de proche, ni sentimentalement, ni familialement, ni socialement !

Voici aujourd'hui le défi que je vous propose : repérer et mettre à jour vos schémas inconscients. Car ce n'est qu'en prenant conscience du chemin que vous fait suivre votre Inconscient que vous pourrez vivre consciemment.

Nous en reparlerons dans les exercices. Gardez juste en tête à partir de maintenant de ne plus agir ou réagir sans vérifier d'où viennent vos comportements, pensées, émotions, etc.

Un indice, déjà : agir en conformité avec l'Inconscient nous fait plaisir, d'une manière ou d'une autre. Et quand on a vraiment plaisir à gratter un bouton qui démange, on en viendrait presque à l'entretenir, n'est-ce pas ?

2. Prenez la direction de votre existence : déconditionnez-vous des schémas de votre Inconscient !

Suite logique de la première idée, si vous voulez un jour pouvoir vivre « Un-Conscient », uni à votre Inconscient, maître de sa direction, au mieux de vos capacités et ressources, il vous faut stopper les schémas comportementaux auxquels vous répondez, pour le moment encore, involontairement.

Je suppose que vous avez maintenant saisi que je ne parle pas de simples compulsions mais du scénario complet de votre existence, en plus de votre façon de penser et de vivre, de vos relations personnelles et professionnelles, de votre réussite ou non dans la vie, dans tous les domaines, et aussi des personnes elles-mêmes que vous attirez à vous, avec lesquelles vous avez ou non des affinités, et de tout ce que vous faites avec tout ça. Une vie épanouie et heureuse, conforme à votre idéal… ou non !

Nombre de problèmes de vie, voire de maladies, viennent de l'opposition profonde entre la vie rêvée et la vie vécue, entre le fait de suivre la voie tracée par d'autres quand on souhaite intimement marcher sur son propre chemin.

Le fait d'arrêter de répondre à des injonctions inconscientes mettra fin à cette tourmente intérieure, cet écartèlement quotidien entre ce qui est en vous et ce que vous vivez vraiment. Vous découvrirez alors, peut-être avec surprise, que bien des soucis que vous connaissiez disparaîtront d'eux-mêmes…

Ce travail de déconditionnement, souvent long et difficile, comme le sevrage à une drogue, demande plus de volonté, de force, de courage et d'espoir que ne sont capables d'en développer la plupart des gens. De fait, il est assez rare de rencontrer une personne qui a su se libérer de ses schémas inconscients. Peut-être ferez-vous partie de ceux-là ? C'est ce que je vous souhaite. Au moins saurez-vous vous affranchir des schémas les plus contraignants. *(cf. exercices ci-après)*

3. Tout ce qui peut être imaginé est réel !

A partir du moment où vous commencez à vivre, non plus manipulé par votre Inconscient, mais en utilisant sciemment vos ressources inconscientes, un monde nouveau s'ouvre à vous !

Bien entendu, il ne s'agit pas de vouloir vivre entièrement en mode conscient, de penser la nuit à faire battre son cœur, à déclencher soi-même la digestion après les repas, etc. Ce serait complètement idiot (et impossible). Les automatismes inconscients sont d'excellents serviteurs et sont là pour libérer notre esprit conscient de milliers de tâches subalternes.

Par contre, en dirigeant la part existentielle de l'Inconscient, le maître n'est plus asservi par le serviteur et c'est pleinement détendu et libre qu'il peut envisager l'existence.

Mais alors, à quoi ressemble une vie où l'Inconscient n'a plus qu'une place de collaborateur, précieux certes, mais plus aux commandes de toute la personne, comme auparavant ?

Déjà, il est intéressant de noter que les médecins qui s'occupent de psychosomatique affirment que le fait d'avoir « le muscle de l'imagination ankylosé » est à l'origine du fait que le corps tombe malade – le message de la « mal a dit » n'ayant pu parvenir à la conscience par le biais de l'esprit.

Vivre en collaboration avec l'Inconscient permet cela : nous servir de ce qui nous vient à l'esprit, sous forme d'impressions, de pensées ou d'idées, d'émotions, de rêves ou de cauchemars, comme indices de vie, pour modifier, améliorer, changer immédiatement ce qui doit l'être. Voilà… *l'âme agit* !

Je me souviens d'un monsieur particulièrement enrobé, venu me voir pour un ulcère à l'estomac, et dont l'Inconscient (en transe hypnotique profonde) m'avait avoué lui avoir fait « un trou dans le ventre pour qu'il écoute mieux » ! Et oui, il aimait la nourriture mais ne tenait pas compte des idées qui lui venaient à l'esprit : qu'à cela ne tienne, l'Inconscient, ce rusé, l'a touché là où il était sûr d'être pris en compte, à l'estomac !

Uni à votre Inconscient, vous prenez ses messages en temps réel, épargnant à votre corps de se meurtrir pour que l'esprit se fasse comprendre. Vous avez alors en main un outil idéal de santé et d'évolution. Je vous montrerai dans les exercices une façon d'utiliser votre Inconscient pour changer ou faire évoluer tout ce que vous voulez dans la vie.

En attendant, voici quelques exemples de ce qu'il est possible de faire, grâce au travail en union avec l'Inconscient :

- **stopper une douleur** ; un jour, je me suis cassé une côte en faisant une mauvaise chute : impossible de rire ou tousser, très difficile et douloureux de respirer, je ne dormais plus de la nuit… Quand j'en ai eu assez, j'ai fermé les yeux et imaginé à quoi pouvait bien ressembler le circuit de la douleur dans mon corps. Ça m'est apparu comme des fils électriques de couleurs rouge et bleue. Les rouges semblaient en cause, je les ai changés de couleur – le jaune me plaisait bien. Instantanément, la douleur disparut ! Et quand je dis instantanément, c'est vraiment tout à fait immédiat. Etais-je en transe hypnotique pour cela ? Pas du tout ! J'ai laissé mon Inconscient me fournir une information, que j'ai modifiée consciemment. C'est tout… Encore faut-il être en contact avec son Inconscient !

Et si vous ne connaissez pas la solution à votre problème, eh bien demandez simplement. Par exemple, un jour j'ai voulu imiter un yogi qui stoppait son pouls ! Je n'avais aucune idée de la manière de faire cela, j'ai donc juste demandé au corps de produire l'effet, avec l'arrière-pensée que cela ne me soit pas nuisible, en « fusible » de protection, et ça a fonctionné !

En fait, l'Inconscient n'a évidemment pas arrêté mon cœur, il a dû clampser une artère, en haut du bras. Je ne m'y attendais pas, mais je l'ai senti : cela provoquait des pulsions cardiaques désordonnées et un cognement désagréable dans toute l'autre moitié du corps !... Je n'ai pas recommencé l'expérience et je ne vous la conseille pas !

Bon, c'était un exemple d'action inutile, mais on peut tout à fait imaginer couper l'arrivée sanguine des petits vaisseaux qui alimentent une tumeur cancéreuse.

Autre exemple :
- **se recaler dans le temps**, le décalage horaire est souvent désagréable, en voyage. Lors d'un voyage à Bali, en escale à Bangkok à deux heures du matin, j'ai fermé les yeux pour « mettre ma pendule à l'heure ». Au dehors, le jour se levait – il était sept heures du matin, en Thaïlande. Il m'est apparu un réveil. J'ai fait mentalement avancer les aiguilles sur sept heures. Au fur et à mesure, mon espace intérieur s'éclairait, comme si, réellement, le jour se levait en moi. Je sus alors que mon horloge biologique s'était recalée sur la bonne heure. J'avançai encore d'une heure, pour me mettre à l'heure de Bali. Et voilà ! Adieu le décalage horaire. C'est simple !

Voyons deux autres exemples plus anodins :
- **humidifier ses lentilles de contact**, quand vous êtes obligé de les garder toute la nuit, en voyage en avion par exemple. Il vous suffit de demander aux yeux de continuer l'humidification des globes oculaires, même derrière les paupières fermées. C'est tout. Vous pouvez dormir. En vous réveillant, au lieu de vous retrouver avec deux coquilles de plastique opaque sur les yeux, vos lentilles sont claires et parfaitement humidifiée. Naturel et sans produit !

- **faire porter son gobelet** pendant son sommeil, comme le raconte Carol Erickson, la fille aînée de Milton Erickson. C'était aussi en avion, Carol voulait faire une sieste mais elle ne pouvait poser son gobelet d'eau. Elle demanda alors à son Inconscient de le lui tenir et ferma tranquillement les yeux ! Ce cher Inconscient fit parfaitement son travail, car quelques heures plus tard, Carol se réveilla et trouva sa main vide suspendue en l'air ; bien surprise, car elle avait oublié l'histoire du gobelet, qu'une hôtesse avait retiré de sa main durant son sommeil ! Mais l'Inconscient était resté en position, fidèle au poste, tant qu'on ne lui avait pas dit d'arrêter.

Voilà qui est *ne faire plus qu'un* avec son Inconscient, non ?

Bien sûr, votre Inconscient peut vous aider à :

- **accéder à votre créativité** à la demande, c'est-à-dire en stoppant ou relançant le processus créatif à la demande, ce qui est bien pratique si vous travaillez dans le domaine des arts.

Ou à :

- **avoir un signal d'alarme** pour les moments où l'on ne se respecte pas, où l'on risque de quitter sa Voie, comme Henri avec ses yeux (page 276) ou cette patiente dont nous parle Richard Bandler, co-créateur de la PNL, et dont les pieds fourmillaient tellement quand elle acceptait de se laisser bafouer par son mari qu'elle en perdait l'équilibre.

Lorsqu'elle sut à quoi correspondait ce qu'elle prenait auparavant pour une maladie, un problème, les fourmis dans ses jambes lui servirent d'avertisseur et elle ne se laissa plus « marcher sur les pieds » par son cher compagnon !

Heureusement, ce genre de *signaling*, comme nous avons appris à en produire par un indice du corps (mouvement d'un doigt, page 176), peut être plus subtil et prendre la forme d'une simple pensée ou même d'une impression diffuse.

L'idée serait de percevoir des signaux de plus en plus subtils, comme la réaction d'une autre personne (à l'un de nos comportements involontaires) ou un évènement quelconque (qu'on aurait attiré, d'une manière ou d'une autre) : vous possèderiez alors un *signaling*, une voie d'accès à votre Inconscient, non plus par un petit mouvement d'un de vos doigts, mais grâce au monde entier ! Chaque chose de votre existence devenant un guide sur votre chemin.

Enfin, être uni à votre Inconscient, c'est aussi :

- **accéder à votre intuition**, et là on dépasse l'Inconscient, car celui-ci ne possède que ce qu'il a en lui… Pour trouver des réponses nouvelles, de nouveaux schémas, rester dans le cadre inconscient n'est pas idéal : il faut une connexion à plus grand que soi, un accès à cette Conscience majuscule.

Le Dr Simonton, célèbre cancérologue et expert en visualisation, raconte l'exemple d'un de ses jeunes patients, un enfant atteint de leucémie qui découvrit par lui-même son remède, grâce à son Guide Intérieur – un contact imaginaire avec une *présence* active et autonome.

Il ne peut s'agir de l'Inconscient, car un enfant ne peut pas connaître ce type de médication. Même s'il en avait entendu parler, l'Inconscient n'a pas la science infuse et l'enfant n'aurait su dicter au médecin qu'une bouillie de données et non une recette précise avec les dosages exacts nécessaires à le soigner ! De plus, il paraît très improbable que l'enfant ait entendu « par hasard » l'explication d'une médication qui corresponde exactement à son cas... Non, quelque chose d'autre de plus vaste que l'enfant lui a dicté la réponse.

Mais le phénomène est somme toute assez anodin, et vous avez probablement déjà vécu de ces moments où vous aviez tout à coup connaissance de choses que vous ne pouviez connaître, par exemple la personne qui vous appelait au téléphone ou celle qui allait franchir le pas de votre porte. Vous pensiez à votre amie : c'est elle !... C'est cela, l'intuition, et ça ne peut s'expliquer par une connaissance inconsciente. Quand vous vous retournez dans la rue parce que quelqu'un vous regarde dans votre dos, vous n'avez pas les yeux derrière la tête, mais vous avez *senti* une présence...

Nous dépassons là, largement, le domaine de l'Inconscient. C'est le monde que nous explorerons au prochain chapitre.

EXERCICES

Voyons maintenant comment mettre tout cela en pratique.

Rassurez-vous, il est normal que cela soit difficile au début : comme je vous l'ai déjà dit, le chemin que vous vous apprêtez à prendre est très probablement un des plus durs qu'il soit ! Il est parfaitement humain de se sentir découragé au bout de quelques jours. Vous n'avez pas à réussir du premier coup… Le travail est trop immense à accomplir. On surestime toujours ce qu'il est possible de faire en une semaine, tout comme on sous-estime grandement ce qu'il est possible d'atteindre en quelques mois. Allez à votre pas, mais sûrement.

Prenez votre temps, la réflexion et le repos nécessaire. Soignez-vous, chouchoutez-vous, prenez plaisir à vivre : c'est la seule vraie façon de trouver l'énergie pour poursuivre le chemin.

Et dites-vous bien que peu d'êtres ont le courage d'accomplir ce véritable déconditionnement mental, d'ouvrir la porte vers leur liberté, leur être véritable.

Allons-y !

1. D'abord, il s'agira de **repérer vos schémas inconscients**. La difficulté évidente vient du fait que tous ces comportements sont involontaires ; il y a de grandes chances pour que vous ne vous rendiez compte de les avoir eus qu'après coup !

Comment repérer une réaction inconsciente, provoquée par une « programmation mentale » inconnue de vous ?

Papier, crayon, et notez :

- la valeur morale la plus importante à vos yeux ;
- la pire chose (action, défaut, etc.) selon vous.

Vous savez qu'on ne peut désirer que ce qui nous manque ? La valeur morale que vous avez notée est donc presque certainement quelque chose que vous recherchez à atteindre… et donc que vous n'avez pas encore en vous. Qui vous manque.

Alors que l'atrocité que vous avez notée est la marque d'une frayeur, d'un dégoût... Mais : pourquoi avoir pensé à cela, si ça n'était pas quelque part dans vos pensées... en vous ?

Réfléchissez à la raison pour laquelle vous recherchez cette valeur morale ; d'où cela vous vient-il ? Et qu'y a-t-il en vous qui vous a poussé à noter cette « pire chose » sur le papier ? Un défaut que vous craignez d'exprimer ? Quelque chose qui vous fait horreur parce que vous l'avez souvent combattu ? D'où cela vous vient-il ? De qui ? De quand ?...

Cherchez maintenant dans votre vie tout ce que vous faites en rapport avec la recherche de la qualité notée, de cette valeur morale. Peut-être en avez-vous fait votre métier, le moteur de votre existence, un hobby à temps plein, une passion ?

Peut-être toute votre vie au contraire s'est arrangée pour ne pas développer la « pire chose » : découvrez tout ce qui montre ce que vous faites pour transcender cette « chose » ou la cacher, la tenir loin de vous.

2. **Remarquez ce qui vous énerve** : qu'avez-vous vu, entendu ? Qu'est-ce que l'autre a dit ou fait ?... Quelle est la *corde sensible*, la blessure qui frémit en vous, quand vous vous énervez ? Prenez conscience que d'autres personnes ne réagissent pas comme vous à la même chose.

Notez toutes les choses qui vous font réagir négativement et tâchez d'en déduire un schéma, un scénario ; jouez au détective, cherchez l'origine de tout cela !

Allez voir du côté de vos parents : malgré le côté *cliché*, cela vient malheureusement très souvent de là...

Fuyez-vous quelque chose (déni) ? Et quand quelqu'un ou quelque chose vous rappelle ce que vous fuyez, une part de vous prend peur et réagit par l'agressivité, de crainte peut-être d'être submergé par cette chose que vous fuyez ?

Faites-vous votre possible pour dépasser une façon d'être ou de penser, et la confrontation avec des personnes qui ont ce défaut et n'y font rien vous énerve au plus haut point ?

Prenez conscience que votre réaction ne vient que de vous. Les autres n'y sont pour rien. Ensuite, partez à la découverte des évènements de votre passé à l'origine de votre réaction : s'est-il produit quelque chose que l'enfant que vous étiez a pu mal comprendre ? Auquel vous, adulte, continuez de réagir ? Suivez-vous un modèle (parental ?), en positif (« *je fais tout comme* ») ou en négatif (« *je ne fais rien comme* ») ?

3. **Avez-vous des convictions radicales**, des choses dont vous êtes persuadé et dont vous essayez de persuader les autres quand ils ne sont pas de votre avis ? Repérez les sujets de discussion sur lesquels vous vous entêtez, qui vous font monter la voix, voire devenir violent, quand les autres en face restent calmes et logiques… Cherchez bien à qui vous ressemblez quand vous agissez ainsi ! Demandez autour de vous, à des personnes qui connaissent vos parents, par exemple.

Faites l'effort de maîtriser vos nerfs et d'admettre que vous agissez, non pas par vous-même, mais en suivant aveuglément un schéma qui ne vous appartient pas… Décidez ensuite avec le plus de logique et de détachement si vous désirez ou non conserver ce type de comportement… Faites en sorte de répondre par vous-même, sans laisser « l'autre en vous » le faire à votre place ! Ouvrez les yeux sur vous-même.

4. Maintenant que vous êtes un peu plus conscients des personnes que vous avez modélisées, surveillez-vous et analysez vos faits et gestes, vos pensées et même votre timbre de voix… **Prenez conscience** de tous ces moments où vous n'êtes pas vous, où vous ne faites qu'agir comme un robot, que réagir à une vieille épine… Cela demande beaucoup de détachement, ce qui n'est d'ordinaire pas conseillé : on profite bien mieux de la vie en s'y plongeant ! Toutefois, pour votre projet d'évolution, ce détachement sera votre seule porte vers la liberté. Prenez le temps de l'analyse ; plus tard, le travail étant fait, vous arrêterez tout ça et croquerez la vie à pleines dents !

5. Vos façons d'être influencent aussi le comportement des gens qui vous entourent, jusqu'aux inconnus que vous croisez un instant seulement dans la rue... **Cherchez à différencier les comportements que *vous* avez provoqués** chez les autres, de ceux qui ne viennent que d'eux.

Un comportement de l'autre *fabriqué par vous* se reconnaît facilement au fait qu'il *vous* touche (en bien ou mal), signe de présence chez *vous* d'une corde sensible, d'un processus sensible à travailler... Un comportement de l'autre qui vient de ses *propres* schémas inconscients ne vous touche pas. Même excessif, voire hystérique, vous restez en distance émotionnelle, car vous ne vous reconnaissez pas. Vous *sentez* que tout cela n'est pas à vous, que vous n'en êtes pas à l'origine.

Prenez conscience que tout ce qui vous énerve chez les autres ne vient que de vous. Souriez en constatant que leurs pires énervements ne vous touchent pas, vous ; tandis que des broutilles vous hérissent le poil, signe d'épine chez vous !

L'enfer, c'est les autres, dit-on...

Quand vous reconnaîtrez qu'en fait vous êtes votre seul enfer, vous serez déjà plus proche du Paradis.

6. Reste à **déconditionner tous ces schémas inconscients**. Bonne ou mauvaise nouvelle, au choix : il n'y a pas trente-six façons de faire... Vous pouvez parcourir toute la littérature disponible, toutes les techniques les plus perfectionnées, les plus anciennes ou les plus modernes, on en revient toujours à la même chose, habillée différemment : il faut sevrer son Inconscient d'une habitude de penser, c'est tout. Cela signifie l'empêcher consciemment, volontairement, de continuer à faire ce qu'il fait *et* l'instruire de ce que vous voulez qu'il fasse à la place. Le « et » est très important : quelqu'un qui vous dit que ce que vous faites n'est pas bien, sans vous donner la solution, ne vous sert à rien. C'est même très énervant ! Mais si la personne vous indique ce qui coince *et* vous donne la solution, ce qui fonctionne, c'est mieux !

Alors, il va s'agir de **contrer tous les schémas inconscients** que vous avez précédemment repérés :

1. Prenez conscience immédiatement que vous êtes dans un schéma comportemental ou de pensée que vous n'avez pas choisi, qui ne vient pas de vous, auquel vous répondez involontairement…
2. Ayez une pensée pour son origine : mettez-la au passé… Détachez-la de vous. *Ce n'est pas Vous.*
3. Remplacez le comportement ou la pensée non-désirée par ce que vous auriez aimé à la place : un autre comportement ou une autre pensée, conforme à ce que vous êtes, à vos choix moraux et de vie.

Et il va falloir faire cela, encore et encore, jusqu'à ce que l'Inconscient – qui n'est qu'un bloc de gelée qui balance dans le sens du premier mouvement qu'on lui a donné – finisse par changer de sens et adopter « votre sens à vous ».

J'ai aidé un jour une jeune femme qui venait de quitter une secte. Sa tête était truffée de toutes les règles que son ancien gourou lui avait imposées. Pour chaque chose de la vie, il y avait une obligation ou une interdiction, une pensée à avoir ou ne pas avoir, quelque chose à faire ou à ne surtout pas faire ! Et elle voulait se débarrasser de tout cela…

L'Hypnose ne peut rien de bien pour ça. Oh, bien sûr, l'hypnotiseur qui jouerait à l'apprenti-sorcier pourrait mettre la personne en transe hypnotique et expliquer par lui-même à l'Inconscient tout ce qu'il faudrait qu'il fasse à la place des anciennes choses… et tout décider à la place de la personne, qui aurait donc ainsi tout simplement changé de gourou !

Car, si je mets la personne en état d'hypnose et que je demande à son Inconscient, de manière non-spécifique, de « faire au mieux pour la personne », il refera encore et toujours selon ce qu'il a en lui, c'est-à-dire toutes les règles du gourou.

La seule manière de sortir de ce cercle vicieux est de passer au-dessus de l'Inconscient. Il faut une action *en conscience*. Quand il s'agit de choses non-existentielles, simplement techniques, l'hypnothérapeute s'en charge par lui-même et guide l'Inconscient à accomplir ce qui convient pour soigner la personne. Cela peut être neutre, car cela reste technique. Or, ici, on touche aux choix de vie de la personne. L'hypnothérapeute ne peut pas décider pour la personne... et celle-ci ne peut laisser son Inconscient continuer de diriger sa vie !

Elle ne peut donc qu'agir « en son âme et conscience », faire preuve de volonté, de décision sur le genre de personne qu'elle veut être et devenir... et agir en conséquence.

A force, l'Inconscient finira par reconnaître le chemin et continuera de faire penser et agir la personne, machinalement, dans la voie choisie par la personne. C'est un peu comme lorsque vous balancez les jambes, assis sur le bord d'une table. Au bout d'un moment, le balancement des jambes continue tout seul... L'Inconscient fonctionne comme cela.

La jeune femme pleurait devant la tâche. Il faut dire qu'elle était épuisée, le teint livide, à la fois dépressive et perpétuellement au bord de la crise de nerf. Pourtant, courageuse, elle se mit à la tâche de contrer tout ce que son Inconscient lui rabâchait aux oreilles à longueur de journée : « fais ceci », et elle répliquait « non, je vais faire plutôt cela »... Reconnaître l'action inconsciente, en cibler l'origine, décider d'une action volontaire, un meilleur choix, une décision consciente, et agir.

La semaine suivante, je revis la jeune femme, presque aussi blanche qu'à sa première visite : elle me dit qu'elle devait corriger des centaines de pensées par jour, c'était horrible !! Je l'encourageai à poursuivre... et elle tint bon.

Trois semaines après, d'un courage admirable, ce n'était plus la même : elle s'était transformée ! Non seulement, elle s'était sevrée de son gourou, mais cela lui avait forgé un caractère de battante ; elle s'était découverte et épanouie.

7. Et si vous utilisiez maintenant **votre nouvelle connexion avec votre Inconscient** ? Comme au précédent chapitre « A vous maintenant », où nous avions pris de l'avance en proposant une utilisation consciente de l'Inconscient, nous allons ici aussi nous avancer sur le prochain chapitre et découvrir une technique simple de travail sur soi *en conscience*.

Il ne s'agit plus de seulement demander à votre Inconscient d'agir à votre place, pour vous, mais de *vous-même* agir sur et avec l'Inconscient, notamment en utilisant votre imagination.

Souvenez-vous que les troubles psychosomatiques viennent d'avoir « le muscle de l'imagination ankylosé » ! Eh bien, nous allons le faire travailler. Le principe est simple : sauf pour certaines intuitions, tout ce qui vous vient à l'esprit sort de vous. Quand un élève en Hypnose « invente » une maladie pour permettre à son collègue de formation de s'entraîner, en fait il symbolise quelque chose qui existe réellement en lui. L'avantage, c'est que grâce à cette symbolisation, il va pouvoir travailler vraiment sur lui sans risque émotionnel.

Un symbole, par définition, *ré*-unit. Ce que vous imaginez contient donc bien plus que ce dont vous êtes conscient. Cela fait les délices des psychanalystes, mais nous n'avons pas à nous occuper du sens profond de nos symboles pour pouvoir nous en servir à notre avantage : en modifiant le symbole, je modifie logiquement tout ce qu'il cache ! Nul besoin ainsi d'avoir compris quoi que ce soit. Ce qui était exprimé par le symbole change quand je change le symbole, aussi vaste, profond ou même grave, que ce soit… Et tout cela facilement et sans émotions fortes. Que demander de plus ?

Ici, nous allons apprendre à avoir une action volontaire, consciente, sur l'Inconscient. En Hypnose Humaniste, on peut réaliser la même chose mais sur des choses qui viennent de notre Conscience majuscule, notre être global.

Notre petit conscient est un ballon gonflable ; l'Inconscient est l'air qui est dedans ; la Conscience est tout l'air dehors !

Vous retrouverez ce genre de Thérapie Symbolique dans les livres d'Hypnose Humaniste. Nous allons en apprendre une version simplifiée, accessible à tous et déjà très efficace.

1. D'abord, vous mettre dans **le bon état de pensée**. Pour agir *en conscience*, il faut penser plus large que le seul processus à activer. Par exemple, si j'étais une main, et que je ne me sentais être qu'une main, je ne pourrais pas m'élever dans les airs par moi-même, impossible !

   Par contre, si je prends conscience du bras qui me porte, lui-même rattaché à l'épaule et au corps, et qu'enfin je parviens à percevoir l'ensemble de ma personne (dont mes mains), alors ce « moi » plus vaste peut décider de lever sa main – qui s'élève alors très facilement. Le grand *nous* agit mieux et plus facilement que le petit *nous*.

   Cette **conscience élargie** est la base de travail en Hypnose Humaniste. Pour lors, imaginez qu'il existe au-delà de vous un plus grand *vous-même*, imaginez-le et ressentez-le à votre manière. Prenez le temps nécessaire et veillez à être complètement acteur, associé à ce plus vaste et beau *vous-même*, conscient et inconscient, plein et entier, connecté à la Vie elle-même.

2. Dès lors, vous ne pensez et réagissez plus selon les seules normes de votre Inconscient : il ne représente plus ici votre totalité mais juste une part de vous.
   Appelez la situation à travailler. Celle-ci vous apparaîtra symboliquement – car seul le mental casse et sépare les choses, alors que Conscience et Inconscient les perçoivent dans leur unité. En conscience élargie, votre perception et toutes les décisions que vous pourrez prendre ne seront plus filtrées par l'Inconscient.

   Laissez votre perception se « densifier », devenir plus claire et évidente. Le symbole gagne en détails.

3. Libre de vos ressentis et actions, **contactez le symbole à travailler**, soit mentalement, soit physiquement – imaginez que vous pouvez le toucher, lui parler, etc. Et **faites-en ensuite ce qu'il vous plaît** : peut-être voudrez-vous l'envoyer derrière vous, dans le passé ? Peut-être ressentirez-vous le besoin de le nettoyer, de faire la paix avec lui, de le malaxer ou l'étirer, de lui envoyer de l'énergie, de le diminuer ou de le faire grandir, même de le transformer purement et simplement, voire de le faire disparaître. Suivez votre intuition, sans réfléchir !

   Vous n'avez pas besoin de comprendre ou de savoir sur quoi vous travaillez vraiment – surtout pas ! Vous briseriez la magie… Le symbole contient bien plus d'éléments que ce que vous pouvez imaginer. Le rationnaliser ne pourrait que l'amoindrir, le diminuer, et diminuer par la même occasion l'impact de ce travail symbolique sur vous.
   Faites votre œuvre de changement. S'il y a un décor autour de vous, vous pouvez interagir avec ; s'il y a des personnages, comme dans un rêve, faites avec eux ce qui vous semble convenir. Le meilleur guide de conduite est votre impression : si cela vous fait plaisir, faites-le !

Il est important de faire ce travail non pas dans l'état traditionnel d'hypnose, c'est-à-dire plongé dans l'Inconscient, car c'est encore lui qui dicterait votre conduite, mais le plus possible en état élargi de conscience – à la fois en contact avec l'Inconscient, afin de conserver un pouvoir d'action sur lui, et plus vaste que lui, de façon à juger correctement la situation et vous laisser guider par les sentiments et intuitions émanant de Ce Que Vous Êtes idéalement, votre meilleur *vous-même*, l'homme ou la femme que vous rêvez d'être et de devenir depuis toujours.

Ensuite, réorientez-vous à la réalité habituelle et reprenez le cours de votre existence. Oubliez tout ça et laissez faire la Vie.

Les symboles qui vous apparaîtront durant l'expérience seront certes issus de l'Inconscient, mais par votre travail de libération vous serez déjà plus apte à les juger objectivement ; et grâce à la phase d'ouverture de conscience, vous ne serez plus seulement plongé dans les strates de l'Inconscient.

Ces deux conditions vous garantissent un impact sain et positif sur l'Inconscient, par une position globale d'action.

Et lorsque, plus tard, vous replongerez inévitablement dans l'Inconscient (puisqu'il est notre « assistant de vie » dans la réalité concrète), vous profiterez d'un Inconscient qui répondra à vos souhaits et désirs de vie, et non plus aux ordres des voix de votre passé.

Et vous pouvez refaire cette expérience autant que voulu, pour toutes les situations qui vous paraissent dépendre des décisions et réactions de votre Inconscient !

Nous franchissons une nouvelle étape. Après avoir exploré notre intuition pure, puis les arcanes historiques de l'hypnose thérapeutique, jusqu'à ses applications les plus récentes, dans les domaines de la santé et du développement personnel… est-il vraiment possible d'aller plus loin ?

La plupart d'entre nous pourraient s'arrêter là. Il y aurait déjà de quoi bien vivre, en santé et heureux.

Mais l'être humain est utopique. Il veut toujours plus.

N'est-ce pas ?... Avouez que vous aimeriez en savoir encore et encore plus ! Dépasser les frontières de votre égo ; soulever le voile qui recouvre pudiquement les secrets de la Vie.

Tentons l'aventure, si vous le voulez bien.

Suivez-moi…

IV

Hypnose Humaniste

"Ceux qui rêvent éveillés ont conscience de mille choses qui échappent à ceux qui ne rêvent qu'endormis"
Edgar Poe

= 13 =
OUMFF !
LE SINGE SORCIER

Comment savez-vous que vous êtes éveillé ?

Vous avez déjà fait de ces rêves qui semblent si réels que vous pensiez agir vraiment, dans le monde concret.

Eternelle interrogation métaphysique. Suis-je un être éveillé faisant un rêve, ou suis-je le simple rêve d'un dormeur : moi ?

Et si je vous proposais une voie de réponse ?

Vous conviendrez avec moi qu'il est impossible d'éveiller quelqu'un qui est *déjà* éveillé. D'accord ? Bon…

Alors voilà : en Hypnose habituelle, c'est-à-dire toutes les formes d'Hypnose que nous avons abordées jusqu'ici, le praticien utilise une technique linguistique spéciale pour accentuer les réactions inconscientes de la personne, jusqu'à ce que le dit Inconscient l'emporte sur l'état conscient et fasse basculer la personne dans un état second, différent, modifié.

Par la suite, après le travail thérapeutique, il paraît évident qu'il faut faire quelque chose pour reconduire la personne à son état ordinaire – sans quoi elle ne pourrait pas se lever, conduire, rentrer chez elle ou tenir une conversation correcte.

La procédure de ce « réveil » est en fait extrêmement simple : le praticien reproduit l'induction hypnotique, mais toute à l'envers. S'il a compté de 1 à 10 pour produire l'état hypnotique, il comptera de 10 à 1 pour l'annuler. S'il a induit un sur-fonctionnement inconscient, il le réduira jusqu'à ce qu'il reprenne un flux normal. S'il a dissocié la personne, la plaçant en spectatrice de sa vie, il lui redonnera le pouvoir de décider et d'agir sur elle. Il ne lui dira plus : « et l'Inconscient rend cette main de plus en plus légère » mais « *vous* pouvez bouger *votre* main, l'ouvrir et la fermer ». Résultat, la personne inconsciente, dissociée, retrouvera conscience et unité.

Et voilà l'idée qui m'est venue : et si au lieu d'utiliser cette technique de réveil sur une personne déjà en état d'hypnose, on l'utilisait chez quelqu'un de tout à fait éveillé ?

Bien sûr, cette personne étant parfaitement consciente, il ne se passerait absolument rien ? Eh bien : vérifions !

Voilà le secret tout simple de l'induction hypnotique de l'Hypnose Humaniste. Car, là, oh surprise : la personne soi-disant éveillée change radicalement d'état de conscience.

En fait, celle-ci ne devait pas être si lucide que cela, puisque dans son nouvel état de perception la personne voit, entend, ressent, pense et découvre les réponses à toutes ses questions.

Elle s'est éveillée !

La Psychologie du siècle dernier n'admettait que l'existence de l'Inconscient et de notre esprit conscient (de perception), que les philosophes de la Renaissance, puis les premiers hypnotiseurs et enfin le célèbre Sigmund Freud ont exploré.

La théorie me paraissait néanmoins présenter de sérieuses lacunes. Par exemple, l'Inconscient est lié à l'instinct de survie, ce qui lui permet de nous faire oublier des pans entiers de notre existence, à visée de protection. On appelle cela « refouler ». Et on ne voit pas ou n'entend pas tout ce qui, pourtant, se déroule sous nos yeux. On oublie des choses, on distord la réalité afin qu'elle colle à notre idée du monde…

Mais alors, pourquoi ce même Inconscient laisse-t-il les idées noires envahir un être au point qu'il veuille mettre un terme à ses jours ? Pourquoi laisse-t-il les gens fumer ou se droguer ? Pourquoi ne bloque-t-il pas carrément tout comportement qui va, c'est certain, à l'encontre de la survie ?

Plus simplement : lorsque votre petit esprit conscient dort, vous êtes comme débranché, vous n'avez plus connaissance, ou conscience, des choses autour de vous. Il reste l'Inconscient, qui vous fait rêver… Or, vous avez déjà pris conscience, une nuit ou l'autre, que vous rêviez. Cela vous est déjà arrivé.

Pourtant, ce devrait être impossible : s'il n'existait que l'Inconscient (qui rêve) et votre esprit conscient (qui dort), vous ne pourriez logiquement pas savoir que vous rêvez ! Si vous étiez seulement inconscient, par définition, vous ne pourriez avoir conscience de quoi que ce soit. Comme nous l'avons déjà dit, il existe donc un troisième niveau de perception : la Conscience. Avec une majuscule.

Et vous savez comment l'atteindre : lorsque vous rêvez, nous venons d'en parler, et en procédant à une induction hypnotique à l'envers, comme expliqué au début de ce chapitre. Une induction « en ouverture », plutôt qu'en repli sur soi. Une induction qui réunit au lieu d'isoler davantage.

Tout cela a l'air bien simple – et ça l'est. Le seul souci est plus philosophique que technique. Il réside dans les implications du phénomène, car la possibilité vérifiable d'un autre niveau d'existence au-delà de nous-mêmes peut considérablement changer votre idée de la vie et du monde.

Voilà pourquoi l'Hypnose Humaniste inclut toute une description des strates supérieures de conscience, basée sur les récits de ceux qui les ont vécues et les vivent, des personnes le plus souvent comme vous et moi, qui de plus n'avaient même jamais fait d'Hypnose – ou quoi que ce soit d'autre de ce genre – dans leur vie. Cette philosophie pratique est un guide pour le nouveau voyageur en Conscience et ceux qui ont commencé le chemin et conduisent d'autres voyageurs.

L'Hypnose Humaniste n'a pas que ces particularités : technique d'induction inversée et philosophie. Pratiquement tout ce qu'un hypnothérapeute a pu apprendre en Hypnose conventionnelle doit être désappris, car conduisant à la désunion, à la dissociation – base de l'Hypnose habituelle.

Il faut dire qu'il est bien plus facile d'appuyer sur un levier existant – la brisure entre le conscient et l'Inconscient – que de tenter de réconcilier ces deux là !

De fait, l'Hypnose Humaniste s'assortit d'une panoplie de nouvelles techniques et embrasse beaucoup de pratiques plus anciennes, et souvent millénaires, en les débarrassant de leur pittoresque et de leurs superstitions d'un autre âge.

Ainsi, muni d'un langage simple, celui du cœur, soulagé des procédures complexes destinées à manipuler la personne par le biais de son Inconscient, fort d'une tradition aussi vieille que l'Humanité et plein d'une nouvelle conscience, celle d'un éveil général, actuel, tout autour du Monde, le praticien en Hypnose Humaniste s'élance dans l'Inconnu avec la personne qu'il guide. Le symptôme de départ sera souvent très rapidement dépassé, soulagé, alors que l'esprit de la personne s'ouvre à un univers totalement incroyable où tout devient possible.

Sans aller chercher d'exemple auquel vous ne pourriez encore croire (il en viendra beaucoup dans les pages qui viennent), je me souviens d'une femme qui pourrait vous faire comprendre la nature de cette Conscience majuscule.

Elle s'appelait Chantal et n'était pas gâtée par la nature, ni du côté physique, ni du côté intellectuel. D'un tempérament naïf et plutôt envahissant, s'exprimant assez grossièrement et à forte voix, Chantal n'était pas aimée par le groupe de formation. Les gens la fuyaient purement et simplement !

Un jour, alors que j'animais une formation de découverte en Hypnose Humaniste à laquelle Chantal assistait, elle se porta volontaire pour une expérience. Il s'agissait de prendre conscience de son « Soi idéal » et de se fondre en lui.

La philosophie de l'Hypnose Humaniste stipule que nous avons tous une conscience supérieure, rayon de lumière d'un même soleil. Par essence, toutes les consciences seraient donc parfaitement égales entre elles, aussi âgées et évoluées, toutes pleines de la même connaissance.

Un être en apparence idiot serait donc une conscience supérieure qui aurait pris « en charge » une plus grande partie de la vie à faire évoluer. Dans ce sens, il y aurait moins de mérite à être *éveillé*, car cela signifierait tout simplement que vous avez choisi, en Conscience, une moins grande partie de vie à faire évoluer – du moins, une plus facile que les autres !

Si tout cela était vrai, Chantal devait être une conscience supérieure vraiment très courageuse !

Mais, à vrai dire, personne dans l'assemblée ne croyait vraiment à cette idée, plus philosophique que concrète. Bien sûr, tout le monde était d'accord sur le concept, très moral et positif, mais personne n'y croyait corps et âme.

Je guidais donc Chantal dans ce que l'on appelle, en Hypnose Humaniste, un Etat Extraordinaire de Conscience (EEC, dans le sens de « *plus que ordinaire* » de conscience), puis au plus proche de sa conscience supérieure, en limite de cette Conscience majuscule, unie au Tout, et de son petit moi. Là où se trouve l'enveloppe de la graine, l'information de sa mission ici-bas, ce qu'elle peut devenir de meilleur, ce qui pousse la personne à grandir et évoluer : son Soi idéal !

Et nous entendîmes tous Chantal se mettre à parler un langage qu'elle n'aurait elle-même probablement pas compris, dans son état ordinaire de conscience : ni en structure de langage, ni en vocabulaire, tout ce qui sortait de la bouche de Chantal était empreint d'une si grande sagesse que cela impressionnait positivement toute personne qui l'entendait.

Vous savez comment on peut reconnaître, en quelques mots, un message qui dépasse l'entendement humain habituel. Il est si pur et si simple, si profondément exact à la fois !

C'était ainsi que Chantal parlait…

En Hypnose Humaniste, il n'y a pas de « réveil », puisque la personne est déjà *éveillée* dans cet état d'hypnose. Pourtant, l'Hypnose Humaniste n'est pas un miracle, une évolution prodigieuse et instantanée de la conscience. L'éveil ne reste pas.

Il ne s'agit *que* d'Hypnose : un état modifié de conscience, un état passager de conscience, ponctuel.

Oh ! On ne va pas pour autant ramener volontairement la personne : cet état se dissipera peut-être. Certainement, même. Mais pourquoi l'aider ? Alors, il est de coutume de laisser la personne vivre autant que possible son expérience d'éveil.

Attention, cela est possible justement parce qu'il n'y a PAS de dissociation de conscience. La personne n'est pas en « sortie hors du corps » ou en soi-disant « expansion de conscience », où en fait elle serait complètement dissociée, son corps ici-bas et son esprit ailleurs. Non, elle est vraiment unie à elle-même et à la Vie. Pleine et entière. Il n'y a jamais de désunion en Hypnose Humaniste ; la personne est donc toujours parfaitement consciente – bien plus que d'ordinaire, même. Elle pourrait donc repartir ainsi, et même conduire une voiture ou tenir une conversation parfaitement normale.

De même, pour ceux qui y ont pensé, la sagesse *plus que ordinaire* de Chantal – comme de toute personne en EEC – ne vient pas d'un quelconque *channeling*, ces nouvelles pratiques qui consistent (pour ceux qui acceptent cette idée) à se laisser pénétrer par un « esprit » espéré supérieur, censé nous dicter un message de connaissance, quasi-divin. Les médiums de nos jours, les médiums du temps des spirites. Il n'y a rien de tout cela en Hypnose Humaniste, où Chantal reste Chantal, et elle seule. Bien plus « elle » que d'ordinaire, voilà tout.

Chantal a donc vécu son expérience et s'est imprégnée de son Soi idéal, en conservant une impression lumineuse qui guidera ses jours. Pour lors, elle est revenue parmi ses collègues de formation. Vous la verriez ! Entourée de toute la salle, chacun posant sa question et Chantal répondant à tous !

Cela aurait mérité d'être filmé, car il se dégageait quelque chose d'indéfinissable de cette femme, une énergie subtile que tous reconnaissaient intuitivement. Et ses paroles… si pures et si pleines de sens ; si justes, aimantes et généreuses.

Et puis, Chantal est redevenue Chantal.

Elle est tout de même restée baignée de son Soi idéal plus d'une demi-heure et puis, cet état s'est dissipé, chassé par la lourdeur de la vie ici-bas, je suppose.

Conserver toujours cette conscience supérieure est un défi, la voie d'évolution de tout être, certainement. Mais cela est plus que « de l'Hypnose », c'est l'histoire de toute la Vie.

Saisissez-vous mieux désormais ce que l'on connecte en Hypnose Humaniste et les prodigieuses possibilités d'action sur soi qui se profilent à l'horizon de votre compréhension ?

Ce livre n'a pas pour vocation d'entrer plus avant dans la technique de cette nouvelle forme d'Hypnose.

Si les aspects techniques vous intéressent, vous lirez avec plaisir mon livre « Hypnose Humaniste », qui lui est dédié.

Passons pour l'heure à nos histoires de guérison, sachant désormais que notre action ne sera jamais inconsciente, que la personne ne sera jamais dissociée, séparée d'elle-même, éloignée volontairement de son Inconscient, que nous n'essaierons en aucune manière de la manipuler sans qu'elle le sache mais, au contraire, que nous l'instruirons au fur et à mesure de ce qu'elle devra faire, elle, pour agir au mieux sur elle-même, guidée mais autonome.

A l'heure où la physique de pointe nous décrit un univers fait de minuscules cordes et de membranes grandes comme des univers, aux multiples dimensions parallèles, notez enfin qu'il paraît impossible de distinguer ce qui est vrai (au sens de réel) de ce qui est faux (au sens de sans existence). Le monde de l'esprit est si vaste ! Toutes les croyances seront donc acceptées par l'hypnothérapeute Humaniste, pourvu qu'elles soient aidantes, qu'elles permettent à la personne de mieux vivre.

Après l'Hypnose de nos grands-pères et la haute technicité du langage d'Erickson, par ailleurs strictement médicale, cette Hypnose Humaniste nous promet d'infinis voyages !

Oumff ?

Bien que n'étant pas « humanistes », car basées sur des techniques d'induction hypnotique qui dissocient la personne, les régressions sont déjà des techniques hypnotiques où la traditionnelle et sacro-sainte dissociation conscient/Inconscient n'est plus si évidente : en effet, on ne parle plus à la troisième personne (« et le bras devient léger », « l'Inconscient va faire ceci-cela... ») mais en direct à la personne accompagnée : « dites-moi ce qui vous vient à l'esprit... Que voyez-vous ? »

La seule dissociation perceptible est thérapeutique, entre le Soi du passé, généralement blessé, et la personne présente : « Vous voyez l'enfant d'autrefois ?... Que pouvez-vous lui conseiller pour qu'il vive mieux cette expérience ?... Pour que tout cela n'arrive jamais plus ? »

Tout comme l'auto-hypnose, la régression hypnotique travaille déjà en collaboration avec la Conscience de la personne, seule capable de la guérir. On comprend que si la personne était toujours « consciente », au sens ordinaire du terme, elle ne serait par définition pas en état d'hypnose. Or, elle ne peut être à la fois « inconsciente » et nous parler – du moins pas dans ces termes, avec logique et raison.

Donc, si la personne n'est pas *que* inconsciente, et puisqu'elle ne peut être ordinairement consciente, que reste-t-il ?

Voilà. Il s'agit bien d'une action « en conscience », rendue possible grâce à l'apport de connaissances du thérapeute (sa technique, son expérience, sa perception de la personne), en interaction avec la conscience supérieure de la personne, stimulée par l'action thérapeutique.

Jung disait que la Conscience était « numineuse », c'est-à-dire qu'elle était attirée par le mouvement, l'énergie, l'émotion : comme le travail thérapeutique ! Et Erickson expliquait que, souvent, la personne croyait ne pas être en transe, du fait d'être « consciente d'être consciente ». *Plus que consciente* !

Donc, bien en état hypnotique, le mental déconnecté, l'Inconscient suractivé, et la Conscience libérée.

Si on ne peut théoriquement pas classer les régressions, y compris celles que l'on dit « dans les vies antérieures », dans l'Hypnose Humaniste, je les ai insérées dans ce chapitre à cause de cette action « en conscience » de la personne sur elle-même – et de l'aspect très particulier du monde et de la vie que cette expérience présuppose, si on accepte l'hypothèse que la personne retrouve un matériau réel et non halluciné.

Une dernière chose avant de tourner cette page.

L'Hypnose Humaniste explique que le temps n'existe pas et que nous sommes Un, à la fois partout et toujours. Cela peut être important à comprendre avant de lire ce qui suit.

Prenez une feuille de papier. C'est l'espace-temps, éclairé d'un coup par le même soleil-Conscience. Le temps ne vaut que pour les cellules du papier, séparées les unes des autres, mais pourtant éclairées *simultanément* par le soleil.

Imaginez que ce soleil soit l'origine de chacune des petites cellules qui forment la feuille de papier : elles ont *l'impression* d'être arrivées les unes à la suite des autres, à cause de l'espace qui les sépare et du temps nécessaire pour traverser cet espace, propre à leur dimension… Pourtant les petites cellules sont toutes co-existantes, simultanément, puisque étant créées en même temps, *maintenant*, par le soleil.

Donc, lesdites régressions hypnotiques, si on les accepte comme autre chose qu'un pur fantasme de la part de la personne (ce qui peut néanmoins être le cas !), impliquent l'existence d'une dimension qui nous échappe.

Disons pour simplifier que j'ai classé ces cas ici en raison de cette implication transpersonnelle, et je vous laisse consulter mon ouvrage spécialisé sur l'Hypnose Humaniste pour mieux saisir les nuances philosophiques et techniques.

Voyons donc plutôt nos histoires…

Oumff !!

Elle était grande et belle, très élégante et un brin guindée. Sa longue chevelure brune la suivait comme un panache.

« Voilà, me lança-t-elle très directement, je suis jalouse, et cela n'est plus supportable. Je comprends bien que le sentiment amoureux puisse conduire à certains excès de caractère, mais je commence moi-même à m'insupporter ! »

Je souris intérieurement de la situation. Il n'était pas courant qu'une femme (ou un homme) fasse spontanément la démarche de chercher la cause d'une jalousie excessive.

Il y aurait de multiples manières d'aborder la situation, la plupart assez superficielles, comme souvent malheureusement en thérapie de couple, où la thérapeutique n'a pour unique dessein que pondérer les excès et les crises, et apprendre aux deux conjoints à « vivre avec », alors qu'ils sont les marques d'un besoin profond d'évolution, d'une libération.

La recherche de ces mécanismes profonds, leur conscientisation par la personne et la démarche d'évolution qui s'ensuit est plutôt le travail de ma compagne, Patricia, excellente praticienne d'Hypnose Humaniste, formée à l'analyse jungienne, à la sexothérapie et qui a fondé sa propre vision de la thérapie de couple, que je trouve (cela dit le plus honnêtement possible) extrêmement puissante, même dans une vision de travail personnel, individuel, et non conjugal ou amoureux.

Pourquoi cette dame était-elle donc venue me voir, moi, plutôt que Patricia ? Je songeai à la rediriger vers elle après notre expérience. Pour lors, je ne pouvais que chercher moi-même à retrouver les causes anciennes de ses sentiments négatifs, causes de souffrance pour elle et son compagnon.

Je pensais à une simple régression hypnotique, celle dont Freud, Breuer et Janet vantaient les mérites.

« Bien, on va faire un truc » répondis-je.

Quand vous êtes hypnothérapeute, les gens savent que vous faites de l'Hypnose. Pas la peine de leur rappeler au moment où leurs nerfs sont sous tension !

Pas la peine non plus de leur expliquer les différentes sortes d'Hypnose. Ils viennent chercher le mieux-être, pas un cours de psychologie ou de psychothérapie.

« Prenez une grande respiration. Cela va vous aider à détendre les épaules et la cage thoracique… Voilà. Installez-vous au mieux et laissez les paupières se fermer… Si elles se rouvrent, laissez-les faire, et respirez encore… jusqu'à ce que les paupières tiennent fermées d'elles-mêmes. Bien. »

L'induction hypnotique que je commençais n'avait rien d'Humaniste et je n'avais pas même l'intention de me diriger vers cette sorte d'accompagnement. On imagine souvent qu'un professionnel qui a créé une technique ne pratique plus que celle-ci. A l'instar de Milton Erickson, qui appliquait d'autres méthodes que les siennes, pour environ 4 patients sur 10, je sais reconnaître le besoin d'une personne pour telle ou telle approche, et choisir les procédures adéquates.

Ainsi, j'utilise souvent la Nouvelle Hypnose, comme tout hypnothérapeute actuel, et l'Hypnose Ericksonienne, bien sûr, quand c'est adapté, tout autant que des inductions plus classiques, si je sens que la personne en tirera avantage, et je me dirige d'évidence vers l'Hypnose Humaniste quand il s'agit de permettre à la personne d'agir loin des entraves et des filtres de perception de son Inconscient.

Chaque approche a ses spécificités et ses applications, qu'il faut connaître et respecter.

Pour lors, je voulais simplement emmener ma patiente en régression. Point. Plutôt *Nouvelle Hypnose*, donc.

« Et j'aimerais que vous laissiez revenir le souvenir de la dernière fois où vous avez eu une dispute avec votre conjoint, et revoir par vos yeux, comme si vous y étiez à nouveau… et entendre ce qu'il dit, ce que vous dites… Vraiment… »

Les émotions provoquées par cette réminiscence allaient pouvoir nous servir de *fil d'Ariane*, et nous permettre de remonter ainsi jusqu'à l'origine du symptôme.

Ma patiente grimaçait et remuait la tête de gauche à droite.

« Donnez-moi maintenant la main... Voilà... C'est une façon de dire à votre corps que vous n'êtes pas seule... Je suis avec vous... Et c'est une façon aussi de saisir en vous les traces lointaines de ce qui provoque vraiment ces disputes... Alors, laissez s'envoler ces mauvais souvenirs... car votre corps détient la mémoire des origines de tout cela... et il va vous y conduire... Permettez à votre Inconscient de vous emporter à travers le temps... ou de laisser remonter à vous... une autre expérience... ayant la même racine, un lien commun avec la dispute de tout à l'heure... Laissez... »

La femme prit une inspiration plus profonde, signe qu'elle relâchait le souvenir de sa récente dispute. Son visage était en attente, calme... Soudain, une ride de réflexion se creusa entre ses deux yeux, plus crispés. Sa respiration devint haletante.

Je relâchai la pression sur la main de la patiente – c'était ma connexion avec sa réaction physique, la mémoire de son corps, une sorte d'accélérateur vers l'expérience d'origine.

« Oui ?... fis-je doucement. Que ce passe-t-il, là ?

- C'est mon père.
- Oui, votre père... Que fait-il ?
- Il est avec ma mère. »

La femme aux longs cheveux bruns me raconta ainsi, au fur et à mesure de sa descente à travers le temps, quatre ou cinq souvenirs, de plus en plus lointains. Je notais à chaque fois son âge, afin de pouvoir revenir au même instant, plus tard, pour vérification. Puis, je saisis de nouveau sa main, afin de pousser le corps à aller plus loin, à travers ses mémoires.

« C'est très bien... alors, laissez tout cela s'envoler, comme vous savez maintenant le faire... Libérez l'écran de votre esprit et permettez à une autre expérience de se présenter... »

C'est là que tout bascula.

L'élégante femme me parut devenir plus carrée d'épaules. Son dos s'arrondit. Son front se plissa et même ses yeux paraissaient plus enfoncés qu'auparavant. La mâchoire serrée s'ouvrit brusquement, pour lancer un bruyant :

« Oumff !!

- Oumff ? répondis-je, synchronisation oblige.
- Oumff ! sembla-t-elle confirmer.
- Oumff… » ajoutai-je, en témoignage de mon accord.

Et là, votre esprit va très vite ! Qu'arrivait-il à ma patiente ? Qu'allais-je pouvoir faire avec elle si elle ne parlait plus qu'en borborygmes ? Simulait-elle ?...

Quand on travaille avec une personne d'une autre langue de naissance que le français, l'hypnothérapeute pose une suggestion qui fait office de « fusible » : que la personne continue de s'adresser au thérapeute en français, même si son expérience est vécue dans une autre langue. Mais, ici, je n'avais pas prévu ce fusible ! Je tentai tout de même d'entrer en contact :

« Oumff… vous comprenez ! Oumff !!

- Oumff ! » affirma-t-elle en réponse.

Donc, ma patiente comprenait encore le français.

« Oumff, oumff, improvisai-je avec conviction, vous comprenez, oumff… et vous pouvez aussi répondre. Oumff !

- (silence)
- Oumff, repris-je… Penser oumff… ressentir oumff… et parler à moi ma langue… Oumff ? »

J'attendis, plein d'espoir, une bonne poignée de secondes.

« Oumff, fit simplement la patiente, apparemment d'accord pour traduire pour moi ses pensées.

- Oumff ! répliquai-je avec contentement. Alors… oumff… qui êtes-vous ?
- (silence interrogatif)
- Oumff… ajoutai-je pour me reprendre, comprenant que

ma question était trop complexe pour ma patiente. Que faites-vous, alors ? Oumff ?

- J'écrase des herbes, oumff !! répondit-elle enfin.
- Des herbes, oumff ? Et qu'y a-t-il autour de vous ?
- Les arbres… les autres… Oumff… le groupe.
- Oumff !... Bien !... Et vous êtes quoi dans le groupe.
- Oumff, celui qui guérit ! »

Pause ! Résumons la situation : visiblement, ma distinguée patiente était passée au travers du plancher du temps et était revenue à une époque semble-t-il préhistorique. Elle vivait avec son groupe, en lisière d'une forêt, et avait appris avec un ancien à guérir les membres de son groupe. Et, apparemment, elle était plutôt un mâle ! Plutôt grognon, même !

Et comment allais-je bien pouvoir traiter sa jalousie, moi ? Je décidai qu'il s'agissait plus de son problème que du mien, et je lui donnai libre pouvoir de faire ce qui lui convenait, comme on le pratique en Hypnose Humaniste.

Evidemment, il allait falloir lui présenter avec le ton :

« Oumff… commençai-je d'un ton sceptique… mon avis que vous n'êtes qu'un piètre guérisseur !

- Oumff !!!! s'écria aussitôt l'homme-singe furieux et gesticulant (je vous rappelle qu'il ressemblait pour moi à une élégante femme de la trentaine, plutôt BCBG !)
- Mouais, insistai-je lourdement… En fait… oumff… vous ne pouvez pas savoir faire ce que *nous* savons faire, à notre époque… Oumff ! Que savez-vous ? me moquai-je.
- Oumff, oumff !!!! hurlait presque le guérisseur préhistorique, à la limite de quitter son siège.
- Oui, bien… prouvez-le ! assénai-je. J'ai là une femme qui se plaint des disputes avec son mari. Que sauriez-vous y faire ?
- Oumff ! répondit ma patiente avec conviction.
- Vous pourriez la guérir ?
- Oumff !! confirma la femme en me lançant un regard noir.
- Eh bien : faites-le ! Et dites-moi quand ce sera fait… »

Et je laissai faire l'homme-singe guérisseur !
Il suffisait d'oser... Celui-ci (enfin : ma patiente) commença alors une sorte de danse, rythmée par les grognements. Elle s'agitait beaucoup et je commençais à me demander si j'avais eu une bonne idée. Et puis, enfin, elle s'apaisa.
« Oumff ! fit-elle d'un ton sans appel.
- C'est fini ? demandai-je avec un doute exagéré.
- Oumff !! répéta le guérisseur, comme si j'étais idiot de ne pas m'en rendre compte et qu'il voulait que je vérifie.
- Oumff, m'inclinai-je. Nous verrons bien... Alors, oumff, permettez à l'esprit de cette jeune femme de traverser à nouveau le temps... et s'élancer à travers les strates de la vie... jusqu'à moi, ici... Retrouver cette époque... »

J'étais toujours en train de procéder au retour de régression quand ma patiente ouvrit d'un coup les yeux et m'envoya sa main dans la figure, une grande claque que j'évitai de justesse !
« Que m'avez-vous fait ? cria-t-elle.
- Mais, je n'ai rien fait, moi !
- Vous m'avez transformée en singe, c'est honteux !! »
Ne pouvant lui faire entendre raison, je me résignai à la raccompagner jusqu'à la porte, non sans avoir soigneusement vérifié qu'elle était bien à nouveau en état ordinaire de conscience. Et elle partit.

Nous avions programmé un second rendez-vous, une semaine plus tard, mais je ne m'attendais pas à la voir se présenter. Pourtant, la sonnette annonça son arrivée.
« Quelle semaine ! commença-t-elle, avant même de s'être installée. D'abord, il faut que je vous dise : votre truc de fou a parfaitement fonctionné. C'est comme si j'étais désactivée. Il y a quelque chose qui est parti en moi. Je me sens plus libre, plus légère. En fait, je vivais en permanence sous tension, sans m'en rendre compte – et peut-être bien depuis toujours. Merci.
- Vous savez, c'est vous qui avez fait tout le travail ! »

Et c'était, pour le coup, encore plus vrai qu'à l'habitude.
Merci Oumff !

« Sinon, quoi d'autre ? demandai-je.
- Oh, curieuse chose. Cette semaine, je me garais dans une petite ruelle, derrière un grand magasin, mais je me sentais mal, j'avais une sorte de frisson froid… Je me suis garée quand même et suis partie faire mes courses. Au retour, toute la rue était barricadée ; il y avait la Police partout. Une personne s'était fait assassiner, juste à côté de ma voiture ! Poignardée !!... Et je crois que c'est ça que j'avais senti.
De fait, j'ai maintenant presque tous les jours des intuitions qui se vérifient. Je vois plein de choses, des coïncidences qui me parlent – je crois qu'on appelle ça des synchronicités ?
- C'est cela, oui. En gros, vous me dites que vous êtes à nouveau connectée à votre intuition. C'est formidable ! »
Et nous passâmes toute l'heure à discuter de philosophie et d'ésotérisme – elle qui était si cartésienne, une semaine avant.

Le moins que l'on pouvait dire, c'était que ce qu'elle avait contacté un peu plus de huit jours auparavant l'avait transformée. D'abord soulagée de sa corde sensible, sa jalousie, probablement héritée de son modèle parental ; et puis ouverte à son être sensible, à nouveau libre de s'exprimer.
Mais qu'était-ce ? Une part profonde de son Inconscient ? Une réelle régression « dans une vie antérieure » ? Un épisode psychotique ponctuel, aux effets bizarrement thérapeutiques ?
Qui sait ?

Comme le disait Thureau : « Toute perception de la Vérité est la découverte d'une analogie. » Une illusion de plus.
Qu'importe donc, pourvu que ma patiente aille mieux.

L'américaine perd la tête

On m'amena un jour un enfant qui était né avec les orteils tout abîmés, comme plein d'eczéma. Or, il ne me semble pas qu'un bébé puisse souffrir d'eczéma in utéro !

A sa naissance, ses ongles de pieds étaient jaunis et tordus. Personne dans la famille, proche ou éloignée, n'avait de pareils orteils ! Et l'enfant devenait hystérique quand sa mère voulait lui couper les ongles de pieds – seulement les pieds, il ne disait rien quand il s'agissait des mains.

Alors, nous avons déjà parlé des intuitions thérapeutiques. Il est parfois délicat de toutes les exprimer – d'autant que rien ne prouve qu'il s'agisse réellement d'intuitions, et non de simples projections psychologiques de la part du thérapeute.

Comme je vous l'expliquais un peu plus tôt dans ce livre, je me suis donné comme règle de garder pour moi les intuitions qui concernaient les autres personnes (ce qui ne m'empêche pas de tenter de les vérifier, discrètement), mais de toujours appliquer aussitôt les intuitions me concernant.

Ainsi, je ne dis mot de l'horrible intuition qui me vint quand on me présenta l'enfant, alors âgé de seulement quelques semaines. Il me semblait qu'il était mort torturé, dans sa vie précédente, et qu'on lui avait coupé les pieds, pour être précis.

Rien ne justifiait cette étrange impression, inhabituelle chez moi. En parler aux parents n'aurait servi à rien… Qu'aurions-nous pu y faire, si mon impression avait pu être juste ?

Je revis l'enfant deux ou trois fois, pour cette même cause, jusqu'à ce qu'il ait deux ans. Alors, je me décidai à parler à la mère de mon intuition, qui ne me quittait pas : eh bien, figurez-vous qu'elle avait la même, depuis le début !

Nous expliquâmes alors gentiment et avec douceur au petit enfant que « tout était fini, qu'il n'était plus dans la même vie. »

Et tout disparut, définitivement : eczéma, ongles abimés et même des terreurs nocturnes, que l'enfant avait régulièrement.

Aujourd'hui, il doit avoir six ou sept ans, et ses orteils sont forts et sains, comme s'il n'y avait jamais rien eu.

Qu'en penser ?

En Hypnose Humaniste, on ne cherche pas plus loin : si certaines personnes trouvent réconfort ou guérison après un traitement de leurs « vies antérieures », alors c'est qu'elles existent – que ce soit au sens réel ou symbolique.

D'un point de vue théorique, puisque au niveau de la Conscience majuscule le temps n'existe pas (souvenez-vous de la métaphore du soleil éclairant la feuille de papier), il n'y a pas de « vie antérieure », mais une multitude d'expressions d'une même Conscience, d'un même soleil : *Vous*, sous différentes formes, vivant différents scénarii, pour résoudre une même problématique, relever le même challenge, l'évolution ou la transcendance de la part de Vie qui vous est dévolue. Voilà pourquoi lorsque vous parvenez à guérir, que ce soit dans « cette vie » ou dans une « vie antérieure » ou parallèle, c'est en vérité *Vous* qui guérissez, le soleil à l'origine de tous ces rayons. Et toutes les histoires de *Vous* se transforment : celle de votre « vie antérieure » et votre vie bien concrète et présente, aussi. Magique, n'est-ce pas ?

Toutefois, si l'idée de vies antérieures est acceptée en Hypnose Humaniste, ce n'est pas pour autant que le praticien va en parler à ses patients, ou tenter de les instruire (et encore moins de les convaincre) de sa vision particulière de l'existence. L'hypnothérapeute pratique la thérapie. La personne ne s'adresse à lui que pour cela ; pour qu'il l'aide à retrouver le bien-être. Qu'importe le flacon, pourvu qu'on ait l'ivresse ! Les théories qui soutiennent la pratique de l'Hypnose Humaniste restent donc dans la seule tête du praticien Humaniste. Et la personne vit sa séance d'Hypnose, sous sa forme la plus adaptée pour elle.

C'est ainsi qu'une jeune femme, américaine, vint me voir pour que je l'aide à arrêter de s'arracher les cheveux. En effet, elle passait son temps à enrouler de fines mèches de ses beaux cheveux blonds autour de ses doigts et à tirer dessus jusqu'à ce qu'ils se déracinent : trichotillomanie !
Elle faisait cela depuis toujours, selon elle, et aucun des nombreux thérapeutes qu'elle avait consultés n'avait pu arranger la situation, en France comme aux États-Unis.

Lors de notre première rencontre, j'eus tout de suite envie de lui faire vivre une régression « dans une vie antérieure » – je ne sais pourquoi – mais je gardai cette brillante idée pour moi, ne sachant si elle réagirait bien si je lui en parlais.
J'optai donc pour une technique de Nouvelle Hypnose : un Recadrage hypnotique, que l'on utilise habituellement pour traiter les compulsions. Cela semblait parfaitement indiqué.

La semaine suivante, face à l'absence de changement chez ma patiente, j'osai lui proposer la fameuse régression. Elle accepta avec grand plaisir, m'expliquant qu'elle avait toujours voulu vivre pareille expérience. Ouf !...
Aussitôt dit, aussitôt fait, nous commençâmes l'induction en ouverture, de type Humaniste. Je guidai la jeune femme à se percevoir plus grande et plus vaste que son seul corps physique. Goethe disait que « pour qu'un homme accomplisse tout ce qu'on lui demande, il doit se considérer comme plus grand qu'il n'est. » Ma patiente se sentit bientôt *aussi vaste que l'univers, pouvant sentir les galaxies flotter en elle...*
« Et, comme un océan, capable de bercer toute la vie qui le remplit... vous pouvez laisser aller votre esprit au travers cet immense vous-même... d'une étoile à l'autre... par-delà l'espace... et le temps... Comme de pouvoir sentir la vague arriver, en savourer la turbulence... tout en ressentant tout au fond de vous-même son origine... ce qui a provoqué la vague... Tout là-bas... Et laisser tranquillement votre attention se déplacer jusqu'à ce point... précis. »

La jeune américaine suivait scrupuleusement mes instructions. Elle était rapidement entrée en transe. Après ce qu'on appelle une « expansion matérielle », nous étions assez facilement passés à une « expansion temporelle ».

Cette phase intermédiaire franchie, j'orientai ma patiente vers *un espace et un temps où se trouve la solution.*

« Je vois une lumière, murmura-t-elle.

- Ok, alors permettez aux yeux de votre esprit de s'ouvrir. Approchez-vous suffisamment de cet endroit pour prendre pied. Laissez-vous poser… doucement… et ressentir ce qu'il y a à ressentir, là où vous êtes… »

N'ayant pas cité précisément l'origine de la vague temporelle de mon induction (celle-ci aurait pu tout autant provenir du présent, du passé que du futur), je n'avais aucune idée de ce qu'allait trouver la jeune femme. Elle aurait pu aussi bien découvrir un endroit futuriste ou une des planètes d'un monde parallèle !

« Vous sentez votre corps ? demandai-je afin de l'aider à entrer vraiment dans l'expérience.

- Oui, confirma-t-elle.

- Vous avez des vêtements ? (ce n'était pas évident !)

- Oui, une belle robe longue, bleue ciel, et une haute coiffe blanche sur la tête. »

Je laissai la voyageuse en esprit apprécier l'endroit vivait où cette expression d'elle-même.

Elle me décrivit une sorte de château moyenâgeux, entouré de prairies et bordé sur un côté par une profonde forêt.

Il ne se passait pas grand-chose, alors je l'invitai à se diriger vers la période de cette *vie* où il se produisait quelque chose d'important pour elle.

« Heu… Je ne sais pas… C'est juste qu'il fait beau… Je suis en train de sortir du château.

- Vous êtes seule ?

- Oui, je vais me promener, comme je le fais souvent.

- Quel âge avez-vous, à peu près ?
- Seize ans. Je suis mariée, mais mon mari n'est pas là et mes sœurs sont occupées… Oh !...
- Oui ?... Que se passe-t-il ?
- Il y a un homme, là…
- Et ?
- Il est à cheval… Il lance sa monture vers moi… Oh, non, il empoigne son épée ! NON !!! »

Je vis alors ma patiente lancer sa main en avant, comme pour retenir quelque chose. Terrible impression. Le cavalier lui aurait-il coupé la tête ?… Et ce geste ? Avait-elle tenté de la retenir ?... La jeune femme s'était effondrée en larmes et je la fis rapidement se dissocier de la scène :

« Allez ! Appuyez un grand coup sur vos jambes : envolez-vous ! Allez ! Elancez-vous dans le ciel. Sortez de là !!...
- (elle se calme un peu et renifle)
- Voilà, c'est bien… Tranquille… Je ne veux pas savoir ce qui s'est passé. »

Tout à coup, je remarquai, noué autour de son cou, le même foulard rouge, qu'elle portait lors de la première séance…

Curieuse coïncidence !

Alors, à la manière d'une Remodélisation d'Histoire de Vie (cf. le cas d'Antonio, p. 265), j'aidai ma patiente à remonter dans le temps, juste avant l'accident, afin qu'elle puisse trouver la manière de changer le cours des évènements.

« Réfléchissons… Que pourriez-vous faire pour que tout se passe bien pendant cette promenade ? »

La jeune américaine était très créative. Elle inventa de multiples solutions et nous les essayâmes, les unes après les autres… Voir le coup arriver et s'en défendre ? Tchac ! Non, loupé… Convaincre une de ses sœurs de l'accompagner ? Tchac, tchac ! Encore pire !... Cherchez encore…

Finalement, la jeune femme eut l'idée de sortir à cheval *et* accompagnée d'un garde.

« Voyons ce que cela donne, cette fois.
- Je vois l'homme arriver… Il se méfie, on dirait… Oui, il hésite… Ça y est, c'est bon, il part.
- Et vous continuez votre promenade ?
- Oui, c'est bien, maintenant.
- Vous me promettez de toujours sortir accompagnée, désormais ?
- Je vous le jure ! » lança-t-elle en riant.

Pour le plaisir, nous laissâmes le temps défiler encore un peu, afin qu'elle profite du plaisir d'avoir des enfants, de les voir grandir, de partager son bonheur avec sa famille.

Lorsque la jeune femme revint pour une séance de suivi, elle se déclara enchantée de son voyage dans le passé et m'expliqua ne plus s'être tripotée, ni arrachée les cheveux depuis. Et elle n'avait plus son foulard rouge.

Je la revis plusieurs mois après – elle souhaitait que je l'aide à arrêter de fumer. Elle me confirma sa guérison et un indescriptible soulagement, qui allégeait sa vie.

L'exorcisme de Sandra

« Je vous préviens, je prends les hommes pour des punching-balls !... Alors, vous voulez toujours me recevoir ?
- Venez donc, je pratique également les arts martiaux ! »

Quel accueil ! Sandra venait de me téléphoner, après avoir trouvé mes coordonnées au hasard dans l'annuaire, car le centre de désintoxication du coin refusait de prendre en charge sa fille de seize ans, droguée, si elle-même, la maman, ne se faisait pas suivre psychologiquement.

Pour sauver sa fille, elle avait pris rendez-vous « avec le premier venu », pourvu qu'il lui fasse l'attestation nécessaire.

Autant dire qu'elle n'était pas demandeuse de thérapie. Et j'avais cru comprendre qu'elle avait un problème avec les

hommes. Pourquoi donc alors m'avoir choisi, moi, un homme ?
Il m'était bien arrivé, un jour, de recevoir une femme victime de viol, et dont l'agresseur se prénommait : Olivier ! Peut-être est-ce parce que « là où croît le péril, croît aussi ce qui sauve », comme le disait le poète ?

Quoi qu'il en soit, notre première rencontre fut aussi surprenante pour Sandra que pour moi. D'abord parce que, au contraire de ses menaces, elle fut charmante, dès le départ – bien que de tempérament assez rude. Peut-être avait-elle senti une différence en moi, par rapport aux autres hommes de son entourage ? En effet, malgré son maquillage noir très marqué, ses cheveux courts, noir de jais, dressés sur sa tête, et une tenue intégralement d'ébène, Sandra était sciemment assez sexy. Une façon, je suppose, d'accentuer la provocation. Son corsage était largement entrouvert et laissait voir la broderie de son soutien-gorge, aussi noir que tout le reste.
Bien que sa poitrine fut pratiquement inexistante, j'imagine que la pointe de chair qui illuminait toutes ces ténèbres devait attirer l'œil – ce qu'elle s'empressait évidem-ment de prendre pour la pire offense.

Sandra avait déclaré la guerre aux hommes, mais « c'était eux qui avaient commencé ». Son dernier compagnon, père de sa plus jeune fille, l'avait battue au point de la plonger plusieurs semaines dans le coma. Son visage portait les cicatrises des coups reçus. Ses oreilles étaient recousues contre son crâne.
Sandra m'expliqua avoir eu, lors de cette ultime bataille, de nombreuses côtes cassées et de multiples lésions internes…

Mais je n'avais pas réagi en voyant Sandra se profiler dans l'ouverture de ma porte – ni à son décolleté, ni à ses cicatrises. Et cela l'avait immédiatement calmée.
Nous avions donc commencé à discuter, presque comme si nous étions amis de longue date.
C'est que Sandra était loin d'être une femme ordinaire !

Nous nous vîmes pendant plusieurs mois. Elle avait beaucoup à guérir en elle, encore plus qu'elle n'avait eu à cicatriser à l'extérieur... Nos discussions portaient sur tout et rien à la fois, sur la vie en général, y compris dans ses aspects les plus spirituels, et Sandra était enchantée de cela car, dans son milieu, elle ne connaissait personne à qui parler de tout ça.

Un jour que nous discutions, le regard de Sandra s'enfonça dans le vague, puis soudain, elle me demanda le téléphone.

« Chérie ? fit-elle, sitôt que son interlocuteur décrocha.

- Je n'ai rien fait du tout, maman...

- Sors de cette cuisine et ne recommence jamais ça !

- Bien maman.

- C'était ma fille, m'expliqua-t-elle en raccrochant. Elle jouait avec les allumettes et du papier, dans la cuisine. »

Comment avait-elle su ça ??

A chaque séance, il se passait de petites choses curieuses, comme cela. Une autre fois, alors que nous avions pratiquement terminé le travail qui nous avait fait nous rencontrer, elle m'amena son journal intime. Quatre mois avant notre rencontre, elle avait noté un rêve. Elle avait rêvé d'un jeune homme (j'étais bien plus jeune qu'elle), qui faisait de la musique (il y avait un piano dans ma salle de consultation), qui la ramènerait vers la lumière – et c'est littéralement et émotionnellement ce que nous avions fait ensemble, lors de nos rencontres.

Je l'avais aidée à pardonner à son ex-compagnon. Cela avait si bien fonctionné que, pour la première fois depuis l'agression, elle avait pu accompagner sa fille chez lui, au lieu de la poser au coin de la rue, à cent mètres de sa maison. Elle avait senti ce calme profond, signe incontestable de la guérison de toutes blessures intérieures – un sentiment désarçonnant pour la personne en face. L'homme s'était lui aussi senti vidé de toute colère, de toute haine.

J'avais aussi aidé Sandra à se libérer de l'emprise d'une secte satanique. Vous voulez que je vous raconte ?

Allons-y !

Un matin, Sandra arriva chez moi d'humeur plutôt chagrine. Nous étions comme deux amis, je lui demandai donc très directement ce qui n'allait pas.

« Je ne t'ai jamais vraiment raconté ce qui m'arrivait avec Jeanne… confia-t-elle, d'une voix agitée… Elle fait partie d'un groupe de femmes, et elle m'y a invitée, depuis deux ans maintenant… Des trucs bizarres ! Un jour, Jeanne m'a offert un rocking-chair. Au début, je croyais que c'était les enfants qui l'avaient fait bouger… mais non : il bouge tout seul ! »

Bien. J'étais peut-être, pour je ne sais quelle raison, plus proche de Sandra que d'un autre patient, mais pas de là à tout gober sans réfléchir. Toutefois, ma profession m'avait habitué à conserver toujours le plus grand calme, quoi qu'il arrive.

« Et alors ? fis-je, de l'air de celui que rien ne surprend.

- Et alors, depuis que j'ai ce satané fauteuil, il m'arrive d'être éjectée de mon lit en pleine nuit !... Le fauteuil ne bouge pas tout seul. Il y a quelque chose dedans.

- Quelque chose dedans ?

- Oui, mes filles aussi ont vu le lit bouger et des objets posés dessus sauter en l'air, projetés !

- Et le rocking-chair ?

- Personne ne s'assoit jamais dedans… Par moment, je ne peux même plus utiliser ma chambre. Je dors ailleurs.

- Oui, c'est une histoire de fous… Ça ne peut pas continuer. Quel est ton rapport, exactement, avec ce groupe ?

- Moi, je ne connais que Jeanne. Mais elle fait de la magie noire. Elle m'apprend ces trucs-là… Moi, je ne voulais pas, mais ça avait l'air amusant, au début. J'étais curieuse.

- Je comprends bien. Le problème, c'est que l'on attire ce sur quoi on porte notre attention, alors on ne peut pas dire que ce soit un domaine très lumineux, n'est-ce pas ?... Donc, que tout cela existe ou non, cela attire à toi – parce que cela te met dans un état d'esprit particulier – des choses plutôt noires. »

Elle était toute noire ! Depuis que je la connaissais. C'était la première fois que je faisais une remarque, bien qu'indirecte, sur ses tenues. Je la laissai réfléchir quelques secondes.
« Bon, que veux-tu que nous fassions ?
- Moi, je ne connais que Jeanne, répéta-t-elle. Mais elle me dit que, maintenant, je suis prête. Elle veut que je rencontre leur groupe… Elles ont un gourou… Mais je sais qu'ils font des trucs que je n'aime pas. Je n'ai pas envie.
- Et tu ne peux pas le dire à ton amie ?
- Je ne sais pas si c'est mon amie !... Je n'ai pas du tout envie d'y aller, c'est tout… Je suis coincée.
- Dis donc, tu es une boxeuse d'hommes professionnelle, ce n'est pas un paquet de nanas qui va t'arrêter ?... Bon, ok… On se fait une petite expérience, à ma façon ? »

Sandra entrait extrêmement bien en transe. Elle se déconnectait jusqu'à de profonds états hypnotiques. De plus, elle avait de l'entraînement, grâce à nos déjà nombreuses séances d'hypnose. L'induction fut donc facile et rapide.
« Ok, alors laisse ton esprit rejoindre Jeanne… Où est-elle ?
- Elle est devant l'entrée d'une grotte. Elle veut que je la suive à l'intérieur.
- Alors, c'est le moment de vérifier tes intuitions… Je suis là, je te suis. »
Sandra réagit à mes allusions et sa respiration commença à s'accélérer. Elle entrait dans la grotte, symbole d'inconnu.
« Raconte-moi… demandai-je.
- Il y a beaucoup d'autres femmes. Elles m'accueillent. Elles sont très gentilles avec moi, elles me tendent les bras et me sourient…
- Et toi, tu es contente ? Tu te sens bien ?
- Je suis inquiète. Je ne vois plus Jeanne. Elle est devenue l'une de ses femmes… Ah, elles s'écartent devant moi… Je vois un homme, tout au fond de la caverne.
- Il y a de la lumière ?

- Oui, c'est éclairé par plein de bougies. Cela fait une lumière ambre, oscillante… Mais je ne me sens pas bien. J'ai une mauvaise impression.
- L'homme a l'air dangereux ?
- Non, il paraît accueillant, comme toutes les autres. Il me fait signe de m'approcher de lui.
- Eh bien, fais au moins quelques pas vers lui, pour ne pas attirer la méfiance. Je suis avec toi… C'est bon, tu y es ?
- Oui. »

Et là, quelle idée me prit de lui proposer :
« Un miroir… Tu connais la propriété de la vie et des miroirs ? Tous deux sont pareils : la vie est comme un miroir. Si tu lui grimaces, elle te grimace ; si tu lui souris, elle te sourit. Ta vie est le reflet de ce que tu as en toi… Ce n'est pas toujours amusant ni facile à accepter, mais c'est un excellent test, et tout à fait neutre, puisque toi seule en es juge… Alors, tu sais ce que tu pourrais faire, là ?
- (elle secoue la tête, en signe de négation)
- Tu pourrais faire le miroir, pour tous ces gens… Leur renvoyer ce qu'ils t'envoient. Si c'est aussi positif et bénéfique qu'ils le disent, ils seront les plus heureux du monde et tu sauras vraiment ce qu'il y avait au fond d'eux… Par contre, s'il y a autre chose en eux… »

Là, Sandra prit une interminable inspiration, son visage se figea d'effroi et elle ouvrit en grand ses yeux, tout blancs, révulsés à cause de l'hypnose… Et un long hurlement jaillit de ses poumons !!... Elle se leva d'un bond et partit en courant dans la pièce, frappant contre les murs au hasard.
« Olivieeeeeeer !!! criait-elle. Olivieeeeeer !!! Aide-moi !!! »
Dans ces moments-là, le temps s'arrête, comme pour me laisser le temps de réfléchir à cette grande question : pourquoi moi ?? Je regardai Sandra courir dans mon bureau de douze mètres carré. Elle n'allait pas bien loin… Mais elle allait finir

par se faire mal. Je me mis donc en travers de son chemin et elle se jeta involontairement sur moi.

Quand elle sentit mon contact, elle m'agrippa les mains de toutes ses forces. Je fis pression sur ses poignets pour la rassoir dans le fauteuil et maintins la prise pour la calmer et marquer ma présence physique.

« Ben voilà ! Tu sais, maintenant… remarquai-je d'une voix calme et posée. Alors, tu vas pouvoir sortir de là… Appelle la solution… Vas-y ! Appelle-là ! »

En Hypnose Humaniste, le thérapeute n'est qu'un accompagnant, un guide. Il ne suggère rien de décisif. Il peut proposer des portes, indiquer le chemin, mais toutes les décisions cruciales sont prises par la personne. Choix et recherche de solutions lui appartiennent, un peu comme le papillon naissant de sa chrysalide, qui a besoin de l'effort de sa libération, de tendre ses ailes pour quitter la prison de soie, afin d'emplir son corps de la force qui lui permettra de s'envoler. Aidez-le à se libérer de son cocon, et vous le tuez. Bien involontairement, c'est sûr, mais vous le tuez.

Chacun a à se délivrer de ses propres prisons.

« Oh… laissa-t-elle échapper doucement… Une plume ! »

Sandra levait les yeux au ciel.

« Il y a une plume ?

- Oui, une toute petite plume. »

Sandra saisit du bout des doigts la plume venue du ciel, et le fin duvet l'emporta vers le soleil.

Longtemps après cette expérience, Sandra avait encore les yeux qui s'humidifiaient en pensant à « sa » plume.

Son amie Jeanne, curieusement, avait laissé plusieurs mots inquiets sur son répondeur téléphonique, au moment-même où nous faisions notre expérience. Elle dut se vexer, car Sandra n'en entendit plus jamais parler.

Et le lit arrêta de bouger !

Cette expérience marqua un tournant radical dans la thérapie de Sandra, qui changea de ce jour du tout au tout.

La ténébreuse combattante arriva à notre prochain rendez-vous avec un petit chemisier orange vif sous son cuir noir !

Un mois plus tard, Sandra s'habillait de couleurs variées, en noir de temps en temps, pourquoi pas, mais aussi de multiples autres façons, comme les femmes aiment le faire.

Alors, cet *exorcisme* : rêve ou réalité symbolique ?

Les plus rêveurs d'entre vous y verront une réalité indubitable, une véritable conjuration, le désenvoûtement de forces obscures, qui auraient emprisonné Sandra peut-être à tout jamais, en achevant d'obscurcir son âme déjà meurtrie.

Les plus psychologues remarqueront l'analogie entre l'homme redouté, le « gourou » de son rêve et la part d'ombre masculine de Sandra, son *animus* dirait Jung. C'était probablement cette part de son Inconscient qui avait attiré à elle des hommes en apparence gentils, mais qui cachaient à chaque fois une grande violence. La mémoire de ses relations passées lui avait appris à se méfier de tels hommes, et dans notre expérience, c'était ce qui lui avait permis de se libérer.

Le miroir que je lui avais proposé avait dévoilé le symbole négatif et l'avait retourné contre lui, le métamorphosant.

Ayant illuminé sa part d'ombre, Sandra avait pu contacter ce qui lui était autrefois interdit : son paradis intérieur, symbolisé par la plume – celle d'un ange, bien sûr !

Sandra s'était ouverte à une vie meilleure, non pas dans un paradis virtuel, inaccessible, mais bien ici et maintenant, très concrètement, avec ses deux filles.

Saviez-vous que le monde était empli de magie ? Il existe de nombreuses dimensions parallèles, séparées d'un cheveu à peine. L'enfer et le paradis sont ici – pas besoin de chercher plus loin. Et il s'en faut de peu pour passer de l'un à l'autre.

Nadège raccompagne la petite fille

Nadège était une femme sérieuse ! Directrice marketing d'une importante société internationale, elle pensait avec logique et vivait dans un monde des plus rationnels.

Si elle n'avait pas fait la connaissance de ce grand et bel homme, quelques mois auparavant, elle ne se serait pas retrouvée à suivre cette étrange formation en Hypnose !

Oui, elle avait enfin trouvé l'amour, et elle sentait que son nouveau compagnon pouvait être « le bon ». Elle l'avait suivi en formation, pour ne pas être séparée de lui – et puis, elle avait pris goût à cette forme de travail psychologique. Cela n'était pas si incohérent que cela, cela avait une raison, un sens, des règles. Oui, cela l'intéressait vraiment !

Ce que Nadège n'avait pas prévu, c'est qu'on ne peut pas apprendre une pratique comme l'Hypnose sans travailler aussi sur soi ; car le premier outil thérapeutique, c'est le thérapeute lui-même. Ainsi, chaque jour, l'apprenti hypnothérapeute s'affine, se découvre, et cela remue beaucoup, à l'intérieur.

Depuis bientôt une quinzaine d'années, j'ai vu passer des milliers d'élèves en formation à l'Hypnose ; je connais les effets de ma formation, les vagues – creux et pics – et leurs répercutions sur le moral. Par exemple, certains sentent tout de suite que « quelque chose » bouge en eux. Ceux-là veulent quitter la formation le jour-même. Instinct de survie, routinier. C'est normal et compréhensible : je suis pareil, dans une situation identique. L'Inconscient se défend, il veut rester comme il a toujours été. C'est humain.

Pour la majorité, le creux arrive après trois ou quatre jours. Le moral s'effondre : « je n'y arriverai jamais ! »… Et il faut du courage pour surmonter cette baisse de confiance. Mais les assistants de formation sont là pour montrer l'exemple : eux aussi débutaient, il n'y a pas si longtemps, et ils s'en sont sortis. La preuve ! C'est donc possible !

Et les nuits sont souvent tumultueuses, pleines de rêves.
L'Inconscient est en effervescence… et s'il contient d'anciennes bulles, celles-ci vont se libérer, comme le gaz qui s'échappe en bouillonnant du plus profond du lac, quand passe une vague ou un courant plus fort que les autres.
Et quand les bulles crèvent la surface, l'esprit conscient a l'opportunité de comprendre enfin ce qui se trame sous le miroir opaque des profondeurs. Et changer.

Voilà comment le compagnon de Nadège en vint à glisser un message de SOS sous la porte de ma chambre d'hôtel, un soir très tard : la jeune femme était devenue hystérique, elle hurlait puis riait, puis pleurait, et hurlait encore !
Elle semblait revenir à elle, puis tout recommençait. Elle qu'il connaissait si calme et si cartésienne…

Malheureusement, je n'étais pas dans ma chambre d'hôtel ce soir-là, et quand je rentrai, il était trop tard – Nadège et son compagnon s'étaient endormis d'épuisement.
Je les retrouvai tous deux en formation, le lendemain. Nadège était aussi paisible qu'à son habitude.
Nous convînmes d'un rendez-vous, le soir même, afin que je puisse vérifier par moi-même cette étrange situation et confirmer à Nadège qu'elle pouvait poursuivre la formation, l'esprit tranquille. C'est qu'elle s'inquiétait pour sa santé mentale, et il est vrai qu'il y avait de quoi ! Les gens pouvaient réagir parfois fortement à la formation, mais jamais à ce point-là. Ici, il y avait autre chose à débusquer.

Ainsi que nous en avons déjà parlé, il me semble que lorsqu'une personne est emprisonnée dans des comportements inconscients, involontaires – des comportements qui touchent à son identité tout entière, et non pas simplement superficiels, comme le besoin de fumer, de se ronger les ongles ou de manger plus que de raison – la dernière des choses à faire serait de plonger la personne un peu plus dans son Inconscient.

Certes, cela nous permettrait d'accéder directement aux mécanismes du symptôme, mais la personne étant inconsciente, le thérapeute serait le seul à pouvoir suggérer de nouvelles directions à l'Inconscient – ce qui serait un abus de pouvoir tout à fait inacceptable, hors de toute éthique.

L'autre solution, utilisée en Hypnose Ericksonienne et Nouvelle Hypnose, serait d'utiliser un langage suffisamment vague pour que l'Inconscient comprenne qu'il doive bouger, mais sans qu'on lui dise quoi faire, ni comment, ni quand, ni rien du tout de concret, en fait… Et l'Inconscient se mobilise, active ses ressources créatives et change de direction.

La personne se transforme, bien sûr, mais toujours dans le seul cadre qui lui est accessible : celui de l'Inconscient.

Par exemple, on demandera à la partie psychologique inconsciente responsable d'un comportement alcoolique de mettre à jour toutes les raisons de cette addiction, puis d'utiliser ces raisons pour générer (toujours inconsciemment) de nouvelles manières de répondre à ces mêmes causes – toujours dans le même schéma, donc, mais plus positivement.

C'est ce que j'avais fait avec Gérard (p.138), et il avait arrêté de boire en une seule séance. Cela fonctionne à merveille !

MAIS ! Cela n'avait rien changé à la personnalité de Gérard, fondée sur des mécanismes inconscients que seule une volonté supérieure, hors de l'Inconscient lui-même – qui a pour seule fonction de s'auto-entretenir – pourrait changer.

Richard Bandler le dit très bien : *« le cerveau n'est pas conçu pour obtenir des résultats, mais pour suivre une direction. Si vous savez comment le cerveau fonctionne, vous pourrez choisir vos propres directions. Sinon, quelqu'un d'autre le fera pour vous »* ! C'est très clair.

Lorsque notre Inconscient s'est bâti, nous étions bien trop jeunes pour choisir nos directions – ce sont donc nos parents qui ont fait ce choix pour nous, oh bien sûr, très involontairement ; mais ils l'ont fait. Suivant les directions qu'ils suivaient eux-mêmes à cause de leurs propres parents, etc, etc.

Il n'y a donc pas de « responsable ». Pas la peine de chercher un coupable, vous remonteriez aux premiers temps de l'Humanité… pour en conclure que les premiers hominidés, tout comme vous enfant, ne savaient pas plus que vous ce qu'ils faisaient. Vous voyez : pas de coupable. Seulement l'opportunité de prendre conscience, et de se dire : « eh bien, j'ai fait ceci jusqu'à présent, et c'était le mieux que je pouvais faire ; alors, maintenant, je préfère vivre autrement ! »

Changer de direction ! Et comme Richard Bandler le présuppose, en parlant du cerveau à la troisième personne, comme d'un objet à manipuler : il faut bien quelqu'un pour commander à ce cerveau. Vous ! *Vous* êtes votre propre « directeur de conscience », à condition d'agir par-delà la machine, et non depuis son intérieur – entravé et aveugle.

A condition d'agir en conscience, donc.

C'est ce qu'avait fait Sandra. En état élargi de conscience, elle avait pu jouer avec ses mécanismes inconscients – non pas en suivant les directions de l'Inconscient, comme un surfeur déséquilibré qui retrouve enfin le flux de la vague (ce qui est parfait en d'autres situations thérapeutiques) mais en parvenant à *changer la direction de la vague !*

Voilà qui est « agir en conscience », guidé par ses plus hautes aspirations, et non par les besoins animaux et émotionnels d'un cerveau aux réponses archaïques.

L'être humain fait cela sans cesse, bravant le chaos naturel pour comprendre, grandir, bâtir, évoluer. Avançant obstinément, de peur de reculer s'il s'arrêtait !

Je n'allais donc pas plonger Nadège un peu plus dans son Inconscient, apparemment affolé et paniqué. J'allais tenter de lui en redonner les commandes, lui permettre d'en prendre conscience et de changer ce qu'il y avait à changer.

Bien sûr, ce devait être au niveau symbolique car, comment discuter avec une personne, si ce n'est dans son langage ?

Vous vous souvenez, parfois, de vos rêves ? Et ils vous semblent souvent futiles, incompréhensibles. Pourtant, il n'y a que rarement des rêves inutiles. Ils ont tous leur signification. Et je fus le premier étonné de l'apprendre, par l'expérience.

On ne comprend pas le langage très symbolique de l'Inconscient, fait d'analogies et de références à un monde qui ne nous préoccupe guère. Imaginez la déception de votre Inconscient, tentant chaque nuit de vous faire comprendre ses besoins, et vous – ignare – incapable de saisir ses messages !

Les rêves ont tous un sens ; il n'y en a pas d'inutiles – même ces rêves que l'on dit « utilitaires », « de tri », qui servent soi-disant à faire le ménage dans votre psyché. Ceux-là aussi, aussi surprenant que ce soit, ont un sens.

C'est donc bien dans sa langue à lui que l'Inconscient s'exprimera – et que vous soyez en Conscience ne vous permettra peut-être pas plus de le comprendre. Mais vous pourrez tout de même l'utiliser, jouer avec – et pas seulement dans le seul cadre des réponses inconscientes, celles qui vous viennent naturellement à l'esprit lorsque vous êtes éveillé ou en transe hypnotique traditionnelle. En état élargi de conscience, vous aurez accès à la même connaissance que Chantal (p.316) ; des choses qui vous dépassent et vous offriront la possibilité et la chance de vous dépasser.

Par contre, en Hypnose Humaniste, il n'y a pas de technique de confusion, on ne cherche pas à égarer le mental, à le perdre. Il est donc toujours possible à la personne de juger et critiquer ce qui lui arrive. Elle est seule maître à bord ; elle décide.

Il faudra ainsi avoir la sagesse d'accepter et de faire ce qui vient à l'esprit, dans cette forme d'Hypnose, car cela contredit parfois ce à quoi l'on croyait auparavant – ce qui nous paraissait sensé et raisonnable, judicieux ou bon pour nous. C'est ce qu'avaient su faire Oumff, le grand sorcier, et la jeune américaine venue en Europe soigner une vie antérieure moyenâgeuse ! C'est ce qu'allait aussi apprendre Nadège…

« Alors, Nadège, que s'est-il passé, hier soir ? Tu avais l'air plutôt calme, aujourd'hui, même joyeuse…

- C'est ça, intervint le mari, c'était comme hier soir, ces crises de rire : Nadège ne rit jamais comme cela !

- C'est vrai, Nadège ? » fis-je en regardant la jeune femme droit dans les yeux.

Mon attitude directe entra en résonance avec ce qui se cachait dans l'esprit de Nadège, dont le visage changea aussitôt d'expression. Son regard se fit défiant et sa voix devint cristalline, comme celle d'une petite fille.

« Ça te r'garde pas ! lança-t-elle.

- Ben non, ça c'est sûr, répondis-je avec un ton de voix enfantin. Mais comme j'suis curieux… j'voudrais bien savoir. T'as quel âge, déjà ? »

Dans les situations de crise psychotique, il est absolument déconseillé de pratiquer l'Hypnose : l'induction, à base de dissociation, achèverait de briser le lien ténu entre le monde réel et le monde imaginaire de la personne. Elle décompenserait complètement et deviendrait difficile à rattraper.

Par contre, l'induction hypnotique Humaniste rassemble et réunit ; elle s'ouvre aux dimensions de l'esprit de la personne, offrant la possibilité de récupérer les morceaux épars et de les remettre enfin ensemble.

C'est probablement la seule bonne technique de manipulation psychologique à pratiquer sur une personne psychotique. Et, contrairement à l'habitude en Hypnose Humaniste, on fera « revenir » la personne, ce qui participera à densifier encore plus la nouvelle structure de sa personnalité.

Ici, je me trouvais face à une partie isolée de la psyché de Nadège, seule aux gouvernes de l'ensemble de la personne. Il me fallait la traiter, faire en sorte de lui apporter soulagement, puis réunir la personne en elle-même.

« Je sais pas mon âge, gémit Nadège petite fille.

- Oh… tu sais pas ?... Bah, tu as au moins quatre ans !

- Non, j'ai trois ans, répliqua aussitôt la fillette.
- Ah, trois ans ? Tu fais plus grande ! »

A côté de nous, le compagnon de Nadège était halluciné !

« Et tu fais quoi, ici ? » demandai-je.

Nadège petite fille me regarda un long moment, figée. J'avais apparemment touché la corde sensible… Son visage s'effondra et la fillette se précipita dans mes bras, en pleurs.

« Je suis toute seule ! pleurait-elle.
- Mais, ils sont où, tes parents ?
- (redoublant de pleurs) Ils sont partis…
- Ben, ils sont partis où ?
- Ils sont au ciel… »

Je jetai un œil au compagnon de Nadège, qui me faisait *non* de la tête. Ses parents étaient toujours vivants.

« Ils sont partis sans toi ?... continuai-je. Ils savent que tu es là, au moins ?
- Je sais pas… Je les vois pas…
- Et tu n'as personne, ici ?
- Si… ma copine…
- Ta copine ? Qui c'est ?
- Ben, Nadège ! »

Ok. De deux choses l'une : soit il s'agissait d'un dédoublement de personnalité, soit la fillette était *réelle*.

Vu la situation, assez étrange, j'optai pour la seconde hypothèse. J'allai prendre la fillette pour une personne à part entière, séparée de Nadège. Jouer le jeu.

« C'est ta copine depuis longtemps ?
- Oh, oui !
- D'accord. Et elle ne peut pas t'aider ?
- Non, elle ne peut rien pour moi… mais elle est gentille.
- Bon, et tu aimerais retrouver tes parents ?
- Oh oui, bien sûr ! Tu sais où ils sont ?
- Donne-moi la main… tu vas voir. »

La fillette s'installa sur mes genoux (souvenez-vous qu'elle avait bien la trentaine passée et que son compagnon regardait la scène, les yeux ronds !). On se donna la main.

Je commençai une rapide induction en ouverture :

« Allez, il y a comme quelque chose qui peut s'ouvrir en toi, comme une porte… C'est un peu comme une fleur qui s'ouvre… et ça s'ouvre… et tout ce que tu es grandi… Tu t'envoles vers les étoiles… toujours assise ici, avec moi, et à la fois partout… partout, partout… Voilà : prend une grande inspiration… Plus grande que ça, allez !... Voilà, c'est bien… Et à chaque grande et profonde respiration, tu deviens plus grande et tu veux voir que tu peux ouvrir tes ailes… comme si tu avais un grand vêtement, avec des manches très larges… et quand tu tournes sur toi-même, ça fait virevolter tes manches et elles viennent frôler les étoiles, partout… Et si tu tends tes bras, tu peux jouer avec… Et sentir ton corps reposer sur la petite Terre, ici… Et tu sens aussi tout le monde qui vit ici… et tout le monde qui vit partout… Et tu sais très bien qui tu cherches… qui tu veux retrouver.

- Papa ! s'écria Nadège-fillette.

- Oui, et maman, aussi.

- Oui, mais c'est papa que je vois, là-bas !

- Oh ! Où est-il, dis-moi ?

- (montre du doigt) Il est là-bas, dans la lumière.

- Dans la lumière ? D'accord… Et tu veux le rejoindre ?

- Oh oui, oh oui !

- Alors, vas-y…

- (hésite) J'ai peur…

- Et de quoi, dis-moi. Tu veux que je vienne avec toi ?

- Oui (elle serre ma main plus fort).

- Alors, je viens… Vas-y : envole-toi vers ton papa… (je laisse passer quelques dizaines de secondes) Ça va ? Tu le vois toujours ? Il est content de te retrouver ?

- Oui, il me sourit… Je m'approche de lui… Il est dans une grande lumière… Maman est juste derrière lui. »

Je sentais que l'heure de la séparation d'avec Nadège-adulte était venue. Il allait falloir rompre ce lien, d'une manière ou d'une autre, et je craignais que la « petite fille » n'hésite ou, pire, ne rebrousse chemin. Il est d'usage, dans les accompagnements de deuil, de proposer à la personne qui reste de *couper* le lien qui l'unit à la personne décédée. Là, je n'étais en contact qu'avec la fillette qui remontait au ciel… et il me semblait que le fait de couper ou d'interrompre quoi que ce soit pouvait la freiner, la bloquer dans ce qu'elle avait à faire.

Puis je vis une alliance d'argent, à l'un des doigts de la main droite de Nadège :

« Tu sais ce que tu dois faire, maintenant ? dis-je.

- Non, répondit la fillette.

- Tes parents sont là-bas, tout proche, c'est ça ?

- Oui…

- Et tu aimerais bien les rejoindre ?

- Oui…

- Mais tu ne le fais pas… Tu sais pourquoi ?

- Ben, non… fit la fillette avec une petite moue.

- Moi, je sais que tu as un peu peur de perdre ta meilleure copine. C'est pas vrai ?

- Si, sourit-elle.

- Alors, c'est facile : il te faut un souvenir d'elle. Quelque chose qui fera que tu pourras toujours lui parler, être avec elle. Tu vois le joli petit cordon d'argent qui vous relie, toute les deux ? (petite suggestion de ma part, basée sur un fait souvent observé durant ce genre d'expérience)

- Oui, je le vois. Il est entre Nadège et moi.

- Voilà. Eh bien, fais passer ton doigt tout autour de ce joli cordon d'argent, pour t'en faire une bague… »

J'avais espoir qu'en procédant ainsi, le cordon lâche, et c'est ce qui se produisit. Aussitôt, le corps de Nadège, toujours assise sur mes genoux, et qui s'était blottie contre moi, me parut plus ferme – non plus comme le corps d'une enfant, mais comme le corps d'une femme ! Cela en devenait presque gênant, tout à coup. Je jetai un œil au compagnon, qui n'avait rien perçu de particulier.

Je continuai donc à parler à Nadège d'une voix enfantine, au cas où...

« Et tu peux rejoindre tes parents, maintenant. »

Nadège rit doucement. Sa voix était plus grave. Adulte.

« Elle est partie ! » dit-elle.

Incroyable. Je l'avais senti !

Nadège rouvrit les yeux. Elle était parfaitement bien, soulagée. Nous nous regardions sans rien dire, incrédules de tout ce que nous venions de vivre... Puis, je proposai au couple d'aller dîner ensemble (ce qui allait me permettre de vérifier discrètement que Nadège était bien revenue à son état normal).

La soirée fut fort sympathique et les semaines de formation qui suivirent me montrèrent que Nadège avait bien retrouvé sa personnalité adulte.

Elle me raconta avoir eu, enfant, une petite copine orpheline qui s'était fait renverser par une voiture, devant elle. D'après elle, c'était son esprit qui, perdu, l'avait rejointe à ce moment-là et ne l'avait plus quittée. Nous lui avions permis de retrouver ses parents.

Plusieurs nuits durant, Nadège rêva de sa petite copine. Elles gardèrent contact, toutes les deux.

Neuf mois plus tard, Nadège devint maman... d'une petite fille ! Dont je devins le parrain.

C'était il y a dix ans, maintenant. Nadège et son compagnon se sont mariés et vivent heureux. La famille s'est agrandie.

Nadège a quitté depuis longtemps son travail d'entreprise. Elle est devenue thérapeute, utilisant ainsi le don qu'elle s'est découvert à aider les autres.

Ludovic retrouve sa maman décédée et arrête la drogue

La coupe *rasta*, le bonnet coloré, le tee-shirt Bob Marley : mon jeune patient était très typé ! Il travaillait dans l'import-export d'instruments de musique africains, tambours, etc.

Alors, bien sûr, les instruments n'arrivaient pas toujours « à vide »... Pourtant, il venait pour arrêter de fumer.

Non, ce n'était pas du tabac !

Nous parlions, il y a quelques pages, du cas de Gérard qui avait arrêté de boire (p.138). Je vous expliquais dans l'histoire de Gérard que beaucoup d'hypnothérapeutes craignent les patients alcooliques ou drogués car, en état d'hypnose, ceux-ci ne perdent pas autant conscience que le patient ordinaire – à cause de leur habitude des « états modifiés de conscience ».

Etant plus présents que les autres, ces patients peuvent à tout moment juger ou critiquer la procédure thérapeutique, ce que certains thérapeutes n'apprécient guère ! En effet, il est bien plus facile d'appliquer une technique au petit bonheur la chance sur un patient anesthésié, que de vérifier au fur et à mesure de l'intervention, grâce à une personne bien éveillée, que notre approche thérapeutique est en adéquation.

Certains hypnothérapeutes ont même été jusqu'à écrire que l'Hypnose n'était pas une pratique indiquée pour le traitement des addictions à l'alcool ou à la drogue ! Tout ça parce qu'en fait, ils n'arrivent pas à les soigner.

En Hypnose Humaniste, le souci de l'état d'éveil de la personne ne se pose pas, puisqu'il n'y a jamais endormissement. C'est une chose à laquelle on veille, par exemple en faisant continuellement parler la personne. De plus, comme je vous l'ai déjà expliqué, il n'y a pas de dissociation en Hypnose Humaniste, donc pas de « perte de conscience », de mise en état d'inconscience. La personne est et reste consciente. Et même souvent bien plus consciente qu'à l'ordinaire, d'où le nom de l'état hypnotique Humaniste : *Etat Extra-ordinaire de Conscience*. Plus qu'ordinaire.

Bien que pensant avoir affaire à une simple compulsion, que l'on traite habituellement en mode inconscient, en Hypnose Ericksonienne, j'optai je ne sais pourquoi pour une induction hypnotique *en ouverture*, de type Humaniste donc.

La chose me fut facilitée par la cause même de la venue du jeune homme en consultation : il fumait du haschich. Je lui demandai donc de me décrire les effets de cette drogue sur lui. C'était une induction dite *par rappel d'une transe précédente*, sans la dissociation habituelle conscient/Inconscient.

Alors que Ludovic me décrivait son « *dernier* pétard » (ambiguïté volontaire destinée à lui suggérer indirectement que ce pétard pouvait être, non pas le dernier en date, mais bel et bien « le dernier », tout court), je commençai une Remodélisation d'Histoire de Vie – une technique dont je vous ai déjà parlé plusieurs fois.

Après une rapide régression, qui permit à Ludovic de remonter le temps, de souvenirs en souvenirs, mon jeune patient devint soudain muet. Son visage était livide.

Alors, il peut arriver que l'on ait une tête un peu étrange, quand on est en état d'hypnose : le teint pâle, les traits très tirées, les mâchoires crispées, etc. Cela n'a rien d'anormal et la personne dans cet état n'en est pas le moins du monde dérangée – il n'y a que pour nous que c'est curieux à voir.

Maintenant, en cas de doute, il est bon de simplement demander à la personne si tout va bien, ce qu'elle confirme généralement… La respiration saccadée du jeune rasta ne me disant toutefois rien qui vaille, je lui demandai à plusieurs reprises si tout allait bien. Toujours pas de réponse.

« Ok, alors sors de là ! intimai-je avec fermeté. Allez, prends une grande respiration. Allez, vas-y ! Et élance-toi. Sors d'ici ! »

En état ordinaire de conscience, vous pourrez toujours ordonner à quelqu'un en crise émotionnelle de se calmer, vous obtiendrez juste l'effet contraire : de plus en plus de pleurs ! On ne peut pas stopper volontairement un état de choc.

Mais on peut sortir *involontairement* de cet état, c'est-à-dire non pas grâce à un effet de la volonté, mais parce que notre Inconscient aura réagi à une suggestion hypnotique – et c'est là un des grands avantages de la thérapie hypnotique : si je vois que la personne frôle un très mauvais souvenir, je peux lui demander de ne plus rien voir. Juste entendre et ressentir. C'est une dissociation, non pas entre le conscient et l'Inconscient, mais entre la personne et le souvenir traumatique.

Ainsi, je pourrais lui suggérer de ne plus rien ressentir et de tout voir et entendre, ou l'inverse, lui permettant de franchir l'épreuve avec bien plus de facilité : retrouver les informations, prendre conscience, mais sans souffrance, ou au contraire laisser l'Inconscient se purger, se nettoyer, pleurer un bon coup, sans savoir pourquoi, et donc sans être choqué et sans empirer la situation par des interprétations morales.

Ludovic étant en transe hypnotique, ma suggestion lui permit de s'extirper de l'expérience douloureuse qu'il semblait avoir retrouvée.

« Alors, fis-je, dis-moi ce que tu vois…

- Je suis au pied de l'escalier. »

Et le jeune homme s'effondra en larmes, sans m'en dire plus… Il est normal de laisser s'exprimer l'émotion. Il suffit de se retrouver face à soi, plus jeune, pour s'en retrouver saisi, même si la situation est très ordinaire. Le vécu hypnotique est suffisamment réaliste pour être impressionnant !

Alors, quand la situation est grave, il est bien normal d'en être touché, même si on ne revit pas directement la crise.

« Voilà, l'encourageai-je calmement. C'est bien… Respire. Et dis-moi juste… qu'est-ce qu'il se passe ?

- Ma mère est morte. »

Oh ! Surprise ! Je pouvais m'attendre à beaucoup de choses, en ce qui concerne une addiction, mais pas à cela.
« Ta mère est morte ?... Mais, dis-moi, quel âge as-tu ?
- J'ai douze ans. Ma mère devait m'emmener faire des courses. Elle était au premier étage et elle a glissé dans l'escalier en descendant. »

C'était horrible ! La mère de ce garçon s'était cassé le cou devant lui, en tombant dans l'escalier. Pas étonnant qu'il soit traumatisé… Je comprenais tout à coup pourquoi il voulait *s'envoyer en l'air* avec ses pétards : en fait, il cherchait inconsciemment à retrouver sa mère décédée.
Je basculai aussitôt sur un Traitement de Deuil, un raccompagnement comme nous l'avions fait avec Nadège et sa petite fille. Il fallut bien se rendre à l'évidence : la maman était « toujours là ». Ludovic la recherchait aveuglément, à chaque fois qu'il fumait… et c'était l'espoir constamment renouvelé de la retrouver qui l'empêchait d'arrêter.

Je vous passe les détails, traditionnels, d'un traitement de deuil : la montée vers le ciel, main dans la main avec la maman, à travers un tunnel de lumière au bout duquel attendent, prêts à accueillir la maman, des êtres chers et quelques *êtres de lumière*, le cordon à couper... Emotion.
Aller et retour, la séance dura tout juste une heure. Le jeune homme s'en alla, peu convaincu de l'efficacité de ce que nous venions de faire – de ce qu'il venait de vivre.

Huit mois plus tard, Ludovic me rappela pourtant, afin que je l'aide à arrêter de fumer. « Les pétards ? » demandai-je. Silence au bout du fil… Cela faisait huit mois qu'il avait arrêté et je venais juste de lui en faire prendre conscience, par ma question ! Pour lui, nous n'avions fait ensemble qu'un « voyage astral », très impressionnant, mais rien de plus.
Il ne se droguait plus et ne s'en était pas rendu compte. Je le reçus pour la cigarette. Il arrêta aussi en une séance.

= 14 =
AU PARADIS DES BEBES

La dame était plutôt grosse... et elle pleurait sans arrêt. Dépressive ! C'était assez facile à comprendre.

A la lecture du titre de ce chapitre, et avec l'expérience que vous avez, après plus de trois cent cinquante pages de récits d'hypnose, vous pourriez deviner la technique que je vais choisir pour aider cette dame à sortir de sa dépression. Après tout, nous avons parlé d'un cas quasi similaire page 215, à propos d'une femme dépressive depuis quarante-quatre ans !

Il me semble qu'il y a tout de même ici un détail à préciser.

Connaissez-vous les photos Kirlian ? Il s'agit d'un procédé photographique basé sur une différence de tension électrique. Vous posez vos mains sur une plaque métallique isolée et on envoie du courant électrique. Vous voyez alors apparaître une luminescence bleutée. Comme on a disposé du papier photo entre vos mains et les plaques, la lumière bleutée s'imprime sur le papier et vous obtenez une jolie photo de votre énergie.

Le procédé existe depuis très longtemps, et on sait maintenant interpréter les différences de rayonnement, essentiellement parce qu'ils suivent les méridiens d'acupuncture – que l'on voit d'ailleurs très clairement sur les photos.

Tout cela pour dire que lorsqu'une personne est dépressive, cela se voit sur ses photos Kirlian. L'empreinte énergétique révèle beaucoup de choses, y compris l'état physiologique ou affectif – et même si la personne a bien mangé ce midi !

Là où nous sortons de l'ordinaire, c'est lorsque le problème est exogène, c'est-à-dire lorsqu'il ne vient pas de l'activité propre de la personne. Lorsque « autre chose » est en cause.

On peut ainsi photographier une agression psychique...

Tout comme on voit très bien à l'image lorsque « maman n'est pas partie », comme dans le cas de Ludovic : une boule d'énergie flotte à côté de la personne, reliée à elle par un ensemble de filaments énergétiques !

Il faut le voir pour le croire ! Et l'imagerie Kirlian démontre d'autres phénomènes bien plus étranges encore.

Pour lors, je voulais simplement pointer qu'une dépression pouvait être *endogène*, provenir de l'état d'esprit de la personne même, ou *exogène* : provenir de « quelque chose » d'extérieur.

La dame dépressive depuis plus de quarante ans souffrait d'une dépression endogène. Elle n'avait pas fait son deuil.

Par contre, Ludovic, tout comme la grosse dame en pleurs, ne me paraissait pas souffrir à cause d'un trouble psychologique – du moins, pas directement. Si la mère de Ludovic s'en était allée, il aurait pu faire son deuil, lui, avec les années. Mais sa mère était toujours « par là », et il la sentait…

Mon intuition me disait que la grosse dame souffrait pour une cause similaire.

« Alors, que s'est-il produit de particulier, il y a deux ans, lorsque vous avez commencé à ressentir cette dépression ? demandai-je plusieurs fois.

- Rien du tout. Non rien » répondait à chaque fois la dame.

Certes, j'aurais pu la guider dans une régression, à la recherche de la source de sa tristesse intérieure, ou mobiliser ses ressources inconscientes pour surmonter cette épreuve soi-disant inconnue… Mais, il me semblait important que cela se passe en conscience, sans pouvoir dire pourquoi.

Alors, j'insistai… Et puis, enfin, la dame marmonna entre deux larmes, d'un air de dire que cela n'avait aucune importance :

« Oh, j'ai bien fait une fausse couche… »

Ah, tiens !

« Oh… Et à quel terme était-ce ?

- Six mois, répondit la dame en pleurant de plus belle.

- C'est terrible…

- Nous avions déjà choisi le prénom, continua la femme en cherchant un nouveau mouchoir… C'était une fille… Mon mari et moi, nous avions déjà terminé sa chambre.
- Et vous n'avez jamais voulu un autre enfant, depuis ?
- Si, bien sûr, mais nous n'y arrivons pas. Le médecin a dit que c'était une stérilité psychologique. »

Evidemment.

De toute évidence, nous étions partis pour un nouveau traitement de deuil.

Aussitôt après une induction *en ouverture* – qui se fit plus facilement que je ne l'aurais cru – j'évoquai la mémoire du défunt bébé. Bizarrement, il semblait déjà *parti*, comme si le deuil avait déjà été fait. Nous partîmes donc à sa recherche.

« Je sens où elle est, expliquai la maman.
- C'est très bien… Suivez votre intuition.
- (après un moment) Ça y est, j'y suis… Oh ! »

La femme venait d'éclater en sanglots, mais l'émotion était différente. Il ne s'agissait plus d'une "fuite émotionnelle", comme si les pleurs étaient les larmes d'énergie s'échappant de la personne, mais d'une belle, forte et saine émotion.

« C'est le paradis des bébés ! s'exclama la femme, sans doute un peu plus fortement qu'elle ne l'aurait voulu… Il y a ma fille. Elle est là ! C'est elle, j'en suis sûre. »

Une fillette de deux ans accueillait sa maman.

Séquence émotion.

L'endroit sortait tout droit d'un conte de fées, tout un paysage merveilleux, agréablement planté et bordé d'arbres. Au centre, il y avait une mare, à l'eau lisse comme un miroir.

La petite fille y amena sa mère et lui montra sa vie à venir. Pendant ce temps, la femme décrivait à haute voix, parlait à sa fille, lui répondait. J'écoutais sans dire mot. Elles finirent par se séparer, la mère promettant à l'enfant de vivre heureuse, l'enfant lui assurant sa présence silencieuse.

L'enfant défunt avait soigné sa mère.
La sortie de transe se fit toute seule ; ce n'était plus moi le guide. La femme et moi, nous nous quittâmes dans un silence respectueux de ce qui venait de se passer, échangeant nos sourires complices. Nous savions bien tous deux qu'il n'y avait rien à ajouter.

Vous devinez la suite. La dame avait arrêté de pleurer. Elle reprit le cours de sa vie et reçut l'heureuse nouvelle quelques semaines plus tard : elle était enceinte !

Andrea ne veut plus de fantômes

Tout cela pourrait paraître purement psychologique si les photos Kirlian ne venaient nous prouver par l'image l'existence de présences… (cf. en Bibliographie, Hadjo)
Le procédé est également intéressant dans des cas plus ordinaires. Une photo d'un jeune garçon traumatisé par un accident montre que toute sa psyché est bloquée : les zones dédiées à l'esprit n'apparaissent tout simplement plus du tout sur les photos ! Il suffit d'une induction hypnotique et d'une régression pour voir réapparaître toute l'image, de pleines grappes de *boules toxiques*. Les marques du traumatisme.
Une dernière photo après la séance d'Hypnose montre la disparition des boules toxiques et une image énergétique pleine et entière, saine et rayonnante.

Mais il n'est pas toujours possible de photographier les phénomènes les plus étranges.
Vous avez déjà entendu parler des *poltergeists* ? Les esprits frappeurs des légendes. Réalité ou fiction ? Qui sait ?
De curieuses petites boules d'énergie se baladent parfois sur les photos Kirlian, hors des zones photographiables, c'est-à-dire là où il n'y a pas d'électricité pour marquer le papier !
Mais alors, quelle énergie a marqué la photo ?

J'imagine votre mine perplexe !

Je vous avais prévenu qu'en Hypnose Humaniste, il fallait avoir l'esprit ouvert à toutes sortes de choses… Les curiosités de la vie étant souvent scientifiquement invérifiables (expériences non-reproductibles, et pour cause !), disons que leur réalité dépend de votre opinion à leurs sujets. Et chaque « vérité » étant par nature strictement subjective, il est donc impossible de différencier ou de juger les *vraies* des *fausses*.

Conclusion : chacun son opinion !

Et il faut bien avoir l'esprit ouvert et tolérant quand une grande et jolie jeune femme comme Andrea pousse votre porte.

Le papa, banquier très rationnel, m'adressait sa fille vraiment en dernier recours, comme cela arrive souvent en Hypnose.

Les gens ont suivi une thérapie inefficace pendant trois ans (mais le thérapeute était sympa, se justifient-ils) et ils ne laissent souvent qu'une chance à l'hypnothérapeute de les soigner ! Une séance… Ils demandent un miracle là où personne d'autre n'a réussi. C'est gentil de faire confiance, mais nous aimerions aussi, en Hypnose thérapeutique, avoir un peu de temps devant nous…

Certains cas, non-existentiels, peuvent être traités très rapidement – en fait, ce sont des dysfonctions de l'Inconscient : allergies, phobies, compulsions, etc. Il est alors assez facile de redonner à la Nature son cours originel. L'Inconscient ne demande que cela. Souvent une séance suffit.

Mais lorsque la personne amène toute une vie déstructurée, c'est un travail immense, thérapeutique et de maturation pour la personne – cela ne se fait pas en une fois ! Il faut avancer tranquillement, prendre le temps de mûrir les choses, comprendre et changer à son rythme. C'est une évolution.

« Même l'exorciste du diocèse n'a rien pu faire pour elle, m'expliqua le père.

- Et vous avez pensé à moi, alors… Sympa ! »

Andrea voyait des fantômes.

De deux choses l'une, soit nous entrions dans le premier cas : l'Inconscient dysfonctionnait, pour une raison ou une autre, et l'affaire serait rapidement et facilement réglée ; soit Andrea souffrait de troubles psychotiques, suite à une vie plus ou moins horrible ou traumatisante, et là cela demanderait beaucoup plus de temps pour espérer une rémission.

Bien sûr, il restait l'option « étrange » : que la jeune femme ait de réelles perceptions. Mais cela n'existe pas, n'est-ce pas ?

A vingt-six ans, la jeune femme était architecte et travaillait dans un milieu d'hommes où il lui fallait se faire respecter quotidiennement. Son travail avançait correctement, sans plus.

Elle n'avait pas de relation amoureuse fixe et elle élevait seule son premier enfant, âgé de quatre ans. Chose inquiétante : lui aussi voyait des fantômes.

Dans la maison – ce que confirma le sérieux papa banquier – les meubles s'ouvraient tout seuls, les pendules s'arrêtaient quand Andrea entrait et reprenaient quand elle sortait, et autres phénomènes plus que surprenants.

Alors, hallucination collective ? Hystérie contagieuse ?

Malheureusement, comme nous le disions plus haut, dans le domaine psychique, il est impossible de discerner ce que l'on pourrait espérer être « la vérité » : un phénomène concret objectivable par tout observateur. L'esprit a ses particularités que la raison cartésienne ordinaire ignore. Ce que l'on retrouve d'ailleurs dans d'autres domaines, plus scientifiques, comme la physique quantique où, comme l'expliquait Einstein : *la théorie détermine l'observation.* Ce que vous pensez de la situation fabrique la situation. Autrement dit, vous ne voyez que ce à quoi vous croyez (et non l'inverse).

Fidèle à la philosophie Humaniste, ouverte et tolérante, je pris donc pour réelles les perceptions d'Andrea. Qu'elles soient symboliques ou réelles ne changeaient rien pour moi.

Outre l'aspect terrifiant de telles visions, et le fait que son médecin voulait la faire interner pour schizophrénie, la situation devenait dangereuse, car Andrea ne savait plus faire la différence entre les « vivants » et les « morts ».
C'est-à-dire qu'en voiture, elle pouvait piler en plein milieu de la route, croyant avoir vu quelqu'un traverser !...

La première chose que je fis fut de la prendre au sérieux : nous discutâmes longuement de ses visions, elle m'apprit ce qu'elle savait des *fantômes* et je fis de même, d'un point de vue purement philosophique.
Une induction Humaniste permet théoriquement de s'ouvrir aux dimensions les plus subtiles de la Vie. N'étant pas capable moi-même de percevoir les champs d'énergie, comme certains prétendent le faire (aura, etc.), j'aide mes patients à prendre conscience d'eux-mêmes, à percevoir leurs propres énergies, puis à faire ce qu'il faut pour arranger leur situation.
On n'est jamais mieux servi que par soi-même !
Plusieurs expériences d'Hypnose Humaniste permirent ainsi à Andrea de se familiariser avec ses perceptions, de communiquer avec ses « fantômes », leur poser des questions, obtenir leurs réponses... Elle commença à ne plus les craindre.

Puis, nous tentâmes diverses approches : demander aux âmes défuntes d'aller habiter ailleurs, par exemple !
Imaginez que son fils de trois ans fixait le salon, depuis le haut de l'escalier. Sa mère lui demande ce qu'il voit, et le fils de répondre :
« Il y a tous les messieurs-dames qui mangent en bas. »
La mère descend l'escalier pour se mettre à hauteur de son fils et *voit* (dit-elle) toute une famille installée dans son salon, les uns se restaurant, les autres bavardant, avec des enfants qui courent partout et font les fous !
Alors, cela peu faire rire ou paraître douteux, vu de notre côté, mais imaginez que *vous* voyiez réellement cela dans votre salon, de vos yeux : dans quel état seriez-vous ??

La première réaction de la jeune femme avait été probablement celle que vous auriez eue aussi. Elle avait été voir un psychiatre, qui lui avait prescrit les médicaments appropriés à son cas... Mais cela n'avait strictement rien changé – outre qu'elle était nébuleuse toute la journée.

Nous avions alors tenté de régler son *niveau de perception*, comme une radio, afin de ne plus percevoir que ce qu'elle voulait bien – et de faire de même pour son fils.

D'abord, elle me rapporta que son fils allait mieux. Il dormait et n'affolait plus sa maîtresse avec des histoires horribles. Finalement, Andrea prit conscience de l'origine de toutes ses perceptions : elle-même !

Que ces *fantômes* existent ou non importait peu, puisque tout le monde ne les voyait pas. Il lui suffisait de devenir « comme tout le monde »... ou presque !

Quelque chose, un *réglage* différent, faisait qu'elle voyait ce que d'autres ne voyaient pas. Il s'agissait de modifier ce réglage, si ces perceptions ne lui étaient pas utiles.

Elle avait trouvé sa solution logique !

Après notre quatrième rencontre, Andrea me raconta qu'elle ne voyait plus de fantômes, même si elle croyait toujours en l'existence d'autres formes de vie que la vie organique, incarnée, que nous connaissons tous.

Elle avait même commencé à appliquer nos discussions plus philosophiques dans la vie (cf. Core Gem, en Bibliographie).

J'avais suggéré à Andrea d'utiliser ses *pouvoirs* pour réaliser ses rêves plutôt que ses cauchemars.

Si elle était si certaine d'avoir provoqué tout ce chaos dans sa vie, si elle était réellement l'origine de toutes ces choses, alors elle n'avait qu'à centrer son Intention, son désir de vie, dans une direction plus appropriée. Tout simplement !

Quand vous n'avez pas pour habitude que vos pensées se réalisent aussitôt dans votre vie, cette idée peut vous paraître absurde, mais quand vous venez de passer plus d'une année à vous battre avec l'effet très concret de vos pensées, la prise de conscience de votre « pouvoir créateur », de votre influence sur la réalité, est un *eurêka* salutaire, salvateur !

Les yeux d'Andrea s'agrandirent, et je pouvais littéralement la voir imaginer son avenir, meilleur, idéal. Elle souriait.

Deux mois après, un après-midi, alors que nous n'avions plus de contacts téléphoniques depuis quelques temps, des coups de klaxon sous mes fenêtres attirèrent mon attention : c'était Andrea dans une Mercedes flambant neuve !

Elle m'avait pris au mot. Son activité était désormais florissante, les contrats tombaient les uns après les autres, et elle avait rencontré l'âme-sœur. Elle allait bientôt se marier. Et elle avait tenu à venir me montrer le signe de sa réussite : la voiture que je lui avais prédit qu'elle conduirait bientôt !

Dominique passe au travers du soleil

Je connaissais la voix de la personne qui venait de prendre rendez-vous avec moi : je l'avais déjà rencontrée dans une autre ville. Suite à une erreur de numéro, Dominique m'avait raconté sa vie au téléphone, puis je l'avais reçu en consultation – une fois. Souvenez-vous, c'était page 62…

Il s'était avéré que la voix féminine à qui j'avais parlé presque une heure au téléphone appartenait à un homme, et pas franchement efféminé – si ce n'était le boa rose ! Voilà pourquoi j'avais mémorisé la voix de ce singulier personnage.

Et il me rappelait ! Comment cela pouvait-il être possible ? Dominique avait pour habitude de visiter tout thérapeute s'inscrivant sur l'annuaire. J'avais déménagé – et les hasards de la vie l'avaient fait déménager aussi, dans la même ville.

Cela fait beaucoup de hasards, vous ne trouvez pas ?

Lors de notre première rencontre, je n'avais fait qu'effleurer le problème : Dominique avait un énorme problème d'identité sexuelle. Il caricaturait une attitude féminine, admirant Mylène Farmer (« quand j'ai l'âme en joie, je chante ses chansons, tout nu dans mon jardin » m'avait-il avoué). Bien qu'il affirmât ne pas être homosexuel, Dominique aimait regarder des images d'hommes nus et m'avait – pour l'occasion – apporté moult photos de lui, dans le plus simple appareil… afin d'illustrer les poèmes qu'il m'avait gentiment composés !

Il espérait aussi que je lui fasse quelques doux « massages intégraux » ou que je lui fasse rencontrer « d'autres hommes comme lui ». C'est d'ailleurs grâce à ces espoirs non démentis que je l'avais attiré dans mon antre thérapeutique.

Je me doutais que je n'aurais qu'une seule possibilité d'aider Dominique – quoi que je puisse faire pour lui.

Celui-ci arriva en avance à notre rendez-vous. Il n'avait pas son boa rose, j'étais presque déçu !

Dominique me tendit une main flasque en se dandinant, puis entra et posa son sac à main et ses quelques affaires en tas derrière la porte d'entrée – malgré le porte-manteau.

Il était pure joie ! Je devais être son cadeau de Noël, la meilleure chose qui lui arrivait depuis longtemps. Le pauvre.

Dès que je pus me libérer de tous les poèmes, photos et dessins de nus qui constituaient le lourd dossier qu'il avait ouvert sur mes genoux, je proposai à Dominique « une expérience érotique ». Pieux mensonge !

Dominique ferma les yeux en se trémoussant dans mon fauteuil. Il s'attendait certainement à quelque chose de très *physique*… C'est un peu tout de même ce qui se produisit :

« Vous ne commencez pas ? fit-il, impatient.

- Le plus grand plaisir commence par l'esprit – je suis psy, ne l'oubliez pas, j'ai mes vices à moi… Laissez-moi vous faire découvrir mon monde.

- Hmmm » laissa-t-il échapper, indécis.

Et je commençai mon induction hypnotique.

Dominique entra en transse avec toute la rapidité que l'on pouvait attendre de quelqu'un d'aussi sensible.

Malgré tout, je continuai à approfondir l'induction… Il voulait des sensations ? Il allait en avoir !

Après quarante-cinq minutes d'induction de transe, Dominique avait oublié jusqu'à son prénom ou son existence sur Terre. Je lui avais fait vivre diverses activations psychocorporelles (lévitation… du bras ! lourdeur, chaleur, hallucinations, etc.) assorties d'un véritable bombardement de toutes les suggestions camouflées que j'avais pu imaginer.

Le principe d'une maladie est qu'il s'agit d'un état anormal. Je ne savais pas ce qui coinçait ou n'allait pas dans le bon sens, chez Dominique – et il ne me donnerait probablement jamais l'occasion de le savoir – alors je pris le parti de le soigner, quoi qu'il ait, de lui faire vivre un vaste échantillon de tout ce que je savais faire, susceptible de l'aider à recouvrer le bien-être physique et moral.

C'était très simple : si son état psychologique était normal, alors il resterait le même, en mieux, même. Par contre, s'il avait le moindre souci, j'espérais que toute la lumière que j'envoyais à Dominique chasserait cette ombre.

« Et cela me rappelle une histoire » m'entendis-je dire.

Le temps d'un souffle, le temps s'arrêta pour moi : je n'avais absolument aucune idée de ce que j'allais lui raconter. La vérité, c'est que je n'avais aucune histoire en tête.

Et, comme vous le savez peut-être, en Hypnose, afin d'être parfaitement calqué sur la personne accompagnée, le thérapeute parle en rythme avec sa respiration. J'avais donc placé ma phrase sur l'expiration ; Dominique et moi avions ensuite pris une légère inspiration ; puis je devais reparler.

Je basculai alors sur une métaphore…

Cela vous est-il déjà arrivé de vous écouter parler ? Pas simplement de prendre plaisir à parler, mais vraiment apprendre de ce que vous entendez… alors que ça sort de votre bouche !

Nombre de thérapeutes vous raconteront ces moments hors du temps où le mental a laissé place à une plus grande conscience – exactement comme si *autre chose* parlait à travers vous. C'est pertinent, c'est plein de sens, c'est aussi bien structuré que possible. En fait, comme dit l'expression, vous auriez voulu faire tout cela exprès, vous n'auriez pas pu mieux faire ! C'est la magie en action.

Je crois intimement que c'est cela, la *thérapie*, ce qui soigne la personne. Le thérapeute n'est qu'un intermédiaire entre ce phénomène de la Nature et le patient. C'est un flot.

Voilà pourquoi, en essence, la séance d'Hypnose est une longue prière du thérapeute pour son patient.

Je me laissais bercer avec lui par les mots qui me venaient. Il était question d'un vilain petit canard qui était en fait un aigle, d'une basse-cour où personne ne reconnaissait le petit canard-aiglon à sa juste valeur, puis d'un envol, très haut dans le ciel… si haut qu'il traversa le soleil, au summum d'une ascension pleine d'émotion. L'immense et puissante boule de feu et de lumière franchie, Dominique s'était lavé de tout chaos, la part féminine en lui (« celle que nous avons tous, nous les hommes ») avait repris sa place, laissant sa liberté à la part masculine de l'aiglon grandissant, etc.

Dominique rouvrit les yeux sans que je ne le fasse *revenir*. Il avait découvert une autre facette du monde et s'était transformé.

Il se leva en vacillant et rejoint le coin où il avait posé ses affaires. Je le vis s'agenouiller, puis se recroqueviller sur lui-même, la tête contre la poitrine. Il respirait très fort, comme choqué, ou sonné… Je respectai son silence.

Enfin, il se releva. J'eus l'impression qu'il se tenait plus droit. Qu'il était plus carré, aussi.

« Je crois que nous n'aurons plus l'occasion de nous revoir, fit-il d'une voix que je ne lui connaissais pas, grave et virile.

- En effet » acquiesçai-je en souriant doucement.

Il me serra la main de façon très ferme et me dit étrangement adieu.

Un de mes collègues me donna involontairement de ses nouvelles : il me raconta qu'il se faisait draguer depuis plusieurs mois par un de ses patients, auquel il avait maladroitement confié son téléphone personnel, et que celui-ci le harcelait continuellement. L'homme correspondait parfaitement à la description de Dominique !

Or, le patient en question avait cessé d'appeler, presque un mois durant. Et lorsqu'il avait fait sa réapparition, ce n'était plus le même. Comme si un fantôme s'était envolé. Une blessure béante s'était refermée. Le mariage sacré du Masculin et du Féminin avait eu lieu, donnant naissance à un être épanoui qui s'émerveillait maintenant de la Vie.

Joséphine et Raquel rencontrent leur âme-sœur

Lorsqu'on accepte de quitter le point de vue individualiste et de percevoir le monde comme une Unité, nous tous réunis, membres d'une même grande famille, comme peuvent l'être toutes les cellules d'un même grand corps, beaucoup de choses mystérieuses trouvent leur explication.

Par exemple, des chercheurs ont demandé à un groupe d'une douzaine de personnes de se concentrer sur un générateur aléatoire de sons. Il s'agissait d'un compteur Geiger – vous devez déjà en avoir entendu. Le crépitement qui sort de ces appareils détectant la radioactivité est parfaitement chaotique. Pourtant, lorsque l'ensemble du groupe se concentrait, il pouvait faire diminuer ou augmenter, à volonté, la fréquence des « clic-clic-clic-clic » qu'émettait l'appareil !

C'est déjà étonnant, mais lisez un peu la suite : l'équipe de chercheurs a renouvelé l'expérience avec un autre type de sons, tout aussi aléatoire. Il s'agissait des « tac-tac-tac » des pneus de voitures passant sur un tuyau en plastique tendu en travers d'une route. Bien entendu, on ne peut prévoir combien de voitures passeront, à quel rythme et à quel moment...

Là encore, le groupe, ignorant qu'il s'agissait de bruits de véhicules bien réels, qui roulaient au même moment sur une route de la région, est parvenu à augmenter ou diminuer la fréquence des « tac-tac-tac ».

Par contre, l'implication de cette dernière expérience est très différente : il est une chose d'admettre que l'esprit puisse modifier la constitution ou l'activité de la matière... Il est bien autre chose d'admettre qu'un groupe humain puisse interférer sur l'activité d'un autre groupe humain, totalement ignorant de l'expérience en cours !

Une autre expérience, réalisée en juillet 1993 à Washington, a prouvé qu'un groupe de 4000 personnes pouvait faire chuter le taux de criminalité d'une ville entière, simplement en envoyant de « bonnes pensées ». La police, prévenue de l'expérience, a bien été obligée de constater l'impossible : la criminalité a baissé de presque 25% pendant un mois (les policiers interviewés peu auparavant avaient déclaré à la télévision qu'il faudrait qu'il neige en plein juillet pour que la criminalité baisse tant soi peu !)...

Vous admettrez comme moi que la simple gentillesse n'a jamais arrêté la violence. Ce n'est donc pas par « effet placebo » que les criminels de la ville de Washington ont commis moins de méfaits. Ce n'est pas non plus pour faire plaisir à qui que ce soit... Aucune influence directe n'était possible. La seule explication est qu'ils ont *décidé*, par eux-mêmes, de ne pas commettre ces méfaits. Ils n'en avaient pas envie... Quelque chose les avait mis dans un autre état d'esprit. Tout comme pour les automobilistes qui passaient sur le tuyau en plastique en travers de la route. Personne ne les a forcés à prendre leur voiture un peu plus tard pour diminuer les « tac-tac-tac » qu'entendait le groupe.

Il y a une connivence de pensées dans l'Humanité.

Quand le groupe a désiré que la fréquence des « tac-tac » diminue, le nombre de voitures qui passaient sur le tuyau tendu en travers de la route a baissé. Il fallut que des personnes comme vous et moi modifient le cours de leur vie.

Etant donné qu'il est impossible de montrer l'existence d'une quelconque « force » contraignante entre le groupe et les automobilistes, venant de partout dans le pays, l'explication la plus plausible est l'Unité : nous sommes tous les cellules d'un même grand corps. Le *super-organisme* de l'Humanité.

Ainsi, si je désire lever la main, les cellules de ma main et de mon bras s'envolent. Etaient-elles d'accord pour cela ? Je crois qu'elles s'en fichent : elles sont d'accord pour faire ce que je désire faire, car elles sont « moi ». Elles sont heureuses de bouger si je veux bouger, car à ce moment-là, elles aussi ont envie de bouger. Et lorsqu'il me plaît de rester immobile, elles aussi préfèrent rester immobiles.

Car nous ne formons qu'un seul Être.

Tout comme l'Humanité et ses six milliards de cellules.

Ainsi, il suffit qu'un groupe suffisamment nombreux ait un désir de paix pour que cela fasse chuter, par effet statistique, le désir de violence, la colère, le mépris, la jalousie, la peur, etc.

En fait, il y avait environ 600.000 habitants à Washington en 1993. Si vous calculez, Cela signifie que 0,66% de la population a eu une influence positive sur l'ensemble de la ville !

De là à chercher à savoir combien il faudrait de personnes de bonne volonté pour influencer la terre entière…

Je vous laisse le plaisir de calculer. Toujours est-il que l'on comprend tout à coup beaucoup mieux l'importance de la joie de vivre au quotidien, de la bonne humeur et de la tolérance !

C'est la raison pour laquelle, en Hypnose Humaniste, on aide chaque être humain à changer, car un par un, c'est toute l'Humanité qui change. Comme le dit le Coran : « Qui sauve un homme sauve l'Humanité ». C'est de cette mission que vient l'appellation *humaniste* de l'Hypnose Humaniste.

Il existe néanmoins des applications plus simples et plus individuelles à la notion philosophique d'Unité.

Vous avez déjà entendu parler de ces femmes, battues dès leur enfance par un père violent, et qui continuent d'être battues par leurs conjoints successifs ? Franchement, comment est-il possible de tomber systématiquement sur un homme violent ? Tous les hommes ne sont pas des brutes… (si si !)

Quel mystère attire quasi systématiquement les êtres qui vont bien ensemble – pour le meilleur et pour le pire ? Chacun se retrouvant avec la personne qui reflète le couple de ses propres parents, en symétrie parfaite ou en évitement, ce qui revient au même, la racine étant la même.

Il faut que les Inconscients se reconnaissent. Mais il faut tout de même au préalable qu'ils se rencontrent !

Voici deux histoires qui mettent en évidence cette fameuse loi de l'Attraction : on attire ce qu'on a en soi. Vous qui vous intéressez à l'Hypnose, vous comprendrez peut-être mieux que d'autres ce que l'on entend par « en soi ».

En effet, la plupart d'entre nous n'obtiennent jamais ce que nous désirons… consciemment ! Or, si la loi d'Attraction est juste, si on attire à soi ce qu'il y a en nous, cela signifie que c'est autre chose que notre mental, notre esprit conscient, qui a eu un effet d'attraction, qui a créé les évènements.

Notre Inconscient !... C'est en effet lui qui détermine chacun de nos actes, chacune de nos émotions, la moindre de nos pensées, une demi-seconde avant que nous n'en prenions conscience. C'est lui qu'il faut parvenir à aligner avec nos désirs et nos rêves – afin de ne plus être condamné à obéir sans espoir de changement aux ordres d'un passé révolu.

Joséphine était une jolie petite dame brune d'une trentaine d'années, un peu ronde et toute en sourire. Pourtant, elle recherchait désespérément l'âme-sœur : l'homme avec qui elle vivrait heureuse et ferait ses enfants.

De toute évidence, je ne pourrais rien faire en Hypnose ordinaire pour aider Joséphine. Je pouvais par contre lui expliquer certaines bases de la philosophie Humaniste, en particulier le phénomène d'Attraction et le principe d'Unité.

Ses nouvelles convictions, si toutes ces théories étaient vraies, lui permettraient d'aimanter son futur amant !

Alors, parfois, on entend les critiques cyniques et aigries de quelques intellectuels au teint gris contre ce qu'ils appellent : la « pensée magique ». Selon eux, ce serait la pire des maladies !... Alors, soit ces messieurs ont raison et de pauvres gens naïfs s'illusionnent – pourtant, leurs croyances, tout comme les religions, les aident à supporter une vie souvent difficile. Qu'y a-t-il de mauvais à cela ? Soit, ces messieurs ont tort, et les pensées créent réellement la réalité, comme on le voit déjà dans les laboratoires de physique où *la théorie détermine l'observation* : les idées de l'observateur deviennent réalité concrète et mesurable !

Comme toute vérité, par essence subjective, on ne pourra jamais prouver qui a raison, des uns ou des autres. Donc, autant suivre André Gide, lorsqu'il nous explique que « *la croyance que je considère comme vraie est celle qui me permet de faire le meilleur usage de ma force, me donne les meilleurs moyens de transformer mes vertus en action* ».

Alors, tant pis, j'allais faire preuve de « pensées magiques » avec la belle Joséphine !

Parmi les différentes formes d'inductions hypnotiques Humanistes, il en est une que je nomme *Intériorisation consciente.* Elle consiste à plonger en soi, tout comme en Hypnose ordinaire, mais en faisant le maximum pour garder conscience, ce qui est plutôt difficile, car anti-naturel.

La personne atteint alors un état d'hyper-conscience, qui gomme peu ou prou le caractère non-conscient de l'Inconscient.

Etant « Un-Conscient », il est plus facile de changer.

« Oh, vous avez senti comme *votre* Inconscient a fait bouger *votre* doigt, à l'instant ? » faisais-je remarquer à Joséphine afin de mettre en lumière la moindre réaction involontaire, de façon à ce que la jeune femme se réapproprie ses agissements, même inconscients.

Ainsi, petit à petit, Joséphine entrait en transe hypnotique, selon un processus quasi-habituel, si ce n'était qu'elle restait consciente de tout – tel un plongeur sous-marin découvrant les abymes. A ce jeu, il est facile de déraper et de perdre conscience. Cela n'aurait pas d'importance, il suffit alors de poursuivre comme en séance d'Hypnose conventionnelle. La prochaine tentative permettra à la personne d'aller plus loin encore en elle, consciente au plus profond de son Inconscient.

Après presque quinze minutes d'induction hypnotique, Joséphine était en lisière de conscience et d'inconscience. Je sentis que si je la guidais un peu plus loin, elle ne pourrait plus supporter la pression naturelle qui pousse à l'évanouissement, comme parfois l'on prend conscience que l'on rêve et pourtant, une seconde après, on oublie tout…

Je profitai donc de ce moment hors du temps pour raconter une bien curieuse histoire à Joséphine :

« Vous savez, depuis que vous êtes née, depuis que votre corps a touché la Terre, endormi dans votre berceau, puis lorsque vos petits pieds d'enfant ont foulé le sol avec hésitation, notre planète a appris à vous connaitre… Depuis toutes ces années, la Terre vous a découverte, elle vous sait, elle vous sent. Elle sait, en ce moment-même ce que vous faites… et pourquoi vous le faites. Elle vous connaît !... Elle sait vos joies et vos peines… Ce que vous recherchez dans la vie… Ce dont vous avez besoin… Ce qu'il vous faut… Et lorsque vous parcourez la planète, vos pas résonnent sur elle, comme les caresses d'un enfant sur la peau de sa mère.

« Et la Terre connaît ainsi chacun de ses enfants… Si bien, qu'elle sait très bien lesquels s'harmonisent au mieux… *Elle* le sait, mieux que vous et moi… Alors, peut-être pouvez-vous simplement lui faire confiance, afin qu'elle vous guide ?...

« En fait, il s'agit d'un simple effet de résonance, une vibration… Bien, oui : lorsque vous marchez sur un trottoir, par exemple, vos pas résonnent… Les pas de tout le monde résonnent !… C'est comme ça que les vibrations qui s'accordent peuvent se rencontrer… sans que vous n'ayez rien d'autre à faire que laisser faire la Vie : vous marchez, vos pas résonnent, ils parcourent la ville, et viennent s'accrocher aux pas de l'homme qui vous recherche comme vous le cherchez.

« C'est comme deux guitares : vous grattez les cordes de l'une, et l'autre se met à vibrer aussi. Vos pas vont guider l'homme qui vous cherche jusqu'à vous… Et vous le verrez s'approcher de vous, sans qu'il sache, au détour d'une promenade… Vous le reconnaîtrez du premier coup ! »

Voilà, ça c'était de la *pensée magique* ! Un enfant n'aurait pas cru à une histoire pareille. Je n'avais aucune illusion quant à ma patiente. Je savais que la métaphore l'avait fait sourire et qu'elle repartait de chez moi détendue et amusée, sans plus.

Je lui avais toutefois indirectement suggéré qu'elle ne trouverait pas l'âme-sœur en restant chez elle : pour que ses pas « résonnent sur le trottoir », fallait-il encore qu'elle sorte et parcoure la ville.

Nous avions fait la séance un mercredi. Le vendredi, elle rencontra l'homme qui devint son mari et le père de ses enfants !

(sourire)

Pur hasard ?... D'accord, je vous le refais !

Raquel entra dans mon bureau la semaine suivante. Grande dame de la cinquantaine, à la chevelure grise mais encore longue, elle dirigeait une importante entreprise, dont elle était la créatrice. Comme beaucoup de femmes actives, elle avait fait passer la carrière avant sa vie amoureuse. Le père de ses enfants l'avait quittée il y a bien longtemps et les enfants étaient grands. Elle aussi recherchait l'âme-sœur.

La Vie est joueuse : je reçus Raquel un mercredi... comme Joséphine, huit jours auparavant.

« Voilà, je vous ai préparé la description détaillée de l'homme que je recherche, déclara Raquel en s'installant dans mon fauteuil.

- Vous savez, je fais de la thérapie, pas des miracles... Mais je peux vous expliquer comment les faire, vous ! »

Je saisis les feuilles qu'elle avait posées sur ses genoux et qu'elle s'apprêtait à me lire.

« C'est ça, votre homme parfait ? m'exclamai-je après avoir parcouru la longue liste des yeux. Alors, je crois que j'ai une mauvaise nouvelle...

- Et laquelle, répliqua Raquel en fronçant les sourcils.

- Il n'est pas humain !... Toute cette liste de qualités mirifiques, je ne pense pas que vous puissiez la retrouver toute dans un seul être humain... Il est déjà difficile de les trouver une par une, alors...

- Vous pensez que j'ai exagéré ? Pourtant, je n'ai fait qu'écrire ce qui me paraissait raisonnable.

- Oui, et c'est ce que je disais, cet homme n'existe pas. »

S'en suivit une longue discussion, car Raquel était une femme d'affaires, habituée aux tractations. Elle venait me voir car elle « accusait une petite baisse d'énergie ». Rapidement, le fond du problème était venu à la surface : elle manquait d'affection. Bien sûr, elle ne l'avait pas exprimé ainsi. Elle était une *dure*, elle avait réussi en affaires ; rien d'autre ne comptait... Si ce n'est qu'elle se dirigeait lentement mais sûrement vers une belle dépression nerveuse.

La philosophie Humaniste, mis à part ses aspects spirituels qui peuvent parfois paraître abstraits, est plutôt hédoniste. La Conscience va vers le plaisir, contrairement à l'Inconscient, en charge de notre survie. L'hypnothérapeute Humaniste pense qu'il suffit d'être heureux pour changer le monde !

Ce n'est pas une question morale, mais de survie de l'Humanité.

La pratique même de l'Hypnose Humaniste se base sur l'addition plutôt que l'amputation : ajouter au lieu de retirer. Les techniques sont gourmandes, elles ajoutent, sans choisir. Il n'y a pas de « ou… ou… », seulement des « et… et… »
Vanille *ou* chocolat ? Non : vanille *et* chocolat !

Naturellement optimiste, l'hypnothérapeute Humaniste va donc chercher à permettre à ses patients de vivre avec plaisir, et de réaliser leurs rêves, aussi utopiques soient-ils.
Après tout, *qui ne tente rien, n'a rien.*

Cela ne l'empêche pas d'être réaliste, car il s'agit de vivre la tête dans les étoiles, mais avec les pieds solidement ancrés à la planète : un pied dans chaque monde !
Enfin, il est suffisamment responsable de lui-même pour comprendre que rien ne lui tombera tout cru dans la bouche : c'est parce qu'il s'aide d'abord lui-même que le ciel l'aidera.

Ce rapide cours d'Hypnose Humaniste donné à Raquel, elle avait relativisé ses exigences et était d'accord avec moi pour dire que l'Amour ne se restreignait pas à des qualités physiques ou morales, qu'il était une magie entre deux êtres, complémentaires au plus profond de leur âme.
Une des manières les plus efficaces de « créer sa réalité » est d'avoir une exigence totale sur l'objectif à atteindre (ici, le bonheur affectif) et la plus grande flexibilité sur l'art et la manière d'atteindre cet objectif. Et c'est dans cette *foi* que réside le secret : la capacité à croire à ce point que l'on obtiendra ce que l'on souhaite fait que la joie anticipée dégage l'énergie positive qui, alors, permettra la réalisation de notre rêve !... Parce qu'il faut *être* pour *avoir*. Ce que peu de gens comprennent et mettent en œuvre.

J'emmenai donc Raquel en expansion de conscience, afin qu'elle fusionne avec son Soi Idéal, la plus pure expression d'elle-même, le rêve de sa Conscience pour sa vie ici.

« Maintenant, laissez la plus pure joie que vous ayez jamais vécue emplir tout ce que vous êtes… Rayonnez cette joie comme un soleil… Sentez-la en vous et partout autour de vous… Parfois, le bonheur est si profond que votre cœur bat très fort dans votre poitrine… C'est vrai, n'est-ce pas ?... Alors, pourquoi ne pas ressentir cette joie dans *tout* votre corps ?... Jusqu'à la moelle de vos os… et jusqu'à fleur de peau… Tellement que, bientôt, vous ne parvenez plus à contenir toute cette joie… Et c'est une véritable, littérale, explosion de joie… Comme la naissance d'une étoile, un soleil. Vous !... Et le monde entier s'emplit de votre joie… jusqu'aux confins de la Création. »

Je laissais Raquel vivre ce que je lui demandais. Elle me racontait et me confirmait au fur et à mesure ses sensations.

« Et puis, repris-je, toute cette lumière met en contraste les parts d'ombre en vous… Comme si, par plus de joie, en vous et partout, l'ombre en devenait plus profonde, par ailleurs… Eh bien, rassemblez toute cette ombre – même les plus petits bouts – prenez-les et donnez-les moi. »

J'avais remarqué, par expérience, qu'il était souvent plus facile aux personnes en expansion de conscience de sortir l'ombre symbolique qui leur restait, à ce point-là de l'expérience, plutôt que d'essayer de la transformer.

Après tout, Raquel ne cherchait pas directement à travailler sur elle, et elle n'était pas en thérapie. De plus, je ne pouvais pas lui demander de retirer cette part d'ombre *d'elle* : puisqu'elle était « tout » ! Où aurait-elle pu la mettre ?

Avant de poursuivre, je voulais que l'âme de Raquel soit la plus lumineuse possible, car nous allions l'étendre au plus grand du possible – et un tout petit point noir, là où nous allions, prendrait des proportions gigantesques.

Raquel se débarrassa donc tout simplement des restes de son ombre symbolique, en me les donnant. Elle se sentait libre et plus légère ; nous pouvions poursuivre.

« C'est parfait. Alors, c'est là que tout commence vraiment. Vous vous sentez emplir la totalité de l'univers. Vrai ?

- Oui, c'est ça…

- Et tout l'univers, tout *Vous*, est empli de joie et de lumière. Exact ?

- Oui…

- Alors, ouvrez une porte, un passage… Créez le chemin qui vous ouvre à une plus grande et plus belle dimension encore. Ouvrez simplement cette porte… et franchissez-la… Et laissez toute votre joie et votre lumière se libérer… et emplir cet espace, plus vaste que tout ce que vous pouviez imaginer jusqu'à maintenant… Sentez-vous transcender, dépasser la joie la plus ineffable… et devenir Tout, au-delà de tout. »

Ce type d'expérience est pratiquement indescriptible, émotionnellement parlant. Il faut pourtant pousser la personne à décrire verbalement, à haute voix, ce qu'elle vit, car c'est le seul moyen pour que cette expérience spirituelle, par nature éthérée et impalpable, pénètre notre réalité – certes, par la parole, mais le son est déjà une manifestation physique, la première expression de ce rêve de l'esprit… La parole crée !

Lorsque l'esprit de la personne parvient à densifier son vécu en de simples mots, celui-ci perd souvent en précision – les mots ne parviennent pas à décrire exactement la complétude de l'expérience – mais celle-ci entre dans la réalité concrète et ça, c'est d'une importance primordiale.

Raquel continua donc de me décrire au mieux son ressenti. Et je l'aidai à renouveler ce passage initiatique autant de fois que possible, franchissant de nouvelles portes, découvrant de nouveaux univers, toujours et encore plus vastes.

Enfin, Raquel toucha ses limites et ne parvint plus à aller plus loin, tout simplement car l'espace dans lequel elle venait de s'étendre, de déployer son être global, était sans limite.

Attention toutefois de ne pas croire qu'elle avait atteint la plus pure Conscience, au sens absolu du terme… Raquel avait atteint *sa* plus pure Conscience, au moment de notre expérience. Une autre fois, plus tard, elle irait peut-être un peu plus loin encore, plus proche de la Perfection.

Mais, une pareille expansion de conscience n'est pas une course. Être à la fois pleinement conscient d'être assis sur un fauteuil, ici, dans le cabinet de consultation avec son hypnothérapeute ET dans tout l'univers matériel ET conscient des mouvements de son Inconscient Et rayonnant dans plusieurs autres dimensions de conscience à la fois ET au-delà de tout, en pure Conscience... Tout cela n'est pas un challenge : chacun va à sa mesure, là où c'est possible, réaliser le travail thérapeutique. Il n'y a pas, à ce jeu-là, de meilleurs que d'autres. Chaque réponse est bonne, puisque c'est celle de la personne. Il n'y en aurait pas de meilleure.

« Bien, maintenant, prenez conscience du fait que vous, pleine Conscience, vous êtes volontairement densifiée, comme condensée, pour former ce premier espace, que vous contenez... et l'espace précédent... et l'autre espace qu'il contient aussi... comme de multiples poupées russes... Et tout au centre, au niveau le plus dense : vous, corps et âme.

- Oui, je le sens, c'est comme si la lumière s'était tellement comprimée qu'elle avait cessé d'être de la lumière.

- C'est cela. C'est comme ça que la Conscience crée le monde matériel, concret, comme si vous, plein soleil, envoyiez vos rayons au lointain, et qu'ils s'épaississent... Et vous, Raquel, ici avec moi sur ce fauteuil, êtes l'extrême pointe densifiée d'un de ces rayons, matérialisée – une parmi de multiples autres expressions de vous-même.

- C'est magique » murmura-t-elle, en laissant perler à ses yeux des larmes d'émotions.

La réaction émotionnelle était compréhensible et témoignait de la pleine union de conscience de Raquel. Si elle avait été dissociée, elle n'aurait pu ressentir d'émotion. Il n'y aurait pas eu non plus de lien entre « elle ici » et son esprit global.

Or, c'est ce lien, le fait d'être *associé* et non *dissocié*, qui permet aux rêves vécus en conscience de devenir réalité.

Autant dire qu'être associé, en union, est de première importance si vous voulez que toutes vos belles expériences servent à quelque chose... Il y a trop de « grands sages », forts de leurs hautes connaissances acquises en esprit, et pourtant pauvres, malheureux et souvent malades... Il y a un problème ! Leur connaissance et leur sagesse n'ont pas de chemin pour s'incarner et avoir un impact concret sur le monde d'ici et maintenant. Alors : à quoi bon ?

En Hypnose Humaniste, on veille à ce que la personne soit toujours associée à elle-même, de son corps physique aux plus subtiles dimensions de Conscience, justement pour que la lumière et la force retrouvée pénètrent jusqu'au cœur des cellules de la personne, au creux de chaque seconde de sa vie.

« Chacun de ces univers est *Vous*, tout aussi vivant et réel que *Vous* en pleine Conscience, en ce moment, que *Vous* lorsque vous êtes juste consciente des choses matérielles, dans votre vie de tous les jours... Tout est *Vous*... Alors, faites donc une chose, maintenant : appelez la Conscience qui a accepté de partager votre expérience de vie tout en bas, dans le monde concret... Appelez cette Conscience complice.

- Oh... C'est comme si un autre univers s'approchait de moi... C'est immense... et vibrant... Je sens qu'on se connaît déjà... mais... ...Ce n'est pas un homme.

- (sourire) Bien sûr : pas à ce niveau de conscience où tout est Information ! Vous non plus, vous n'êtes pas sexuée, ici.

- C'est vrai... Pourtant, je sens que c'est lui... C'est comme un ami de très longue date, qui vit avec moi depuis toujours.

- Une Conscience comme vous, ni plus âgée ni plus savante, ni homme ni femme, juste votre amie, votre égale, complice d'un jeu : votre vie sur cette Terre. C'est cela ?

- C'est tout à fait ça.

- Donc, maintenant, vous savez qu'il existe.

- Oui » confirma Raquel avec un large sourire.

Rassurée, Raquel dirigea son faisceau de conscience vers ce qui constituait l'une des expressions d'elle-même : la Raquel assise avec moi, dans mon bureau. Tout comme un océan qui peut contempler sa plénitude depuis le fond de lui-même, depuis la mi-eau, ou depuis les plus fines vaguelettes, la personne joue avec sa « position de perception » – non pas dissociée, mais se percevant depuis différents endroits d'elle-même.

Il n'y a pas de *sortie de transe*, en Hypnose Humaniste. On a bien travaillé à éveiller la personne, ce n'est pas pour la rendormir à la fin de l'expérience !

Raquel ouvrit donc simplement les yeux, toujours reliée à la plus vaste et plus complète expression d'elle-même.

Autant on ne pourrait pas laisser une personne repartir en état d'inconscience – souvent, de toute façon, elle ne pourrait même pas se lever ! Autant il est très possible de rester, tant que possible, en état *plus qu'ordinaire* de conscience, en hyper-conscience. C'est même très agréable !

Raquel m'avait raconté, entre autres choses, qu'elle cherchait à renouveler son mobilier de bureau.

Le vendredi qui suivit, je tombai par hasard sur une publicité pour de très beaux meubles, assez *design*, modernes et pourtant chaleureux. C'est surtout leur marque qui m'interpela : *Beaux Comme La Vie* ! Aussitôt, je songeai à Raquel.

Eh bien, figurez-vous qu'au même moment, Raquel avait pris son après-midi et roulait en voiture dans Paris, à la recherche d'un magasin de meubles pour son bureau.

Elle croisa la devanture d'un magasin qui la séduisit aussitôt. Il s'appelait : *Beaux Comme La Vie*. C'était le magasin d'exposition des meubles dont je venais de voir la publicité !

En entrant dans la boutique, elle sut qu'elle avait trouvé *ses* meubles... Et là, elle fit connaissance avec un client qui s'extasiait comme elle sur le design des meubles de l'endroit.

Il était designer, intelligent et bel homme. Elle tomba sous le charme… Aujourd'hui, ils vivent ensemble.

Je vois la publicité des meubles en même temps que Raquel en trouve le magasin. Je pense à elle, alors qu'elle rencontre l'homme de sa vie – ce pour quoi elle était venue me voir.

Séance le mercredi ; rencontre avec son homme le vendredi. Tout comme Joséphine !

Amusantes coïncidences, n'est-ce pas ?

Parfois, la Vie nous offre de telles synchronicités qu'elles paraissent impossibles, même au plus ouvert d'esprit – au point que, parfois, cela donne vraiment l'impression très forte de vivre dans un décor de carton pâte où nous jouons simplement tous un rôle. Une grande pièce de théâtre.

Dans ce jeu, rien n'est chaotique ou décousu. Pas d'accident ou de malchance. Rien qui n'ait une cause… Par exemple, comme l'enseigne ma compagne, Patricia, nous avons toujours le meilleur partenaire possible, car celui-ci est en reflet avec notre être profond. Si nous traversons une crise, plutôt que se battre, se plaindre ou divorcer, il s'agit de l'aider à changer, à grandir ou à guérir, car en le soignant, lui ou elle, c'est vous-même que vous soignez, et qui guérissez. Car votre partenaire *est* votre reflet ! N'est-ce pas magique ?

Bien entendu, un coup de pouce sur le chemin est très souvent le bienvenu, car la tâche est ardue. Les prises de conscience doivent être nombreuses, le courage de changer immense, l'honnêteté à toute épreuve – et les inductions hypnotiques Humanistes sont de première importance, afin de permettre à la personne de ressentir, estimer et agir sur *ce qu'elle est* au fond d'elle, au niveau inconscient, et ce, débarrassée des miroirs déformants de l'Inconscient.

~oOo~

Sébastien retrouve sa famille disparue

Voici une dernière histoire de *ré*-union, d'un autre genre cette fois, pour vous montrer encore que, vraiment, nous ne sommes pas séparés, mais tous les membres inconscients d'un seul et même super-organisme : l'espèce humaine.

La petite dame rondouillarde qui venait d'entrer dans mon bureau tenait par la main un grand adolescent maigre et couvert d'acné. La mère et son fils, apparemment.

Elle portait une jupe aux couleurs fanées, autrefois blanche ornée de fleurs rouges. Sur la tête, un de ces anciens fichus en tissu ciré, approximativement assorti à sa jupe. Un gros pull-over bleu semblait prêt à la protéger du froid. Elle devait travailler à l'extérieur, ce que ses mains abimées et calleuses confirmaient. Peut-être agricultrice ? Mais elle ne se présenta pas. Elle venait pour son fils… adoptif.

« Sébastien ne travaille plus bien à l'école, et ça me fait du souci, me confia-t-elle comme une maladie honteuse.

- C'est vrai, ça ? » demandai-je à l'adolescent.

Il me regardait en coin, les yeux baissés, le teint rougi de timidité – alors qu'il était plus grand que moi ! Son sourire gêné et ses attitudes malhabiles me firent deviner que la Nature ne lui avait pas offert la plus grande intelligence.

De fait, il ne me répondit pas, se contentant de rire doucement.

« Et tu fais quoi comme études ? repris-je.

- Il fait menuisier, expliqua la mère à sa place. Et ses examens sont pour juin. Son professeur m'a dit que Sébastien ne faisait plus rien, alors qu'il travaillait bien avant…

- Avant quoi ? interrogeai-je.

- Dis-lui, toi, tes sornettes ! fit la mère à son fils, sans obtenir plus de réaction que moi.

- Bon, résumai-je avec la mère, votre fils se déconcentre dans ses études pour une raison qu'il m'expliquera tout à l'heure, et ça vous inquiète, c'est ça ?... C'est bien normal. Voulez-vous nous laisser, maintenant ? Sébastien est un grand jeune homme, je pense qu'il va se débrouiller. »

La mère acquiesça et sortit attendre dans la petite pièce à côté de mon bureau. Je me tournai vers Sébastien. Le pauvre n'était vraiment pas gâté par la nature. Il se dégageait toutefois de lui une grande sensibilité.

« Alors, tu t'entends bien avec ta maman d'adoption ?

- Oui, papa et maman sont très gentils, mais, s'empressa-t-il d'ajouter, ce ne sont pas mes vrais parents ! »

Pour la première fois, il avait levé les yeux vers moi. Sa réaction était compréhensive et typique des enfants orphelins.

« Je sais bien ça, assurai-je. Et ils t'aiment très fort, tu sais ?

- Oui, je sais, répondit-il en abaissant encore les yeux.

- Alors, si tu me disais comment je peux t'aider…

- Je veux juste retrouver mes frères et sœurs.

- C'est ça qui te perturbe à l'école ? Tu penses à eux ?

- Oui, tout le temps depuis que j'ai vu à la télé qu'on pouvait les retrouver.

- Une émission ?

- Oui, alors je leur ai écrit une lettre. Je l'ai ici…

- Une lettre ? C'est très bien ça. Tu me fais voir ? »

Sébastien sortit de la poche de son blouson une simple feuille de cahier déchirée, sur laquelle il avait bravement exprimé sa tristesse d'être loin des siens et son désir de les retrouver.

Il avait deux autres frères et une sœur. Toute la famille avait été séparée – je n'ai pas bien compris pour quelle raison. Ces deux frères étaient dans une famille ; sa sœur dans une autre et lui encore ailleurs… Une anomalie que la loi a corrigée, désormais, mais qui avait alors dispersé les frères et sœur.

Tout à coup, je remarquai sur la lettre un détail :

« Tu n'as pas mis leur adresse…

- C'est que je la connais pas.

- Ah !... Mais si tu n'as pas leur adresse, comment comptes-tu leur envoyer ta lettre ?
- Ben, le facteur va leur amener.
- Il ne les connaît pas, le facteur, tu sais… »

Je remarquai encore que Sébastien avait adressé sa lettre à tous ses frères et sœur, sans indiquer leur nom de famille.

« Tu n'as pas mis leur nom, ajoutai-je. Tu connais le nom de leur famille d'adoption.
- Non, mais ils s'appellent comme moi.
- Oui… »

Sauf que maintenant, ils ne portaient plus le même nom !

Sébastien était vraiment perdu dans les réalités de la vie…

Que vouliez-vous que je fasse à tout ça ? Sa mère adoptive semblait penser que j'allais l'hypnotiser pour le « forcer » à reprendre ses études. Il avait pratiquement terminé son cursus d'apprentissage. Son diplôme en poche, il allait pouvoir trouver un patron et commencer à travailler, être un peu plus autonome, et aider financièrement ses parents d'adoption.

Je pouvais bien tenter quelque chose, qui aurait l'avantage de lui faire reprendre ses études… Soit cela fonctionnait, et ce serait un miracle – soit Sébastien serait horriblement déçu, mais il aurait son diplôme et je pourrais toujours retravailler avec lui, pour l'aider à faire son deuil.

Allez, je tentai le tout pour le tout !

« Bon, tu es dans une drôle de situation, tu sais, mais tu as une force que tu ignores. Je peux peut-être t'aider, lui dis-je. Il faut que tu me promettes d'abord de reprendre tes études… Ok ?... Tu t'inquiètes pour tes frères et ta sœur ; mais s'ils étaient avec toi, tu travaillerais, n'est-ce pas ? Tu es un bon garçon, je sais que tu as toujours bien travaillé.
- Oui, m'ssieur, je travaillerai dur, même, tellement je serais content que ma famille est là, avec moi. »

C'était touchant. Il avait tellement foi en moi.

« Tu vois, c'est ça, ta force... Alors, voilà, d'abord, promets-moi que tu vas travailler dur pour avoir ton diplôme. Il va falloir que tu montres à tes profs que tu sais travailler, et bien travailler, en plus. D'accord ? Tu me le promets ?

- Et je retrouverai ma famille ?

- Ça, c'est autre chose. Je t'expliquerai après. C'est que si ta famille arrive et apprend que tu as loupé ton diplôme, ils vont trouver que c'est nul. Alors, je ne veux pas t'aider à les retrouver tout de suite, s'ils voient que tu as tout loupé en arrivant. Je veux que tu sois super pour eux. D'accord ?

- D'accord, déclara-t-il avec enthousiasme. Je serai le meilleur menuisier, pour qu'ils me trouvent super en arrivant.

- Voilà, mais je te préviens qu'ils n'arriveront peut-être pas avant ton diplôme, pour ne pas te gêner. Il faudra que tu sois concentré, tout ce temps, pour réussir – et tes frères et ta sœur ne veulent peut-être pas te gêner...

- Ils ne vont pas venir tout de suite ? murmura Sébastien.

- Moi, je ne sais pas. Peut-être que si, mais moi, si j'étais eux, j'aurais peur que tu oublies de travailler si j'arrivais tout de suite, et je serais très vexé si tu n'avais pas ton diplôme à cause de moi. »

Difficile d'éveiller l'espoir, l'enthousiasme, en prenant les précautions minimums pour ne pas trop décevoir, en cas de non-réussite. C'est un peu comme avec un patient atteint d'une maladie lourde, potentiellement mortelle : s'il ne se bat pas, il ne s'en sortira pas, ça c'est sûr. Par contre, il ne se battra que s'il croit ferme à sa guérison... laquelle n'est absolument pas garantie, très loin de là !! Comme le disait Morgan Freeman, dans l'un de ses films : « tu veux voir un miracle, fils ? Deviens ce miracle ! »... Et ça, c'est très dur à enclencher, quand on sait qu'on a une forte chance d'échouer tout de même. Se lancer avec espoir, conscient de ses chances.

Encore une fois, nous allions faire « de la pensée magique ». Après tout, théoriquement, nous ne sommes qu'Un !

« Bien, maintenant que tu as promis de te remettre au travail – tu as juré, n'est-ce-pas ?

- J'ai juré !

- Bon, alors, prends ta lettre... Non, pas la peine de la déplier, garde-la entre tes mains, voilà... Tu sais comment ça marche, la radio ? C'est un peu compliqué, je vais te faire un dessin. Alors, voilà, ça c'est la Terre, toute ronde... Autour, il y a tout l'air. On appelle ça, l'atmosphère. Ça n'a l'air de rien, mais ça fait beaucoup d'épaisseur au-dessus de notre tête et, quand tu envoies dans le ciel une onde radio, de la musique, les informations, toutes ces choses-là, eh bien elles s'envolent jusqu'à toucher le fond du ciel, là où c'est tout bleu... Ça ne peut pas aller plus loin, parce qu'il n'y a rien après, et du coup, ça rebondit et ça redescend sur Terre... Bing d'un côté, et bang de l'autre : tu vois, en rebondissant, la musique a réussi à contourner l'arrondi de la Terre. Si on avait envoyé l'onde radio tout droit, et si les ondes pouvaient passer tout entières à travers l'atmosphère, l'épaisseur autour de la Terre, alors la musique partirait sur la lune, ou plus loin, et on n'entendrait pas la radio. Tu comprends ?

- Hmmm ?... fit Sébastien, concentré et perplexe.

- C'est grâce à ça qu'on peut envoyer la musique partout autour de la planète : les ondes radios rebondissent sur l'air et font le tour du monde. C'est super, hein ? C'est ce qui fait que si tu allumes une radio, n'importe où, tu peux entendre de la musique ou des gens qui parlent – même ici, tu allumes une radio, et tu entends ce que tu veux. Il y en a plein, même !... Alors, tu sais ce que tu dois faire ?

- Non...

- Il faut que tu envoies ta lettre tellement haut dans le ciel qu'elle va rebondir partout... Et tes frères, et ta sœur, on ne sait pas où ils sont, mais eux ils te cherchent, comme toi tu les cherches – c'est un peu comme si, tous les quatre, vous aviez votre radio allumée, alors ils vont entendre ta lettre arriver. Toi tu envoies ta lettre, et ta lettre trouve ta famille... »

Lancer un projet *en Conscience*, comme pour informer l'avenir de nos souhaits, de nos rêves, puis attendre tranquillement qu'ils « redescendent », qu'ils se réalisent. C'est une technique pour créer sa réalité que j'avais décrite dans un de mes romans (cf. Core Gem, en Bibliographie).

Bien sûr, j'avais quelque peu arrangé les explications en utilisant la métaphore simplifiée des ondes radio, pour Sébastien. Mais s'il était possible de déclencher des évènements dans sa vie à venir, d'une place de parking à l'endroit prévu à un appel téléphonique pour du travail ou une rencontre *par hasard*... il devait bien être possible d'informer le destin du désir de Sébastien de retrouver sa famille.

Surréaliste, n'est-ce pas ?

A l'époque, Patricia et moi n'utilisions cette technique que pour *co-créer* avec la Vie notre chemin ici-bas, d'un point de vue matériel ou spirituel. Il est vrai que cela pouvait inclure des rencontres, mais je n'avais pas conscientisé cet aspect, et il me semblait très culotté d'oser proposer une « solution » pareille à Sébastien.

Sa force, c'était sa naïveté. Car, c'est bien connu : « heureux les simples d'esprit ». Il est cent fois plus facile de créer sa réalité quand on agit avec toute la conviction possible.

Sébastien croyait en moi, et il avait désespérément envie de retrouver sa famille. Il n'avait aucun doute, aucune faille dans son action *en Conscience*. Nous avions une chance !

« Tu es prêt ? dis-je. Tu as déjà fait des prières ? Eh bien, c'est un peu pareil... Tu sens ton papier entre tes mains ? Tu sais ce que tu as écrit dessus ? Tu sais ce que tu veux ? Tu sens ton cœur qui bat fort ?... Alors, respire un bon coup : ça va aller très vite. C'est comme lancer une balle très fort au loin. Tu lances le plus fort possible. Bien sûr, pour que la balle parte au loin, il faut la lâcher ! Tu imagines : si l'antenne de la radio gardait tous les messages pour elle, personne n'entendrait rien. Il faut lancer fort et tout lâcher. Ok ?

- D'accord, confirma Sébastien, très tendu.
- Alors, je compte jusqu'à trois, et à trois tu envoies ton message en l'air, avec ta tête, tu le penses très fort, c'est le muscle de ton esprit qui lance. C'est lui qui tient ta lettre… Prêt ? Tends-toi encore plus… C'est ça… Je compte : un… deux… trois : lance fort vers le ciel !! Et lâche tout !! »

Je laissai l'adolescent comme suivre son message des yeux, à travers le ciel.
« Allez, ouvre les yeux. Laisse ta lettre s'en aller. Laisse-la, sinon elle va rester ici. Ne pense surtout plus à elle. Détends-toi. Tu sais qu'elle est partie… Elle est partout, maintenant. Tes frères et ta sœur vont la recevoir, comme on peut recevoir la radio, partout où on est… Il n'y a plus qu'à attendre. »

En rappelant la mère, à côté, je ne savais pas vraiment que penser de cette séance atypique. J'avais déjà utilisé ce que j'appelle le « Core Gem », l'art de créer sa réalité, avec bien des patients et, finalement, Joséphine et Raquel avaient, à leurs façons, créé elles aussi leur réalité. Mais si cela ne fonctionnait pas, le pauvre Sébastien serait vraiment déçu.
Au moins, je lui aurais permis de se calmer et de passer ses examens dans la bonne humeur, plein d'espoir.
Ensuite, qui vivrait, verrait…

Alors, vous le voulez, ce *happy end* ?
Bah, si je vous le dis, vous ne me croirez pas !... Et vous l'avez déjà deviné… Mais cela vous ferait tellement plaisir de le lire, alors : une semaine après ses examens, la gendarmerie demanda à parler à Sébastien. Un avis de recherche avait été déposé par ses frères et sa sœur, qui voulaient le retrouver.
Les retrouvailles eurent lieu durant l'été !

Alors… Coïncidence improbable ou mise en évidence d'une réelle dimension supérieure de conscience ? Qui sait ?
Je pense que vous avez déjà votre avis. Moi, j'ai le mien.

= 15 =
LA VOIE DE LA CONSCIENCE

Nous entrons maintenant dans l'application la plus utilisée et une des plus caractéristiques de l'Hypnose Humaniste, basée sur la philosophie qui sous-tend cette approche.

Imaginez qu'il soit possible d'agir non plus sur ce qui est *déjà* en vous, mais sur ce qui est *à l'origine* de tout ce qui vous arrive ; non plus sur ce qui entretient vos actes, mais sur ce qui les déclenche. Il serait alors possible de corriger un problème à sa base, avant même qu'il ne se pose !

Quand on travaille sur l'Inconscient, on modifie un mécanisme psychologique *qui s'est bâti* en nous, au passé.

Quand on travaille sur la Conscience, on agit sur *ce qui déclenche* les actes qui seront ensuite mémorisés par l'Inconscient. On modifie *la source* de notre présent, ce qui génère notre existence. En intervenant au niveau de la Conscience, on a une action directe sur les fondements de la réalité.

La Thérapie Symbolique est une application concrète directe des idées qui dirigent l'Hypnose Humaniste.

Pour que vous compreniez bien les histoires qui vont suivre, j'aimerais vous expliquer en quelques pages le fonctionnement de cette thérapie nouvelle norme – sinon, vous ne croirez pas ce que je vais vous raconter !

Tout d'abord, il faut bien comprendre que les symboles, tels qu'appréhendés en Hypnose Humaniste, sont des « blocs d'informations », concrets et très réels. Sous leur aspect simple (souvent une image), ils cachent un processus psychologique complexe, fait de très nombreux composants pour la plupart totalement inconscients ; c'est ainsi que la visualisation ou les techniques métaphoriques s'avèrent très puissantes et réellement efficaces pour de nombreux cas.

En effet, croyant modifier une simple « imagination », on mobilise et active d'immenses et profonds champs d'informations, autrement inaccessibles. Le symbole est seulement la pointe émergée de l'iceberg du processus psychologique, manipulé tout entier par le symbole.

Le symbole, vu par l'Hypnose Humaniste, n'est donc plus seulement une simple analogie, une métaphore des processus de pensée de la personne : c'est la toute petite partie visible des mécanismes réels de son esprit, aussi bien concrets (les rouages, l'architecture) que subtils (l'Information).

Donc, si vous modifiez un symbole, vous modifiez ce qui fait la personne entière !

Pour le dire encore plus simplement, alors que les thérapeutes conventionnels pensent qu'un symbole est quelque chose d'irréel, le thérapeute en Hypnose Humaniste estime que le symbole est tout aussi réel que vos bras ou vos jambes. Ainsi, bien que l'Information contenue dans le symbole soit invisible, en la modifiant, c'est ce qui vous forge corps et âme que vous transformez.

Il faut avoir saisi cela pour vraiment prendre conscience de ce qui va se jouer en Thérapie Symbolique…

Mais, pourquoi ne perçoit-on pas directement l'Information ? Pourquoi ne voit-on que des symboles, et non pas quelque chose de concret et logique ? Tout simplement parce que notre cerveau rationnel n'est absolument pas capable de synthétiser clairement une information faite de milliers, voire de millions de données. Alors, il s'en fait *une idée* résumée : une image. Un symbole ! C'est un masque, tout simplement.

Le cerveau, notre « décodeur », fait ce qu'il peut avec la Réalité. Il la résume. Nous baignons dans un bain de plus de 400 milliards d'informations reçues par seconde. Notre esprit inconscient ne parvient à en traiter que 2000… et notre petit mental gère tant bien que mal environ 7 informations simultanées… Autrement dit : rien du tout !!

Le mental n'a absolument pas la puissance nécessaire à traiter la somme phénoménale d'informations qui constitue la réalité ! C'est ce qui fait que notre Inconscient nous parle *en rêves*, dans un langage que l'on ne comprend pas toujours – un langage qui tente de nous faire assimiler d'un coup la globalité d'un message qui nous dépasse largement.

Mais, par contre, nous pouvons jouer avec les symboles et, par là même, prendre contact avec la Réalité entière.

Les symboles sont les traces compréhensibles de notre fonctionnement subtil... Celui de l'Inconscient, tout comme celui de la Conscience majuscule, racine de la Création.

L'utilisation habituelle des symboles en thérapie consiste à pousser l'Inconscient à nous dévoiler son fonctionnement, ses rouages. Puisqu'il n'a pas la même logique, ni le même langage que notre esprit logique, ce qui nous parviendra aura la forme d'une métaphore, un rêve – des symboles, donc.

On pourra ensuite faire diverses choses avec ces symboles : analyse, interprétation, modification, etc.

Grâce à une métaphore, on pourra mettre en scène les différents acteurs de la situation, dans un décor et suivant un scénario qui reproduisent la vie de la personne – souvent sans qu'elle ne s'en rende compte. Et c'est en changeant l'interaction des personnages ou le décor, que l'on pourra résoudre les soucis de la personne, à l'abri des résistances mentales.

On utilise donc l'Inconscient pour modifier l'Inconscient. En simplifié, une personne migraineuse va imaginer qu'elle desserre l'étau qui lui enserre les tempes et adieu migraines !

C'est l'utilisation thérapeutique ordinaire des symboles, que l'on retrouve un peu partout.

La Thérapie Symbolique de l'Hypnose Humaniste agit à un niveau totalement différent.

Puisque nous savons que nous prenons conscience de nos actes une demi-seconde en moyenne *après* que notre Inconscient les ait déclenchés – et que, par ailleurs, ce même Inconscient ne fait rien tant qu'on ne lui demande pas : il faut quelque chose « d'autre » à l'origine des actions inconscientes.

On trouve d'abord tout le panel de nos comportements engrammés par le passé, sortes de petits programmes acquis ; il y a aussi les déclencheurs externes, tels que l'environnement ou notre entourage… Mais tout cela n'explique pas l'entièreté des réactions de l'Inconscient, de nos actes et de nos choix.

Soit nous sommes des robots réagissant aveuglément aux stimuli de ce qui nous entoure ; soit nous avons un tant soi peu de libre-arbitre, et il faut le situer ailleurs que dans notre esprit conscient, toujours en retard par rapport à l'Inconscient, ou que dans l'Inconscient lui-même, produit de notre passé.

Si ce qui est capable de prendre *conscience* que nous rêvons, au plus profond de la nuit, alors que l'Inconscient est en ébullition et notre petit conscient totalement désactivé, existe vraiment. Alors, c'est à ce niveau-là qu'il nous faut agir !

Lorsque l'on remonte aussi haut que possible dans la chaîne décisionnaire de nos processus cognitifs, il arrive un moment où il n'y a plus rien d'autre à déduire ou théoriser. Simplement : *quelque chose* a donné l'ordre premier. C'est le « Je veux ».

Et qu'est-ce donc que ce *Je*, sinon l'essence vraie de Ce Que Nous Sommes vraiment, au-delà des filtres mêmes de notre éducation, de nos expériences de vie, de la société dans laquelle nous vivons et de sa culture – donc, avant les filtres de tout ce qui est stocké dans l'Inconscient ?

Nous sommes ici bien au-delà de l'Inconscient lui-même, dans *ce qui gouverne* l'Inconscient, comme le reste de notre personne : la Conscience majuscule.

L'intervention de Thérapie Symbolique se fera donc toujours en état de conscience élargie. Nous ne voulons pas d'un acte dicté par l'Inconscient ou notre mental ; nous recherchons un acte *éclairé*, posé *en toute conscience.*

Cette Conscience majuscule est vécue comme hors de l'espace et du temps, elle donne à la personne une impression d'omniscience : elle « sait » pourquoi elle est là, pourquoi elle a vécu tout ce qu'elle a vécu, et comment toute sa vie évoluera si elle ne change pas... Elle oubliera parfois tout cela après l'expérience d'Hypnose Humaniste mais, au moment de l'action thérapeutique, elle sera « dedans » !

Et c'est maintenant que commence la Thérapie Symbolique : la personne en Etat Extraordinaire de Conscience (*plus que ordinaire* de conscience) voit « des choses » flotter autour d'elle, en elle, ou même accrochées à elle...

En fait, elle ne "*voit*" rien, car elle est au-delà de la biologie, des cinq sens déterminés par son corps. Elle est "Esprit" et perçoit en tant que tel, d'une manière globale et instantanée (hors temps), ce qui est très particulier à vivre.

Et c'est en interceptant et modifiant ces "boules de pensées", les symboles, qui déterminent nos pensées, nos ressentis, notre vécu... que l'on modifiera radicalement notre vie. Soit parce que l'on ne tombera pas malade (ayant "gommé" ou "nettoyé" la maladie avant qu'elle n'arrive), soit parce qu'on en retirera la racine, l'origine fondamentale : l'ordre donné par notre Esprit lui-même, ce qui active notre cerveau et s'écoule ensuite en nous sous formes d'injonctions nerveuses, hormonales, etc.

Science-fiction ?... Hé non ! Car, encore une fois, ces *amas d'idées* ou d'Information, peuvent se photographier lorsqu'ils arrivent au plus près de nous (sous forme énergétique, à ce moment-là). Cela est possible grâce à l'effet Kirlian, dont nous avons déjà parlé (voir le livre de Georges Hadjo sur les « Etats Modifiés de Conscience », en Bibliographie).

Alors, pour résumer :

1. Je mets la personne en EEC ;

2. Elle me raconte que (ceci-cela) est en elle ou flotte autour d'elle ; sa description est symbolique puisque son esprit logique (néocortex) est incapable de décoder l'immensité de l'Information perçue (photo Kirlian possible) ;

3. Je l'aide à mobiliser, bouger, éliminer, nettoyer, transformer le symbole en question (nous savons donc qu'il s'agit de bien plus qu'une production de l'Inconscient) ;

4. La cause fondamentale, essentielle, de son mal-être ayant été traitée, je reprends une photo Kirlian : la *boule de pensées* a disparu ; la personne s'est transformée de façon positive !

Et voilà ! L'intervention aura demandé moins d'une demi-heure.

Absolument rien à voir avec l'utilisation thérapeutique habituelle des symboles.

La Thérapie Symbolique, outil principal de l'Hypnose Humaniste, permet un effet *immédiat et vérifiable* chez la personne. Pour impacter réellement le niveau visé, cette technique demande à être pratiquée en Etat Extraordinaire de Conscience, hors de l'Inconscient, faute de quoi elle serait totalement inefficace (du moins au niveau souhaité) – tout comme une personne qui ne serait pas en état d'hypnose ("ordinaire") ne pourrait pas se faire une anesthésie simplement en se touchant la cuisse, ce qui est pourtant possible dès lors qu'elle est en Etat Modifié de Conscience, en hypnose.

Il ne s'agit plus d'instruire l'Inconscient sur ce que nous souhaiterions qu'il fasse pour nous – une sorte de *reprogrammation* qui peut demander des jours et des jours.

Il s'agit de (re)prendre les commandes de Ce Que Nous Sommes afin d'opérer un changement instantané.

Et pour cela, il faut être capable d'estimer librement le symbole, de manière neutre, loin des carcans de perception de l'Inconscient – donc : en Conscience.

Précision utile, avant d'aller plus loin : l'*expansion de conscience* de l'Hypnose Humaniste conduit la personne à vivre des états d'être si différents de l'Hypnose ordinaire que cela ne manque pas de soulever en elle, en plus des aspects thérapeutiques, d'importantes questions philosophiques.

Le plus cartésien est poussé à remettre en question bon nombre de ses anciennes convictions, non sur la base d'une théorie – au caractère parfois très surprenant, il faut dire – mais d'un vécu bouleversant. Il découle de ces particularités que l'Hypnose Humaniste est parfois assimilée à une approche « ésotérique » ou « initiatique ».

J'entends quelquefois un thérapeute raconter : « oh, je lui ai fait une hypnose Humaniste. Elle était partie dans les étoiles, elle flirtait avec les galaxies – elle a même vu les anges ! »

Mais si la personne, durant cette expérience apparemment très éthérée, était en état *dissocié* de conscience, alors qu'elle ait eu des visions cosmiques ou divines n'y change rien : ce n'était absolument pas de l'Hypnose Humaniste !

Bien que nombre de mes exemples soient eux-mêmes très « spéciaux », très spirituels ou « illuminés» (!), cette approche ne se définit pas par un caractère mystique ou *new-age*, mais par une technique d'induction hypnotique inversée, « en ouverture » plutôt qu'en « repli sur soi » et par sa conséquence directe, l'acceptation d'un troisième niveau de conscience, après le conscient et l'Inconscient : la Conscience.

Ainsi, bien des séances d'Hypnose Humaniste restent très *terre-à-terre*, lorsqu'elles sont menées avec des personnes d'esprit posé et rationnel. Etant par ailleurs en état de conscience associé (pas de dissociation comme en Hypnose habituelle) et en contact avec leur Conscience (survenue de réponses instantanées, possibilité de manipuler les rouages de leur Inconscient, par voie symbolique, sans distorsion de perception), alors il s'agit bien d'Hypnose Humaniste.

Comme il me semble vous l'avoir déjà précisé, le thérapeute en Hypnose Humaniste n'explique absolument pas à ses patients les théories et la philosophie qui sous-tendent son approche. Contrairement à d'autres formes de psychothérapie, le patient n'a pas besoin d'accepter, ni même d'avoir compris les bases de l'Hypnose Humaniste pour pouvoir l'utiliser.

La plupart des personnes avec qui je pratique l'Hypnose Humaniste ne le sauront ainsi jamais, car elles ne savent pas distinguer les différentes formes d'Hypnose : elles savent que nous avons fait une induction hypnotique, elles ressentent qu'elles sont en « état différent de conscience », et qu'il se passe de « curieuses choses dans leur corps et dans leur tête ». Cela suffit pour en conclure qu'elles sont en état d'hypnose.

Laquelle ? Peu importe, pourvu qu'elles retrouvent la santé et le mieux-être… et facilement, en plus.

C'est ainsi qu'un de mes élèves fut appelé en pleine formation auprès de sa femme, qui allait accoucher.

Sachant son compagnon en formation en Hypnose, elle lui demanda « une petite séance d'Hypnose », pour se détendre et aider à passer les heures de contractions. Ne sachant que faire, Julien choisit de faire vivre à sa femme une induction Humaniste *en ouverture* – un exemple que je donnais pendant le cours.

Le col était à cinq centimètres après cinq heures de travail : normal, un centimètre par heure… Il restait donc encore cinq heures à tenir ! Julien commença alors simplement à lire l'induction… Il me raconta ne pas avoir eu le temps de la finir : les sages-femmes arrivèrent en courant ! Baisse de tension, de la maman et du bébé !! Le col était ouvert à dix centimètres !! Tout le monde fila en salle d'accouchement et dix minutes après, comme une fleur, bébé était né !

Simple reconnexion à Ce Que Nous Sommes. L'induction avait déstressé la maman, qui avait alors accouché sereinement.

Tout est en nous, depuis toujours. Utilisons-le !

Blessures à nettoyer

Voyons d'abord quelques cas simples. Vous connaissez les expressions : « mais où va-t-il chercher tout ça ? » ou encore : « ah, ça me revient ! » ou « ça y est, j'y suis ! »...

Mais de quel endroit parle-t-on, sans y faire attention ? De toute évidence, d'un lieu d'où nous viennent nos pensées.

Ce champ qui nous entoure contiendrait les *blocs* d'Information qui déterminent nos émotions et nos actions. Et ce sont ces blocs d'idées densifiées qui formeraient les symboles que nous percevons très spontanément en pensant à telle ou telle chose, ou à telle ou telle situation.

Si ces choses que l'on imagine sont si réelles que cela, en les modifiant, on devrait sentir un changement évident. Non ?

Eh bien, tentons l'expérience !

Je discutais de tout cela avec un groupe de formation. C'était l'été et il faisait chaud, aussi avions-nous laissé les fenêtres de la salle ouvertes... Je demandai alors à une dame qui se trouvait devant moi de penser à un mauvais souvenir. Aussitôt, je la vis baisser les yeux, comme pour regarder quelque chose devant son plexus solaire. Parfois, les gens font un geste des mains qui trahit l'emplacement dans l'espace de l'objet que nous aurons à « travailler ». Ils le montrent vraiment, avec leurs mains, indiquant involontairement son emplacement, et même sa taille... Je fis donc remarquer son regard à la dame en question, qui eut un petit rire.

« Fermez les yeux un instant... Voilà... Prenez une bonne inspiration et sentez-vous emplir toute la salle... C'est bien, comme ça... Voilà... Et que voyez-vous, devant vous, là où vous regardiez tout à l'heure ? »

Il faut comprendre aussi que, du point de vue de l'Hypnose Humaniste, ma dernière phrase ne constitue pas une forme de suggestion. Si vous pensiez ainsi, cela voudrait dire que vous ne croyez pas en l'existence réelle d'une *chose*, là, dans l'espace – et qu'il vous faudrait donc la suggérer : la créer pour l'enlever. Générer un effet placebo, en quelque sorte.

Or, si on accepte la théorie qui montre que nos pensées sont d'abord issues d'un *Nous* plus vaste – le « champ morphogénétique » du biologiste Rupert Sheldrake, ce que nous appelons ici : la Conscience majuscule – alors le regard de la personne a *vu* quelque chose d'invisible, mais tout à fait concret. Ma phrase est donc l'expression d'un fait, et non une suggestion hypnotique.

Il en ira toujours ainsi en Hypnose Humaniste : lorsque je guide une personne et que je lui demande de mieux regarder, car il y a une chose, là où elle est, qu'elle ne voit pas, je dis cela car j'ai *moi-même* visité ce lieu de l'Esprit – que toute personne qui y accède explore comme moi – ce qui me permet d'en connaître les détails comme on connaît une région, et donc de pouvoir guider la personne, lui indiquer la route.

Donc, si je *sais* qu'il y a quelque chose à voir ici, et que la personne ne m'en parle pas, je me permets d'insister, afin que celle-ci précise sa perception du lieu et *prenne conscience*, très littéralement, de ce qui s'y passe pour elle.

« Il y a une sorte de nuage grisâtre, fait mon élève, en souriant, comme de crainte d'être prise pour folle.

- Ok, et si je mets mes mains là, je le touche ? »

Mon acceptation de sa perception la rassure immédiatement. Au moins, si elle est folle, elle n'est pas la seule !

« Oui, c'est ça, confirme-t-elle en corrigeant la position de ma main gauche.

- Et si je bouge comme ça… ça bouge aussi ? »

Et là, tout le monde voit le visage de la dame blanchir ! Sa respiration a changé, plus rapide. Il se passe quelque chose.

« Ok, repris-je aussi en souriant, ça bouge… Donc, je le recule comme cela… Ça va mieux ?

- Mmmm… fait la dame, perplexe.

- Ce n'est pas encore ça, n'est-ce pas... Alors, je recule encore... Jusque-là... Quel effet ça fait ? »

Et je teste, en bougeant l'objet fait d'informations, la *boule de pensées* négative. Le visage de mon élève se tend de plus en plus et l'idée me vient qu'elle semble craindre que je relâche d'un coup ce que je tiens dans les mains, comme s'il s'agissait d'un bloc de pierre tendu dans un élastique et dirigé vers son visage.

« Allez, je recule encore ! »

Et cette fois, je place mes mains à l'extérieur de la pièce, par la fenêtre. La dame est toujours très tendue.

« Je le jette au loin, derrière les arbres, tout là-bas... »

La dame ne bouge pas, comme si l'éloignement, en fait, ne changeait absolument rien à son appréhension.

« Et là, ça va mieux ? » fis-je alors en claquant par surprise la fenêtre coulissante, comme un couperet.

La personne sursauta brusquement sur sa chaise, comme si l'élastique avait cassé. Son visage était de nouveau rose et de bon teint. Elle riait nerveusement. Tout allait mieux !

Amusant, n'est-ce pas ?

La plupart du temps, en thérapie, c'est la personne qui se charge elle-même du travail. Par exemple, un homme qui se plaignait « d'en avoir plein le dos » s'aperçoit, en expansion de conscience – donc en se percevant de plus haut – qu'il traîne toute une grappe de briques rouges dans son dos, comme la reproduction d'une colonne vertébrale, mais en briques ! Il a été bien difficile de l'aider à trouver sa solution. Rien n'y faisait, les briques étaient là et solidement accrochées. Impossible de les enlever. Mais il finit par avoir l'idée de les transformer, de changer leur densité : il se fit une colonne vertébrale de pains de piscine, vous savez, les blocs de mousse que l'on met en ceinture aux enfants qui apprennent à nager ! Et ses problèmes disparurent...

Parfois, ce que la personne ressent est *non-identifié*, comme cet homme qui ressentait les ordres de son père comme une boule dure derrière sa tête. Après presque un quart d'heure à essayer en vain de retirer cette pierre qui lui collait au crâne, je la pris dans ma main et la retirai moi-même.

Bien entendu, puisqu'il ne m'est pas possible de ressentir ce que ressent la personne, je mime l'effort, avec sueur et gestes !

Cela donne parfois des situations rocambolesques, comme pour cette jeune femme qui avait une phobie de contact, dès lors qu'il s'agissait de quoi que ce soit en dessous de son nombril. Elle avait du charme et des petits amis, qui ne restaient pourtant pas très longtemps, faute de pouvoir signifier plus concrètement leur amour !

Je décris ce cas dans un de mes romans, « Core Gem ». La jeune femme en expansion de conscience s'aperçut qu'elle vivait debout dans un tonneau d'acier hérissé de pointes ! Et l'objet était si bien conçu qu'il était impossible de le briser ou de le démonter. Elle ne pouvait pas non plus s'en saisir, à cause des pointes… Il y avait plusieurs tables alignées le long du mur de la pièce où je recevais la jeune femme : je sautai sur la plus proche et, d'un geste rapide, saisis ma patiente par la main et la soulevai tout entière !

Tous les deux debout sur la table, je lui demandai si elle était toujours dans son tonneau.

« Ben non, fit-elle, il est resté par terre ! »

S'en suivit tout un jeu pour bien marquer la séparation d'avec le tonneau et nous nous enfuîmes par la porte, essoufflés, mais libres !

La jeune femme testa le soir même sa nouvelle liberté… en couchant avec un serveur qu'elle avait séduit dans un restaurant ! Heureuse de constater qu'elle pouvait désormais être touchée partout où elle le désirait, elle put rentrer chez elle, annoncer la bonne nouvelle à son ami.

Oui mais, pensez-vous peut-être : tout cela n'est qu'imagination ! Et vous auriez raison… Seulement, un objet peut être imaginaire et pourtant tout ce qu'il y a de plus réel, au moins pour la personne qui l'imagine.

Pablo Picasso décrivait ainsi le champ du réel : « Tout ce qui peut être imaginé est réel. » Simple et précis, non ?

Et si on en croit les plus grands de ce monde, l'artiste n'était peut-être pas si éloigné de la vérité. Montaigne n'avait-il pas compris, il y a si longtemps déjà qu'*une forte imagination produit l'événement* ? C'est ainsi que *l'imagination gouverne le monde*, affirmait Napoléon Bonaparte.

C'est pour toutes ces raisons qu'Albert Einstein lui-même expliquait que *toute réalisation a d'abord été un rêve dans la tête de quelqu'un*. D'abord le rêve, ensuite la pensée, seulement alors, l'acte. Même lorsque l'on est inconscient de ce processus… Par retour, l'acte, expression de Ce Que Nous Sommes, remonte à sa source, comme une effervescence, celle de la Vie : produisant alors d'autres *bulles de pensées*, ce que l'on appelle l'Inconscient Collectif, et d'autres rêves. Une Conscience majuscule évoluée. Qui permettra à d'autres, encore d'autres rêves, d'autres pensées et d'autres actes…

Et ainsi de suite.

D'où l'importance suprême de veiller à ce que l'on exprime. Car nos actes concrétisent la plus *pire*… Oops : la plus *pure* expression de Nous-même… En fait, l'un ou l'autre !

C'est ce qui est à l'origine de l'Honneur, au sens le plus noble. Le fait d'exprimer seulement la plus belle facette de nous, quitte à y laisser sa vie. Car, intuitivement, les êtres humains ressentent qu'ils « chargent » en retour ce qui leur a donné la vie, déterminant ainsi le sort des générations futures.

Et si nous portons tous au-dessus de nos têtes un noir nuage, ce n'est pas une raison pour l'entretenir… Faute de pouvoir nettoyer tout cela d'un coup, à nous tout seul, au moins pouvons-nous épurer ce qui nous concerne. Et comme disait

Brassens : « la seule révolution possible, c'est d'essayer de s'améliorer soi-même, en espérant que les autres fassent la même démarche. Le monde ira mieux alors. »

Chacun peut donc s'ouvrir en conscience et percevoir ce qui le constitue, pour le modifier, le transcender, le faire évoluer.

Briser la glace

Voyons quelques autres exemples de manipulation de ces *boules de pensées*, que l'Hypnose Humaniste baptise : « Objets Informationnels ».

Un jour, je trouve une jeune femme qui suivait ma formation en pleurs dans mon bureau. Un exercice s'était a priori mal passé ? Je tentais doucement de la calmer. Sa partenaire avait semble-t-il involontairement touché une *corde sensible*. Il faut dire qu'en formation, on ne fait pas de thérapie, on s'entraîne… Mais nos collègues de formation, s'ils sont volontaires pour servir de cobayes, comme nous à notre tour pour qu'eux aussi puissent s'entraîner, n'en sont pas moins humains, avec leurs soucis et leur sensibilité.

L'une ou l'autre des paroles de sa partenaire avait donc froissé la jeune femme. Elle n'était donc pas dans son état ordinaire de conscience – pas besoin, dans ces cas-là, d'induction hypnotique ; tout comme lorsque vous intervenez sur les lieux d'un accident, par exemple.

Sans bien savoir pourquoi, j'avais une mauvaise impression en ce qui concerne le ventre de la jeune femme : il me semblait dur et froid – ce qui était tout à fait irrationnel !

« Vous vous sentez comment, là ? fis-je tout de même en montrant son ventre du plat de la main.

- Mal ! répondit la jeune femme en redoublant de pleurs.
- D'accord… et ça ressemble à quoi, ce qui fait le mal ?
- C'est un gros bloc de glace.

- Ah oui ? remarquai-je, étonné de mon intuition. Et qu'est-ce qu'il fait là ?... C'est à vous ? Vous voulez le garder ?...
- Mais non, gémit-elle.
- Alors, on l'enlève ? »

Bien qu'il ait été plus facile et certainement plus judicieux que la jeune femme enlève ce qu'elle avait dans le ventre elle-même, elle n'était pas en mesure de le faire. Elle pleurait toujours et rien ne semblait pouvoir la calmer.

« Bon, je le prends, alors… Je peux ? »

Je fis mine d'approcher mes mains de son ventre, et je ne voulais pas la toucher sans permission.

« Oui, murmura-t-elle en secouant la tête de haut en bas.
- Ok, alors je passe dedans, comme ça, expliquai-je tout en appuyant le dos de mes mains sur son ventre, comme pour saisir un objet profond dans son ventre… Et je tire doucement. Ça va ?... C'est froid, hein ? »

Et je retirai doucement le bloc de glace de son ventre. Cela ne prit pas plus d'une minute. Et elle sécha ses pleurs.

« Bon, on y retourne ? » ajoutai-je en montrant la direction de la salle de cours avec un petit sourire.

Elle acquiesça d'un signe de tête.

En retournant en salle, je croisai Patricia qui me fit aussi un signe de la tête, un « non », cette fois. Ne comprenant pas, je m'approchai.

« Ne parle pas de bébés avec cette dame, m'expliqua-t-elle, car elle suit un traitement pour en avoir un, tous les matins à l'hôpital, mais elle n'y arrive pas. C'est un sujet sensible.
- Oh !... Je viens justement de lui enlever un gros bout de glace du ventre, répondis-je. Elle n'allait pas bien, alors… »

Quelques semaines plus tard, la jeune femme nous apprit qu'elle était enceinte et que la date présumée de fécondation était… le jour où nous avions retiré le bloc de glace !

Incroyable, n'est-ce pas ?

Depuis, cette jeune femme est devenue maman, et elle a bien changé. Beaucoup de choses ont changé dans sa vie… Pas seulement à cause de ce bout de glace, sûrement, mais j'aime croire qu'il y a contribué.

La Thérapie Symbolique n'est pas forcément toujours aussi mécanique. Vous aurez remarqué qu'il y avait beaucoup d'exemples masculins dans les pages précédentes. Les hommes préfèrent généralement *enlever* les choses plutôt que les *transformer*, comme le font les femmes. Peut-être est-ce dans la nature des hommes ? Quoi qu'il en soit, les femmes ont souvent une perception plus globale de la situation, et donc des solutions qui vont également vers la globalité.

Par exemple, vous connaissez l'expression : « je *tiens* une de ces formes ! » ou au contraire « tu *n'as* pas la forme » ou « tu *n'es* pas en forme »… Quelle est donc cette *forme* que l'on peut *attraper*, *avoir* et qui nous permet *d'être* ?

Puisqu'en Hypnose Humaniste, l'imaginaire est à la source du réel, cette forme doit être plus qu'une métaphore.

Les chamans des temps anciens l'appelaient simplement la *forme humaine*, le « moule » qui permet à la nature de s'incarner, les chercheurs modernes l'appellent *champ morphogénétique* – et on voit que chaque espèce à son propre *champ*, son propre moule, qui lui donne forme. En Hypnose Humaniste, on l'appelle « Soi idéal », la meilleure part de nous, reflet créateur miniature de ce que les religions ont baptisé tout aussi simplement « le Créateur ».

Sans entrer dans des considérations philosophiques, il est facile de comprendre que, même si on ne donnait à cette *forme* qu'une valeur métaphorique, la modifier aurait un impact direct, ne serait-ce que psychologique, sur la personne. Et si en plus la mythologie et les recherches modernes avaient raison, alors en changeant ce « moule créateur », ce sont les fondements même de la personne, physique et psychologique, que l'on pourrait manipuler !

Heureusement ou malheureusement, l'Hypnose Humaniste fonctionne exactement comme toute autre forme d'Hypnose : son efficacité vient de l'expérience et du savoir-faire du praticien – ici, du niveau de conscience de la personne.

Donc, *en théorie*, changer l'infrastructure subtile de la personne pourrait la transformer radicalement et instantanément, mais *en pratique*, ce n'est pas aussi évident que cela – les forces en jeu sont colossales, par rapport à notre petite compréhension des choses, et il faut avoir paradoxalement l'exact équilibre de naïveté et d'un haut niveau de conscience pour obtenir volontairement un changement optimal.

Comprenez bien que ce que j'appelle « optimal » tient davantage du miracle que de la psychothérapie ! Mes visées sont très hautes – et le livre s'y prête. Je pensais notamment à ce cas, cité par le Dr Melvin Morse (cf. Bibliographie), où un homme pose ses mains, sans bien savoir pourquoi, sur un enfant souffrant d'une maladie génétique, par définition incurable : le lendemain matin, l'enfant était guéri !

Le Dr Morse, plusieurs fois élu « meilleur médecin des USA », reconnu par ses pairs, explique que pour que le génome de l'enfant se recombine tel qu'il l'a fait – ce qui est déjà impossible – il aurait fallu des mois... Mais tout s'est fait en une seule nuit. Et ce n'est pas un exemple isolé ! Vous reconnaîtrez tout de même qu'il y a de quoi intriguer et attirer n'importe quel thérapeute !

En *théorie*, donc, une action en conscience sur ce qui nous fonde, au niveau le plus essentiel qui soit, devrait permettre de reproduire volontairement de tels miracles. En *pratique*, cela demande de la part de la personne d'être réellement connecté au niveau en question – ce qui n'est déjà pas si évident – et de porter une action pleine et entière, sans doute ni hésitation, car, souvenez-vous, en Hypnose Humaniste, ce ne sont pas tant les mots qui comptent que l'ensemble de tout ce que vous exprimez, corps et âme, en paroles ou en sentiments.

Conscient de l'exigence extrême de ces conditions, et de mes propres limites humaines, je me contente généralement de moins miraculeux (sourire) ! Ce qui donne tout de même des résultats pour le moins surprenants.

Par exemple, durant une de mes formations en Hypnose Humaniste une femme se porta volontaire pour une démonstration. Elle était atteinte de la maladie de Parkinson. En principe, l'Hypnose ne peut rien pour ce genre de maladie. Sauf à espérer une action régénérescente, peu probable étant donnés les mécanismes neurologiques de cette maladie.

A moins que l'on puisse agir directement sur *ce qui forme* notre neurologie… mais ce serait de la science-fiction ! Allez, rappelez-moi l'adage de l'Hypnose Humaniste : « qui ne tente rien n'a rien ! ». Alors, action : la dame étant thérapeute, elle était parfaitement consciente de l'impossibilité de ce que nous allions tenter – elle ne serait donc pas déçue en cas d'échec.

Toutefois, elle agit avec la plus totale conviction, ce que d'autres pourraient appeler « avec foi », ce qui, finalement, est un terme assez exact pour décrire le juste état d'esprit nécessaire à ce type d'intervention – non pas au sens de la croyance en quelque chose qui n'existe pas, mais au sens de la *capacité à porter une action à 100% sans preuve préalable* d'une réussite potentielle.

Nous fîmes une induction « en ouverture », comme il se doit, et j'aidai la personne à s'ouvrir à sa plus belle, plus pure et plus vaste expression d'elle-même (cf. Raquel, p.377).

« Ça y est ? demandai-je quand la femme fut au mieux du possible identifiée à son Soi idéal… J'aimerais maintenant que vous preniez conscience de la différence qui existe entre votre plénitude présente et votre expression incarnée, assise ici sur le fauteuil… Ressentez celle que vous êtes ici-bas et souriez en vous-même, comme une mère bénit et protège son plus jeune enfant… Et guérissez celle que vous êtes… Envoyez-lui votre lumière… Je vous laisse faire. »

A la fin de la formation, elle était venue me remercier, prétendant que ses tremblements diminuaient. Je lui avais pris les mains, pour la féliciter – et pour vérifier, aussi. Effectivement, elle ne tremblait plus... Mais était-ce une preuve ?
Je restais mesuré quant à cette soi-disant réussite, et comptais bien revoir cette dame plus tard.

Six mois après cette curieuse expérience imprévue, la dame revint suivre à nouveau la formation en Hypnose Humaniste. Elle y accompagnait l'une de ses amies, également thérapeute, et en profitait pour revoir le cours et pratiquer un peu (on ne comprend pas toujours tout du premier coup, revenir une seconde fois est souvent très apprécié !).
A la pause, je remarquai qu'elle pouvait remplir normalement son gobelet de thé. Ses mains bougeaient encore un peu, mais on ne pouvait plus appeler cela *trembler*. Me voyant, elle s'approcha de moi et me prit les mains.
« Je ne tremble plus, vous voyez ! »
Elle était fière et heureuse... Et moi aussi !

Page 271, je citais à une de mes patientes le cas d'un de mes élèves qui avait aidé un pilote à retrouver l'audition, alors qu'il avait eu les tympans endommagés dans un accident d'avion. Eh bien, il s'agissait là aussi d'une action sur la *forme* de la personne, son champ subtil essentiel, qui lui donne corps... et qui peut donc, par nature, le réparer.
On pourrait raconter ainsi des dizaines de ces petits exemples, pas forcément très intéressants à décrire, rien de spectaculaire ni de très technique, mais au résultat pourtant à chaque fois incroyable.

Allez, juste un dernier exemple, dans le genre « Thérapie Symbolique appliquée à la forme humaine » : je reçus un jour en consultation une dame qui semblait murée en elle-même. Je l'aurais dite psychotique. Elle affirmait n'avoir jamais eu de relations amicales, même enfant.

Elle vivait seule, bien sûr, et affirmait vouloir mettre fin à ses jours. Ce qui était compréhensible, si elle vivait vraiment l'enfer qu'elle me décrivait... Vous avez déjà eu une otite ? Outre que cela fait très mal, on entend le monde autour comme si on avait la tête dans un seau... C'est vrai, n'est-ce pas ? C'est très désagréable ! Eh bien, imaginez-vous vivre en permanence comme cela, y compris au niveau visuel et émotionnel : comme si le reste du monde existait derrière la vitre d'un aquarium, et vous dans l'eau. Cela doit être terrible !

J'étais un peu désespéré à entendre l'histoire de cette femme, par ailleurs fort sensée et intelligente. Que vouliez-vous que je fasse pour elle ? pensai-je en l'écoutant.

Parfois, c'est aussi au thérapeute d'avoir foi en la Vie. C'est ainsi que de mon air le plus joyeux, je lui annonçai que « nous allions faire une petite expérience ».

Je ne vais pas entrer dans le détail, car nous avons encore beaucoup d'histoires différentes à raconter, mais j'improvisai une procédure, qui est restée dans les annales de l'Hypnose Humaniste comme *la technique de la momie*, que j'ai rebaptisée « Eclosion » : j'ai guidé cette femme dans son Soi idéal, que nous avons considéré comme l'étoile qui guidait sa vie, et ma patiente a décidé qu'elle préférait changer d'étoile ; non pas qu'elle n'aimait pas celle-ci, qui devait probablement avoir son utilité pour elle, mais qu'elle désirait maintenant vivre autre chose. Elle devait donc *changer de forme*. Changer son Soi idéal, donc, dans notre jargon.

Après avoir procédé au transfert des bonnes choses qu'elle souhaitait conserver, et emplit son nouveau Soi idéal de toutes les qualités d'être et de vie dont elle rêvait, la femme prit son élan et entra dans sa *nouvelle étoile*. Cela eut un effet si radical sur elle qu'elle changea de prénom ! Elle se rebaptisa – ce qui est très symbolique.

Nous restâmes en contact quelques temps par emails. Elle s'était décrite comme moyennement satisfaite de sa seule et unique séance avec moi et je pensais qu'elle était un peu gonflée de se plaindre : pouvait-on sortir d'une situation à ce point dramatique en une seule séance ? N'était-elle pas restée des années en thérapie, par ailleurs, sans résultat aucun ?... Elle pouvait m'accorder un peu de clémence !

Bref, j'avais hâte de la revoir.

Deux mois après, elle reprit rendez-vous. La femme qui passa ma porte n'était plus la même !! J'en restai estomaquée. Et elle était très consciente de son incroyable changement.

« Ah, vous disiez que rien n'avait changé pour vous ? Je vois ça !... Vous êtes rayonnante ! » m'exclamai-je en riant.

Elle restait sans voix, un large sourire au visage.

Que vouliez-vous que nous fassions d'autres, maintenant ? Elle m'avait écrit d'abord sous son nouveau prénom, puis elle avait repris l'ancien, et j'avais persisté à l'appeler par son nouveau prénom. Là, elle m'avait apporté une gentille carte de remerciement… signée de son nouveau prénom !

Je la revis encore, plusieurs mois après. Son visage autrefois fermé s'était ouvert mais aussi durcit à la fois. Elle avait goûté à la réalité. Elle s'habillait avec goût et avait dû jeter la quasi-totalité de son ancienne garde-robe ! Ce n'était vraiment plus la même femme. Elle avait changé de travail, s'était faite des amies, et même des amis – sans « e » !

Et comment avions-nous fait ce miracle ? En une seule séance, mais au juste niveau, essentiel, fondamental, celui qui la forgeait tout entière… Vraiment, une réelle *éclosion*.

Nous reparlerons dans quelques pages des actions possibles au niveau de notre Soi idéal qui, s'il existe réellement, devrait nous permettre de rencontrer d'autres *consciences*, et de vérifier ensuite l'impact concret de ces rencontres !

Mais c'est pour plus tard. Poursuivons à notre rythme.

~oOo~

Quel est ce mal qui me ronge ?

Il me semble vous l'avoir déjà précisé, mais deux fois valent mieux qu'une, je pense : je raconte beaucoup de « guérisons en une séance ». C'est le but de ce livre, vous offrir les récits de ces *miracles quotidiens*.

Il est bien évident que si la plus grande partie des thérapies se terminent aussi bien et aussi vite, c'est essentiellement parce que la clé de leur réussite était simple à mettre en place.

Relisez ces histoires : leurs solutions étaient somme toute assez souvent « mécaniques », si on peut dire : il suffisait de corriger ou modifier un rouage psychique. Même si celui-ci était très profond chez la personne, avec une bonne compréhension psychologique, une bonne maîtrise technique et beaucoup de bon cœur, nos *miracles* étaient assez faciles à atteindre et mettre en place. La personne n'attendait que ça !

Maintenant, certaines situations exigent parfois le remaniement de toute la vie de la personne, un travail qui dépasse la simple rectification ou redirection inconsciente, la libération d'un blocage ou l'apaisement d'une douleur : lorsque la personne a toujours vécu selon un modèle malheureux, c'est l'ensemble de ses comportements dirigés par l'Inconscient qui doivent être conscientisés, puis ensuite choisis et remaniés.

Par pur principe d'éthique, ce n'est pas au thérapeute de poser des choix pour la personne. Nous en avons déjà parlé : celui-ci peu apporter un soin, libérer ou débloquer, il peut suggérer à l'Inconscient d'utiliser mieux ou différemment ses ressources, mais le thérapeute ne peut absolument pas décider de la direction à prendre dans la vie de la personne !

Il s'agit là de bien plus que de *thérapie*. C'est d'évolution personnelle que l'on parle, du sens d'une vie tout entière.

Une telle œuvre nécessite plusieurs séances, une douzaine de rencontres pour lancer les choses, avec beaucoup de travail personnel entre les séances, impliquant souvent le conjoint, si conjoint il y a… Et c'est compréhensible : d'abord, il y a les exercices à faire avec le thérapeute, les expériences d'hypnose à vivre, le travail de changement à réaliser au quotidien. Tout cela prend du temps. Et ce temps est nécessaire à la maturation affective et psychologique de la personne. Il faut dans ces situations-là une phase de transition, c'est humain et normal.

Si c'est ce qu'il aime, un hypnothérapeute pourra tout à fait préférer travailler avec des personnes qui ont besoin d'une aide rapide, car il suffira de découvrir l'épine à retirer chez elles pour aider ces personnes à recouvrer santé et mieux-être.

J'ai longtemps travaillé en recevant toutes les personnes qui se présentaient à moi. Aujourd'hui, après vingt ans de pratique, et parce qu'il m'est physiquement impossible de recevoir tout le monde, je me concentre sur l'aide de personnes souffrant de problèmes graves, soit physiquement (cancer, sida, sclérose en plaque, maladies graves et/ou à l'issue fatale) soit au niveau existentiel (psychoses, sous leurs différentes formes, tendances au suicide, anorexies, etc.).

J'ai donc connu des années de « miracles faciles » et ceux-ci sont forcément plus rares maintenant, étant données les personnes que j'accompagne. Les histoires ne finissent pas toutes bien, mais les *miracles*, quand ils sont là, n'en sont que plus impressionnants et édifiants.

Ma compagne, Patricia, accompagne des personnes en évolution de vie, elle a une prédisposition à comprendre et déceler les rouages de l'Inconscient, par l'intermédiaire des rêves et symboles qu'exprime la personne. Le travail de conscientisation effectué, Patricia ne travaille ensuite qu'avec l'Hypnose Humaniste – seule capable d'une action sur l'Inconscient, débarrassée des contraintes de l'Inconscient.

Elle ne reçoit donc que pour des thérapies plutôt longues, car centrées sur l'évolution de la personne. Les *miracles* obtenus métamorphosent alors toute la vie.

J'aimerais maintenant vous reparler d'actions thérapeutiques ponctuelles, donc aux effets immédiatement vérifiables, mais d'un autre genre que les précédentes.

Un jour, un de mes patients se plaignait de ne pouvoir avancer dans la vie. Ce type de problème vient souvent d'une loyauté familiale – pour un homme, avec le père.

En fait, il avait dû se disputer avec son père et en garder la trace psychologique car, en *ouverture de conscience*, le jeune homme finit par prendre conscience d'une blessure sous son bras, puis que cette blessure saignait, et enfin qu'il y avait comme… un chien qui lui dévorait le flanc gauche !

La perception de ces choses subtiles est comme une exploration archéologique : même en état d'hypnose, il faut un réel effort de conscience pour préciser et parvenir à densifier le bloc d'informations, de façon à pouvoir le manipuler.

Tout cela est d'ordinaire complètement inconscient. Il est donc bien plus facile pour le thérapeute de plonger davantage son patient dans l'Inconscient, de profiter de ce mouvement naturel, pour ensuite faire son possible pour l'aider, à tâtons, avec des outils hypnotiques de langage qui permettent une action *à large spectre* (comme les antibiotiques du même type). Car on ne sait alors plus du tout quoi travailler, ni comment.

Mais pourquoi endormir son patient, alors que c'est lui qui sait le mieux où il a mal !… En Hypnose Humaniste, on aide la personne à gagner en conscience d'elle-même, de ses phénomènes inconscients, pour mieux les travailler.

Le picotement du début, sous le bras, prit ainsi une couleur rouge, puis survint une impression malsaine, et enfin la perception diffuse « d'une bête… des crocs… ah !!! »

Le jeune homme trouva le moyen de décrocher l'animal, il fallut encore ensuite panser les plaies, les guérir – pour cela, la lumière est un excellent moyen !

Il prit enfin une profonde respiration involontaire, signe de soulagement. Ça y est, c'était fini. Il allait pouvoir vivre sa vie sans cette blessure du passé…

Une autre fois, un autre homme ressentit une sorte de gros insecte lui dévorer la poitrine ! Et impossible de décrocher la bestiole, qu'il finit par tuer à coups de tournevis !!

Les expériences de Thérapie Symbolique ne sont heureusement pas toutes aussi dégoûtantes. Je suppose que ces symboles témoignent d'une certaine tournure d'esprit chez la personne... Quoi qu'il en soit, celle-ci était enfin soulagée. La bestiole était morte, et il nous fallut combler le « vide » qu'elle avait creusé dans la poitrine, toujours par un peu de magie – la lumière – archétype de pureté, s'il en est.

Les « symboles » de ces deux cas sont vraiment différents de tous ceux dont nous avons déjà parlé, vous ne trouvez pas ? On pourrait presque jurer que, pour les personnes concernées, ces choses étaient vivantes !... Et si elles l'étaient vraiment ?

Oh, pas forcément pour ces deux personnes-là… Mais, par exemple, la petite fille de Nadège, page 342 : était-elle réelle ou imaginaire ? Plus difficile à dire, dans ce cas.

Ici encore, l'imagerie Kirlian nous montre de bien étranges choses. Je vous parlais de la mère de Ludovic, page 357, dont on pouvait voir la présence sur la photo… C'est déjà sidérant !

Mais, avouez qu'à partir du moment où l'on commence à admettre une forme de vie hors du corps physique, il n'y a plus qu'un petit pas pour imaginer la possibilité d'autres formes de vie qui ne possèderaient pas du tout de corps physique.

Et pourquoi pas ?... En fait, à partir du moment où ces présences se photographient, on sort des suppositions pour entrer dans la constatation pure et simple.

Vous trouverez des photos très explicites dans les livres de Georges Hadjo ou à la fin du livre « Hypnose Humaniste » (voir en Bibliographie), si besoin était de vous convaincre.

La question suivante se pose donc : est-il possible de faire en sorte de se débarrasser de telles *présences* en Thérapie Symbolique ? A priori, oui, bien que la technique soit forcément différente, s'agissant d'entités vivantes et non d'objets.

C'est d'ailleurs ainsi qu'on les différencie : un *Objet Informationnel* est comme un hologramme. Comme son nom l'indique, c'est un bloc d'informations. Il ne réagit que selon les possibilités qui sont engrammées en lui.

Par exemple, comment savoir si je suis en présence de mon grand-père ou d'un bloc fait de la *mémoire* de mon grand-père ? Eh bien, très facilement : si je n'obtiens de cette « présence » que des souvenirs, alors je peux en déduire que la chose ne fait qu'utiliser, ressortir des informations qu'elle a *déjà* en elle – rien de nouveau. Pas de vie. Pas de conscience.

Mais si la présence réagit à moi de façon intelligente, avec des interactions nouvelles – celles que je connaissais de mon grand-père, plus plein d'autres choses, comme si j'étais en présence d'un être vivant, capable de nouveauté, alors là, oui, il y a une étrangeté. Car un *bloc mémoire* ne peut logiquement ressortir que ce qu'il a en lui, comme un programme. Il faut une *conscience* pour faire preuve d'imprévisibilité, d'innovation.

Vous êtes probablement en train de vous dire que l'Hypnose Humaniste est un monde étrange ! Le fait est que sur la base d'une pensée logique et structurée, dès lors que vous possédez un modèle théorique solide comme celui de l'Hypnose Humaniste, il devient possible d'admettre l'impossible.

Après tout, la science actuelle est incapable d'identifier ce qui constitue 95% de l'univers : toute la matière accumulée de l'univers, ce que l'on nomme *baryons*, tout ce qui est concret et palpable, ne remplit que 5% de l'univers connu !

De quoi sont fait les 95% restants ? Personne ne le sait. Les scientifiques ont baptisé *Matière Noire* 25% de cette masse inconnue et *Energie Sombre* les 70% qui lient le tout…

La Terre est plus petite qu'un simple atome dans l'immensité de l'univers. Comment croire que cette toute petite chose soit la seule qui abrite la vie dans tout cet espace (et on ne parle ici que des 5% d'univers fait de matière concrète) ?

Comment croire que TOUT le reste, 95%, est vide ?

Bref, en vérité, il importe peu de savoir si tout cela existe réellement ou non, car tant que la personne nous dit percevoir « quelque chose » qui vit ou qui s'accroche à elle, alors que cette « chose » soit réelle, imaginaire ou symbolique n'a absolument aucune importance : elle est réelle *pour la personne*, ce qui la rend malade, très concrètement. La débarrasser de cette « chose », l'aider à la transformer est tout ce qui compte.

Edith Fiore, une psychologue américaine formée à la base en Hypnose Ericksonienne, s'est spécialisée dans le ré-accompagnement de ces *présences*, qui hantent certaines personnes. Son approche est certes spirituelle mais logique et solide, très humaine. Vous lirez son livre avec profit, si le sujet vous intéresse (cf. Bibliographie).

Ce que nous avons fait avec la petite fille de Nadège est un excellent exemple du processus de raccompagnement. On peut toutefois envisager des approches plus *directes*, radicales.

Divers symptômes témoignent d'une présence : fatigue anormale, manque d'appétit et d'énergie, anémie, réveils difficiles où vous êtes plus fatigué qu'au coucher…

Bien des personnes « ouvertes d'esprit » et pratiquant des techniques de méditation ou de sophrologie se font ainsi envahir par des *énergies* dont elles n'avaient pas forcément compris l'exacte teneur. Cela se reconnaît facilement : une personne en état modifié de conscience fait preuve *d'économie de mouvement* ; cela veut dire qu'elle bouge et parle très peu, et difficilement. La seule chose qui puisse la faire remuer par violentes saccades, c'est une forte souffrance inconsciente.

Cette souffrance peut être émotionnelle, bien sûr – et toute personne qui a vécu de grandes douleurs sait bien comme on peut quasiment convulser dans le plus terrible chagrin.

Mais quand tout va bien dans la vie, comment expliquer ces mouvements saccadés et brusques de la main de la personne en transe ? Comme si quelqu'un jouait avec les fils de la marionnette… *Autre chose* fait bouger la personne !

Cette « chose » n'est plus son esprit conscient, puisqu'elle est en transe – ce n'est pas non plus son Inconscient, car il ne devrait réagir qu'aux instructions de l'hypnotiseur. Enfin, sa Conscience majuscule ne déclenche pas de mouvements désordonnés, mais au contraire une plus grande paix.

Donc ?... On va appliquer une technique pour chasser ce qui fait bouger la personne – même sans le dire directement à la personne, qui ne sait pas que l'on travaille avec ses mouvements comme repère. Et les mouvements brusques disparaissent, comme par enchantement : ce que l'on a fait a donc modifié *la source* des mouvements. Et la personne retrouve son énergie, elle dort mieux, gagne en vitalité, en concentration, etc.

Le phénomène physique vérifiable le plus étonnant est l'anémie. Etonnant car l'anémie (manque de fer) correspond aux légendes : les vampires étaient présumés sucer le sang, n'est-ce pas ? Ce qui cause forcément une anémie…

La personne *vampirisée* au plan psychologique (en fait, cela se situe au niveau de son champ astral) perd son énergie, son suc vital… et elle fait de l'anémie. Amusant, non ?

Les légendes ont toujours un fond de vérité.

Il m'est ainsi arrivé de raccompagner un père décédé, ancien homme politique connu, qui *squattait* autour de sa fille, cherchant à la pousser à continuer sa mission politique !

A l'improviste, pendant une démonstration en formation, j'ai aidé une biologiste bouddhiste à se débarrasser de toute la vermine qui l'infestait ; vermine attrapée alors qu'elle faisait de la méditation – apparemment dans de mauvaises zones de conscience (trop *basses* pour elle : ce qui y vivait l'avait prise pour une batterie énergétique, un vivier nourricier !).

J'ai aidé un consultant en entreprise à vivre sans « Jésus », une présence plutôt envahissante et fort peu spirituelle, qui profitait de lui et l'annihilait…

Que d'étranges séances d'hypnose !

Pour les uns, contact fut pris avec la *présence*, avec qui nous pûmes dialoguer – ce qui est très impressionnant quand cela vous arrive et que vous savez que ce n'est pas un film !

La différence avec un délire ou une mémoire est évidente : le récit de la personne est cohérent et aucunement symbolique. A force de travailler avec l'Inconscient, on devient capable d'en reconnaître les effets (d'où l'importance d'une formation en Hypnose ordinaire, en plus de celle en Hypnose Humaniste).

On sait donc quand on a affaire à l'Inconscient… à la Conscience… ou à *autre chose* !

Ici, la présence agissait, en plus de réagir, preuve d'esprit d'initiative, dont serait incapable une « mémoire », un programme inconscient activé par la personne. Il n'y avait aussi aucune résonance symbolique, particularité ordinaire des crises psychotiques, en apparence incohérentes – ou plutôt qui ont leur propre « logique irrationnelle ».

Non, tout était bien concret et rationnel… Sauf que ce *Jim* n'était personne que ma patiente connaissait, qu'il semblait avoir vécu avant même sa naissance, et qu'il avait juste trouvé confortable de pouvoir goûter à nouveau un peu à la vie d'ici-bas, par l'intermédiaire de la jeune femme, ma patiente !

Nous avons réussi à décider Jim de s'ouvrir à la Lumière, et il regagna un lieu de la Conscience où il avait mieux à faire.

D'autres fois, ce fut plus radical : un homme, était apparemment assailli par une forme d'énergie agressive. Sur les photos Kirlian, celle-ci prenait la forme d'une petite punaise qui s'enfonçait dans sa peau ! On voyait comme un petit dard qui pénétrait un des doigts de l'homme.

Là, j'aidai mon patient à concentrer une forte énergie dans son plexus, afin de reproduire la naissance d'une étoile : une explosion atomique ! L'homme densifia tellement l'énergie en lui qu'elle finit par exploser, comme un soleil… nettoyant au passage tout ce qui existait en et autour de lui.

Au revoir la petite punaise énergétivore !

Retirer l'épine et s'ouvrir à la Lumière

Si toutes ces histoires peuvent paraître extraordinaires ou inquiétantes, une bonne connaissance de la cartographie des différents états de Conscience vous permet de faire tous les voyages en esprit que vous voulez, en parfaite sécurité.

C'est l'ignorance qui est source de tous les ennuis.

En Hypnose Humaniste, on ne s'attarde pas dans les bas niveaux de Conscience – ce que la tradition appelle « astral ».

Si les bases philosophiques de l'Hypnose Humaniste sont exactes, chaque être humain libère ses pensées, toute sa vie. La sphère de toutes ces vibrations inconscientes forme ce que Teilhard de Chardin appelait la *Noosphère* (sphère des esprits) et Jung : *Inconscient Collectif*... Connaissant le niveau de « sagesse » de l'Humanité, je ne connais personne qui ait envie de s'y baigner longtemps ! Ici s'entassent de fort belles choses, mais aussi toute la bêtise et la méchanceté du monde.

Par effet de cohérence, tout ce qui se ressemble s'assemble. Imaginez ce que l'on peut trouver dans de pareilles eaux...

Voilà pourquoi, durant les inductions d'Hypnose Humaniste, il est demandé à la personne de se concentrer sur ses « plus belles pensées » : car elles vont la *trans*-porter instantanément vers les plus hautes strates de Conscience, les plus sublimes, les plus nobles, les plus pures et pleines de joie !

Connecté à cette Source de Vie, tout devient possible.

En pure Conscience, il n'y a plus ni formes, ni symboles, ni vision, ni pensée, ni rien. Seulement la sensation *d'être* et la pleine conscience de Tout. D'où le simple nom de cet état : Conscience.

Saint-Augustin savait déjà cela, lorsqu'il conseillait :
« *Quand tu penses à Dieu, tout ce qui peut se présenter à toi en forme corporelle, chasse-le, expulse-le, répudie-le, fuis-le !* »

La vraie Conscience n'a ni yeux, ni bouche, ni corps. Elle n'est ni image, ni son, ni ressenti. Seulement conscience.

Myriam arriva chez moi à 45 ans.

De 13 à 17 ans, son père l'avait violée, tant physiquement que moralement. Par exemple, il l'obligeait à laisser la porte ouverte lorsqu'elle allait aux toilettes, et il se masturbait en la regardant uriner. Il l'empêchait d'avoir le moindre instant de vie privée… Myriam finit par s'enfuir de chez elle.

Elle travailla dur et réussit sa vie, mais elle resta marquée à jamais par l'enfer que lui avait fait vivre cet homme.

Frigide et stérile, Myriam n'avait rien développé de sa féminité. Elle avait même fait tout le contraire ! Son corps s'était asséché et son visage portait les stigmates de l'acné qu'elle avait développée, adolescente, pour faire fuir son père …en vain !... Un matin, devant son miroir, elle s'était trouvée jolie et avait eu peur que ça n'attire encore plus le monstre avec qui elle était emprisonnée. Elle avait alors décidé de s'enlaidir, de détruire son visage… Trois jours après, elle était couverte d'acné purulente. Cela n'arrêta pas le père. Mais, trente ans après, son visage était toujours crevassé par l'acné.

Myriam venait me voir parce qu'elle avait un cancer. Devinez où… Aux ovaires, bien sûr !

Elle s'était présentée à moi comme très rationnelle, plus intéressée par les dosages de sa chimiothérapie que par son esprit. Pourtant, une toute petite phrase m'ouvrit la voie :

« Ce monstre m'a arraché la vie !

- Il vous a arraché la vie ? répétai-je, ravi.

- Oui, pourquoi ? fit-elle, étonnée.

- Eh bien, parce que je ne peux rien contre toutes les horreurs que vous avez vécues, mais je peux vous aider à vous reconnecter avec la Vie ! Ça, je peux le faire. »

Son visage meurtri s'illumina – et je sus que nous pourrions réussir. Nous parlâmes un moment de ses conceptions de la vie, plutôt spirituelles, puis je lui demandai :

« Mais alors, à quoi rime tout ça… la vie… pour quoi faire ?

- C'est l'énigme de ma vie – comme de beaucoup, je pense.

- Je vous donne mon idée, alors… Juste une idée : et si, vous, petite étincelle d'un immense soleil créateur, vous étiez ici pour aider à purifier ce qui constitue la Création ? Je veux dire, ici-bas, tout est loin d'être net, n'est-ce pas ?... Et si nous étions tous les rayons d'un même et immense soleil ? Et que ce soleil irradie continuellement cette Terre, rayon après rayon, justement pour illuminer la planète. La nettoyer… Alors, ce serait normal de plonger dans la merde – enfin, je parle surtout pour vous, car il y en a qui ont moins de boulot que d'autres, n'est-ce pas ? Vous devez être une Conscience bien courageuse, pour avoir accepté de plonger votre lumière dans ce pétrin… Vous devez être vraiment forte. »

Myriam avait retrouvé le sourire. Mon histoire l'amusait.

« Mais on dirait que la merde était plus tenace que prévu ! Et vous êtes toute salie et abimée… Vous avez perdu votre lumière en cours de route… …Et si on allait la retrouver ?

- (sceptique et silencieuse)
- En fait, cela n'a rien d'extraordinaire, il suffit juste de savoir comment faire… Allez, je vous montre. »

Et je commençai une induction *en ouverture*, comme je vous en ai déjà donné l'exemple.

Dix minutes après, Myriam se reconnectait massivement avec la Lumière, non pas seulement la sienne, mais celle de ce « Soleil créateur » originel, que je lui avais décrit.

Comprenez bien qu'il n'y a pas de dissociation en Hypnose Humaniste. En fait, Myriam n'avait pas vraiment été rejoindre la lumière, ce qui aurait indiqué une dissociation entre le corps et l'esprit, un chemin à parcourir d'elle à la lumière.

Myriam faisait déjà du yoga et de la méditation. Elle savait se dissocier. Ça l'avait aidé à survivre, mais pas à guérir.

Au contraire, j'aidai Myriam à étendre à ce point son esprit qu'elle fut bientôt *partout*… Etant devenue « Tout », la lumière fit forcément à nouveau partie d'elle, corps et âme.

Et c'est à ce moment-là que cela devint *rodéo* ! Car Myriam sentit la lumière en elle, au cœur de chacune de ses cellules – et vous savez combien l'ombre craint la lumière !

Toute cette noirceur, qu'elle portait en elle depuis des années, commença à se dissiper, à se dissoudre : les pleurs de paix retrouvée de Myriam firent place à de profonds hurlements. C'était à glacer le sang ! Myriam était arc-boutée contre mon fauteuil. Seule la tête touchait le dossier. Elle était secouée de spasmes de douleurs : l'épine s'évaporait.

Je ne pouvais rien faire d'autre que laisser faire. Laisser la vie achever son œuvre purificatrice. J'accompagnai simplement de quelques paroles, afin que Myriam ne se sente pas seule.

Enfin, Myriam se calma. Elle respirait paisiblement.

Nous reprîmes une discussion plus ordinaire... Et c'est là que je me rendis compte, plutôt intuitivement, que son énergie n'était pas entièrement descendue en elle, physiquement.

J'avais l'impression que tout s'était arrêté à la ceinture.

« Et jusqu'où vous remplit toute cette nouvelle énergie ? demandai-je doucement.

- Jusque-là, me montra Myriam en indiquant ses hanches.

- Bien, c'est ce qu'il me semblait. Alors, inspirez profondément, et poussez fort cette énergie jusqu'à vos pieds... Vous avez besoin d'être tout entière emplie de Vie. »

Myriam poussa donc, réellement. Elle respirait fort et faisait clairement de son mieux pour que l'énergie de vie l'emplisse cette fois vraiment jusqu'à la moindre de ses cellules.

Soudain, elle se remit à hurler, à nouveau arc-boutée contre mon fauteuil. Mais son hurlement était très différent, et au mouvement de ses hanches, il n'était aucune doute possible : c'était maintenant beaucoup plus agréable que tout à l'heure !

C'est dans un véritable orgasme que Myriam retrouva sa féminité... Quinze jours plus tard, analyses : plus de cancer !

Allez, encore un autre exemple de ce qu'est capable votre Conscience, avec le cas d'une autre de mes patientes, maigre à faire peur, le teint si gris qu'il en paraissait inhumain, en reflet de la couleur morne et terne de ses vêtements.

Le regard de cette femme était d'une grande méchanceté, et ses paroles agressives et négatives au possible.

Alors, vous savez qu'il est extrêmement rare d'entendre un être humain parler à un autre ? Oui, la plupart du temps, les gens ne parlent qu'à eux, et d'eux. Quand une de nos cordes sensibles est touchée, on s'énerve, on agresse verbalement, pour se protéger – et l'autre en face prend tout cela pour lui, au lieu d'y voir l'expression de *notre* blessure intérieure…

Persuadé que l'on vient de parler de lui, l'autre se vexe ! Et nous renvoie en retour l'expression de sa blessure à lui : ce que nous prenons à notre tour pour nous, au lieu de compatir pour la blessure de l'autre et, pourquoi pas, nous excuser… Donc, on se vexe aussi et on hausse le ton, blessé que nous sommes.

Et ainsi de suite… Histoire d'une bagarre entre deux sourds. Chacun centré sur son nombril, ne parlant que de lui.

Je ne me vexai donc pas de l'agressivité de la dame au teint gris, la comprenant blessée. Ses paroles étaient le pus qui s'écoulait des plaies de son âme. Rien qui ne me concernait.

L'histoire qui suit vous montre que la Conscience est créatrice *et* hors du temps : ce qu'elle vit crée une *information* stockée dans nos mémoires inconscientes, et qui a un impact sur le corps. Que l'expérience soit concrète ou imaginaire ne change rien. De plus, la Conscience *pose* l'information créée dans les strates du corps *au moment* où elle pense l'avoir créée, c'est-à-dire, pour cette femme… à l'âge de trois ans !

Je vous raconte : comme son teint de peau l'indiquait, la dame souffrait d'un cancer.

« Au sein » me précisa-t-elle.

Rapport à la féminité, pensai-je, comme dans le cas précédent.

« Ok, et pouvez-vous me dire ce qui s'est passé de stressant ces dernières années ?... On sait que, très souvent, le corps peut développer un cancer suite à un stress violent, non traité, dans les deux ans environ après l'évènement traumatisant.
- Il ne s'est rien passé, non… je ne vois pas. »

Après une douzaine de minutes de discussion, le visage de la dame se contracta et celle-ci se mit à pleurer.
« Par contre, cela n'a sans doute rien à voir, mais j'ai quelque chose de terrible sur le cœur… »
Cancer au sein. De quel côté ? Vous pariez ?... Gauche.
« …mais cela n'a rien à voir avec mon cancer. Enfin, je crois… ça s'est passé il y a si longtemps… Je n'en ai d'ailleurs aucun souvenir… C'est mon psychiatre qui a tout découvert… (pleurs)… J'ai été violée… par mon grand-père.
- Et vous n'en avez aucun souvenir ? fis-je, perplexe. A quel âge était-ce ?
- J'avais trois ans.
- Et vos parents ne se sont aperçus de rien, alors ?
- Non, mais mon grand-père est encore vivant : il a cent ans cette année… Quand j'ai su, je suis allé le voir, pour qu'il avoue tout et s'excuse… mais il a tout nié, le salaud !!!
- Et vos parents ?
- Ils m'ont dit que le psy était fou, qu'il avait tout inventé. En fait, ils couvrent le grand-père, je le sais ! »

Houla… J'ai déjà vu beaucoup de personnes qui s'étaient faites violer, et cette dame-là n'avait pas les caractéristiques des personnes que j'avais déjà rencontrées. Elle avait un esprit tourné vers le négatif, le pessimisme, mais elle ne paraissait pas avoir été victime d'attouchements ou de viol.
Mais bon, si le psychiatre l'avait dit…
« Donc, si j'ai bien compris, repris-je, votre grand-père nie vous avoir agressée ou touchée, vos parents n'ont aucun souvenir que vous ayez changé de comportement, toute petite, et ce psychiatre, bien sûr, ne vous connaissait pas, enfant…

- Non, pourquoi ?
- Alors, dites-moi, comment savez-vous qu'il a raison ?
- Je le sais !!!! » me hurla-t-elle au visage.

Formidable !

« Et, quand est-ce que votre psychiatre vous a annoncé cela ? demandai-je, presque sûr de la réponse.
- Oh, c'était il y a deux ans.
- Et auparavant, comment alliez-vous ?
- Bien, mais j'ai toujours senti qu'il y avait quelque chose qui n'allait pas chez moi… C'était ça !! »

Ok. La dame croyait en l'histoire du psy et s'autodétruisait.

Comprenez bien l'importance du problème : si cette femme s'était « fabriqué » sa douleur, puis le cancer qui en résultait, ce n'était pas simplement à cause de l'annonce du psy, il y a deux ans. D'un point de vue psychologique, la dame souffrait virtuellement *depuis son enfance* : l'information donnée par le psy s'est rangée dans les « dossiers-mémoire » correspondant à l'époque supposée des faits. Elle a voyagé dans le temps (en fait, il n'y a pas de temps)… et elle a ainsi usé et détruit le corps et l'esprit en proportion des prétendues années passées !

La seule solution fut de faire revivre son passé à la dame, en prenant toutes les précautions pour qu'elle ne s'invente pas toute une histoire de viol. Je lui demandai donc, une fois en transe hypnotique, de revenir directement à sa naissance… de s'envoler par-delà l'espace et le temps et de se poser au moment de son arrivée au monde – alors que tout allait bien.

Puis, je lui demandai de me raconter sa vie. De cette manière, je ne posai aucune suggestion susceptible de l'influencer, et ma patiente étant prise dans le revécu de son histoire de vie, elle en oublierait probablement d'inventer des épisodes inédits ! C'était la technique la plus sûre pour retrouver, en régression hypnotique, un souvenir au plus proche de la vérité.

Sauf que la dame ne retrouva aucun viol. Rien du tout !

Et voilà ! Les années passaient, heureuses. Et pas de grand-père violeur à l'horizon.

Quand elle en arriva à me décrire ses dix ans, je lui fis remarquer que son enfance avait été bien paisible et joyeuse. Elle se rendit alors compte qu'elle n'avait jamais été violée.

Aussitôt, la dame se mit à grimacer horriblement ! Ses mains s'agrippaient et tordaient ses vêtements sur son ventre. Elle pleurait à chaudes larmes et gémissait en se mordant les lèvres, en tapant de tout son corps contre les bords du fauteuil.

Tout à coup, je pris conscience que ses mains n'agrippaient pas seulement ses vêtements : ils semblaient chercher à retirer quelque chose d'elle ! Je lui fis immédiatement remarquer :

« Je comprends que ce soit terrible de prendre conscience de ça… mais il y a quelque chose que vos mains cherchent à arracher de vous, vous en rendez-vous compte ? »

Mon discours était volontairement ambigu, afin que la dame puisse éventuellement se raccrocher encore à l'idée de son viol, ce qui la rassurerait : elle ne se serait pas rendue malade pour rien… Et elle pouvait penser avoir bien trouvé l'origine de son mal. Elle le tenait dans ses mains !

Bien que je pense plutôt qu'elle était vexée d'avoir cru son psy, si cela lui faisait plaisir de croire autre chose, ça ne me dérangeait pas. L'important était qu'elle sorte d'elle toute cette fureur, cette peine et cette douleur accumulées.

« Voilà, agrippez vraiment fort cette boule d'émotions négatives… Tenez-la bien et tirez doucement dessus, pour la sortir tout entière de vous. C'est très bien. Allez-y. »

Cris, pleurs et spasmes…

En fait, c'était de la Thérapie Symbolique, comme nous en avons déjà parlé. La dame retirait très physiquement d'elle la cause de sa maladie – ce n'était à mon avis pas celle qu'elle croyait mais, en fait, cela n'avait aucune importance.

Un mois après, je revis ma patiente : je ne la reconnus pas !! Elle était habillée joliment, même plutôt chic, dans les tons rouges, avec un chapeau à la mode et une robe assortie. Elle avait pris douze kilos, me dit-elle ! Et elle se faisait désormais confiance, son estime d'elle était au beau fixe, ce qui ne lui était probablement jamais arrivé – ayant été d'un caractère d'ordinaire plutôt sombre ; elle me dit être maintenant capable de chasser d'un « revers de la main amusé » les vieilles habitudes de pensée négative qui lui restaient encore (cela ne faisait qu'un mois à peine qu'elle avait changé !).

Maintenant, elle aimait la vie, m'expliqua-t-elle. Elle faisait à nouveau l'amour – alors qu'elle était frigide depuis des années – et se cuisinait de bons petits plats.

Transformée !

Ah oui, son cancer du sein entra en « rémission spontanée » suite à cette première séance.

Retrouver Qui Je Suis

Vous comprenez l'ampleur du pouvoir de votre esprit sur votre existence ? Et, quand je parle d'esprit, je pense à un niveau global : corps, inconscient, mental, âme et conscience.

Il suffit que votre *corps* souffre pour que votre *mental* soit plus lent. Il suffit que la *Conscience* vous envoie tel ou tel type d'information pour que toute votre vie change. Il suffit que votre *Inconscient* tourne sur de vieux programmes pour qu'il vous renvoie toujours et encore dans les mêmes murs. Il suffit que votre petit *conscient* fasse du blocus pour empêcher la Nature de suivre son cours… Il suffit que de lourds nuages planent au-dessus de vous, que vous ayez *l'âme* sombre, pour que votre vie entière soit triste et morose, voire pire !

Tous les niveaux sont importants.

On parle souvent d'agir « corps et âme » ou encore « en son âme et conscience »… Vous avez là les principaux niveaux avec lesquels il vaut mieux être en harmonie.

Et si je peux vivre *en Conscience*, celle-ci étant la strate qui dirige et interpénètre tous les autres niveaux, alors j'ai un pouvoir d'action possible sur tout ce qui fait ma vie. Vous avez déjà eu de nombreux exemples dans ce livre. Tenez, un jour je fais une chute en sport et je me retrouve avec des ecchymoses, quasi-noires, sur les avant-bras. Pas très présentable pour un formateur. On va croire que je me suis battu !

Je m'assois, fais la paix en moi (je suis en pleine rue), et j'envoie de la lumière guérisseuse sur mes blessures. Ce n'est plus de l'Hypnose, à partir du moment où l'action est faite en état ordinaire de conscience. C'est vraiment une action *en conscience*, portée sur l'ici et maintenant, à partir d'un niveau d'être plus vaste, vécu au quotidien.

Et je reprends mon sport, un peu inquiet pour mes bras, toujours aussi noirs… Et puis, dix minutes plus tard, les meurtrissures ne sont plus que violettes… Et dix minutes encore après, presque toutes les ecchymoses sont parties, sauf deux ou trois bleus, qui partiront dans la nuit.

Incroyable, n'est-ce pas ?

Si la Conscience peut avoir une telle action sur mon corps, imaginez ce qu'elle peut faire à son niveau naturel, celui des choses subtiles, énergétiques et informationnelles !

La vie n'est faite que d'évolution, continuelle, et les blocages ou difficultés d'évolution sont à l'origine de la quasi-totalité des troubles physiques ou psychologiques. Comment utiliser la Conscience pour aider à cette évolution ?

Je vais vous donner mon astuce à moi. Elle repose sur plusieurs constatations : d'abord, il y a de fortes chances pour que l'on retourne à la Conscience chaque nuit, afin de nous ressourcer. Une super séance d'hypnose naturelle, en quelque sorte. Ensuite, les rêves témoignent du fonctionnement de l'Inconscient, qui dirige notre vie. Enfin, comme moi, vous n'avez peut-être pas le temps ou le courage de passer une demi-heure à faire de l'auto-hypnose, tous les jours…

Et si vous utilisiez vos nuits pour guérir et grandir ?

Pas besoin d'induction hypnotique compliquée, puisque le sommeil vous emportera en Conscience sans que vous ayez quoi que ce soit à faire. La meilleure transe qui soit.

Pas besoin de rester lucide de vos rêves, comme certains le font, puisque les souvenirs éventuels de ceux-ci, au réveil, vous informeront amplement de « l'état des lieux » et du travail qui vous reste à faire sur vous. Pas de triche possible.

Patricia, ma compagne, possède une sorte de don pour interpréter les rêves, pour peu qu'elle ait les données nécessaires sur votre vie. Il m'a suffit de lui confier un premier rêve pour savoir où j'en étais dans ma vie. Maintenant, le soir, je m'endors avec l'idée de travailler à m'améliorer, suivant ce que j'ai compris du travail à effectuer. Pas besoin de grande concentration ou de forte volonté, juste une « idée derrière la tête », une intention… et de laisser faire sa Conscience.

Alors que, bizarrement, je ne me souvenais que rarement de mes rêves, maintenant, ils me restent au réveil… et je peux donc les raconter à Patricia, qui m'explique de quoi il s'agit (car c'est souvent incompréhensible pour un non-initié) et je poursuis ensuite mon travail sur moi, la nuit suivante.

Facile, non ?

Si vous n'avez pas la chance, comme moi, d'avoir votre coach à la maison, notez vos rêves et confiez-les le plus souvent possible à une personne qui vous connaît bien et qui est capable de les interpréter, de manière neutre.

Cela permet d'avancer dans la vie, plutôt facilement, même si les prises de conscience que ce type d'exercice amène peuvent parfois être émotionnellement violentes. Il faut dans ce cas être vraiment honnête avec soi-même, et changer sa vie en conséquence des « informations » reçues en rêves.

Voilà, par contre, ce qui est difficile. Et c'est là que l'on mesure le courage et la volonté que l'on a de s'améliorer, sachant qu'au bout il y a une vie meilleure, heureuse et joyeuse.

C'est ainsi qu'il y a deux grandes familles de Thérapie Symbolique, en Hypnose Humaniste : celle dont je vous ai déjà parlé, qui est ma façon à moi de pratiquer ; et la Thérapie Symbolique comme la pratique ma femme, Patricia d'Angeli, beaucoup plus axée sur la symbolique inconsciente et toute la compréhension qu'on peut en avoir, afin de mieux la faire évoluer en *expansion de conscience*, dans un deuxième temps, grâce aux séances d'Hypnose Humaniste.

Comme nous en avons déjà parlé : d'où mieux percevoir l'Inconscient que du point de vue de la Conscience ? Illuminé, plutôt que noyé dans les brumes de l'inconscience...

En conscience, Patricia ne vous fait donc pas travailler sur les matériaux informationnels liés à la Conscience ou à l'âme, comme je le fais, mais sur ce qui emplit votre Inconscient et influence émotionnellement toute votre vie ici-bas.

Les deux formes de Thérapie Symbolique sont complémentaires, car il arrive parfois à Patricia d'utiliser ma façon de faire pour aider une personne à se débarrasser ou à transformer un bloc d'Information gênant.

La plupart du temps, toutefois, Patricia vous emmène en état élargi de Conscience, puis vous demande de franchir un passage, comme une porte (ou ce qui vous vient à l'esprit), afin de découvrir ce qu'il y a derrière.

Métaphore du voile levé sur l'Inconscient.

Ainsi, un jour, guidé par Patricia, je me retrouvai dans un pays non-identifié d'Afrique du nord, apparemment plutôt totalitaire. J'y livrais une machine à laver la vaisselle (?)...

Les douaniers, armés jusqu'aux dents, me laissèrent entrer, mais une fois à l'intérieur du pays, j'appris que l'usage ou la possession d'une machine à laver était passible de peine de mort ! Et je me retrouvai poursuivi par toute l'armée du pays !

A un moment, j'entrai dans un vaste marché couvert. Il s'y vendait, en guise de nourriture, des milliers d'oiseaux morts.

Tout au bout de ce marché trônait un homme terrible.

Devant lui, s'alignait une longue file de femmes voilées de noir, le visage éteint et tourné vers le sol. Encadrées par des militaires, elles amenaient leur oiseau à l'homme, qui leur donnait à manger des graines, apparemment empoisonnées, car aussitôt qu'ils les avaient avalées, les oiseaux tombaient raides morts !... Et on les ajoutait à l'étalage du marché, où d'autres femmes les achetaient pour nourrir leur famille.

L'horreur de la situation me sortit de transe hypnotique. Je savais par ailleurs que, en hypnose comme en rêve, nous ne voyons toujours que des reflets de nous. C'est ainsi que notre Inconscient s'adresse à nous. Par exemple, si vous rêvez d'un homme, il s'agit du reflet de votre âme masculine ; si vous rêvez d'une femme, c'est le reflet de votre âme féminine ; et s'il s'agit d'un enfant, c'est la partie de vous qui évolue...

Sur ce peu de connaissances, je savais qu'il ne fallait pas se battre contre soi-même, bien que cette partie de moi, inconnue, puisse prendre n'importe quelle forme dans mon rêve hypnotique, même agressive. Je passai ainsi deux longues heures, à demi-conscient, à chercher et mettre en place une solution à mon expérience, pour faire cesser la guerre dans ce pays, et l'oppression des femmes, etc, etc.

Je ressentais qu'il ne servirait à rien davantage de lumière à tous ces gens... Pour je ne sais quelle raison, le soleil venant du ciel me paraissait tout à fait proscrit.

La seule idée qui me vint fut donc d'illuminer le cœur de notre planète, d'y insuffler encore et encore plus de lumière pour que la Terre rayonne jusqu'à sa surface et change toutes les personnes de mon rêve, les guérisse de l'intérieur.

Quand j'eus fais mon maximum, je m'endormis d'épuisement.

Patricia, qui m'avait laissé travailler, revint prendre de mes nouvelles :

« Tu avais compris ta vision ? me demanda-t-elle.

- Non, fis-je, pas plus que mes rêves de la nuit...

- Alors, qu'as-tu fait pour y remédier ? »

Je lui racontai combien j'avais peiné à illuminer le noyau de la Terre pour sauver tous ces gens, pensant qu'il s'agissait de reflets de mon Inconscient ou de mon âme.

« Bel effort, sourit-elle, mais ce n'était pas un rêve à toi, tu as eu une vision collective.

- C'est-à-dire ?

- Quand tu vois beaucoup de monde, comme dans ton expérience, tu n'es pas en projection de toi, mais de la société tout entière. Tu te souviens que tu livrais une machine à laver la vaisselle ?

- Ah oui, c'est vrai… J'avais oublié ce détail curieux.

- C'était un symbole de l'allègement du travail des femmes. Et tu entrais dans un pays dominé par le patriarcat, dans son extrême. Tu te souviens qu'on y tuait des oiseaux, tu m'as dit tout à l'heure qu'il y avait beaucoup de pigeons…

- Oui.

- Et te souviens-tu de l'animal que tu avais choisi, l'autre jour, comme symbole de ton âme féminine ?

- La colombe, répondis-je. Oh !...

- Oui, dans ce marché, l'homme tuait l'âme féminine, et ces femmes stériles faisaient consommer à leur famille le cadavre de ce qu'elles avaient été. »

Mon dieu ! pensai-je.

« Alors, évidemment, tu as ressenti avec justesse : davantage de soleil, symbole masculin par excellence, ne pouvait soigner ce pays. Tu as judicieusement choisi d'illuminer le cœur de la Terre, notre mère à tous, symbole millénaire du féminin. »

- Oh ! Trop fort... Mais je n'ai pas réussi, fis-je, inquiet.

- Rassure-toi, tu ne pouvais pas changer le monde à toi tout seul. Si de plus en plus d'hommes se mettent à penser et vivre comme toi, unis à leur Féminin sacré, alors ce monde grandira et retrouvera un jour son harmonie. »

Curieuse expérience, transpersonnelle, collective, comme il en arrive parfois en Hypnose *Humaniste* (« *pour l'Humanité* »).

Bien évidemment, de telles aventures en Conscience sont possibles pour changer individuellement. Patricia m'en a fait vivre beaucoup, et mes rêves m'en amènent d'autres.

Cette forme de Thérapie Symbolique étant plutôt du ressort de Patricia, c'est elle qui va vous raconter le cas suivant, un exemple de l'une de ses thérapies :

« Maria était une jeune femme de vingt-cinq ans. Elle avait subi, lorsqu'elle était très jeune, des attouchements sexuels de la part de son grand père, et elle gardait en elle une grande colère de ce souvenir.

Maria avait l'impression de ne pas avoir droit au plaisir sexuel, sauf pour des rencontres de passage. A partir du moment où elle éprouvait de l'amour, tout le plaisir s'évanouissait immédiatement… Or, elle venait de se marier avec un homme qu'elle aimait profondément, mais avec qui elle avait une perte complète de désir.

Je demandai à Maria de se détendre et de fermer les yeux. Puis, je lui fis une induction en Hypnose Humaniste. Elle se sentit grandir au-delà des limites de son corps. Grande comme la pièce dans laquelle nous nous trouvions, puis grande comme l'immeuble, le quartier, la planète, l'univers…
Jusqu'à ce qu'elle se sente partout : sur le fauteuil en face de moi et au-delà de toute limite.

Parvenue à cet état d'unification, je demandai à la jeune femme de visualiser un vortex – symbole de la porte qui allait pouvoir la faire pénétrer en Conscience à l'intérieur d'elle-même – puis de passer cette porte et de me décrire ce qu'elle voyait derrière.

- Je suis sur un chemin, me dit-elle. Je traverse une immense prairie baignée par le soleil.

Je lui demandai donc de marcher sur ce chemin et de me décrire ses rencontres éventuelles.

Après un long moment, Maria se retrouva devant une grande porte en bois. Et elle se mit à pleurer.

- Que se passe-t-il, Maria ?

- J'ai déjà rêvé de cette porte.

- Racontez-moi votre rêve...

- J'étais devant cette porte, je voulais passer, mais la porte était fermée et je n'avais pas la clé. J'ai regardé par la serrure, et derrière, il y avait mon mari. Il avait une clé dans ses mains, mais pour une raison étrange, il n'arrivait pas à ouvrir la porte, la clé ne rentrait pas dans la serrure... Alors j'ai vu mon mari devenir petit, minuscule. Si petit qu'il a pu me rejoindre en passant par une brèche minuscule. Mais la porte est restée fermée. Et je me sentais triste. Comme maintenant.

Ce rêve illustrait à merveille la situation actuelle de Maria.

La porte représentait l'accès à elle-même et à son potentiel intérieur. Mais cette porte était fermée. Son mari derrière la porte ne pouvait pas l'aider, car la clé ne rentrait pas dans la serrure, mais il finit par la rejoindre... Effectivement, il était près d'elle dans la vie, il vivait à ses côtés, sans toutefois pouvoir l'aider à accéder au plaisir. Il n'avait pas la *bonne clé*, autrement dit, le problème ne pouvait être résolu par lui. Et Maria se sentait triste, comme dans la vie.

- Vous n'êtes plus dans votre rêve Maria, expliquai-je, vous êtes parfaitement consciente. Ce que vous vivez maintenant, c'est vous qui le créez. Votre mari n'est pas ici, vous ne le voyez pas... Et il vous suffit de penser que la porte s'ouvre pour qu'elle s'ouvre... Dites-moi ce qu'il y a derrière.

Maria vit ainsi la porte s'ouvrir sur une place au milieu de laquelle se trouvait une fontaine, source de vie.

Derrière cette fontaine, un énorme escalier montait vers une sorte de temple. Et en haut de l'escalier, se trouvait un trône. Je lui demandai alors de se diriger vers l'escalier et, en passant, de toucher l'eau de la fontaine.

En touchant cette eau, symbole de vie, je savais que je la mettais en contact avec sa source intérieure. L'eau est le symbole de la sexualité, de la matrice et de la vie... En effet, Maria, en touchant cette eau se sentit pleine d'énergie.

Puis elle se dirigea vers l'escalier. Là, elle vit descendre un être de lumière, androgyne, décrit comme une partie d'elle-même. Je lui demandai donc de se fondre dans cet être et d'absorber en elle cette *partie* qui s'était probablement détachée d'elle depuis bien longtemps.

Effectivement, elle se sentit tout de suite pleine et entière.

Puis la jeune femme décida de monter les marches de l'escalier et s'assit sur le trône.

Elle pouvait voir de haut la place et la fontaine, et elle s'aperçut que cette place était pleine de gens. Toutes les personnes qu'elle connaissait dans sa vie étaient là et semblaient attendre quelque chose. Parmi elles, elle reconnut son mari.

Je lui demandai donc d'imaginer son mari prendre de l'eau avec une coupe à la fontaine et de venir la rejoindre afin qu'ils puissent boire cette coupe ensemble.

Par cette métaphore, je suggérais en fait à Maria de laisser son mari participer à son retour vers le désir, l'eau comme je le disais tout à l'heure est le symbole de la sexualité. La coupe, emblème du sexe féminin, et l'eau, son sang porteur de vie.

Au fur et à mesure qu'elle buvait à cette coupe, Maria me disait qu'elle sentait la vie entrer en elle ; elle en appréciait chaque goutte comme un don merveilleux.

Elle prit ensuite la main de son mari et éprouva un amour immense. Elle se sentit s'envoler avec lui et, enlacés, devenir ensemble des êtres de lumière vibrant d'amour.

Puis, elle entendit son mari lui dire que leur chemin devait se séparer pour un temps car elle devait avancer seule pour découvrir des choses importantes pour elle.

Elle reviendrait ensuite pour pouvoir vivre leur vie à deux.

Maria vit alors se dessiner en face d'elle un deuxième vortex. Derrière cette nouvelle porte, un autre monde lui apparut, correspondant à une autre facette d'elle-même.

Ce monde prenait la forme d'un vaste désert aride. Maria ne s'y sentait pas bien. Je lui demandai donc de laisser venir à elle un guide qui pourrait l'accompagner et l'aider.

Maria vit arriver un cheval, sur lequel elle monta.

Cette partie de la consultation fut particulièrement émouvante. Maria se sentait filer comme le vent dans une liberté totale. Elle vivait pleinement son expérience et ne voulait plus s'arrêter… Je la laissai profiter de ce moment, jusqu'à ce qu'elle arrive au bord d'un immense lac, symbole une fois de plus de la vie et de la sexualité.

Cette fois, elle prit l'initiative de se mettre nue et de se baigner (!). Elle se sentait différente, avec de longs cheveux, alors qu'elle les avait courts dans sa vie.

Je lui demandai de jouer avec l'eau, de la ressentir sur son corps, de maîtriser complètement cet élément, de plonger et de le respirer, *d'être* l'eau, car « en rêve, tout est possible ».

Des dauphins vinrent alors entourer Maria et jouer avec elle. La jeune femme se sentait sauvage et libre.

Puis, Maria se sentit attirée vers le fond du lac. Là se trouvait une grotte. Centre intime de son être. Utérus sacré.

Au fond de la grotte, elle eut la surprise de rencontrer son grand-père… Tout d'abord, une grande colère s'empara d'elle, vite remplacée par une sorte de compréhension, comme si, à ce niveau de perception, tout pouvait avoir un sens.

Pour ancrer cette compréhension en elle, je décidai d'intervenir davantage et je guidai Maria dans la technique utilisée pour les pardons et les deuils, telle qu'Olivier vous l'a expliquée page 186, avec l'histoire de Sylviane.

Cette technique était parfaite pour la réconciliation que Maria avait à vivre avec son grand-père. Et le fait qu'elle soit *en conscience* à ce moment-là augmentait l'effet sur elle.

A la fin du processus, je demandai à Maria de conserver un lien d'amour avec son grand-père : le lien du cœur, représenté par de la lumière, libre et brillante.

C'est alors qu'elle vit soudain ce lien d'amour se détacher d'elle, s'envoler et retomber sous forme de pierres précieuses.

Maria ramassa toutes les pierres précieuses, les mit dans un petit sac autour de son ventre, puis reprit le chemin du retour.

Revenue à la fontaine, Maria retrouva son mari et toutes les personnes qu'elle avait connues dans sa vie, qui l'attendaient. Elle offrit à chacun une pierre précieuse et garda pour elle et son compagnon un diamant de forte taille.

Maria s'avança vers son mari, qu'elle embrassa tendrement, et ensemble ils gravirent les marches du trône.

Il est amusant de constater que les symboles exprimés par Maria durant son expérience hypnotique restèrent parfaitement énigmatiques pour la jeune femme. Et c'est un des avantages de la Thérapie Symbolique, comme de toute thérapie basée sur les métaphores : autant la compréhension des symboles peut paraître évidente à autrui, autant pour celui ou celle qui est concerné, toute l'histoire garde son mystère.

Ainsi, pas d'émotion négative, pas de peur ni de mentalisation. Pas de résistance possible et un changement rapide.

Maria envoya quelques jours plus tard une belle et longue lettre à toutes les personnes qu'elle aimait et qui avaient participé à sa *libération.* En effet, sa vie de couple s'était métamorphosée et elle vivait enfin heureuse, à tous niveaux. »

~oOo~

Si l'histoire de la patiente de Patricia nous plonge dans un monde quasi-onirique, celui de notre Inconscient, la signification de l'expérience vécue est parfois moins cachée, plus évidente à saisir, comme dans cet autre cas, celui d'une femme que nous avons reçue tous les deux, Patricia et moi.

Judith perdait du sang depuis presque un an, maintenant. Ses médecins lui annonçaient que si son état ne s'améliorait pas malgré les traitements, il allait falloir la mettre sous perfusion, puis l'opérer – ce qui ne plaisait pas du tout à cette femme dynamique de la quarantaine à la puissante chevelure noire.

Judith s'était formée en Hypnose Ericksonienne, il y a plusieurs années de cela. Elle pratiquait en Hypnothérapie et nous avions gardé avec elle un bon contact. Pourtant, elle mit un long moment à se décider à demander de l'aide.

Son problème étant plutôt *féminin*, c'est Patricia qui la reçut la première, pour une séance à sa manière.

Après le recueil d'informations et une induction *en ouverture*, Patricia guida Judith jusqu'à son Soi idéal, afin qu'elle puisse prendre conscience des mécanismes qui l'avaient menée à ce point de son existence.

Alors que Judith avait été une célibataire convaincue, plus ou moins de bon gré d'ailleurs, elle venait de trouver « l'homme de sa vie ». C'est à ce moment-là que les saignements avaient commencé… Il y avait donc un rapport à découvrir.

Associée à son Soi idéal, Judith se laissa porter à la rencontre des âmes qui jouèrent un rôle dans sa vie – et qu'elle ne fut pas sa surprise de rejoindre une présence de très forte énergie, une masse de conscience qu'elle identifia à… son arrière-grand-mère maternelle !

Quand vous êtes *en conscience*, vous n'apprenez pas les évènements sous forme visuelle ou auditive, comme de revoir une scène du passé ou d'entendre une voix vous parler. C'est comme si, l'instant d'avant vous ne saviez pas une chose, et l'instant d'après, cette chose vous paraissait évidente. Elle était *arrivée* dans votre esprit, directement et sans transition.

C'est ainsi que Judith *sut* que son arrière-grand-père avait trompé sa femme avec… sa belle-mère ! L'arrière-grand-mère, furieuse, avait comme « maudit » sa propre mère et reprit de force son mari, un être au caractère faible et peureux.

Judith aimait son mari, mais elle dut s'avouer qu'il avait curieusement les mêmes traits de caractère que son arrière-grand-père ! Autre curiosité, Judith et son mari avaient le même écart d'âge que l'arrière-grand-père et sa maîtresse.

Autrement dit, Judith avait pris le (mauvais) rôle de la femme qui avait trompé son arrière-grand-mère !

« Et qu'est-il arrivé à cette femme ? demanda Patricia.

- Elle est morte… d'hémorragie.

- Comment ?... Vous le saviez ?

- Oui, je le savais. Mais je n'avais pas fait le rapprochement avec mon arrière-grand-mère et cette histoire de tromperie… Dans ma famille, beaucoup de femmes sont mortes comme cela. Je pensais que c'était génétique.

- Et qu'en disent vos médecins ?

- Ils ne savent pas. Ils veulent simplement me retirer l'utérus.

- D'accord… »

Judith avait compris d'où venait son mal et comment elle avait inconsciemment reproduit un épisode malheureux de son histoire familiale. En conscience, elle pardonna à son arrière-grand-mère pour le mal qu'elle avait jeté sur sa lignée – elle avait compris qu'il s'agissait d'une femme blessée, dont les pensées négatives avaient été décuplées par le chagrin.

L'arrière-grand-mère guérie et pardonnée, Judith revint à elle, chamboulée mais soulagée.

Pourtant, les saignements n'arrêtèrent pas…

De retour à la maison, Judith ne put supporter la présence de son mari – et, curieusement, c'était réciproque. Ils décidèrent de faire une petite pause, le temps que Judith aille mieux.

Ils se retrouveraient, sur de nouvelles bases, plus saines, le moment venu, car leur amour était véritable.

Huit jours passèrent sans amélioration physique, et cela malgré le soulagement et le mieux-être psychologique de Judith. Je lui demandai donc de passer me voir, afin d'accélérer son processus de guérison par une action sur son Inconscient.

Cette séance-là fut bien plus traditionnelle : il s'agissait d'accéder à l'Inconscient de Judith et de l'aider à se débarrasser de ses mémoires anciennes, enkystées.

Nous l'avons dit, si l'esprit peut changer instantanément, l'Inconscient – comme le corps – a besoin d'un délai. Il est lent et routinier. Quand il est lancé sur un chemin, il le suit jusqu'à rencontrer quelque chose qui l'en détourne.

Et cette *chose*, ça allait être moi !

L'Inconscient est comme un bloc de gelée. Si vous cognez sur la table sur laquelle est posée la gelée, tout le bloc va se mettre à trembler. Maintenant, vous pouvez toujours cogner différemment sur la table, d'un bord ou de l'autre, ça m'étonnerait que vous arriviez à stopper les tremblements du bloc de gelée !... Il en est de même pour l'Inconscient et le corps, qui mettent un temps à réagir à un traumatisme, mais que l'on a ensuite du mal à calmer, car ils gardent leur inertie.

En conscience, il aurait fallu une énergie incroyable pour impacter à ce point et aussi rapidement la matière. Ce serait théoriquement possible, mais il était bien plus facile, dans ce cas, de passer directement par l'Inconscient, quitte à mettre provisoirement de côté la volonté de la personne – comme en Hypnose traditionnelle, donc.

Judith en transe profonde, je calmai directement l'Inconscient par suggestions directes, lui expliquant que toute cette histoire du passé était bel et bien terminée, finie !

Je répétai cela durant une pleine heure. Puisque la cause de la maladie avait été traitée en Conscience, avec Patricia, il ne restait plus qu'à nettoyer le côté physique.

Deux heures après cette seconde séance, les saignements s'arrêtèrent !

Par précaution, les médecins de Judith l'opérèrent… Pour rien car, en anesthésie générale, ils s'aperçurent que Judith n'avait plus rien. Son utérus était parfaitement sain !

= 16 =
MIRACLES QUOTIDIENS

En Hypnose Humaniste, les cas de Judith ou Maria sont nombreux. Ils touchent autant le niveau physique ou psychologique, que le fil de l'existence tout entière des personnes.

Une personne qui a vécu, ne serait-ce qu'une fois, le fait d'être dans son *Soi idéal* n'est plus jamais la même.

Mieux : il est très possible, comme nous en avons déjà parlé, de contacter depuis cet état d'ouverture de conscience d'autres *Soi idéal*... Quand il s'agit de parents, parfois décédés, ou même de personnes que vous estimiez être vos pires ennemis, le fait de sentir leur *présence* sous forme de masses de Conscience pure, égales à ce qui est *Vous*, votre Soi idéal, alors vous comprenez – non pas en théorie, mais pour l'avoir vécu – que toutes les âmes sont égales, de même âge et de même avancée spirituelle. Il n'y en a pas de bonnes et de mauvaises. Il n'y en a pas de plus ou moins évoluées.

De plus, vous ressentez dans toute votre totalité que toute cette vie n'est qu'un jeu, un théâtre, que vous jouez avec vos « ami/es » tout à fait volontairement, aussi horrible soit votre existence. Et ça, personne ne vous l'inculque : vous le découvrez par vous-même, par votre *conscience*. Vous le savez.

Cela change votre vision de la vie.

C'est cette même vision holistique qui guide l'hypnothérapeute Humaniste, lui fait voir toute personne comme une Conscience au travail – comme lui – chargée d'un fardeau qu'elle peine à porter. Il s'agit alors très humainement de se mettre à deux pour soulager la charge.

Tous les rayons d'un même soleil.

Dans ce livre, je vous ai donné de nombreux exemples de l'importance et de l'intérêt quotidien de bien connaître le fonctionnement de votre esprit et de savoir l'utiliser.

Vous avez compris désormais que votre « esprit » est plus qu'un mécanisme caché de votre psyché, mais qu'il est *Vous*, au sens le plus noble, le plus plein et le plus beau qui soit.

Comme nous le rappelle la physique quantique, où le rôle de l'observateur est déterminant puisqu'il modifie l'expérience, c'est *Vous* qui créez votre réalité – non pas le « petit vous », votre mental, votre esprit conscient, mais ce *Vous* majuscule fait des mémoires de votre corps, héritées de votre lignée, et aussi de vos apprentissages inconscients, tout comme de tout ce que vous savez consciemment, et évidemment des flots d'informations que nous partageons aux niveaux de notre Inconscient collectif, notre âme humaine, et enfin de la Conscience majuscule, source et évolution de tout ce qui est.

C'est uniquement lorsque tous ces niveaux sont harmonisés, en cohérence, que l'on peut estimer vivre pleinement, en toute conscience. Tant qu'un niveau dysfonctionne, ou fonctionne sans relation avec les autres niveaux, l'être ne vit pas dans sa totalité… et ne peut donc pas dire qu'il « crée sa vie ».

Il est toujours dépendant du fonctionnement séparé de l'une de ses facettes, une part de lui qui lui échappe.

Heureusement, nul besoin d'être exceptionnel au quotidien. Il suffit de savoir l'être au bon moment ! C'est la première condition du miracle : obtenir l'alignement même ponctuel de nos différentes facettes, afin qu'elles agissent en pleine cohésion, de toute leur puissance, pour notre plus grand bien.

Voici les dernières histoires de ce livre. Celles de personnes qui ont su changer le cours de leur vie par une meilleure connaissance d'elles-mêmes, ou tout simplement en utilisant leur plein potentiel humain. Ce sera notre bouquet final !

La Demoiselle abusée trouve la paix

Alors que j'animais une formation sur Genève, je consacrais mes soirées à l'écriture du livre « Core Gem 2 ». Ce roman est plein des récits de mes thérapies, arrangés en fiction pour les besoins de la cause. Le fil du livre, plutôt onirique, me sert à illustrer des démonstrations pratiques des idées et techniques qui forgent l'Hypnose Humaniste… J'écris donc grâce à mon expérience de thérapeute et aux réponses que je « reçois » à mes interrogations les plus philosophiques ; ce qui ne peut se faire que sur des bases très concrètes, pour être autre chose qu'un ensemble hétéroclite de divagations.

Or, ce soir-là, il me manquait un exemple pour illustrer ce que j'appelle la *Thérapie de rue* : l'application d'outils simples, comme la Thérapie Symbolique ou les Submodalités, dans des situations d'entraide humaine.

L'Hypnose Humaniste professe que nous sommes tous unis, que nous sommes tous sur le même bateau, etc. Ce serait un comble si cette forme de thérapie ne se pratiquait qu'à titre individuel, pour un mieux-être personnel ! Il paraît donc logique que, dès le moment où vous savez quoi faire pour soulager une souffrance, vous utilisiez votre connaissance en cas de besoin pour les autres – où que ce soit, et donc pas uniquement en consultations de psychothérapie.

Bien sûr, je ne cours pas après les gens pour les aider, mais si le « hasard » me fait rencontrer une personne dans le besoin, et si je sais pouvoir l'aider : pourquoi donc ne pas le faire ? Ce serait de la non-assistance à personne en danger !

Je voulais donc que le héros de mon roman rencontre *par hasard* quelqu'un à aider… J'avais déjà raconté dans ce livre beaucoup d'autres thérapies spontanées, entraides entre âmes compagnes de voyage. Je voulais pour ce chapitre un exemple simple, direct, sans connotation philosophique… et je n'en trouvais pas qui me plaise dans les archives de ma mémoire.

Après avoir cherché un (court) moment, et comme je sais que l'inspiration ne se force pas – elle vient au bon moment – je décidai de sortir pour manger quelque chose et me changer les idées. C'est là que je vis la Demoiselle !

Si vous voulez lire l'histoire complète, elle est transcrite telle qu'elle dans le « Core Gem 2 », car j'ai écrit cette partie du livre aussitôt en revenant à ma chambre d'hôtel, à la suite de ma rencontre avec celle que j'ai appelée *la Demoiselle*.

Je vais me contenter ici de vous résumer l'aventure.

Le petit salon de thé était tenu par un couple d'hommes. Coquettement décoré, il abritait une faune disparate : étudiants, artistes, couples de toutes orientations… Les gens se saluaient, on se levait pour aller se chercher une des délicieuses pâtisseries des maîtres des lieux, idéal accompagnement gourmand des thés au mille parfums que proposait l'établissement.

Dans l'arrière-salle, une grande table longue accueillait une sorte de réunion. Un de mes collègues sur Genève y animait un groupe de parole pour personnes suicidaires. Ne voulant pas gêner l'intimité des débats, je m'étais installé à une petite table et observais de loin tout ce petit monde.

Une jeune fille, peut-être étudiante, semblait dans la même situation que moi : un peu en retrait des rires des uns et des discussions des autres. Elle attendait apparemment son ami, un des membres de la réunion. Pourtant, cette Demoiselle paraissait à la limite de la crise de nerfs ! Son fin visage bordé de cheveux presque noirs contrastait avec les lourdes chaussures qui l'ancraient au sol. Les chaussettes arc-en-ciel qui dépassaient de ses boots prenaient dans ce contexte un sens quasi symbolique : comme si toute la vie de cette jeune femme avait été terrassée, « mise à la terre ».

Des mains, elle tordait le tissu de son jean, entre ses jambes.

Peut-être pouvez-vous imaginer combien il est difficile de se retenir d'agir quand on voit quelqu'un souffrir et que l'on pressent un moyen simple et efficace de le soulager ?

Mon collègue, animateur bénévole de ce groupe de prévention contre le suicide, savait très bien ce que je pouvais faire. Et il m'avait vu regarder la jeune fille.

« Tu sais quoi faire ? me demanda-t-il de loin, sans même chercher à vérifier si nous parlions bien de la même chose.

- Ça oui ! » répondis-je, n'attendant que de pouvoir passer à l'action.

Il expliqua aussitôt en quelques mots à la Demoiselle que je pouvais l'aider et lui demanda de me suivre.

Si mon intuition était juste, il se pouvait que la Demoiselle ait été victime d'un viol, vu ses mouvements nerveux, à s'en tordre les doigts, entre ses jambes… Lui demander de s'isoler avec un homme n'était pas très délicat ! Heureusement, l'endroit était tout petit. Il n'y avait pas de quoi s'égarer, ni se cacher. Nous nous installâmes donc à une table isolée, mais bien en vue de tout le monde.

La jeune fille était gênée autant que je pouvais être sur le qui-vive, soucieux du moindre de mes mots et gestes, afin de ne rien provoquer d'effrayant pour ma jeune patiente improvisée.

« Thierry a pensé que je pouvais vous aider parce qu'il a vu la même chose que moi : vos mains qui tordent le tissu du pantalon… C'est comme s'il y avait quelque chose, là… Une chose que vous tentez de sortir de vous… Je voudrais juste vous montrer comment l'enlever. »

La Demoiselle me regardait comme une biche apeurée face à un chasseur ! Malgré mon insistance répétée à lui expliquer que je n'avais pas besoin de savoir ce dont elle souffrait, elle tint à m'expliquer qu'elle avait déjà vu des dizaines de psy. Son beau-père l'avait violée de l'âge de six ans à ses seize ans, jusqu'à ce qu'elle fuit la maison de sa mère.

J'avais vu juste…

« Quoi qu'il vous soit arrivé, assurai-je, ça a laissé une marque en vous – c'est comme une mémoire, incrustée dans votre chair… C'est ça que vos mains essaient de sortir de vous. Et si elles essaient de le faire, c'est qu'elles savent qu'elles peuvent réussir… C'est à la fois impossible, quand on ne sait pas comment faire, et très facile quand on sait faire… Je vous montre ? Moi, je ne ferai rien du tout, juste vous expliquer et c'est vous qui ferez tout, ok ? Et si ça ne vous plaît pas, eh bien on arrête tout, tout de suite. D'accord ?

- D'accord. »

C'est ainsi que j'entrai dans un processus de Thérapie Symbolique quasi-scolaire : petit 1, petit 2, petit 3, etc. Un vrai cas d'école ! Tout ce qu'il y a de plus simple, structuré… et qui aurait pourtant d'une belle répercussion !

Après avoir aidé la Demoiselle à retirer la tâche sombre qui la hantait, je la guidai à se ré-ancrer à la terre – ce que désirait son corps, d'après la demande symbolique de ses grosses chaussures, lourdes et ornées d'un arc-en-ciel !

Enfin, j'expliquai à la jeune fille l'art et la manière de se protéger en générant tout autour d'elle une aura protectrice.

Durant tout ce processus, qui dura une bonne demi-heure, pas un gémissement, pas une larme. La Demoiselle était très concentrée, très impliquée. Elle vivait à 100% les actions thérapeutiques, transpirant quand il fallait retirer d'elle la masse sombre, se débattant pour étaler la couleur protectrice tout autour d'elle, etc. Elle ne cherchait pas à comprendre ou rationnaliser : elle agissait, pour elle, pour sa vie à venir.

C'était beau et émouvant.

Quand nous en eûmes fini, la jeune fille ne voulait plus ouvrir les yeux. Elle craignait que le rêve ne se brise, que tout ce qu'elle venait de vivre, si libérateur, ne s'évapore… Pourtant, les paupières s'ouvrirent, avec précautions, papillonnèrent quelques instants, et la Demoiselle fondit en larmes !

Les yeux à nouveau fermés, comme pour se protéger, la jeune femme battait l'air d'un bras. Elle cherchait à s'accrocher. Je m'approchai et elle me saisit l'épaule.

« Je suis là, je suis là » lui dis-je, étonné de sa réaction.

La Demoiselle finit par se calmer et rouvrit les paupières en clignotant. Elle regardait autour d'elle comme si c'était la première fois qu'elle voyait. Aussitôt, elle se tourna dans la direction vers laquelle, quelques minutes auparavant, elle avait jeté sa mauvaise mémoire. Je me plaçai immédiatement en barrage. La Demoiselle avait l'air affolé :

« Ça n'y est plus, ça n'y est plus, répétait-elle sans cesse. Toutes ces années… et maintenant, c'est parti... C'est parti ! »

Elle tâtonnait dans l'air, à l'endroit où elle avait auparavant situé la masse de mémoire sombre. Plus rien !

Elle était si étonnée, presque choquée, qu'elle craquait émotionnellement – elle qui avait jusque-là résisté aux larmes.

« C'est si impossible… toutes ces années… et c'est parti ! »

Elle se précipita dans mes bras et je l'accueillis, un peu gêné. Le groupe nous regardait discrètement, éberlué par la scène.

« Ça va, rassurai-je… C'est fini… c'est fini. »

La demoiselle lâcha ses derniers sanglots et enfouit sa tête contre mon épaule un moment, pour se reprendre.

Attiré par une sensation d'être observé, je tournai légèrement la tête. Mon collègue me souriait du regard.

Je lui renvoyai un sourire.

~oOo~

En Thérapie de rue, il n'y a pas de *résistance* de la part de la personne. Il est si incroyable de rencontrer quelqu'un qui vous aide pour rien, comme ça. Les gens ne savent même pas que c'est possible. Donc, la technique thérapeutique passe comme dans du beurre. Dix fois plus facilement qu'en cabinet de consultation. Et puis, ensuite, on disparaît, laissant la personne prendre conscience de sa nouvelle vie qui commence.

30 minutes pour un bégaiement de naissance

Si, en Thérapie de rue, il est de coutume de s'éclipser à la fin de l'intervention, il est d'autres moments où l'on aimerait être présent pour assister à la joie de la guérison !

J'ai plaisir à imaginer les cris de fête des parents de Paul, lorsqu'ils se rendirent compte que leur fils était guéri – il est vrai que j'aurais été heureux d'assister à cette révélation... mais le destin (et Paul) en décidèrent autrement.

Je vous raconte.

Un de mes élèves en Hypnose m'adressa une famille de ses connaissances. Le fils de la maison, âgé de treize ans, bégayait « depuis sa naissance » et mon élève pensait que je pouvais y faire quelque chose !

Vous allez voir là une autre intervention de Thérapie Symbolique, encore plus simple que la précédente, et qui aurait très bien pu avoir lieu en Thérapie de rue, tant l'action thérapeutique s'est déroulée naturellement, sur l'idée de l'adolescent, que je ne faisais que guider.

Le jour du rendez-vous, le père, la mère et le fils entrèrent dans mon bureau en une procession silencieuse.

Les parents demandèrent des chaises supplémentaires pour s'installer, comme au spectacle, devant le fauteuil de consultation. Je les laissai faire avant de leur demander à quoi ils jouaient. La mère me répondit d'un air angoissé qu'il fallait qu'ils m'informent de tout ce qu'ils avaient tenté pour guérir leur fils, puis que je leur explique comment j'allais moi-même procéder... C'était la meilleure ! Je les mis gentiment dehors, sous le regard discrètement satisfait de Paul.

Il était hors de question que je travaille sous surveillance. Autant cela ne me gêne pas de garder les parents dans la pièce quand je travaille avec des enfants ; autant si les parents me semblent envahissants, curieux et possessifs, il me paraît du premier bon sens de les maintenir à l'écart.

Peut-être pouvaient-ils avoir un rôle dans la genèse et l'entretien du symptôme de mon patient, et il faudrait alors que je les réintègre dans la thérapie pour en assurer la complétude, mais tant que cela n'était pas prouvé, ils étaient mieux dehors.

Après une discussion assez informelle, il apparut qu'effectivement le jeune homme avait toujours bégayé, aussi loin que portait sa mémoire :

« Je ne comprends pas trop ce que veut dire *bègue de naissance*, me permis-je de préciser... Tu ne parlais pas à ta naissance, si ?

- (silence)

- Ou alors, tout bébé, tu faisais : *a... a... a... areuh* ? »

Je voulais ridiculiser l'idée selon laquelle son bégaiement était inscrit en lui comme un code génétique.

L'adolescent sourit à cette curieuse idée – sans se vexer, car j'avais tourné ma remarque à l'encontre de ses parents (« qui avaient de drôles d'idées ») et non contre lui.

Je me demandais vraiment comment l'aider. Les techniques usuelles en Hypnothérapie ne me semblaient pas adaptées à son cas. Comme il arrive malheureusement trop souvent, Paul était de ces adolescents très faiblement – voire pas du tout – engagé dans la thérapie, car blasés par de multiples rencontres soi-disant thérapeutiques, commencées bien trop jeune.

J'eus alors l'idée d'une autre question provocatrice :

« Au fait, quand tu penses, dans ta tête : tu bégaies ?

- Non, fit l'ado en me regardant bizarrement.

- Ok... Ben, tu sais quoi, je ne veux plus t'entendre parler. T'as qu'à penser à voix haute ! »

Cela le fit un peu sourire.

Bien sûr, ce n'est pas ça qui allait le guérir, mais ces blagues pouvait contribuer à *assouplir* son symptôme.

Je basculai immédiatement sur « un petit jeu ». Il s'agissait de fermer les yeux et de me décrire, comme ça lui venait, ce qui l'empêchait de parler comme tout un chacun.
« C'est une sorte de pâte, fit Paul, du chewing-gum.
- Ah oui ? Où ça ?...
- C'est partout, là, dans ma bouche. »

L'adolescent me montrait sa mâchoire. Je lui fis préciser les caractéristiques de cette pâte, en utilisant et répétant plusieurs suggestions d'induction hypnotique, soigneusement camouflées dans mon questionnement. Comme prévu, je vis son visage se fermer, signe d'intériorisation.
Je n'avais pas produit de dissociation, donc si Paul était bien en état modifié de conscience, il devait avoir gagné la conscience de ses propres phénomènes inconscients, ce que l'on appelle simplement une *Intériorisation consciente.*
« Et si tu retirais ce chewing-gum de ta mâchoire ? finis-je par lui demander. C'est possible, ça ? Maintenant... »
Et Paul commença alors son travail, d'abord avec timidité, puis avec plus d'engagement, comme la Demoiselle du chapitre précédent lorsqu'elle retira d'elle la masse sombre qui la polluait. L'adolescent travaillait avec le plus grand soin, en s'aidant des deux mains. Je le guidais du mieux possible.
La pâte symbolique enlevée, il ne parla plus de la séance, craignant peut-être de vérifier ce qu'il venait de faire.

Les parents revinrent à l'heure dite et commencèrent à se réinstaller sur leur chaise, comme au début de la séance. Je n'en croyais pas mes yeux !
Je quittai donc la pièce pour rejoindre mon bureau, attendant le paiement de mes honoraires. Ils me rejoignirent, l'air surpris et un peu déçu.
« Vous ne nous racontez pas ? demanda la maman.
- Paul le fera, j'en suis sûr.
- Mais, ça a fonctionné, au moins ? »
Comment voulaient-ils que je leur réponde ?

Je l'espérais autant qu'eux – mais cela aurait été un miracle. Après tout, qu'avions-nous fait ? Enlever un chewing-gum imaginaire dans la mâchoire de l'adolescent ? S'ils racontaient cela ailleurs, j'en serais ridiculisé pour le restant de mes jours.

Et leur cher fils ne m'aidait pas. Il semblait absorbé par la contemplation de la vue par la fenêtre…

« Et pouvons-nous avoir un autre rendez-vous ? Ce n'est pas facile de vous voir, alors tant qu'on est là… »

Mais je ne pouvais pas non plus leur donner rendez-vous, au risque de casser mon intervention thérapeutique : si l'adolescent entendait que l'on prenait date pour lui d'une autre rencontre, cela ne pourrait que signifier que notre travail n'avait servi à rien – ou, du moins, que je n'en étais pas sûr.

Je n'allais pas me couler moi-même. Donc, pas de rendez-vous. Et toute la famille quitta enfin mon bureau.

Ils étaient venus de si loin pour me voir, j'imaginais leur déception – tout autant que je restais perplexe.

Ce n'est que dans la voiture, sur le chemin du retour, que Paul ouvrit la bouche et dit d'une voix nette et fluide :

« C'est bon, maman, maintenant je parle bien. »

Le papa lâcha le volant et faillit avoir un accident ! La maman poussait des hurlements hystériques de joie. Toute la famille pleura et dansa de joie sur le bord de l'autoroute, pendant une bonne demi-heure !

Mon élève me raconta l'épisode de l'autoroute et comment Paul retrouva une élocution complète en quelques semaines.

Juste du chewing-gum dans la mâchoire…

~oOo~

Adieu la sclérose en plaque et bonjour la Vie !

Cela faisait mal au cœur de voir cette belle jeune femme marcher avec des cannes anglaises, ses maigres jambes littéralement vrillées sur elles-mêmes. Pas besoin de lui demander pour quoi elle venait : sclérose en plaque.

Ses grands yeux brillants illuminaient un visage fin et souriant, délicatement bronzé et auréolé d'une épaisse chevelure noire.

Pourtant, il n'était pas difficile de discerner, sous ce masque angélique, un tempérament de feu.

« Je ne sais pas vraiment ce qu'est l'Hypnose, et je me fiche bien de ce que vous me ferez, me lança-t-elle en rentrant. Je sais que je vais guérir. J'ai juste besoin d'un coup de pouce. »

Voilà qui était parlé !

Quelques mois auparavant, une femme dans la quarantaine était entrée dans mon bureau, comme si elle était chez elle. Tailleur strict, cheveux courts, mâchoires serrées. Elle aussi souffrait d'une sclérose en plaque – beaucoup moins avancée puisqu'elle marchait encore très bien. Elle venait « pour voir ce que c'était que l'Hypnose »… En visite, en somme.

J'avais été obligé de rappeler à cette personne que, dans sa situation, et si elle voulait tenter de changer les choses, il lui fallait choisir un moyen thérapeutique et s'y engager à fond – quelle que soit la technique de soin choisie. Ce serait son engagement personnel qui serait déterminant.

Une étude avait été réalisée dans l'espoir de découvrir la meilleure thérapie parallèle pour le cancer. Les chercheurs avaient interviewé 500 *survivants* : des personnes atteintes d'un cancer pronostiqué fatal, et qui pourtant étaient toujours vivantes dix années après la date estimée de décès. Qu'avaient-elles fait pour s'en sortir ?... Les uns avaient jeuné, les autres avaient chanté ou dansé ; certains avaient suivi tel ou tel régime alimentaire ; d'autres une thérapie X ou Y, etc.

Au bout du compte, les chercheurs avaient abandonné leur enquête car « il ne ressort de l'étude aucune thérapeutique particulière, le seul point commun aux *survivants* étant leur farouche détermination à guérir ».
Mais, c'était ça leur secret de guérison : la détermination !

Nous en avons déjà parlé : au-delà de toute technique, de tout ce que vous pouvez manger ou vous injecter dans le corps, c'est ce qui se passe dans votre esprit qui détermine le résultat de tout ce que vous ferez. Tel homme, persuadé qu'on lui a jeté un sort mortel, mourra dans les délais prévus par le méchant sorcier – car c'est toujours ce qui se passe dans sa culture. Le même bâton à plumes, pointé sur un occidental, restera sans aucun résultat ! Milton Erickson a étudié les cas de mort spontanée et toutes les personnes qui croyaient bientôt mourir sont décédées au jour et à l'heure dite, sans qu'aucun soin n'ait pu les sauver. La seule personne, convaincue qu'elle allait mourir, et qui a pu être sauvée, le fut en retrouvant le sorcier qui avait jeté le soi-disant sort et en le menaçant de prison s'il n'expliquait pas au patient qu'il allait vivre. Un simple mot du sorcier, plus apeuré que magique, et le patient repartait tout joyeux et bien vivant !
On peut vivre ou mourir de nos croyances... C'est le pouvoir de nos auto-suggestions, toujours plus fortes que les meilleures suggestions du meilleur des hypnotiseurs.

Je ne peux donc pas aider une personne qui ne veut pas être aidée – au moins inconsciemment. Par exemple, une jeune femme anorexique refusera mon aide consciemment, mais son inconscient me signifiera son désir de vivre, très directement, grâce aux mouvements de doigts « oui » et « non », qui surviennent hors champ de conscience de la personne.
Je pourrais donc commencer ma thérapie avec toutes les chances de succès, car le petit conscient n'est pas capable de contrer l'Inconscient (sinon, on ne pourrait pas mettre une personne en état d'hypnose... et personne ne tomberait malade !)

Autre exemple : si la personne qu'on me demande d'aider n'en a pas fait personnellement la demande explicite, les mécanismes du changement ne se mettent pas en route. Ce serait un peu comme d'être conduit chez un médecin, qui vous donne le meilleur des médicaments pour vous… mais vous refusez d'ouvrir la bouche ! Il est impossible de vous faire avaler la médication qui, pourtant, vous sauverait.

La première des conditions à la guérison est donc l'engagement personnel, conscient ou inconscient, un « je veux guérir ». Le problème est que cet engagement n'est pas toujours présent – au grand malheur de la famille qui, souvent, refuse ce désir d'en finir du patient.

Une étude statistique des Simonton, le couple dont nous avons déjà parlé page 299, qui travaille sur des cas de cancer en phase terminale (moins de 6 mois de survie), montre que 50% de leurs patients ne veulent pas guérir. Non pas qu'ils l'aimeraient mais qu'ils ont perdu espoir, ou quoi que ce soit dans ce genre. Non : ils ne souhaitent plus vivre. C'est tout.

Or, on a montré qu'une simple cellule qui perd sa raison de vivre meurt. Le phénomène porte un nom et il nous est même vital : c'est l'apoptose. La mort cellulaire, grâce à laquelle nos cellules sont renouvelées, mais aussi grâce à laquelle notre corps s'est formé tel qu'il est aujourd'hui, alors que nous étions encore dans le ventre maternel. En résumé, une cellule vit tant qu'elle a une fonction, un rôle à tenir. Dès lors que ce rôle cesse d'exister, la cellule meurt – simple écologie du système qui s'auto-entretient.

Lorsque l'apoptose ne fonctionne plus, il y a prolifération anarchique des cellules. Cela s'appelle : le cancer !

Dans la nature, la mort est donc nécessaire à la vie.

Le souci, c'est qu'en tant que « grande cellule », nous réagissons comme nos petites cellules. Dès que nous perdons notre raison de vivre, nous mourrons…

Et il n'y a pas grand-chose à y faire. On peut toujours se battre, tenter de remonter le moral… Mais le plus sage serait d'accepter cette décision globale de la personne.

Après tout, la mort est une étape par laquelle nous passerons tous, sans exception, que ce soit tôt ou tard. Il n'y a pas à juger, sur nos sentiments à nous, du « bon » ou « mauvais » moment du départ d'une personne, même aimée. Il n'y a, sentimentalement parlant, jamais de « bon moment » pour une séparation… C'est ainsi.

Donc, la moitié des personnes qui sont condamnées par une maladie grave ont en fait, à un niveau plus ou moins conscient, décidé de mourir. Il faut le savoir, ensuite le détecter, et enfin le respecter. Ce qui n'empêche pas de tout faire pour que ce passage final se passe au mieux.

Voilà pourquoi, même dans des cas moins graves, l'engagement de la personne est décisif.

La femme de la quarantaine qui était venue me voir avec sa sclérose en plaque n'avait pas cet engagement. Je savais qu'elle ne pourrait pas se soigner par le biais de son esprit – si la médecine trouvait le moyen de la soigner de manière chimique ou mécanique, tant mieux pour elle, mais si ce moyen n'existait pas, alors on ne pourrait rien faire pour elle.

Effectivement, je vis cette femme deux fois : la première pour mettre les choses au point ; et la deuxième, où je la vis plus détendue, et où nous pûmes faire un bon travail, non de soin mais de soulagement, qui lui fit du bien – faute de pouvoir faire mieux ou plus.

Souvenez-vous du vieil homme qui était venu me voir, également pour une sclérose en plaque, page 100… Lui n'avait aucune intention de se soigner ; il voulait moins souffrir, voilà tout, et sa demande était respectable, dans le sens où il ne s'illusionnait pas avec une soi-disant recherche de thérapie miracle, tout en s'attendant à ce que tout arrive tout seul !

Contrairement à tous ces gens, la jeune femme au teint doré et aux grands yeux brillants était déterminée à guérir, par quelque moyen que ce soit ! Et pour moi, le thérapeute, c'était plutôt une bonne nouvelle. Enfin de l'engagement personnel !

Cependant, à ma grande surprise, nos deux premières séances furent un véritable fiasco… Malgré sa volonté déclarée de guérir, je n'arrivais pas à trouver chez ma patiente le déclencheur de suffisamment de motivation.

La première fois, je cherchai à mieux cibler sa hargne contre la maladie, étudiant avec elle les raisons symboliques d'une telle pathologie (souvent de l'agressivité non-exprimée).

Mais la seconde séance me révéla que rien de ce que j'avais pu lui raconter n'avait servi… La jeune femme n'avait rien fait entre nos deux séances, pas le moindre exercice d'autohypnose, pas la moindre prescription – et dans le cas d'une maladie lourde, comme la sclérose en plaque, c'était fatal.

Pourtant, elle savait qu'il lui faudrait s'investir à 200% pour avoir une faible chance de déclencher le *miracle*.

Je changeai alors de stratégie et concentrai ma patiente sur sa petite fille de trois ans : voilà pour qui elle allait guérir, pour sa fille, pour qu'elle ait une maman en bonne santé, pour qu'elle ait un bon exemple maternel… pour toutes les « bonnes raisons » que nous pûmes trouver. Sans effet, puisque la première chose qu'elle me déclara à la rencontre suivante était qu'elle en avait « marre de toujours s'occuper des autres » ! Elle n'avait encore rien fait pour se soigner…

Cette troisième séance fut donc la bonne : elle ne voulait pas guérir pour les autres, mais pour elle. Soit. Abandonnant toute stratégie thérapeutique, je la mis simplement en transe hypnotique, lui fit une anesthésie avec suggestion post-hypnotique (pour que l'anesthésie revienne d'elle-même en cas de douleur) et je lui prescris d'affirmer ses droits de femme au sein de sa famille, y compris auprès de sa fille, et d'aller au besoin « hurler sa rage au fond des bois ». Ce qu'elle fit !

D'abord, la jeune femme avait été stupéfaite de sentir sa douleur disparaître. Il est vrai que, d'ordinaire, on garde la douleur comme un témoin – quand elle disparaît d'elle-même, c'est le signe de la guérison. Mais c'est bien là une idée de thérapeute, qui ne souffre pas !

En ressentant son corps s'apaiser, elle avait pris confiance et foi en l'Hypnose. En plus de lui faire du bien, l'anesthésie l'avait convaincue. Désormais, elle avait la certitude et le pouvoir d'action nécessaire à la suite de sa thérapie.

Lorsque je revis ma patiente, c'était deux mois après notre troisième rencontre (pour cause de planning surchargé) et une bonne nouvelle m'attendait : la sclérose en plaque était stoppée depuis notre précédente séance.

« Je ne sais pas ce que vous m'avez fait ! me dit ma jeune patiente, mais ça a été formidable. »

En réalité, je n'avais pas fait grand-chose, que me fourvoyer pendant deux séances et la soulager à la troisième rencontre.

Lui demander d'être ferme sur sa place dans la famille et ses droits en tant que femme m'avait paru être une demande normale, valable pour toute femme – et l'envoyer crier dans les bois était sensé lui permettre de sortir d'elle l'énergie qui lui broyait les os. C'était tout. Rien de magique…

Une cinquième et dernière séance, un mois plus tard, m'apprit que la sclérose en plaque régressait, que ses symptômes étaient « en voie de rémission », avec l'aide d'un excellent kinésithérapeute qui s'occupait d'elle pratiquement tous les jours. La jeune femme me souhaita bonne continuation, toujours appuyée sur ses béquilles, mais sans plus aucune douleur et confiante en l'avenir.

Aujourd'hui, sa situation familiale est saine. Elle remarche normalement et personne ne saurait dire qu'un jour elle avait souffert d'une maladie aussi handicapante.

Quand l'ennemi devient un ami. Un « vrai » miracle ?

Parfois, notre Inconscient n'a pas la bonne réponse. Il nous fait même quelquefois faire l'inverse de ce qu'il conviendrait pour sauver la situation, comme le conducteur qui tourne son volant dans le sens où il souhaite aller, alors que sa voiture est partie en dérive sur une plaque de verglas. Ça se comprend, mais c'est justement le geste qui enverra tout le monde dans le décor, lui, sa voiture et toute la famille qui est à l'intérieur…

Il lui aurait fallu *contre-braquer,* produire par réflexe un geste tout à fait antinaturel : tourner son volant dans le sens contraire de là où il voulait aller. Comment poser un tel geste quand on ne sait pas ? Pour se sauver dans pareille situation, il faut avoir appris. Il faut la connaissance et l'expérience.

Par instinct de protection, humain et compréhensible, l'être humain cherche à se mettre en sécurité. Mais, comme l'homme sur le verglas, il fait précisément le contraire de ce qui pourrait lui apporter sérénité et confort : il construit des murs et des normes, il se barricade et s'isole. *L'autre* devient un étranger, contre lequel il faut *se défendre…* L'un s'étant coupé de l'autre, peu importe celui qui a commencé, les deux se retrouvent dans la même position supposée dangereuse. Les deux se sont armés. Lequel aura le courage insensé de jeter les fusils – au risque d'être attaqué et de se perdre ?

Que feriez-vous, vous ?

Et de quoi parlons-nous là ? De l'état du monde ? Du cancer ou du sida ? De maladies auto-immunes ou d'allergies ? De phobies ou de psychoses ?... Peu importe, car toutes ces choses ont la même racine : la peur.

Comment sortir de ce cercle vicieux ? Peut-être tout simplement en injectant dans le système l'énergie racine inverse ?

L'Amour.

Non pas le sentiment amoureux ou la condescendance mièvre, mais cette méta-énergie que l'Hypnose Humaniste – entre autres philosophies – estime être à l'origine de Tout.

Le mot *dieu* vient de la racine latine « dies », qui dérive elle-même de la racine sanskrite « div » qui signifie : *ce qui brille, qui est lumineux.*

Les êtres humains ont, depuis toujours, adoré le soleil, source de vie sur Terre. Est-ce l'astre qui a inscrit dans nos gènes l'archétype de la Lumière comme essence supérieure spirituelle, ou le soleil est-il le reflet terrestre d'une présence subtile supérieure ? Vaste question... Toujours est-il que l'être humain a de tous temps associé symboliquement le divin et la lumière, état de suprême perfection, omnisciente, omniprésente, sans début ni fin, pleine du plus parfait Amour – et, bien entendu : invulnérable.

L'archétype de la Lumière est si puissant chez tout être humain – sans chercher plus loin à connaître sa teneur réelle ou symbolique – peut-être pourrions-nous simplement nous en servir en thérapie ?

Celui qui vivrait imprégné de cette Lumière risquerait-il encore quelque chose ? Celui qui se sait l'un des rayons de cette Lumière infinie pourrait-il s'éteindre ?

De quoi pourrait-il avoir peur ?

Les guerres et les famines – si on omet leur aspect financier et les bénéfices qu'en retirent ceux qui les entretiennent – sont les produits d'un même mal, tout comme un simple rhume, le sida, une maladie génétique ou une maladie auto-immune.

Elles reposent sur la peur.

Vous pensez avoir besoin de protection ? Mais on ne se protège que contre des ennemis potentiels. Penser ainsi amène la peur, la séparation d'avec les autres, le monde, la vie...

Séparé de l'énergie de vie, le corps se meurt. Finalement, le système s'autodétruit d'avoir trop voulu se protéger.

« L'autre » serait-il forcément dangereux ? N'est-il pas un être humain, doté d'un cœur et d'émotions telles que les vôtres ? Le même sang ne coule-t-il pas dans ses veines ?

Le virus du rhume vous paraît redoutable ? La petite bête pourrait-elle manger la grosse ?

Le monde vous donne des boutons ? Mais qui l'a construit ainsi ? Et qui en entretient la pollution ? Vous ne vivez pas dans une poubelle : cet air vicié est le résultat de nos activités humaines, tel l'oxygène que rejetaient les premières bactéries, gaz ô combien mortel pour elles ! Les bactéries ont-elles disparu ? Bien sûr que non : elles se sont transformées, voilà tout, et sans elles nous ne serions pas là.

Pourquoi n'évoluerions-nous pas, comme elles ?

Notre Terre, le milieu dans lequel nous vivons, que ce soit l'environnement ou les gens qui nous entourent, tout cela est la conséquence de notre vie, de nos choix, de ce que nous sommes. Cela pourrait-il nous tuer ? Peut-être, si nous n'y faisons rien. Si nous continuons dans la peur.

Entrer dans la Lumière et vivre dans l'Amour et la tolérance n'est pas une vaine idée creuse. Commençons par le rhume. Au lieu de tenter d'échapper au virus, pourquoi ne pas faire briller la Lumière en soi et *accueillir* ce qui nous semble être un mal ? Curieuse idée, n'est-ce pas ?

Explications : en fait, ce que nous appelons « mal » est généralement un phénomène possédant, par rapport à nous, une différence de potentiel vibratoire. Exemple simple : notre énergie, l'électromagnétisme, est au cœur de nos cellules. Notre cerveau fonctionne grâce à cette énergie ; nos atomes restent en cohésion grâce à cette force subtile, qui vibre de manière infiniment plus élevée que l'électricité des prises ménagères. Par ailleurs, l'électricité de votre maison est parfaite pour faire fonctionner votre frigo, la télé, illuminer le repas du soir… mais si vous mettez les doigts dans la prise, vous êtes mort ! Et pourtant, l'électricité n'est pas interdite ou jugée « mauvaise » pour autant ! Un virus, c'est pareil, *c'est un organisme qui a son utilité dans la création, qui voit en nous son avenir et qui se rapproche de nous pour fusionner et évoluer* – comme la pomme que vous mangez disparaît en apparence, mais en réalité *devient vous*, en se mêlant à vos cellules. Elle est passée du stade de fruit au stade d'humain en quelques heures ! Le virus, le microbe, rhume, grippe ou sida : tous veulent la même chose. Ils veulent grandir. Evoluer.

Quelle ironie de voir que l'être « supérieur » destiné à leur apporter cette croissance meurt de la rencontre !

Briller et maintenir sa Lumière est la solution pour jouer vraiment son rôle de *Transformateur*. Non plus rejeter ou fuir, dans la peur et l'agressivité, mais accueillir et aimer.

Sur la compréhension de notre rôle humain de Transformateur, voyons comment remédier au rhume…

Alors que je travaillais avec des personnes handicapées mentales, beaucoup étaient chroniquement enrhumées, grippées, malades. La personne s'essuyait le nez d'un revers de main en me voyant arriver, puis me tendait la même main avec un grand sourire ravi en guise de salut.

Allais-je refuser cette main tendue ? Bien sûr que non… Et j'attrapai donc le rhume, en même temps que la main.

Alors, j'ai tout essayé, mentalement, pour me « protéger » de ce rhume – horrible égoïste que j'étais alors ! En fait, voulant me protéger, qu'étais-je en train de faire ? Me couper de la personne qui m'accueillait, que j'étais censé aider… Et surtout, je la laissais avec son rhume. Bravo le thérapeute !

Le jour où je compris la leçon, une grande lumière éclaira mon esprit : au lieu de fuir le rhume de mon patient, je l'invitai à entrer en moi – dans la Lumière. J'avais alors compris que je n'avais rien à fuir, rien contre quoi me défendre, si j'étais TOUT... Pouvez-vous être vidé de votre énergie quand *vous* êtes la Source de Tout ? Eh non ! On ne peut vider l'océan. Alors, je restai concentré sur la Lumière et me laissai emplir par le rhume – petite entité en quête de transformation. Et le miracle se produisit : mon patient arrêta de renifler. Le rhume s'était envolé ! Et par voie de conséquence, je ne l'attrapai pas à mon tour. CQFD.

Quelques mois après, je prenais l'avion pour me rendre à Montréal, pour la formation que je donne là-bas. Deux hommes s'assirent à côté de moi. Les deux reniflaient et toussaient !

Premier réflexe : « oh non, je vais rester enfermé 7 heures à côté de ces types, qui vont me refiler leur grippe, et moi j'ai six jours à tenir à me donner à 200% pour ma formation… Je ne peux pas être malade. Que faire ? » J'avais comme arrière-pensée de trouver un moyen de me… protéger.

Aussitôt, heureusement, je pris conscience de ce que j'étais en train de reproduire. Même vieux schémas.

Je dirigeai donc un peu plus mes pensées vers la Lumière et me laissai m'en emplir. Puis j'appelai volontairement la maladie des deux hommes vers moi. Que risquais-je ? Si j'étais la Vie elle-même ? Rien du tout. Donc, j'appelai mentalement à moi la maladie des deux hommes, qui s'arrêtèrent tous les deux de tousser, exactement au même moment.

Coïncidence ? Ils avaient eu des quintes de toux pendant quarante-cinq minutes, durant toute l'attente avant de monter dans l'avion. Ils toussaient et se mouchaient encore en s'asseyant autour de moi… et là, plus rien. Curieux hasard, non ?

Et, bien sûr, ils ne toussèrent plus de tout le voyage.

Résultat, je ne sais pas s'ils furent définitivement guéris, mais moi je n'attrapai pas le rhume !

Au lieu de fuir, de s'isoler des autres et de ce qui fait la vie, donc de l'énergie aussi, au risque de me mettre en disharmonie avec l'Equilibre naturel : je guéris le *porteur* en prenant mentalement en moi le microbe. Celui-ci se transforme en moi comme la pomme que je digère et qui devient « moi ». Cette mort est une transformation, un changement d'état. Le virus *transformé* est devenu partie intégrante de moi. En quelque sorte, je l'ai aidé à évoluer.

Voilà une bonne action bénéfique pour tous, pour la personne, qui guérit – et pour vous, qui évitez de tomber malade !

Nous serions-nous éloignés de l'Hypnose ? Si vous pensez encore que l'Hypnose est un outil thérapeutique que l'on applique sans humanité sur des *patients*, alors peut-être... Mais si vous avez compris que l'Hypnose nous sert de clé d'accès à nous-mêmes, pour un jour parvenir à utiliser nos pleins potentiels humains, vivre pleinement, en santé et heureux, alors nous sommes dans l'aboutissement de notre recherche.

Voici deux exemples d'application en thérapie :

Virginie était une petite dame ronde dotée d'un caractère bien trempée. Elle participait discrètement à mes formations, jusqu'au jour où l'une des techniques la mit en colère.

« Pardonnez-moi, lança-t-elle sur un ton qui ne laissait pas le choix, mais je crois que tout ça, c'est de la foutaise ! »

Nous étions en train de parler de la Remodélisation d'Histoire de Vie, une technique dont nous avons parlé page 265, entre autres. Si mon élève réagissait aussi brusquement, c'est que nous avions à coup sûr frotté une de ses cordes sensibles.

Le cours de Praticien en Hypnose est plein de ces moments où les futurs praticiens apprennent à se tester, à ressentir là où ils sont les plus sensibles, afin de prendre conscience de ce qu'ils ont à travailler sur eux. Evidemment, ce travail d'évolution est personnel et ne se fait pas entièrement dans le cours.

« Tu penses à une amie proche, je suppose, répondis-je à Virginie en me moquant gentiment de son ton brusque. Quand quelque-chose nous énerve ou nous intrigue, c'est souvent parce qu'on pense à une amie très proche, n'est-ce pas ?

- Oui, c'est moi, admit-elle en retrouvant un peu son calme.

- Alors, ça peut être dit en groupe ?

- Bien sûr : il y a que j'ai du mal à accepter qu'on puisse soigner son passé pour arranger le présent. Moi, j'ai perdu toute ma famille. Je sais que j'y passerai aussi, ainsi que ma seule fille. Changer le passé n'y pourra rien…

- Comme pour tout le monde ici, continuai-je. C'est la vie, une maladie sexuellement transmissible à 100% mortelle !

- Ça dépend à quel âge. Chez moi, tout le monde meurt à partir de la quarantaine. Personne n'a jamais atteint 50 ans.

- Oh, et de quoi souffrez-vous ?

- C'est une sorte de dégénérescence du cholestérol, qui devient poison pour l'organisme, qui finit par en mourir… Mes parents sont morts il y a longtemps, les leurs avant eux. Mes frères et mes sœurs sont déjà partis. Je suis la dernière. Et je vais bientôt les rejoindre… Ça va, je me suis faite à l'idée, mais c'est pour ma fille que je m'inquiète. »

Un médecin cardiologue, présent à cette formation, posa quelques questions à la jeune femme, puis lui nomma une maladie – qu'elle reconnut pour être la sienne.

« Mais, ce n'est pas génétique, expliqua-t-il en conclusion.

- Alors, pourquoi tout le monde est mort ? s'écria Virginie.

- On se calme, interrompis-je rapidement. C'est effectivement curieux. Si les analyses et les symptômes indiquent cette maladie, mais qu'elle n'est pas transmissible de mère en fille, pourquoi en mourrez-vous tous depuis des générations ? »

Nous remîmes cette discussion à plus tard et je repris mon cours – mais à la pause j'invitai Virginie à venir me voir en consultation, lorsque sa formation serait terminée.

C'était des années avant le cas de Judith, que nous avions traité, Patricia et moi (cf. p.438). Aujourd'hui, connaissant les deux histoires, vous pourriez y voir un parallèle – à juste titre.

Il y avait bien une histoire de *loyauté familiale* là-dessous. Rien d'autre ne pouvait expliquer le phénomène.
Là aussi, la solution serait dans le pardon.

La formation achevée, je demandai à Virginie en consultation privée, comment elle percevait son passé.
« Comme une longue traînée sombre, faite d'enterrements et de douleur.
- Et quand vous pensez à tout ça, quel est votre sentiment ?
- J'ai peur, pour ma fille… et pour moi, aussi. »

Evidemment. Comment auriez-vous réagi, vous ? Quelle pire menace ?... Comme le conducteur sur la plaque de verglas, n'auriez-vous pas aussi braqué votre volant vers la vie, et non vers la mort ? Ce n'était pourtant pas la bonne réponse.
« On va faire un truc bizarre, annonçai-je à Virginie. Ok ?
- Au point où j'en suis, de toutes manières…
- D'abord, repris-je en lui souriant, j'aimerais que vous pensiez à ce qui vous est le plus agréable au monde.
- Ma fille ! répondit Virginie instantanément.
- Voyez-la sourire, et souriez-lui. Entendez-la rire. Remplissez-vous de son bonheur, de sa légèreté, de son insouciance. »
Virginie souriait, les yeux fermés. Une perle brillante vint souligner ses paupières closes.
« Vous n'avez pas besoin de tristesse, mais de joie. C'est normal d'être ému… si c'est une bonne émotion… Vous savez comme les mamans et leurs enfants sont connectés. Que voulez-vous lui envoyer ? »

Virginie prit une bonne respiration et son sourire s'élargit.
« Voilà, c'est vraiment super. Très très bien… Eh bien, toute cette joie, faites-en une grande lumière, pleine d'amour, et respirez-la à pleins poumons… Emplissez-vous-en… et puis pensez à toute votre lignée, et envoyez-lui cette joie, ce bonheur, toute cette grande lumière, pleine de rires et d'insouciance… Et voyez comme ça les illumine.

- Mais, si je fais ça, je vais me reconnecter à *eux*, rétorqua Virginie avec une grimace de dégoût.
- Oui, car *ils sont* votre famille. Ils ne sont pas maudits. *Vous* n'êtes pas maudites, vous et votre fille. Ils sont vos racines… le sang qui coule dans vos veines… Allez ! »

Virginie se concentra et envoya sincèrement toute la lumière qu'elle put à sa famille, tous ces gens, depuis des années et des années. Elle les aima, ce jour-là, peut-être comme elle ne l'avait jamais fait auparavant.

Et, d'une manière ou d'une autre, elle les guérit.

« Ils brillent tous… fit-elle.
- Et la ligne ?
- Avant, elle ne me touchait pas…
- Ce qui ne vous empêchait pas d'être malade.
- C'est vrai… Mais, maintenant, nous ne faisons qu'un… Merci. Désormais, je me sens en paix avec moi-même. »

Virginie avait arrêté de fuir. Elle avait transformé sa peur en amour. Sa dernière réflexion résonnait comme un adieu à la vie, les dernières paroles d'une condamnée. J'espérai que l'avenir lui réservait une meilleure surprise.

Ce n'est que deux années plus tard que j'eus des nouvelles de Virginie. Elle avait franchi le cap. Elle était désormais plus âgée que toutes les personnes disparues de sa famille.

La « maladie génétique » avait disparu… et l'heureuse maman s'était découvert un don pour les soins énergétiques. Elle était devenue magnétiseuse ! Ses murs étaient couverts des lettres de remerciement des personnes qu'elle avait aidées.

« Vous avez bien fait de vivre ! lui lançai-je avec un clin d'œil. »

Happy end.

Un autre miracle, pensez-vous ? Laissez-moi vous conter une toute dernière histoire, celle d'un artiste peu ordinaire.

Céleste portait un prénom prédestiné : il ne vivait pas sur Terre, mais dans les étoiles, en permanence.

Artiste, peintre, dyslexique et homosexuel, Céleste était par essence plus connecté que tout autre à son « âme féminine », globale et spirituelle, celle qui nous a donné vie à tous.

Malgré un *look* coloré et très original, Céleste n'était pas à proprement parler efféminé, non, il avait plutôt intégré au mieux ses essences masculines et féminines, comme d'autres peuvent le faire différemment, quels que soient leur orientation sexuelle et leur métier. Il était par ailleurs également connecté à ce qu'il appelait son « équipe spirituelle » : les âmes qu'il estimait le guider dans sa vie.

Tout cela – entre autres choses – faisait de Céleste un personnage hors du commun, très connaisseur des choses subtiles de l'esprit et que bien des gens aurait pourtant jugé naïf ou *illuminé*. Peu importe, puisque toutes ces caractéristiques allaient lui sauver la vie !

Céleste vivait en trio. Trois hommes en harmonie – situation qui pourrait donner leçon à bien des couples hétéro ordinaires, en matière de tolérance et de jalousie… Malheureusement, ses deux partenaires étaient séropositifs. Ensemble depuis 14 ans, Céleste n'avait jamais été contaminé, ce qui était déjà un exploit. Il croyait à sa bonne étoile protectrice.

Pourtant, un jour de baisse de moral, au moment d'un câlin avec l'un de ses partenaires, Céleste pensa « mince, là je suis bon ! » Il n'était pas en forme ; il n'avait pas forcément fait ce câlin pour les bonnes raisons… Bref, comme nous produisons tous des cellules cancéreuses, chaque jour, mais que le corps les élimine au fur et à mesure, Céleste s'était protégé du sida durant des années. Pourtant, un coup de stress ou une baisse d'énergie font que, parfois, certains d'entre nous n'éliminent pas quelques cellules cancéreuses… et la maladie se développe.

Ce fut la même chose pour Céleste : ce jour-là, son corps accepta le virus et il devint séropositif.

Qu'à cela ne tienne ! On n'est pas illuminé pour rien ! Céleste allait faire ce qu'il fallait pour retrouver la santé !

Le physicien Jean-Pierre Garnier-Malet, connu pour ses travaux sur le temps, raconte cette anecdote touchante : un jour, un enfant vint le questionner. Pourtant, son père voyait d'un mauvais œil les travaux du physicien.

« Papa dit que tu es complètement allumé » fit l'enfant.

Celui-ci fixait le physicien droit dans les yeux.

« Ça m'a fait réfléchir, reprit-il, parce que moi, j'allume une lampe pour y voir clair. Alors, je me suis dit : *si je vais voir l'allumé, il pourra peut-être m'éclairer ?* »

Comme le disait avec humour Michel Audiard : *heureux soient les fêlés, car ils laisseront passer la lumière !*

Peut-être les originaux n'existent-ils que pour nous montrer la voie, peut-être d'abord d'une façon imparfaite, mais tout de même d'une autre manière que la vieille norme établie, qui ne fait qu'apporter chaque jour les preuves de son obsolescence.

Céleste vint donc me voir avec une demande très claire :

« J'ai le sida et je veux en guérir. Pouvez-vous m'aider ? »

Formulé comme cela, par une personne qui prenait ses responsabilités et ne cherchait pas un remède miracle qu'on lui appliquerait sans qu'elle ne fasse rien, le défi était jouable.

Bien évidemment, il est une chose de tenter l'impossible et une toute autre de laisser la personne se bercer d'illusion. Le rêve ne nous porte que s'il est solide, sinon il vous laisse tomber de très haut… Plus dure sera la chute !

Comme il est d'usage dans le traitement des maladies lourdes, je passai un bon moment à informer Céleste du peu de chances que nous avions de réussir.

Il y a d'ailleurs là un paradoxe, pour un hypnotiseur : car en le prévenant de l'impossibilité de la chose, je lui donnais en quelque sorte la *suggestion* de rester malade – alors que mon but était quand même de tout faire pour le soigner.

C'est la contradiction entre l'espoir guérisseur et l'avertissement indispensable à un engagement conscient et entier : « oui monsieur, vos médecins ont raison, toute rémission est impossible, sauf miracle ». Comme pour les cas de cancer ou autre maladie létale, on se doit de confirmer à la personne que l'Hypnose n'est pas la *dernière chance*, le *dernier espoir*. Il n'y a pas de chance ou d'espoir à attendre…

A un niveau psychologique, l'espoir et le doute sont intimement liés. D'ailleurs, quand vous avez espoir, ne croisez-vous pas les doigts, comme pour attirer la chance ? Donc, en fait, vous savez qu'avoir *espoir* n'est pas garantie de *réussite*. Que pour réussir, il vous faudra un *miracle*. Alors, c'est ce que je confirme à la personne. « Oui, c'est foutu… » Pas d'espoir insensé… Pourtant, sans espoir, pas de vie, pas de guérison possible ; et c'est toute l'étrangeté de la situation.

Alors, on en vient à parler de « devenir ce miracle », donc d'obtenir un résultat exceptionnel en devenant une personne exceptionnelle – en s'extirpant de la statistique.

S'il y a une chance, c'est seulement celle-ci, car la technique n'est que pour très peu, lorsqu'elle est bien appliquée, dans la guérison d'une personne – elle apporte un soin, c'est tout. C'est toujours *la personne* qui guérit.

Le thérapeute guide, soutient et soulage, donne des astuces et la personne suscite et développe le miracle en elle.

C'est la seule recette.

Comme nous en avons déjà parlé, cette recette ne s'applique malheureusement pas à tout le monde, d'où l'importance des recherches médicales, qui sauront peut-être un jour découvrir une solution adaptable à tous, sans personnalité spécifique.

En attendant, Céleste et moi allions partir à la recherche de ce miracle. Les fortes convictions spirituelles de l'artiste nous aidaient, au moins en ce qu'il ne craignait pas de mourir. C'était déjà un stress en moins à prendre en charge.

Nous commençâmes par la base, avec un nettoyage systématique de tout ce que nous pouvions trouver au niveau Inconscient – donc plutôt familial – puis un nettoyage de vie, avec par exemple la vente d'une ancienne maison de famille, porteuse de bien des mémoires, vendue le jour de l'anniversaire de Céleste, comme nous l'espérions.

L'avantage d'unir deux *allumés* est que cela démultiplie les « techniques » possibles, comme de faire un lien entre une vente de maison, invendue depuis des années et une libération émotionnelle intérieure. Quelle *chance* avions-nous pour que la maison se vende enfin ? Et quelle chance pour que cela se produise sur une date clé, par ailleurs choisie d'avance ?

Heureusement, le « hasard » aime ce qui brille et, durant cette thérapie, il nous aida plus souvent qu'à notre tour.

Entre autres choses, j'aidai Céleste à se *brancher* sur d'autres formes d'énergie, grâce aux inductions d'Hypnose Humaniste – il participa même à la formation – il méditait chaque matin et la vie se chargeait de lui faire comprendre si notre travail avançait, comme ce jour où, après avoir posé une question, Céleste vit sortir de la forêt, devant lui, son oiseau fétiche (il n'en avait jamais vu dans la région). L'oiseau vola jusqu'à lui, fit un tour au-dessus de lui, puis repartit.

Deuxième question, l'oiseau ressort à nouveau du bois et fait un autre tour au-dessus de Céleste, bouche bée !

Nouvel élan, nouvelle vie… Chaque « mal-a-dit » porte son message à recevoir ! La maladie est comme une lettre que l'on sait porteuse d'une mauvaise nouvelle, qu'on laisse au fond de la boîte aux lettres et qui pourrit tout ce qui s'entasse au-dessus… Un jour, il faut avoir le courage d'ouvrir cette lettre.

Parfois même, son objet est périmé, il n'y a donc plus rien à craindre, depuis longtemps : la lettre traite d'un fait passé, *déjà réglé*. Il n'y a donc qu'à l'ouvrir et en prendre connaissance, et puis passer à autre chose.

Cela n'a l'air de rien, mais cela demande souvent plus de courage que la plupart des gens n'en ont...

La guérison est faite de mille et une petites choses.

Toutes ces petites choses sont importantes, pourtant, et doivent être traitées jusqu'au bout. Et ce n'est malheureusement pas un processus que le thérapeute contrôle entièrement.

J'ai le désagréable souvenir d'une de mes patientes, atteinte d'un cancer du pancréas au stade terminal. Je la vis pour la première fois en janvier. Ses médecins venaient de l'opérer. Devant l'ampleur des dégâts, ils l'avaient refermée sans rien faire... Il lui restait quatre semaines à vivre.

J'avais expliqué à ma patiente qu'il lui faudrait un miracle pour être encore en vie à notre prochain rendez-vous.

Jusque-là, elle avait vécu dans le déni, persuadée qu'elle s'en sortirait, d'une manière ou d'une autre, mais sans jamais avoir posé d'acte thérapeutique concret... Or, si miracle il y a, nous y contribuons toujours grandement.

Elle commença ainsi à faire ce qu'il convenait pour régler ce qui nous semblait être à l'origine de sa maladie – un conflit avec son mari – et elle se présenta au rendez-vous suivant.

C'était déjà un miracle si elle tenait encore debout !... Son infirmière, formée en Hypnose avec moi, s'occupait d'elle chaque jour, la tenant à bout de bras.

Ma patiente atteignit donc, puis dépassa, la date fatidique. Sa maladie entra en rémission en avril. En juillet, elle était guérie. Le cancer avait disparu – mais tout son organisme était détruit, sans espoir... Chose impensable, il s'opéra chez elle un second miracle : une reconstruction organique ! Quelque chose qui est censé être impossible au niveau du pancréas. Et pourtant... En décembre, ma patiente était comme neuve.

Son infirmière et la cancérologue commencèrent à envisager d'écrire un livre sur ma patiente. Mais, au printemps, le mari, soulagé d'avoir retrouvé sa femme, recommença à entrer dans leurs vieux schémas – et elle de se laisser faire.

Erreur fatale : tout au bonheur des premières améliorations, ma patiente, que je n'avais pas revue depuis huit mois, avait omis de poursuivre le « simple » travail de couple que nous avions entamé. Or, leur problème de couple était à l'origine de sa maladie… Evidemment, il avait été urgent de soigner le corps, sans quoi elle serait morte. Mais si vous laissez couler le poison, tôt ou tard, il redevient actif !

Lorsque ma patiente prit conscience qu'elle et son mari reprenaient *encore* les mêmes chemins qu'autrefois, la maladie revint brutalement et en quinze jours la jeune femme était morte. Trente-huit ans, mère de deux enfants…

Bien sûr, elle était déjà condamnée au moment où je l'avais rencontrée. Mais il y avait eu cette rémission incroyable. Tout le monde avait cru au miracle… En fait, nous étions passés à côté pour pas grand-chose, trois fois rien. Un « détail ».

Sauf qu'il s'agissait de la clé de tout. Il n'y a pas de petit détail. Croyez bien qu'une chose pareille marque pour toujours et que vous savez, ensuite, que lorsqu'un travail est commencé, il faut l'achever, sans repos ni relâche !

Parmi tout ce dont nous avons pu parler, Céleste et moi, il y avait forcément les implications de la philosophie Humaniste.

Son corps avait perdu ses « défenses », mais *de quoi* avait-il à se protéger ? Lui qui était si *branché*, toujours dans les étoiles ? Il est vrai qu'il n'appréciait guère la vie ici-bas, si rustre à son idée. Il était plus heureux dans son univers spirituel. Mais pouvait-il se protéger du monde entier ? Et si… comble de l'ironie pour une personne qui souffre d'un problème de défense immunitaire… et si, au lieu de tenter de renforcer son système de *défense* : et s'il l'abandonnait, tout simplement ?

Je veux dire, psychologiquement, mentalement, au cœur de ses émotions : s'il était si plein de Lumière, que craignait-il ?

Et je lui expliquai ma métaphore de l'ombre et de la lumière.

Que se passe-t-il quand on ouvre les portes d'une toute petite pièce lumineuse entourée de ténèbres infinies ? L'obscurité se précipite-t-elle dans la petite pièce, la faisant disparaitre ?

Bien sûr que non. Au contraire, et à sa mesure, la petite pièce éclaire même un peu les profondes ténèbres.

On n'a jamais vu une lumière se faire éteindre par une ombre. C'est impossible. Donc… que craint-on, si on est plein de Lumière ?

Les idées peuvent changer le monde. C'est ce qu'elles font depuis la nuit des temps. Et c'est exactement la même chose pour la personne qui veut voir ses lymphocytes T4 remonter et sa charge virale disparaître. Elle doit changer l'esprit avec lequel elle perçoit le monde, ce qui la changera, elle, et tout son fonctionnement physique à la suite.

La charge virale de Céleste qui était stable à 40.000 passa brusquement à 200.000 lorsque nous commençâmes à toucher à sa famille. Le médecin qui s'occupait de lui s'affola un peu (car Céleste ne prenait aucun traitement) mais il était lui-même adepte du chamanisme – aussi curieux que celui puisse paraître pour un médecin en charge d'un important service dans un hôpital parisien – donc, plutôt ouvert d'esprit. Il accepta ainsi de nous laisser poursuivre l'aventure.

Ça, c'était en juin. Céleste accepta de s'ouvrir au monde. Il cessa d'avoir peur, profondément, inconsciemment – et un grand poids s'envola. Puis il accueillit en lui toute chose qui se présentait, comme une grande lumière purificatrice. Une sorte de système immunitaire de *nouvelle génération*.

Enfin, il régla ses problèmes de famille… et la maison fut vendue au même moment.

Résultat des analyses de juillet : le virus n'était plus présent que sous forme de « traces » !... Durant l'été, Céleste changea totalement de vie et commença à réaliser ses rêves.

Fin septembre, les analyses indiquaient que le virus n'était plus du tout décelable dans son organisme.

Bien sûr, ce fut la fête ! Le système immunitaire de Céleste était désormais sain et fort – et une mononucléose, avec laquelle il vivait sans traitement avait guéri elle aussi !
Son médecin lui dit que son cas était « exceptionnellement rare », que sa guérison avait eu lieu avec « une vitesse incroyable ». Bref, bien qu'ouvert à ce genre de possibilité, le bon docteur était lui-même stupéfait. Et il y avait de quoi.

N'allez pas croire pourtant que le cas de Céleste soit unique. La littérature expose plusieurs cas de réussites dans le traitement du virus HIV, suivant diverses approches uniquement psychologiques, et cela depuis des années.

La guérison n'est pas affaire de technique, mais d'esprit.
C'est la victoire de l'Amour sur la peur.

Céleste et moi sommes devenus amis. Il me disait il y a quelques jours combien son existence avait changé :
« Tu sais, Olivier, c'est vraiment comme si tout ça, avant, appartenait à une autre vie – c'est exactement comme si je m'étais réincarné et que tout avait recommencé... Deux vies en une, c'est génial ! »

Désormais, Céleste goûte pleinement la vie, probablement plus conscient que tout autre de la saveur de chaque instant.

A VOUS, MAINTENANT !

Avant de conclure ce livre, voyons ensemble quelques idées et exercices à mettre en œuvre pour cheminer vers votre plus grande Conscience.

L'Hypnose Humaniste ne propose pas directement d'atteindre une plus grande ouverture de conscience *au quotidien*. Vous avez compris que l'état d'expansion de conscience de l'Hypnose Humaniste, tout comme l'état d'inconscience de l'Hypnose ordinaire est simplement un « état modifié du conscient ». Il est donc tout à fait ponctuel. L'hypnothérapeute Humaniste se sert d'un état de plus grande conscience pour atteindre ses objectifs thérapeutiques, comme il le ferait en utilisant les ressources inconscientes, avec d'autres formes d'Hypnose.

Toutefois, il est possible d'utiliser personnellement les outils et les différents éléments de la philosophie Humaniste pour retrouver la mémoire de *Qui Nous Sommes* vraiment, et ceci pour notre plus grand bénéfice quotidien.

Il est important également de noter qu'il serait difficile, et peut-être impossible, de commencer votre évolution personnelle à ce point du livre, sans être passé par la découverte et l'optimisation de votre intuition, première ouverture à vous-même ; puis l'obtention d'un contact avec votre Inconscient, et enfin une fusion avec lui. Ce serait comme vouloir poser la clé de voûte sans avoir bâti les premiers murs ; comme vouloir voir la beauté du monde tout en refusant les petites choses qui font la perfection du grand Tout. Ce serait vouloir aller bien trop vite et passer à côté de très belles choses.

Grâce à une meilleure intuition, votre vie pourrait vraiment être transformée ! Elle vous comblerait au point que vous n'en espéreriez peut-être rien de plus.

En ayant un bon contact avec votre Inconscient, vous ne seriez plus jamais malade, ou pas bien longtemps ; vous profiteriez chaque jour de mille petits signes qui vous guideraient et embelliraient encore votre vie. Combien de personnes ici-bas ne rêveraient que de cela ?

Lorsque vous parvenez à ne faire plus qu'Un avec votre Inconscient, celui-ci ne mérite plus son nom. Vous êtes plein, entier et sans plus aucune zone d'ombre. Grâce à cette fusion, vous vous connaîtriez complètement – et vous savez que celui qui se connaît lui-même « connaît l'Univers et les dieux » !

Que demander de plus ?

Prenez donc attention à ne pas viser immédiatement trop haut, en sautant des étapes, ce qui vous fermerait les portes de votre plus grande Conscience. Chaque élément est vital, unique et nécessaire. Rien n'est assez petit pour ne pas avoir sa place dans l'immense mécanique de la Vie.

Il suffit qu'il manque la plus petite pièce pour que plus rien ne fonctionne… La maturité est également gourmande de temps. Ne soyez donc pas trop pressé d'arriver. Le bonheur se trouve en chemin.

Restez vigilant et humble par rapport à vous-même et accomplissez pleinement chaque étape précédente de ce livre. On ne fait pas la course ; aucune phase n'est meilleure ou supérieure à une autre, car toutes peuvent vous apporter la plénitude. Avancez toujours, mais à votre rythme.

Le contact avec votre Conscience, votre plus belle étoile, vous servira à traverser la vie avec plus d'aisance, de bonheur et de beauté ; elle ne doit pas vous séparer de l'existence, mais bien au contraire vous la faire goûter au maximum.

La première et plus importante idée à accepter, pour marcher sur la voie d'une plus grande conscience, est celle-ci :

1. Nous sommes tous créateurs de notre réalité

Et toute personne qui vous dira le contraire se berce encore d'illusions car, quel que soit le point de vue par lequel vous preniez l'existence, qu'il soit logique, causal, émotionnel, statistique, psychologique, spirituel ou magique : *vous* êtes toujours l'origine de tout ce qui vous arrive !

Nous forgeons notre existence par le moindre de nos choix, par un trébuchement malencontreux ou une rencontre imprévue, pour avoir rougi ou osé, pour avoir été la pièce du puzzle qui s'emboîtait ou ne s'emboîtait pas dans l'image d'ensemble, nous ne pouvons qu'être le maillon décisif, seul déclencheur des réactions en chaîne qui peuplent notre quotidien.

Nous créons notre réalité, que vous compreniez cela par un ensemble de causes et d'effets, en termes de statistiques ou par une pensée plus magique. Nous créons notre réalité.

Je suppose qu'après 477 pages d'hypnose, vous commencez à en être convaincu. Le fait est que tant que vous vous réfugierez dans l'illusion de la fatalité et du chaos, vous ne pourrez jamais prendre les rênes de votre destinée. Si vous pensez que « ce sont les autres » qui font votre vie, vous ne pourrez jamais rien y changer : on peut évoluer, soi-même, mais on ne peut forcer personne à le faire. La pire erreur est de faire dépendre son bonheur d'autrui !

Vous avez *toujours* le choix. On dit que les plus terribles conséquences viennent de ce que l'on n'a pas osé faire... Il y a toujours un prix à payer, pour tout, que ce soit le prix de l'action ou celui de l'inaction. A vous de juger ce qu'il vous en coûte de bouger vers une vie meilleure ou de stagner dans une existence sans surprise.

Mais, quoi que vous fassiez, vous serez toujours le seul créateur de votre vie. C'est ainsi.

J'entends parfois dire : « oui, *vous*, vous parvenez à créer votre réalité, mais pas moi – je n'ai pas ce don. » Mais, il n'y a pas de don ! La seule différence entre ceux qui parviennent à réaliser leurs rêves et les autres est uniquement dans la conscience de cette évidence : nous sommes *tous* créateurs de notre réalité. Il n'existe donc que deux façons d'être créateur : soit consciemment, soit inconsciemment – et nous avons vu que l'Inconscient n'est pas toujours notre meilleur guide.

En gagnant la ténacité de cette conscience, vous saurez analyser et comprendre ce qui a déterminé votre quotidien.
Si ce que vous vivez ne vous plaît pas, et faute de pouvoir changer ce qui est déjà arrivé, vous pourrez le faire évoluer, le changer, l'effacer ou prendre une toute autre direction.
Ce n'est qu'en acceptant la responsabilité de l'entièreté de votre existence que vous gagnez le pouvoir d'en faire ce que vous voulez – y compris si ce changement vous est, pour le moment, inaccessible : au moins, vous savez qu'il vous faut travailler, apprendre, vous améliorer pour atteindre votre objectif, l'objet de votre désir, quel qu'il soit.

Alors, évidemment, accepter d'être créateur de sa vie est facile quand tout va bien. Ça l'est beaucoup moins quand l'existence est dure. Pourtant, rien ne peut arrêter une âme guidée par son étoile, fixée sur le but à atteindre. Une célèbre top-modèle est originaire du Burkina Faso, l'un des pays les plus pauvres du monde ! Pourquoi elle alors que tant meurent de faim autour ? Qu'est-ce qui fait que les uns s'en sortent et pas les autres ? Destin… ou volonté profonde ?

Vouloir changer les autres, le monde, pour de mauvaises raisons est un défaut d'adolescence : on projette au-dehors ce que l'on a à faire au-dedans – un peu comme l'Humanité actuelle, qui s'autodétruit à force d'inconscience, se battant au-dehors contre un ennemi intérieur. On accuse les autres de nos propres blessures. Mais, ce n'est pas en faisant exploser notre planète qu'on dissipera les cuirasses de l'ego !

L'Humanité se trompe de combat, et ceux à qui profitent les guerres se frottent les mains, inconscients de leur perte à venir.

Car nous sommes tous sur le même bateau…

2. Nous sommes tous liés les uns aux autres

Paradoxe magique : alors que nous sommes seuls maîtres de notre vie, nous sommes *en même temps* tous reliés, codépendants et autonomes. Quelle vérité incroyable, n'est-ce pas ?

Car, si votre vision est petite, linéaire et non globale, alors vous ne pouvez saisir l'immensité de cette idée :

- OUI, nous sommes *seuls* créateurs de notre existence ;

et

- OUI, nous sommes *tous* dépendants les uns des autres.

Ne dit-on pas que la vérité est le point d'équilibre de deux contradictions ? Comme la petite cellule de votre corps, si petite et pourtant indispensable à votre santé. Fait-elle vivre à elle seule tout le corps ? A son niveau, bien sûr que non ; mais au niveau du corps, oui, évidemment, car si elle meurt c'est tout un équilibre qui est rompu, première glissade vers la mort de tout le système.

Le Coran dit que celui qui sauve un homme, sauve l'Humanité. Car tout a une répercussion sur Tout. La plus petite chose vient refléter les plus grandes… et vice-versa.

Notre univers entier est holographique.

Le paradoxe est le suivant : si je peux créer ma réalité, alors je peux réaliser quelque chose qui est mon seul bonheur et, peut-être, la perte de tous les autres – peu m'importe ! Mais, si les autres disparaissent, je disparais aussi et ne peux donc pas profiter de ce que j'ai égoïstement créé…

Damned ! Ainsi, le système s'auto-protège : quand je suis seul, je peux rouler tranquillement, tous les feux passent au vert devant moi, mais si quelqu'un arrive au feu avant moi, et si sa croyance est que ce feu ne peut que passer au rouge et l'empêcher de passer, c'est ce qui se produira – car ma volonté n'a pas à prévaloir sur la sienne. C'est ce que l'on appelle un « conflit d'Intention » : le plus fort de nos deux désirs l'emportera, ce qui n'est jamais une situation très saine.

Alors, si l'étendu de mes rêves possibles dépend des autres, je ne suis donc pas « seul créateur de ma vie » ?

La réponse est dans une pensée plus vaste : la petite cellule qui voudrait ne vivre que pour elle sortirait du système et disparaîtrait. Heureusement, et naturellement, la cellule en question ne souhaite que participer à la vie de ce plus grand corps… Pourquoi ne ferions-nous pas de même, nous ?

Qu'est-ce qui nous empêche de trouver notre bonheur d'une manière collective ? Au contraire de ces jeux où il faut un gagnant et un perdant, la vie autorise de multiples vainqueurs. Si vous jouez au football, il y aura une équipe gagnante et une équipe perdante. Reflet de la guerre. Mais si vous jouez à la roulette, l'un peut parier sur les nombres pairs, l'autre sur les rouges, et le résultat peut tout à fait permettre *au deux* de gagner. Pas de compétition, pas de perdant. Si vous aimez les balades en vélo, faire des figures en parachutisme ou improviser de petites pièces de théâtre, vous aurez *besoin* de vos partenaires pour vous amuser. Loin des jeux de pouvoir, vous prendrez plaisir à la collaboration.

Souvenez-vous, c'est en aidant mes voisins à guérir de leur rhume que je conserve la santé. C'est en faisant passer le feu au vert, non pour moi mais pour la voiture de devant, que j'offre à un conducteur une heureuse surprise : voir une porte s'ouvrir devant soi, comme par magie – et moi, je passe au vert, comme prévu. D'une pierre, deux coups !

Vanille *et* chocolat. Un « double cadeau ».

Nous sommes tous reliés. C'est ce qui me permet de trouver une place de parking là où je l'attendais : une âme complice a déplacé sa voiture pour me laisser me garer. Sympa, non ?

Ainsi, il est possible d'être créateur de sa réalité, de vivre en conscience, *et* dans le respect d'autrui. Ce « et » qui relie est même la base de l'art de créer sa réalité, non par moralité, mais parce que suivant les principes d'existence de notre réalité, cela ne fonctionnerait pas autrement.

Si vous voulez voir vos rêves se réaliser, il vous faudra donc prendre en compte votre impact sur le monde, que ce soit en vivant heureux ou en bonne santé, par l'exemple que vous donnez, l'amour que vous offrez à votre conjoint, la bonne humeur à vos collègues de bureau, ce que vous faites pour votre quartier ou ce que vous apportez à votre pays ou à la planète.

Vos rêves se doivent d'être en harmonie avec votre place dans le monde.

3. Découvrez et vivez votre Mission !

Cela n'est pas forcément quelque chose de visible ou de grandiose, au sens exubérant du terme. C'est *ce que vous êtes fait pour faire* ici-bas. Voilà tout.

Il se peut que ce soit simplement être un conjoint aimant ou un bon parent pour vos enfants. Votre mission pourrait être de sortir de l'alcoolisme ou de l'ensemble des comportements inconscients dont vous avez hérité ; votre guérison, si vous êtes souffrant ; votre méticulosité au travail ; votre réussite, si vous êtes désargenté ; la reconnaissance de vos activités par le plus grand nombre, si vous faites partie de ceux qui véhiculent l'espoir ou la beauté, artiste ou travailleur de la paix… Tout cela pourrait être votre « mission ».

La seule question est donc : qu'elle est-elle ?

La philosophie de l'Hypnose Humaniste explique que chaque conscience, tel l'un des rayons d'un grand Soleil, descend ici-bas pour illuminer une part de la Création, l'embellir, la purifier ou la guérir. Quelle est votre part à vous ?

Finalement, vous comprenez que l'ensemble de ce livre parlait de votre mission : des dizaines et des dizaines d'exemples de personnes qui ont réussi à illuminer leur vie, et les moyens qu'ils ont utilisés pour cela.

Les exercices précédents avaient également la même utilité : vous permettre d'acquérir les outils et les idées pour une vie meilleure, plus en santé, plus riche, plus épanouie...

C'est ainsi qu'à nous tous, nous faisons évoluer la Création. Simplement en parvenant à vivre pleinement heureux. N'est-ce pas merveilleux ?

Evidemment, comme nous en parlions un peu plus haut, il est bien plus facile d'accepter d'être le « créateur de sa vie », à la tête d'une « mission »... quand la vie est belle !

Par contre, quand l'existence est une longue torture, il est infiniment plus difficile d'accepter ces mêmes idées. Un peu comme celui qui sait se relaxer... seulement quand tout va bien ! C'est sans doute formidable et très agréable, mais c'est surtout lorsque tout va mal, quand on est plongé dans la douleur et le chaos, qu'il faut savoir atteindre le calme.

C'est là que l'on reconnaît le véritable sage. Celui qui se connaît lui-même et qui a intégré les lois de l'existence.

Et ce n'est pas pour autant que cela en devient facile.

Comme le dit un proverbe anglais : *le paresseux appelle chance le succès du travailleur* ! Ce qui vaut aussi pour la réussite psychologique ou spirituelle. Il est tentant de croire que celui qui parvient à vivre heureux n'a rien fait pour cela, que tout lui est arrivé sans qu'il n'ait eu à travailler sur lui.

Encore une illusion, qui coupe de l'atteinte du bonheur et de la réussite enviée.

Oui, la « chance » existe, ce coup de pouce du destin, mais il faut lui donner de l'élan : *aide-toi et le ciel t'aidera*, explique un autre dicton connu. Pas d'effort, pas d'effet.

Il faut donc avoir le courage de chaque pas.

Cela demande d'abord de se reconnecter aux autres et au monde. Ce que vous avez fait à la fin du chapitre 1, en travaillant votre intuition.

Cela demande ensuite de se reconnecter à soi-même, ce que vous avez fait en reconnaissant votre Inconscient, avec les exercices du chapitre 2.

Cela demande enfin de *prendre conscience* et de retrouver les commandes et la direction de sa vie, ce que vous avez fait en suivant les exercices du chapitre 3.

Il serait tout à fait normal et compréhensible que vous soyez encore à travailler un niveau particulier, 1, 2 ou 3. L'atteinte de l'harmonie dans l'une de ces strates d'existence prouverait déjà une vie réussie.

Il n'y a aucune honte à travailler à atteindre la plénitude du niveau 1 alors que d'autres se vantent d'être au 3ème palier. Comme déjà dit, il serait stupide et inutile de sauter des étapes, car alors aucun travail, aucune évolution ne serait réellement faite, chaque niveau étant nécessaire au suivant.

Si vous en êtes donc à la première étape, c'est parfait : continuez jusqu'à y être à l'aise et vous sentir mieux dans la vie. Vous aurez alors plus réussi que tout autre.

Idem pour les étapes suivantes. A chacun son rythme. Je ne veux pas qu'en vous donnant à chaque fois les exercices pour le niveau suivant vous soyez tenté de brûler les étapes. Cela gâcherait tout votre travail d'évolution personnelle.

Il y a bien un « secret » qui permet de vivre pleinement heureux, de réaliser ses rêves. Il est dans l'atteinte de l'harmonie dans chaque cycle de vie. Ce n'est que lorsque votre être profond, inconscient, aura fait le chemin, que vous pourrez *vivre en conscience* et faire de vos rêves des réalités.

En attendant, tant que vous posez une volonté ou un désir dans l'existence, et que la Vie vous apporte autre chose que ce dont vous rêviez, c'est que vous avez à travailler sur votre Inconscient. La véritable Conscience s'atteint ainsi…

EXERCICES

Comme de coutume dans les exercices qui concluent chaque chapitre de ce livre, nous allons quelque peu déborder de notre sujet. Au chapitre sur l'Hypnose Ericksonienne, vous ne vous êtes pas contenté de « faire confiance à votre Inconscient » comme l'aurait souhaité Erickson : vous vous êtes permis d'en prendre la direction, de lui donner des directives !

Au chapitre sur la Nouvelle Hypnose, vous êtes allé un peu plus loin encore en cherchant à reprogrammer les schémas qui dirigent votre vie en sous-couche. Vous avez même appris à manipuler directement les données inconscientes. Tout ceci pour vivre « Un-conscient », non plus mené par le bout du nez par des choses dont vous ignoriez l'existence, mais conduit dans la vie par des programmes automatiques que vous avez *vous-même* choisis et mis en place.

Comment pourrions-nous faire mieux en Hypnose Humaniste, tout en restant dans l'Hypnose, c'est-à-dire dans le cadre d'une intervention structurée, technique ?... Un thérapeute fait cela avec la personne qu'il guide : il explique, dirige, montre des voies possibles. C'est de la thérapie. L'obtention d'un état de conscience plus vaste, utile, mais <u>momentané</u>.

N'aimeriez-vous pas aller plus loin, aujourd'hui ? Et pour le final de ce livre, quitter le domaine de l'Hypnose, prendre votre envol et faire de ces états *extra*ordinaires de conscience votre pain <u>quotidien</u>, ordinaire ? Non plus accéder ponctuellement à ces états élargis de conscience, mais devenir une personne qui existe à son plus vaste potentiel, 24h/24 ?

L'Hypnose, même « humaniste », est la création provisoire d'un état spécifique de conscience facilitant d'obtention d'un résultat souhaité. Je vous propose de marcher sur le chemin de vous-même, au quotidien... Entrons dans la magie !

1. Comme l'électricité conduit vos paroles dans les câbles téléphoniques, l'énergie est le véhicule de l'Information. Or, votre plus grande Conscience est constituée d'Information !... Vous n'en aurez donc jamais assez. Le souci est que votre corps s'est habitué à un certain niveau énergétique, et qu'il fera tout pour chasser ce qu'il prendra pour un excédent. C'est un peu comme lorsque vous êtes surexcité(e), votre corps entre en ébullition – vos hormones aussi – et vous avez soudain très envie de faire l'amour ! C'est la solution que choisit votre corps pour « éliminer » ce qu'il estime être une surcharge. Vous pourriez tout aussi bien devenir agressif, provoquer une dispute (très énergétivore !), manger, aller faire du sport, etc.

Alors, normalement, le fait d'avoir travaillé sur votre Inconscient devrait avoir libéré votre capacité énergétique. Si vous vouliez mettre 500 litres d'eau dans un aquarium de cette même contenance, mais rempli de vieilles choses, cela déborderait ! Non pas que l'aquarium ne fasse pas 500 litres, mais il est déjà plein de déchets… Votre travail sur l'Inconscient doit avoir déjà bien vidé votre aquarium – ce qui a déjà dû vous remettre en énergie.

Disons donc que vous êtes prêt à **gagner encore un peu plus d'énergie**… Parfois, on se plaint de manquer d'énergie, de ne pas avoir « la pêche » ! Un peu comme un poisson qui se plaindrait de manquer d'eau… Car, de toute évidence, nous vivons tous sur une immense pile électromagnétique. La Terre est un gros aimant : son rayonnement magnétique est si puissant qu'il nous protège des vents solaires. Sans lui, nous serions tous grillés, depuis bien longtemps. Donc, nous sommes une fine limaille de fer, posée sur un gros aimant. Nous sommes aussi plein d'énergie que possible… Comment pourrions-nous en manquer ? Tout simplement parce que notre corps est comme une éponge : il ne s'emplit et retient l'énergie que parce qu'il vibre. Imaginez que les courbes d'une vibration dessinée soient les alvéoles d'une éponge.

Quand cela ne vibre pas, les alvéoles se referment. Quand cela vibre, cela ouvre les alvéoles. Quand cela vibre très très vite, cela fait en vous des milliards de très petites alvéoles, un peu comme les matériaux microporeux, capables de retenir des dizaines de fois leur poids en volume d'eau : une super éponge !

Pour vous gorger au mieux d'énergie, il vous faut vibrer le plus vite possible. C'est le but de ce premier exercice.

Vous trouverez dans le livre « Hypnose Humaniste » plusieurs techniques différentes pour augmenter votre niveau vibratoire. J'aimerais plutôt vous proposer ici la technique de Sylvain Lancelot, un de mes amis et collègue hypnothérapeute. Le jour où il l'a découverte, il était tellement ré-énergétisé qu'il n'a pas fermé l'œil de la nuit ! C'est vous dire…

Il vous l'expliquerait probablement différemment. Je vous donne ici ce que j'en ai compris – ma façon de faire :

- Fermez les yeux, afin de vous connecter à l'expression subtile de *ce que vous êtes* ;
- Imaginez-vous comme un nuage électromagnétique, vibrant de vie, d'énergie ;
- Vérifiez si vous êtes « dans » votre corps ou si vous le voyez de dehors… Si c'est le cas, remettez-vous en phase en dirigeant le nuage électromagnétique autour du corps. Voyez le nuage entourer et pénétrer votre corps ;
- Prenez conscience que toutes vos cellules sont comme de petites ampoules : elles vont toutes s'allumer au contact du nuage (votre Conscience), chassant par-là même toute obscurité en vous. Dedans, au cœur des cellules, puis jusqu'à fleur de peau, et enfin tout autour de vous, voyez et ressentez combien toute cette Lumière incarnée embrase l'air, loin au-delà de vous !
- Envoyez un grand MERCI à votre corps d'exister et de vous soutenir et recevez en retour l'immense MERCI des milliards de cellules qui vivent en vous et par vous.

Vous voilà comme un grand soleil, lumineux et plein de gratitude ! Rien ne vibre plus vite que la lumière : vous venez d'augmenter d'un coup votre niveau vibratoire, et avec lui votre capacité à vous emplir d'énergie – ce qui se fera maintenant tout seul, puisque vous êtes devenu une « super éponge » !

Parfois, quand un exercice ou une expérience ne donne pas le résultat souhaité, demandez-vous si vous aviez l'énergie pour réussir la chose. N'avez-vous jamais remarqué comme tout fonctionne mieux, presque tout seul, quand vous êtes en forme, joyeux et sautillant ? L'énergie attire l'énergie. C'est un tourbillon, avec vous comme épicentre.

2. Le deuxième exercice ressemble à ce que vous avez fait quand vous étiez à la chasse aux schémas inconscients. Il s'agit de vous reconnaître responsable de tout ce qui vous arrive : surtout et même quand c'est le pire ! Dites-vous bien que c'est « une partie » de vous qui a fait ça... Pas *vous* consciemment, bien sûr : encore un tour de votre cher ami l'Inconscient ! Qu'à cela ne tienne, vous aller remettre de l'ordre dans tout cela. Après tout, qui est le patron ?

Une expérience a montré qu'en plaçant des images subliminales de Pepsi dans un film, les gens ont envie de boire du Pepsi, mais s'ils trouvent du Coca en magasin, l'image publicitaire de cette marque est tellement forte qu'ils achètent quand même Coca, malgré les images subliminales « Pepsi ».

Notre volonté devient la plus forte quand elle se pare de conscience ! Le Savoir fait basculer le conscient d'un état de perception-réaction à un état de décision – le premier est esclave de l'Inconscient, le deuxième en est le maître.

En prenant *conscience* de ce que vous créez dans votre vie, ces schémas cessent d'être inconscients. Vous savez qu'ils existent, ils ne vous mènent plus par le bout du nez. Et vous pouvez choisir de faire ce qui vous plaît, et non ce qu'on vous a mis dans la tête, même de manière subliminale.

3. L'expérience suivante consiste à **savoir se mettre en état élargi de conscience**. Je vous ai présenté une façon résumée de penser et d'accomplir ce processus d'ouverture de conscience, à la page 307. Voyons comment nous pouvons l'améliorer. En Hypnose, la technique d'induction hypnotique sert à plonger les gens dans l'inconscience : on accentue à tel point les réactions inconscientes qu'elles finissent par prendre le dessus sur la personne. Cette manœuvre est facilitée par le fait que la quasi-totalité des personnes sont déjà très déconnectées « Conscient-Inconscient ». C'est un jeu d'enfant que d'accentuer la cassure naturelle et envoyer balader le petit conscient, ne laissant aux commandes que l'Inconscient.

Celui-ci ne faisant rien par lui-même, l'hypnotiseur se charge alors de lui donner les directives thérapeutiques.

Toutefois, à la fin de la séance d'Hypnose, il faut bien « faire revenir » la personne. On ne peut pas la laisser endormie ! C'est précisément cette technique de *réveil* que nous allons utiliser, mais à partir de l'état ordinaire de conscience. Comme nous en avons déjà parlé, pages 313 et 314, il survient alors un phénomène curieux : la personne soi-disant déjà pleinement réveillée… s'éveille !!

C'est donc tout à fait lucide, uni à la totalité de vous-même, que vous pourrez pleinement vous exprimer. C'est en agissant depuis votre être global que vous posez vraiment une action *en conscience*, alignée sur tout ce que vous êtes : conscient et Inconscient, corps, âme et esprit.

Ce devrait être, à l'idéal, notre état d'être au quotidien.

Voyons une technique simple, parmi celles que propose l'Hypnose Humaniste, pour atteindre cet état holistique.

La première chose à bien comprendre est qu'il n'y a rien à « atteindre ». C'est une *prise de conscience*. Un éveil. Tout est déjà là, présent, en nous. Il s'agit de retirer la cataracte sensorielle et émotionnelle qui nous aveugle et nous diminue.

Prenons comme base une induction hypnotique de Nouvelle Hypnose, et inversons-la. L'induction en « spirale sensorielle » part de ce que perçoit la personne autour d'elle, puis resserre cette perception en un *repli sur soi* qui finit par couper la personne du monde extérieur. La personne est comme dans un autre monde, elle est « ailleurs ». Ne reste plus que son esprit Inconscient, la marionnette, et l'hypnotiseur, le marionnettiste.

Heureusement, dans la majorité des cas, une bonne part de l'esprit conscient de la personne reste en observateur, ce qui lui permet de savoir ce qui se passe et – éventuellement – de diriger quelque peu les manœuvres.

En procédant à l'inverse de cette technique hypnotique, nous obtiendrons une « ouverture d'esprit » à la place de la traditionnelle dissociation. Il s'agira de bien veiller à toujours rester *associé*, acteur de l'expérience, présent à soi-même, ici et maintenant, enraciné Terre-Ciel – ce qui n'est pas forcément évident, surtout quand on a l'habitude de la cassure Conscient / Inconscient, ou l'expérience de l'Hypnose habituelle.

• Tout d'abord, **remarquez ce que vous voyez autour de vous**. Ce point, considéré comme votre plus vaste perception, en Hypnose habituelle, à partir duquel on travaillera à focaliser la personne, sera pour nous votre « plus petite attention ».

Notez mentalement trois ou quatre éléments **visuels**, puis autant d'éléments **auditifs** (bruits, sons, etc.) et vos sensations **physiques**. Restez dans l'idée de modifier votre état habituel de conscience, d'entrer en transe hypnotique.

• **Fermez les yeux** et prenez une grande et lente inspiration, comme pour *laisser entrer le monde en vous*… Laissez doucement repartir l'air de vos poumons et suivez-le mentalement. Vous savez que vous respirez le même air que vos voisins. L'air qui est en ce moment dans vos poumons était peut-être il y a un instant dans les poumons d'une personne qui passait sur le trottoir devant chez vous… C'est l'air du monde.

Sentez-vous connecté aux gens qui habitent votre quartier, votre ville, votre région… Laissez votre esprit imaginer le plus de détails possibles sur tous ces gens, leur habitat, leurs habitudes, ce qu'ils font maintenant :

- **Voyez** en imagination les autres pièces de l'endroit où vous faites cette expérience ; dites-vous que votre esprit voyage à travers ces pièces. Notez que vous êtes *à la fois* conscient de ce qui se passe en vous, autour de vous, *et* visitez en imagination la maison ou l'immeuble, puis la rue… Voyez les gens passer, suivez les voitures… Revenez mentalement chez vous – si vous habitez un immeuble, imaginez l'activité de vos voisins. Imaginez-vous partager leur vie… Repensez au grouillement de la vie extérieure : voyez les voitures parcourir la ville, y entrer et en sortir ; suivez celles qui s'éloignent ; dépassez-les et percevez les paysages comme si vous étiez un oiseau… et laissez votre esprit voyager – tout en restant bien conscient d'être assis ou allongé tranquillement chez vous.
Guettez sur vous les petits signes d'un état d'hypnose : absence de déglutition, peut-être un peu froid si c'est l'hiver, absence de mouvement et légers tressaillements spasmodiques des doigts, de temps en temps, mouvements involontaires des yeux, des paupières, etc.

- **Entendez** ce qui se passe autour de vous, en même temps que vous laissez votre imaginaire voyager – je veux dire que cette étape ne suit pas la précédente, elle lui est simultanée : si vous n'êtes pas très auditif/ve, il faudra vraiment penser à porter votre attention sur les sons, les paroles et les silences. Le bruit des pas de cet homme qui s'éloigne sur le trottoir. Le bruit de votre respiration, qui se fait désormais entendre. Les voix d'enfants qui jouent dans le parc voisin. Entendez tout cela, en imagination. Laissez-vous porter…

- **Ressentez** aussi le plus de choses possibles : l'air qui vous entoure et caresse votre peau, votre visage ; l'air qui entre dans vos poumons, comme au début de l'expérience ; le poids de votre corps, là où il repose ; vos vêtements ; éventuellement les odeurs de la pièce… Imaginez que vous pouvez sentir aussi les odeurs différentes des autres pièces et remarquez que l'air est le même, partout dans le monde, sauf dans ses odeurs. Finalement, l'air de la rue qui est entré dans votre maison est devenu l'air de la cuisine en prenant l'odeur de cette pièce-là, mais cet air aurait pu devenir l'air du salon ou de la chambre. Un peu comme les cellules de votre corps, à peu près toutes identiques, si ce n'est dans leur fonction, leur localisation dans le grand système qui vous fait, *vous*… Un peu comme toutes les petites cellules humaines du grand système social qui nous abrite… Remarquez comme la petite goutte d'eau dans l'océan peut facilement se sentir *être* l'océan, tout en gardant la conscience d'elle, petite goutte d'eau… Toujours la même eau. Comme l'énergie qui nous parcourt toutes et tous… Et l'air que nous respirons… Sentez-vous de plus en plus relié à toutes les personnes que vous *voyez* et que vous *entendez*… *Sentez*-vous être ces autres petites gouttes d'eau dans l'immense océan de la vie… *Sentez*-vous *être* l'océan lui-même… Il est fait de milliards et de milliards de gouttes d'eau, comme vous… La même eau !

Votre esprit étant resté bien conscient – et même plus – des choses qui vous entourent, dans la pièce où vous vous trouvez, *et* conscient *en plus* de toute la vie qui fourmille tout autour de vous, dans toute votre maison, votre quartier, votre ville, votre pays… *et* pourquoi pas, sur toute la Terre, *et* même dans l'univers tout entier : votre esprit embrasse littéralement toute cette vie, à laquelle **vous êtes maintenant connecté**.

Vous pouvez intégrer à votre conscience élargie le fait de vous enraciner à la Terre-Mère et au Ciel-Père, afin d'être solide en vous-même et par rapport au monde. Vous pouvez même laissez venir à vous les symboles du fonctionnement de votre esprit Inconscient : ballet coloré et virevoltant – ce que nous ferons de toute façon au point 4.

Après 5 à 20mn de cette *méditation active*, rouvrez simplement les yeux et reprenez vos activités.

Pas besoin de « revenir ici et maintenant » car vous n'êtes parti nulle part, au contraire, vous étiez *partout* ! Il est tout à fait possible de rester dans cette conscience élargie en permanence - on finit même par s'y habituer et, au contraire, c'est lorsqu'on en est déconnecté que plus rien ne va comme on veut : plus d'heureux hasards, plus de bonnes idées, plus de coïncidences aidantes, plus de signes. Il suffit alors de se « reconnecter » au monde, à la Vie, pour que tout revienne en ordre !

L'être humain est probablement le seul habitant de cette planète à être persuadé de son individualité. Il s'imagine être séparé de toute vie, autonome et sans besoin – or il n'existe et ne survit que grâce à toute la vie autour de lui.

Cette anomalie de pensée est source de la quasi-totalité de nos embêtements, à titre individuel, social et collectif.

Comme l'expliquait Albert Einstein : « *Un être humain est une partie du tout que nous appelons Univers... une partie limitée dans le temps et dans l'espace. Il fait l'expérience de lui-même, de ses pensées et de ses sentiments comme séparés du reste – une sorte d'illusion de sa conscience.*

Cette illusion est comme une prison pour nous, nous limitant à nos désirs personnels et à n'avoir de l'affection que pour les quelques personnes qui nous sont les plus proches.

Nôtre tâche doit être de nous libérer de cette prison en élargissant notre cercle de compassion afin d'embrasser toutes les créatures vivantes, la totalité de la nature et sa beauté. »

4. Première application, intérieure. Vous allez recommencer l'exercice de la page 307, mais sur des matériaux informationnels, constitutifs, et non plus simplement sur des ingrédients déjà stockés en vous. Imaginez un X dont vous êtes le centre : la croisée du X est le moment présent ; en dessous du X, c'est le passé, la mémoire de tout ce que nous avons fait, vous et moi, nos parents et l'Humanité tout entière ; c'est l'Inconscient individuel et collectif. L'Hypnose permet d'agir sur ce matériau inconscient, qui *supporte* le présent mais qui n'est constitué que de « passé ». Voyons si nous pouvons intervenir sur le dessus de ce X vertical, non pas le futur, mais *ce qui crée le présent* : la Conscience, l'Information de l'univers.

L'Inconscient intervient en toutes choses ½ seconde avant notre esprit conscient, qui n'est donc que le spectateur *après coup* de ce que nous a fait faire l'Inconscient. En intervenant au niveau Inconscient, nous agissons au fondement de nos pensées, sentiments et actions (ou inactions) quotidiennes.

Or, l'Inconscient, nous l'avons vu en Hypnose, n'agit que sur commande : il fait ce qu'on lui demande et ne fait rien tant qu'il n'en a pas reçu la *suggestion*, l'injonction. La personne malade peut mourir de son mal sans que son Inconscient ne fasse rien… tout simplement car personne ne lui a demandé d'intervenir. Si un hypnothérapeute pose les bonnes suggestions, l'Inconscient se met en branle, active nos ressources profondes et, bien souvent, parvient à sauver la personne.

Pourquoi ne l'a-t-il pas fait avant que le thérapeute n'intervienne ? Parce qu'il est incapable d'agir seul. Il faut « quelque chose » pour le pousser à l'action : la Conscience – que ce soit celle d'une autre personne (ici, le thérapeute) ou la vôtre.

Donc, autant que ce soit la vôtre ! On n'est jamais mieux servi que par soi-même… Le souci est que ce *Soi-même* est si profond et vaste qu'il nous est tout aussi caché que l'Inconscient. Il faut un processus, l'induction hypnotique « en ouverture » en ce qui nous concerne, pour l'atteindre et nous en servir.

Vous êtes donc en Etat Elargi de Conscience – ce que l'on appelle dans le jargon un « Etat Extraordinaire de Conscience ». Que se passe-t-il quand, dans cet état, vous dirigez le faisceau de votre attention sur un domaine particulier de la vie : votre Inconscient, vos émotions, par exemple ? Il vous vient à l'esprit des symboles, tout comme lorsque vous avez fait l'exercice de la page 307. Mais… sont-ce les mêmes ?

Oui et non : si vous avez dirigé votre attention sur l'Inconscient, il est normal que vous ayez appelé les mêmes matériaux, par contre, en EEC, votre perception de ces rouages inconscients et les actions qui vont vous être possibles ne seront plus du tout les mêmes ! Vous n'intervenez plus « de l'intérieur », mais d'une position globale, holistique – hors Inconscient.

Je vous explique : lorsque vous êtes vraiment *en Conscience*, plus rien n'apparaît sous forme sensorielle : plus d'image ou de son, de ressenti ou d'émotion. Vous n'êtes pas dans l'Inconscient, et vous n'êtes même plus dans la strate de votre âme, ce vaste « inconscient extérieur ». Vous avez atteint ce qui constitue tout le Système, un niveau de pure Information.

Si vous percevez des symboles alors que vous êtes en EEC, c'est que vous êtes *plus bas*, dans la strate de l'âme : celle où existe tout ce qui vit. C'est normal et c'est le niveau habituel d'intervention en Hypnose Humaniste, celui qui nous intéresse le plus, finalement. Ici, vous êtes *vous-même* et *au-delà de vous*-même. Même **si vous vous intéressez aux mécanismes de l'Inconscient, ceux-ci seront perçus de façon neutre**, de l'extérieur et non de manière filtrée, de l'intérieur : par exemple, d'ordinaire, si votre Inconscient vous fait voir la vie en bleu – comme si vous aviez des lunettes bleues sur le nez – et qu'à travers ce filtre vous regardez le soleil, de quelle couleur le percevez-vous ?... Vert ! Alors, que ce n'est pas du tout la réalité. Le soleil est plutôt jaune-doré. Vous ne le voyez autrement qu'à cause des filtres de votre esprit Inconscient.

Pour une action juste, il faudrait agir sans filtre.

En conscience, vous avez bien contacté le même matériau inconscient, mais vous vous rendez compte de sa vraie couleur – « oh ! il est tout bleu ! » – et de la réelle couleur de tout ce qui vous entoure. Votre action est ainsi libre des schémas inconscients qui dirigent habituellement votre existence.

En appliquant l'exercice de la page 307 en Etat Elargi de Conscience (EEC), vous n'agissez plus à travers des filtres, quasi en aveugle, mais en toute conscience, au plus proche de la réelle réalité des choses qui vous font.

Et si vous **appelez ce qui fabrique votre quotidien**, non pas ce qui provient de votre Inconscient, du passé, mais les rouages de la grande Conscience elle-même, *ce qui crée le présent*, vous verrez apparaître de la même façon des symboles : lumières, formes, objets, personnages, etc. Car votre esprit conscient, celui qui voyage, que ce soit dans l'Inconscient ou la grande Conscience, n'a pas la puissance de traitement nécessaire à la perception de tels flots gigantesques d'Information ! Alors, il leur donne une forme acceptable pour vous, proche de ce que vous connaissez. L'Inconscient et la Conscience sont comme un papa ou une maman qui raconte une analogie à son enfant, un conte, pour lui expliquer quelque chose de bien trop compliqué pour son âge. Notre petit conscient arrive ainsi à se « faire une idée » utilisable des matériaux fondamentaux qui pourront alors être travaillés.

La différence entre un travail en Hypnose ordinaire et un travail en Hypnose Humaniste est donc radicale : l'une agit sur du « déjà vécu », qui influence certes votre réalité, mais qui ne lui est pas fondamentale ; l'autre intervient sur *ce qui crée* votre réalité. **Imaginez pouvoir transformer ce qui fabrique votre présent ! C'est ce que vous faites en modifiant les symboles perçus en Etat Elargi de Conscience**.

Et rapidement, vous vous rendrez compte que, non seulement vous pouvez *modifier* ce qui bâtit votre réalité, mais que vous pouvez également *créer* vous-même votre réalité !

5. Seconde application, extérieure. Créer sa réalité !... La physique quantique nous montre que tous les potentiels co-existent en permanence. C'est la conscience de l'observateur qui fait « s'effondrer dans la réalité » un évènement plutôt qu'un autre, en se posant sur cet évènement en particulier.

D'autre part, la théorie des cordes va encore plus loin en démontrant que ces petites choses en forme de corde, qui vibrent au cœur des plus infimes particules qui nous composent, peuvent en fait s'étendre de manière si vaste que parfois elles peuvent atteindre la taille d'une galaxie tout entière, et peut-être même de notre univers... Ce qui forge notre corps serait donc la même chose que ce sur quoi repose toute la Création. Une Information unique pour un univers uni !

Nous sommes tous Un : la petite goutte d'eau fait l'océan. Elle *est* l'océan et l'océan n'existerait pas sans elle. La petite goutte d'eau est *Tout* en même temps qu'elle est *elle*.

La science moderne explique qu'au niveau fondamental, et jusqu'au cœur de nos cellules, de nos atomes, l'univers est fait d'Information. Nous baignons dans une réalité, dont nous sommes un fragment, qui est fait d'une chose qui nous fait nous aussi... L'eau peut bouger et ainsi agir sur les courants de l'océan : *vous aussi, vous pouvez faire bouger le monde !*

La première et plus intéressante façon de vous entraîner à créer de nouveaux courants de vie est d'agir sur votre vie quotidienne, en mobilisant ce qui vous fait, vous : vos pensées, vos sentiments, ce à quoi vous croyez, ce que vous faites dans votre vie... **Voyons comment rendre vos rêves réalisables**.

Vous êtes devenue la personne à qui peuvent arriver vos rêves ? Vous avez pris conscience que la première chose qui agit sur votre réalité est votre Inconscient. C'est lui le patron, puisqu'il intervient toujours avant que vous ne le sachiez.

Vous avez donc fait en sorte de vous harmoniser à votre esprit inconscient, afin que vos désirs soient *ses* désirs et que ses désirs soient *vos* désirs ?... Alors : allons-y !

Il semblerait que l'univers fonctionne comme un hologramme : de la plus vaste à la plus petite des choses qui le composent, tout contient Tout. Vous êtes un reflet miniature de l'univers et l'univers ressemble beaucoup au système de vos atomes...

L'Information qui explique à vos cellules où se placer dans votre corps et quoi y faire est la même Information qui structure les corps stellaires et planétaires et qui parcourt l'univers.

Il existe de multiples manières de jouer sur votre *présence* au sein de l'immense océan de la réalité, afin d'en diriger les courants – en collaboration et en harmonie avec la Vie. J'en ai présenté plusieurs dans le roman « Core Gem » (cf. biblio).

En voici une autre, inédite :

• Si vous voulez vraiment créer votre réalité, *vous*, et non votre cher Inconscient, il vous faut vivre le plus possible *en conscience*. C'est un idéal pour beaucoup d'entre nous. Donc, en attendant d'être *éveillé* au quotidien, avant de créer quoi que ce soit il va falloir vous mettre en **ouverture de conscience**, en connexion au Tout, grâce à une induction Humaniste. Utilisez par exemple celle que je vous ai expliquée à la p. 489.

Puis...

• **Récapitulez votre situation**. *Embrassez* l'entièreté de votre vie telle qu'elle est précisément maintenant, prenez-la *à bras le corps*. Déplacez ensuite votre attention sur la situation à modifier ou à créer ; (re)penser au moindre des détails de cette situation va densifier l'expérience, incarner l'Information.

Veillez en faisant cela à **rester bien neutre**, à ne pas projeter de solution ; restez dans les faits ! Il s'agit de créer une « boule de pensées » de ce qui vous constitue au jour d'aujourd'hui, non de vous lancer dans vos rêves et espoirs.

Il n'est pas évident de garder cette neutralité et de faire entièrement confiance à la Vie – quand nous souhaitons qu'une situation retrouve son harmonie, nous avons la plupart du temps une idée sur le *comment*... Laissez plutôt faire la Vie !

Si nous savions réellement ce qui est le meilleur pour nous, consciemment, nous n'en serions pas à appeler une solution !

Acceptez donc que la Vie ait probablement une autre idée que vous sur la situation et laissez-la reprendre son cours, quel qu'il soit – même si je sais bien qu'accepter cela à un côté effrayant, quand la situation nous tient vraiment à cœur.

Vous vous rendrez compte, après, que la Vie fait toujours le meilleur pour vous, même si on ne le comprend pas toujours sur le moment.

• Puisque vous êtes *en conscience*, connecté au Tout, un avec l'océan de la Vie, vous pouvez tout autant explorer le fond de cet océan, ou la mi-eau, comme vous venez de le faire, qu'aller flirter avec la lumière, au raz des vaguelettes de votre surface. Alors : allez-y ! **Elevez-vous pour emporter à la Conscience l'Information que vous venez de densifier**. Cette Information va se corriger, s'épurer, trouver sa solution, se rééquilibrer, se guérir ou s'harmoniser à la Lumière du Tout. Veillez à *vous élever en Vous-même*, petite goutte d'eau dans l'océan, unie à toute la grande eau autour, et qui explore ce dont elle fait partie. Quand on s'élève en dissociation, l'Information qui nous constitue dans le monde incarné reste « en bas ». En vous élevant « corps et âme », « en votre âme et conscience », c'est tout ce qui est *Vous* qui s'élève et vient se rééquilibrer spontanément au contact de la Conscience.

Comme en phase 2, vous n'avez pas à proposer de solution, ni même à penser à une issue possible, à votre avis « plus favorable » qu'une autre. Faites confiance à votre plus haute Conscience, qui sait mieux que votre mental ce qu'il vous faut à tous les niveaux (physique, émotionnel, etc.). Il a dû vous arriver parfois de vivre une expérience désagréable qui s'est révélée être finalement un grand bien dans votre existence. Ce que vous aviez pris au premier abord pour un « mal » était en fait « la solution », mais vous ne l'auriez pas adoptée volontairement… alors, la Vie vous a un peu poussé aux fesses pour que vous preniez votre chemin. Ici, c'est un peu la même chose, en plus doux, car vous n'opposerez pas de *résistance.* Laissez-vous emporter et guider par la vague !

L'Information incarnée, qui vous constitue ici-bas, va s'enrichir, s'épurer et se ré-harmoniser au contact de la Conscience.

Puis…

• **Réorientez votre attention**, précédemment dirigée vers la lumière, à effleurer les vaguelettes, et laissez-vous reposer à mi-eau ou vers le fond, au contact de la matière, de tout ce qui fait notre monde ici-bas – mouvement continuel de l'eau qui vient se nourrir au soleil puis emporte sa lumière dans le ventre de l'océan. Il s'agit de **ramener votre attention vers l'intérieur de vous-même**, comme un phare qui peut illuminer telle ou telle partie du paysage : orientez votre phare sur votre réalité présente **tout en conservant jusqu'au cœur de vos cellules la lumière qui vous a rééquilibré**, qui a créé pour vous un avenir différent, « idéal » (dans le sens de « proche de l'Idée » : *la plus belle vision de Vous-même*).

La Lumière de la Conscience a imprégné votre esprit subtil, puis votre âme, puis elle s'est mêlée à l'énergie qui parcourt votre corps et a continué sa descente dans la matière, jusqu'au creux de vous-même, pour nourrir votre mémoire cellulaire, la re-programmer – agir sur la mémoire de l'eau de votre corps, l'eau qui vous constitue à 70%, rappelez-vous !

Vous avez peut-être déjà vu une goutte d'eau photographiée par le procédé Kirlian, avant et après qu'on lui ait envoyé des pensées d'Amour ? Cet appareil permet de visualiser les champs d'énergie. La première photo Kirlian montrait juste un petit cercle d'eau, neutre, et alors que personne n'a touché à la goutte d'eau ou à l'appareil d'imagerie sur lequel elle est posée, la seconde photo, prise après le flot de bonnes pensées, dévoile comme un petit soleil miniature : la goutte d'eau rayonne de l'énergie qu'elle vient d'acquérir !

La démonstration est faite également par le japonais Masuru Emoto, avec ses photos de cristallisation d'eau : l'eau qui gèle fait de petits cristaux ; quand on lui envoie des pensées de haine, on voit que les cristaux d'eau sont tout déformés, chaotiques ; alors que si on envoie plein d'Amour à cette eau, même simplement en diffusant une musique agréable ou encore en l'étiquetant avec le mot « Amour » : les cristaux sont d'une grande beauté, harmonieux et épanouis.

Et nous ne sommes pratiquement faits que d'eau !! Voyez l'importance de vous « charger » positivement.

Votre mémoire cellulaire étant ré-harmonisée, tout comme votre esprit inconscient et votre âme, c'est toute la chaîne transgénérationnelle qui est réorientée. Vous vous dirigez vers un avenir meilleur, plus conforme à vos rêves.

~oOo~

Tout cela peut paraître magique ou merveilleux, mais c'est le résultat d'un long processus d'évolution : les plus beaux rêves ne se réalisent (« *deviennent réels* ») que si *vous* êtes déjà à l'image de ces « plus beaux rêves ».

C'était l'objet de tous les exercices précédents de ce livre : vous aider à devenir le *réceptacle* de ce que vous pouvez créer.

Je rêve de bonheur, une « Information » capable de vibrer de la manière la plus pure dans ma vie, de m'apporter toute la joie et le plaisir que je souhaite… mais je reste dans le doute, une vibration informe et chaotique. Même si j'attirais à moi toute la Lumière possible, elle ne pourrait pas rester : mon « éponge » (voir page 486) est encore trop grossière, elle est incapable de se gorger d'un élément aussi fin et subtil.

On ne force pas l'évolution de la conscience, la petite part ici-bas de la grande Conscience, ce reflet incarné qui a besoin de guérir et de grandir. C'est votre mission à vous, de devenir l'être à qui peuvent arriver vos rêves les plus beaux !

Par ailleurs, cette particularité du fonctionnement de la vie vous protège : si, chaque jour, j'envoie de mauvaises pensées et que je vibre négativement, mon corps et mon âme sont tout à fait en adéquation avec ce que je suis en train de « créer » et je *réalise/rend réel* tout le mal possible dans mon existence…

Comme je suis inconscient, et qui plus est forcément encore plus inconscient de ce processus, non content d'avoir fait mon propre malheur, je m'en plains !...

Il peut arriver à tout le monde d'envoyer de mauvaises pensées : je ne suis pas parfait et il n'y a pas besoin d'être parfait pour être heureux. Cette idée est une légende, une illusion qui éloigne et sépare du bonheur. *Vous* êtes déjà parfait, aujourd'hui. Ce qui nous manque à tous est de vivre plus *en conscience*. Ainsi, je suis énervé et j'envoie des pensées que je sais dégradantes, pour moi ou les autres : mais j'en prends conscience, je peux **basculer vers plus d'Amour**, de positif, et devenir ainsi *imperméable* aux mauvaises choses. Ouf !

C'est cette « inversion de phase » qui va vous protéger. Et c'est ainsi que l'on comprend très concrètement la fameuse injonction « aime ton ennemi » – car si une personne vous souhaite vraiment du mal, et si vous êtes vous-même dans cette même vibration, alors vous faites un récepteur parfait pour une vie de malheur ! Alors que si vous parvenez à **rester dans l'Amour**, les bonnes vibrations, il y a incompatibilité entre les vibrations envoyées et votre réceptacle à vous : vous devenez *imperméable* aux mauvaises choses ! CQFD.

Donc, quand vous créez votre vie, ayez profondément et totalement confiance en ce que vous venez de faire : sentez-vous *déjà* bien, *soyez* bien et heureux par avance.

Croyez que vous êtes *déjà* heureux (par anticipation) **et vous le deviendrez vraiment** – car vos bonnes pensées vont créer un pont entre le rêve et la réalité ; la vie rêvée pourra descendre et s'incarner dans votre réalité.

6. Gagnons un cran de compréhension sur ce qui fait la Vie. Nous avons compris que **nous sommes tous unis** : comment donc prétendre créer seul notre réalité, séparé de tous ? Il y a là un paradoxe intellectuel : ou bien je suis créateur de ma vie, ou bien les autres ont une influence sur moi et tout ne m'est pas accessible… Alors, où est la vérité ?

Comme toujours en Hypnose Humaniste, la vérité est dans le « et aussi » plutôt que le « ou bien » : vanille ou chocolat ? Non : vanille *et* chocolat ! Célèbre principe de gourmandise.

L'idée n'est pas forcément facile à saisir. Pour l'appréhender, il vous faut vraiment intégrer le fait que nous sommes tous un seul et même organisme multicellulaire. Prenons l'exemple d'une cellule de votre main : elle vit sa vie et fait en sorte que votre main se porte bien, elle est donc « seule créatrice » de sa vie ; mais lorsque vous décidez de lever le bras, elle suit ! Tout simplement parce que « votre volonté » est *sa* volonté.

C'est le secret du *Ainsi soit-il.* Vous êtes une parcelle du grand Tout. **Quand vous vivez réellement en conscience** avec cela, **votre plus grand désir *est* le plus grand désir de la Vie**. Pas besoin de vous forcer ou de faire un quelconque effort : ce qui vous attire, ce que vous aimez *est* ce que le Tout aime !

Ainsi, nul autre n'est un obstacle pour vous, car il est *Vous*.

Je peux donc créer ma vie selon ma volonté, car il se trouve que, sans que je le sache, cette volonté est celle de la Vie elle-même, celle de mon voisin, des êtres qui vivent partout sur Terre, comme des petits animaux de mon jardin et des forêts.

Créer consciemment votre réalité (c'est-à-dire avec votre petit conscient) doit toujours prendre en compte ce fait.

Et c'est ainsi que l'on prend conscience que l'**on attire à soi les gens qui sont nos reflets**, les porteurs de messages à notre attention… Que ce soit au travail, les collègues, les amis, et bien évidemment dans votre couple. L'autre est votre reflet : vous vous voyez en lui, et vous le sentez en vous ; il se voit en vous et vous sent en lui. C'est une des clés de la Vie.

Conscient de ce jeu de reflets, quand quelqu'un vous énerve, alors vous découvrez une facette cachée de vous-même, une part de vous probablement blessée, à guérir ou faire évoluer.

Allez-vous pour ça vous retourner sur vous-même ? Pas forcément : comme pour la petite goutte d'eau, envoyez plein d'Amour, de bonnes pensées à la personne qui vous énerve (votre reflet) et vous l'apaiserez – vous guérirez cette part de vous-même en guérissant l'autre. C'est magique !

Cela n'a peut-être l'air de rien et vous mettrez peut-être cette idée parmi tant d'autres dans un coin de votre esprit, pourtant elle est la clé de tout : votre succès au travail comme en amour, votre joie de vivre au quotidien… Tout.

Aimez les autres comme vous-même, car ils *sont* vous-même !

Encore plus magique ? Cette sagesse existe de par le monde depuis toujours. Certains chamans la pratiquent encore. Ainsi, lorsqu'ils voient venir à eux un patient, souvent en reflet avec leur problématique personnelle du moment – comme il arrive aussi aux thérapeutes modernes et scientifiques, qui n'auront pas manqué de remarquer la répétition de cette troublante « coïncidence » – ils savent très bien que la personne malade est un messager à leur attention, que l'entraide est forcément mutuelle. Alors, comme je vous l'exposais ci-dessus, ils pourraient guérir l'autre personne pour se guérir eux-mêmes…

Si tous les thérapeutes avaient cette *intention* en recevant leurs patients, si chacun aidait son voisin dans la conscience que nous sommes tous Un, nous deviendrions rapidement les personnes les plus heureuses et les plus sages du monde.

Mais ces chamans-là ne font pas ainsi : ils renvoient la personne chez elle et… ils se soignent, eux ! L'autre étant leur reflet, quand le chaman va mieux, la personne guérit.

Incroyable, n'est-ce pas ? Et vrai.

Vous aussi, vous pouvez faire cela : prenez soin de votre prochain et constatez comme *vous* vivez bien mieux – prenez soin de vous et constatez combien *le monde* s'améliore.

7. Après ce premier geste transpersonnel, découvrons comment **agir mieux et de manière plus large** : si envoyer de bonnes ondes à une personne peut changer jusqu'à la structure de l'eau qui la compose, au cœur de ses cellules, et que cette action me permet en retour de guérir moi-même et de vivre mieux, il pourrait être important d'**auréoler la planète de ces mêmes « bonnes ondes »**. A vrai dire, au moment où j'écris ce livre, il se pourrait que ce soit une question de survie.

Nous avons vu au point 5 l'importance d'être un réceptacle positif, capable d'attirer et d'incarner les meilleures choses pour nous. Être capable de se créer la plus belle des réalités ne servirait à rien si toute la planète venait à s'autodétruire. Votre île paradisiaque aux Seychelles exploserait avec tout le reste, car elle fait partie de manière physique du système collectif.

Par sagesse ou par pur égoïsme, peu importe : si vous souhaitez vivre heureux et longtemps, il vaudrait mieux que ce bonheur soit partagé – sous peine que la guerre et le chaos ne vous rattrapent, de gré ou de force…

Envoyer de « bonnes ondes » pour plus de paix dans le monde est donc bien vital, même à titre individuel.

Se croyant séparé et désuni, l'être humain fait la guerre à l'extérieur *à des reflets de lui-même*. Il confond ses démons et les autres autours, qui ne font que lui montrer ce qui est en lui. Voulant faire disparaître ce qui le blesse, à l'intérieur, l'être humain est en train d'anéantir le monde extérieur, concret.

Nous partageons tous la même composition organique, notre cerveau et notre sang sont les mêmes, la plupart de nos pensées et de nos désirs sont communs à toute l'Humanité. Il n'y a qu'une race humaine, et celle-ci ne fait qu'une avec la nature qui l'abrite et lui donne vie. C'est cette union qui crée la confusion, en même temps qu'elle est la clé de notre bonheur – pour peu que l'on en prenne conscience.

En tant qu'infime particule d'Information parmi toutes celles qui composent la Création, nous sommes chacune et chacun les micro-rouages indispensables au fonctionnement de la Vie, capables d'une influence sur elle, donc sur toute notre existence.

Appelez ce gigantesque flot d'Information « Conscience », « Dieu », « Vie », « Nature », « Création » ou « Matrice » et vous comprendrez ce que les prophètes nous ont tous répété depuis la nuit des temps : nous sommes tous unis et il n'y a pas de séparation entre la Vie et nous-mêmes. *Nous sommes Dieu.*

Imaginez un dieu inconscient, capable de tout sur sa création et vous saisirez l'importance de tout cela : nous sommes le marionnettiste qui tire les fils de la Création, et nous jouons avec sans savoir ce que nous faisons. Nous courons le risque de tout faire exploser – et comme nous sommes très forts, nous sommes parvenus en moins de cent ans à mettre en place plusieurs systèmes de destruction planétaire : pollutions, climat, guerres, génétique, etc.

Tout cela serait parfait pour un suicide, sauf que le suicide est le résultat d'une décision consciente, causée par la souffrance – et que notre Humanité est juste en train de se tuer par erreur, par pure inconscience… Bravo !

Nous sommes des bébés créateurs, inconscients de nos actes. Pour rester uniquement dans le domaine de l'esprit, qui nous intéresse dans ce livre, prenons l'exemple de nos pensées et de nos émotions. Chacune d'elle est porteuse d'informations, lesquelles informations constituent le tissu de notre réalité, elles forgent les structures sur lesquelles reposent les plus microscopiques particules, elles leur dictent leurs positions et leurs rôles. Ces informations fondent notre monde matériel aussi bien que psychologique.

Quand deux atomes collisionnent, ils ne produisent pas seulement de l'énergie : ils échangent leurs informations. Cela fait de l'univers un gigantesque système d'échange informatique, si puissant qu'il a développé une conscience propre.

Pensez-vous que votre présence et vos actes restent neutres au milieu d'un pareil système synergique ?

Exemple : j'ai regardé un film violent. Durant deux heures j'ai dégagé de l'adrénaline à haute dose, et donc une Information perturbée, chargée de peur, de colère et d'agressivité... Mais je sais me tenir, je ne vais pas étriper quelqu'un en sortant du cinéma ! Par contre, maintenant, cette *onde,* cette *vibration*, cette énergie se promène... et quelqu'un qui sait moins bien se tenir que moi, plus faible, plus fragile, moins bien éduqué, s'emplira sans savoir de cette énergie... et agressera quelqu'un !

Nous sommes tous coresponsables du monde dans lequel nous vivons ! Pensez-y la prochaine fois que vous allumerez votre téléviseur ou en choisissant le film qui occupera votre soirée. Si l'information « violence » disparaissait de ce monde, les guerres disparaîtraient d'elles-mêmes.

Chaque information dégagée « charge » notre monde. Si vous générez une information souillée, celle-ci viendra polluer le Système général. C'est un effet boomerang, dont vous ne serez peut-être pas directement la victime, mais une autre âme plus sensible ou blessée attrapera cette *mauvaise onde* et la réalisera... à cause de vous !

Par contre, si vous rayonnez joie, plaisir et bonheur, alors notre monde changera. Souvenez-vous de l'expérience de Washington, que je vous ai racontée pages 369 et 370. Une toute petite partie de l'Humanité, bien pensante, peu réellement avoir un impact positif sur notre petite planète.

Décidez aujourd'hui de faire partie de ceux et celles qui vivent heureux afin de permettre à tous d'atteindre le bonheur : en vivant heureux, vous dégagerez les *bonnes ondes* dont nous avons tous besoin – l'élan et l'énergie qui permettront à l'Humanité de construire le pont vers son avenir.

Voilà l'impact transpersonnel *pour l'Humanité* de l'Hypnose du même nom : « l'Hypnose Humaniste ».

C'est la plus belle et la plus facile des révolutions pacifiques. Peut-être la seule qui porte un espoir pour tous.

RESUME DES IDEES ET EXERCICES

VOTRE INTUITION : la reconnexion au monde, p.65

1. Thérapie bien ordonnée commence par soi-même
2. Développez votre intuition et faites-lui confiance
3. Prenez les autres comme reflet de vous

. Habituez-vous à vous mettre à la place de l'autre
. Respirez en même temps que l'autre - imaginez que vous partagez le même air
. Bougez et ressentez comme l'autre - guettez et chassez vos projections personnelles
. Imaginez vibrer au même rythme que toute la Création
. Repérez vos pensées énergétivores et chassez-les de vous
. Repérez vos comportements automatiques, prenez conscience !
. Ainsi conscient et connecté au monde, inspirez la lumière qui vous entoure et rayonnez-la autour de vous

VOTRE INCONSCIENT : la reconnexion à vous-même, p.171

1. « Faites confiance à votre Inconscient ! »
2. Soyez à votre écoute
3. C'est vous le patron !

. Observez l'Inconscient en action chez les autres
. Retournez l'observation sur vous-même !
. Entraînez-vous à déclencher consciemment des phénomènes inconscients positifs
. Repérez les signaux de votre Inconscient et servez-vous de cette communication profonde
. Travaillez sur vos soucis en collaboration avec votre Inconscient

VOTRE CONSCIENCE : la direction de votre existence, p.289

1. Découvrez comment votre Inconscient dirige votre vie
2. Déconditionnez-vous des schémas de votre Inconscient
3. Tout ce qui peut être imaginé est réel !

. Repérez les schémas inconscients généraux qui gouvernent votre vie
. Prenez conscience de vos valeurs et anti-valeurs
. Prenez conscience de vos cordes sensibles
. Prenez conscience de vos croyances et convictions radicales
. ...et reprenez le contrôle conscient de tout cela !
. Prenez conscience de ce que les autres sont à votre reflet
. ...et déconditionnez tous les schémas inconscients dont vous ne voulez plus
. Jouez avec votre nouvelle connexion avec votre Inconscient, pour guérir et grandir

VOTRE VIE : créer votre réalité, p.475

> *1. Nous sommes tous créateurs de notre réalité*
> *2. Nous sommes tous liés les uns aux autres*
> *3. Découvrez et vivez votre Mission !*

. Augmentez votre niveau vibratoire, vivez en haute énergie !
. Prenez responsabilité de tout ce qui vous arrive dans votre vie
. Apprenez à entrer en état élargi de conscience
. Agissez consciemment sur vos matériaux inconscients
. Transformez ce qui fabrique votre réalité
. Devenez le créateur de votre vie !
. Guérissez les autres pour guérir vous-même ; guérissez vous-même pour guérir les autres
. Auréolez la planète de bonnes ondes

Conclusion

"*Tu veux voir un miracle, fils ?*
Deviens ce miracle !"
Dieu

(dans le film « Bruce Tout-Puissant »)

L'HYPNOSE ?
Une porte vers Soi

"*La science fait des prodiges,*
mais c'est l'amour qui fait des miracles"
Bernie Siegel

Quand je relate les histoires de mes patients, à l'occasion des formations que j'anime, il m'arrive souvent de me dire : « Zut ! Celle-ci est bien aussi, pleine de bonnes choses sur la vie, j'aurais dû la raconter dans mon livre »... Toutes les histoires sont différentes et apportent leur petite part de Vérité. Mais, bien qu'elles soient souvent tout aussi miraculeuses et porteuses de leçons de vie, il aurait été impossible de toutes vous les conter. Ce livre est déjà bien trop épais !

Nous avons fait un long voyage, vous et moi, de l'improvisation intuitive de mes débuts en thérapie, à l'Hypnose Ericksonienne et la PNL, en passant par la Nouvelle Hypnose et jusqu'à l'Hypnose Humaniste, voie d'éveil et de guérison en Conscience. Vous avez sous la main des dizaines de récits et encore plus de conseils, d'idées et d'exercices à pratiquer pour marcher, vous aussi, sur votre Chemin.

Vous connaissiez déjà les miracles de la médecine, aujourd'hui capable de prouesses incroyables et qui sauve des milliers et des milliers de vie à travers le monde. C'est la facette mécanique de la thérapie, et elle nous est évidemment tout à fait indispensable, irremplaçable et vitale.

Vous connaissiez aussi les découvertes de la Psychanalyse, celle de Freud et de Jung, qui a ouvert les voies de l'Inconscient et du développement personnel. Jung surtout est le pionnier méconnu des approches modernes d'évolution humaine, transpersonnelles, par son immense connaissance de la psyché et des rouages symboliques qui la dirigent, tels qu'on les retrouve en Hypnose Humaniste : encore une facette essentielle pour une thérapie réellement holistique.

Vous avez découvert dans ce livre une approche thérapeutique des plus puissantes. Il y en a d'autres, souvent plus spécialisées, qu'elles soient systémiques ou énergétiques, centrées sur le corps, la nourriture ou l'esprit. L'Hypnose, elle, est plus qu'un outil ou une technique thérapeutique. Elle est aussi une approche globale et naturelle de connaissance de soi, qui – débarrassée de son aura sulfureuse – devrait faire partie de l'éducation de tous, à l'école et à la maison.

Médecine du corps, connaissance de soi et de l'Esprit, outils d'interventions thérapeutiques et d'ouverture de conscience – les trois approches sont complémentaires et toutes nécessaires à une vie saine, épanouie et en évolution constante.

Nous vivons dans une réalité que la physique moderne décrit comme un voile, une illusion qui nous sert à exister.

L'Hypnose soulève une partie de ce voile. Du moins, elle nous permet de vivre ici tout en utilisant les forces et les ressources de *Ce Que Nous sommes* vraiment, de l'autre côté du miroir. L'Hypnose permet à des personnes qui ont oublié *Qui Elles Sont* de se servir tout de même des ressources de *Ce Qu'Elles Sont* vraiment, aux niveaux profonds et subtils. Et l'Hypnose Humaniste redonne la mémoire à ces personnes.

Le but de la vie n'est pas forcément de déchirer ce voile d'illusion – s'il n'avait pas sa raison d'être, il n'existerait pas chez la majorité d'entre nous. Il s'agit de vivre au mieux, présent à ce que nous sommes, conscient de nos forces et de nos faiblesses, de notre héritage et de notre devenir potentiel, et capable d'utiliser tout cela pour une vie pleine de plaisir, de paix et de bonheur, pour nous et tous ceux qui nous entourent.

La psychologie des profondeurs et la psychothérapie nous ont montrés à quel point l'Inconscient dirige nos existences, faisant de la vie un enfer ou un paradis.

On sait que, si notre cerveau reptilien s'occupe de notre survie, c'est notre cerveau limbique qui détient nos souvenirs, nos ressources et gère nos émotions. La plupart des mammifères possèdent un ensemble cerveau reptilien / cerveau limbique, donc un Inconscient, tout comme nous… Les éthologues ont montré que les fourmis, les abeilles et bien d'autres animaux, même très petits, vivent en connexion avec les champs d'Information de la Nature, lesquels les aident à exister, de manière interactive. Ces champs correspondent à ce que nous appellerions la Conscience.

Notre différence à nous, êtres humains, est de posséder un néocortex suffisamment développé pour nous donner la capacité de *prendre conscience* des actions de notre Inconscient et de nos connexions à la Conscience et, potentiellement, de les modifier ou de les rediriger. C'est notre chance, notre don.

Grâce à l'Hypnose, il est possible de travailler avec ce plus grand Nous-mêmes, de s'en faire un allié, voire même de regagner notre Unité, devenir Un-Conscient, et nous ouvrir à l'entièreté de *Ce Que Nous Sommes*, en inconscience comme en conscience… Serions-nous vraiment « humains » en ne fonctionnant jour après jour qu'avec nos cerveaux reptilien et limbique, comme les animaux ? Notre néocortex n'est-il qu'une grosse machine à calculer, ou peut-il servir d'interface avec une plus vaste et plus profonde conscience du Monde ?

Il est important de se connaître soi-même, nous l'avons clairement compris à travers ce livre.

Comme nous le disions plus haut, Freud et sa psychanalyse a ouvert la voie d'une plus grande connaissance de soi, voie que Jung a considérablement élargie et ennoblie. Mais, il ne servirait à rien de savoir ce qui ne va pas en nous sans pouvoir rien y faire. L'Hypnose tient ce rôle privilégié d'outil d'interaction avec l'Inconscient et la Conscience majuscule.

D'ailleurs, il ne servirait pas à grand-chose non plus d'avoir la meilleure des techniques, le plus puissant des outils de changement… si on ne savait pas sur quoi travailler !

Connaissances structurelles, émotionnelles et pratiques sont donc les clés complémentaires du paradis – un monde qui sera meilleur parce que *nous* aurons su devenir meilleurs.

Et vous, cher lecteur, vivez-vous au paradis ? Bien dans votre corps, connaisseur de vos mécanismes psychologiques profonds, épanoui émotionnellement, sentimentalement tout autant que professionnellement ?

Si ce n'est pas encore tout à fait le cas, alors vous savez maintenant ce qu'il vous reste à faire ! Vous avez entre les mains les clés de votre avenir et, dans une certaine mesure, de notre avenir à tous.

Le bonheur parfait n'est pas un but, c'est un Chemin – une voie qui ne s'arrête jamais, et heureusement !

Mes pensées vous accompagnent,
Avec cœur.

Olivier Lockert
Paris, le 1er juin 2008

BIBLIOGRAPHIE

Vous êtes à la recherche de la définition d'un terme, d'une technique ? Vous avez envie de découvrir vraiment les secrets « derrière la magie » ? Voici quelques livres choisis qui sauront vous guider concrètement dans vos premiers pas.

Le premier que je vous conseillerais est le livre « Hypnose », non parce que j'en suis l'auteur, mais parce que je l'ai écrit en pensant à mes débuts, lorsque je rêvais d'un ouvrage réellement fonctionnel, réunissant les informations et techniques essentielles pour pratiquer l'Hypnose.

C'est le livre que j'aurais aimé avoir lorsque je commençais. Je l'ai écrit pour vous :

- « **Hypnose** », Lockert, IFHE Editions

Démonstrations romancées du gros livre ci-dessus, les trois livrets de la collection « HypnoPoches » vous montreront comment les techniques de l'Hypnose Ericksonienne, Nouvelle et Humaniste s'appliquent au quotidien, sur le terrain :

- « **HypnoPoches** », Lockert, trois volumes, IFHE Editions

Maintenant, voici quelques ouvrages complémentaires. Chacun présente un aspect de l'Hypnose ou du travail avec l'Inconscient ou l'Esprit.

Tous sont abordables techniquement et relativement pratiques, pour peu qu'on veuille bien travailler leur contenu et non juste les lire. Je vous les donne dans l'ordre d'étude :

- « **M. ma femme et Mme mon mari** », Calof, IFHE Editions
- « **Transformation** », Bandler, InterEditions
- « **Métaphores** », Lockert, IFHE Editions
- « **Au cœur de l'Esprit** », Andreas, La Tempérance

- « **Manuel des phénomènes hypnotiques** », Edgette, Satas
- « **L'homme à la découverte de son âme** », Jung, A. Michel

Enfin, voici divers écrits qui vous instruiront sur les facettes du monde, complémentaires à mon approche ; à commencer par les livres fondateurs de l'Hypnose Humaniste :

- « **Core Gem** », Lockert, deux tomes, IFHE Editions
- « **Hypnose Humaniste** », Lockert, IFHE Editions
- « **Entrez dans la Magie** », Gill Edwards, IFHE Editions
- « **La Voie du Magicien** », Chopra, J'ai Lu
- « **Le guerrier pacifique** », Millman, Vivez Soleil

Puis, à titre général :

- « **Que sait-on de la Réalité ?** », Arntz, Ariane
- « **Divine Matrice** », Braden, Ariane
- « **L'univers est un hologramme** », Talbot, Pocket
- « **Quand l'impossible arrive** », Grof, Trédaniel
- « **Psi** », Pigani, J'ai Lu

Les scientifiques et les initiatiques :

- « **La Divine connexion** », Morse, Jardin des Livres
- « **L'Homme Superlumineux** », Dutheil, Sand
- « **Une nouvelle science de la vie** », Sheldrake, Le Rocher
- « **La plénitude de l'univers** », Bohm, Le Rocher
- « **La mélodie secrète** », Xuan Thuan, Fayard
- « **Conversations avec Dieu** », Walsh, Ariane
- « **Dialogues avec l'Ange** », Mallasz, Aubier

Et enfin, plus spécialisés sur les présences :

- « **Les Etats Modifiés de Conscience** », Hadjo, Trédaniel
- « **Les esprits possessifs** », Fiore, Exergue

Quand un auteur vous plaît, n'hésitez pas à piocher dans le reste de sa bibliographie. Bonne lecture !

ADRESSES UTILES

INSTITUT FRANÇAIS D'HYPNOSE ERICKSONIENNE

Hypnose Classique – Nouvelle Hypnose – Hypnose Humaniste

Fondé en 1995 et dirigé par Olivier Lockert, l'IFHE est aujourd'hui le plus grand institut de formation en Hypnose d'Europe.

Les certifications de l'IFHE, labels de qualité, font référence.

- Formations en Hypnose Ericksonienne avec Olivier Lockert. Diplôme de *Praticien en Hypnose Ericksonienne*. Spécialisations en *Hypnose Humaniste* et en *Hypnose Classique*, équivalence de diplôme *Praticien en PNL* offerte, en une ou deux années.
- Cycle supérieur de *Maître-Praticien en Hypnose*, axé Psychothérapie et Coaching, ouvert à tous et surtout aux professionnels souhaitant exercer avec les outils de l'Hypnose thérapeutique et de Changement. Equivalence de *Maître-Praticien en PNL* offerte.
- Annuaire de professionnels certifiés en Hypnose par l'IFHE pour des entretiens individuels (psychothérapie, développement personnel, coaching individuel et d'entreprise, préparation mentale).

Contact

INSTITUT FRANÇAIS D'HYPNOSE ERICKSONIENNE
89 rue de l'Eglise
F-75015 PARIS, France

Téléphone : 01 43 06 00 00 - international : +33 143 06 00 00
Télécopie : 01 43 06 62 02 - international : +33 143 06 62 02
Courriel : infos@ifhe.net

Internet : www.ifhe.net (dont Annuaire de Praticiens certifiés en Hypnose)
Librairie en ligne : www.librairie-hypnose.com
Hypnose Humaniste : www.hypnose-humaniste.com
Core Gem : www.core-gem.com - Citations : www.siteacitations.com

IFHE EDITIONS

Du même auteur :

« **Hypnose** »
Santé, Qualité de vie, Evolution Humaine
Cours pratique complet

« **Hypnose Humaniste** »
Voie d'Eveil et de Guérison
Cours pratique complet

Collection « **HypnoPoches** »
« 1- Santé », « 2- Qualité de Vie », « 3- Evolution Humaine »
L'Hypnose en action, romans (trois tomes)

« **Métaphores** »
Les histoires qui guérissent
Guide pratique à l'usage de tous

« **Core Gem** »
Voyage au cœur de la Création
Roman philosophique (deux tomes)

Collection « Pensées d'Evolution »
Florilège des plus belles pensées de sagesse (trois tomes)

-oOo-

IFHE EDITIONS
89 rue de l'Eglise
75015 PARIS - France

Téléphone : +33 (0)1 43 06 62 61
Télécopie : +33 (0)1 43 06 62 02
Internet : www.ifhe-editions.com

Core Gem et Hypnose Humaniste
sont des appellations protégées

Toute utilisation commerciale de ces termes sans autorisation écrite est frauduleuse

Achevé d'imprimer en août 2008
Barnéoud Imprimeur
à Bonchamp-Les-Laval (53960)
pour le compte des Editions IFHE

ISBN : 978-2-916149-07-3

Dépôt légal : Août 2008

Imprimé en France